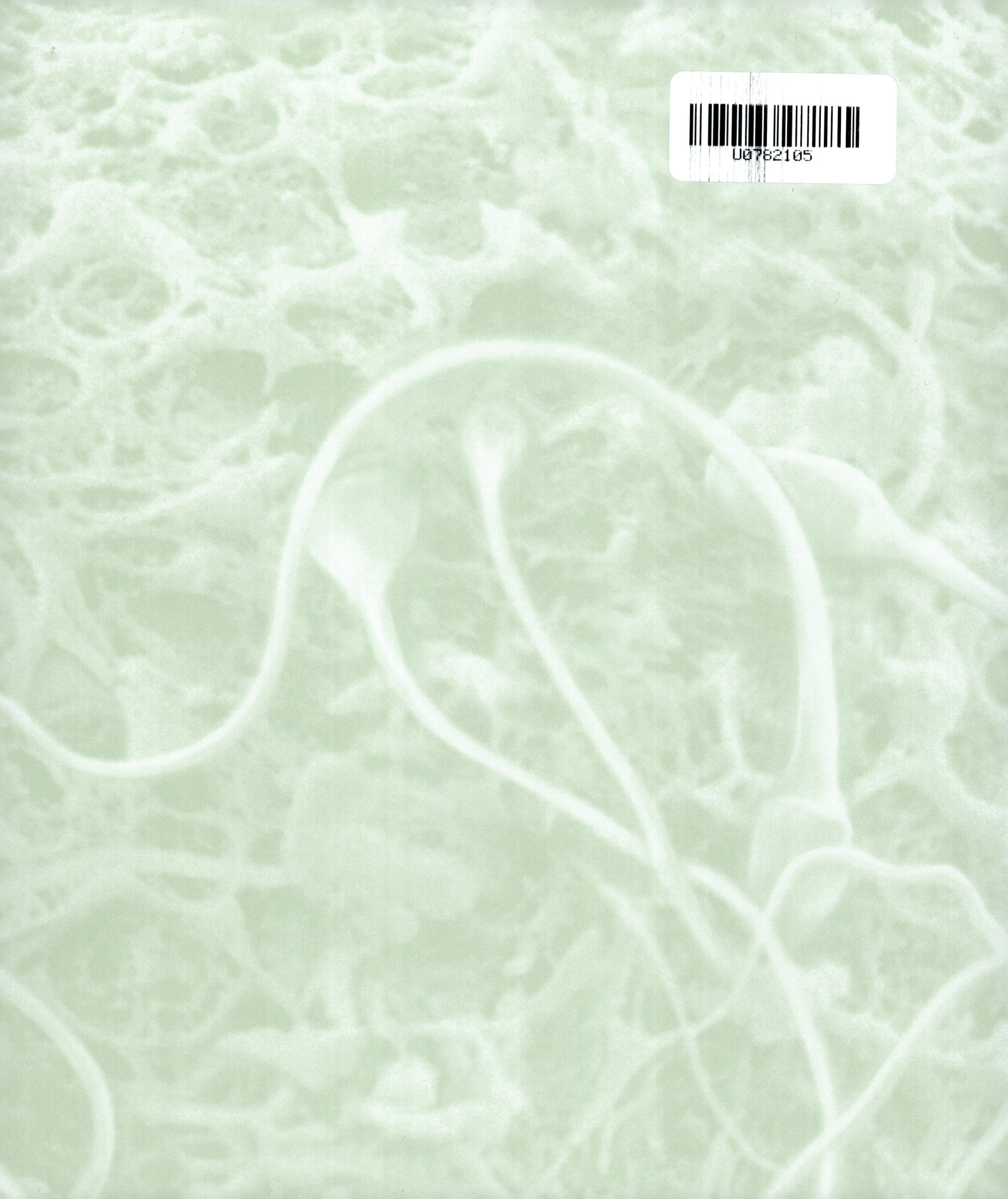

# DK怀孕大百科

## THE SCIENCE OF
## PREGNANCY

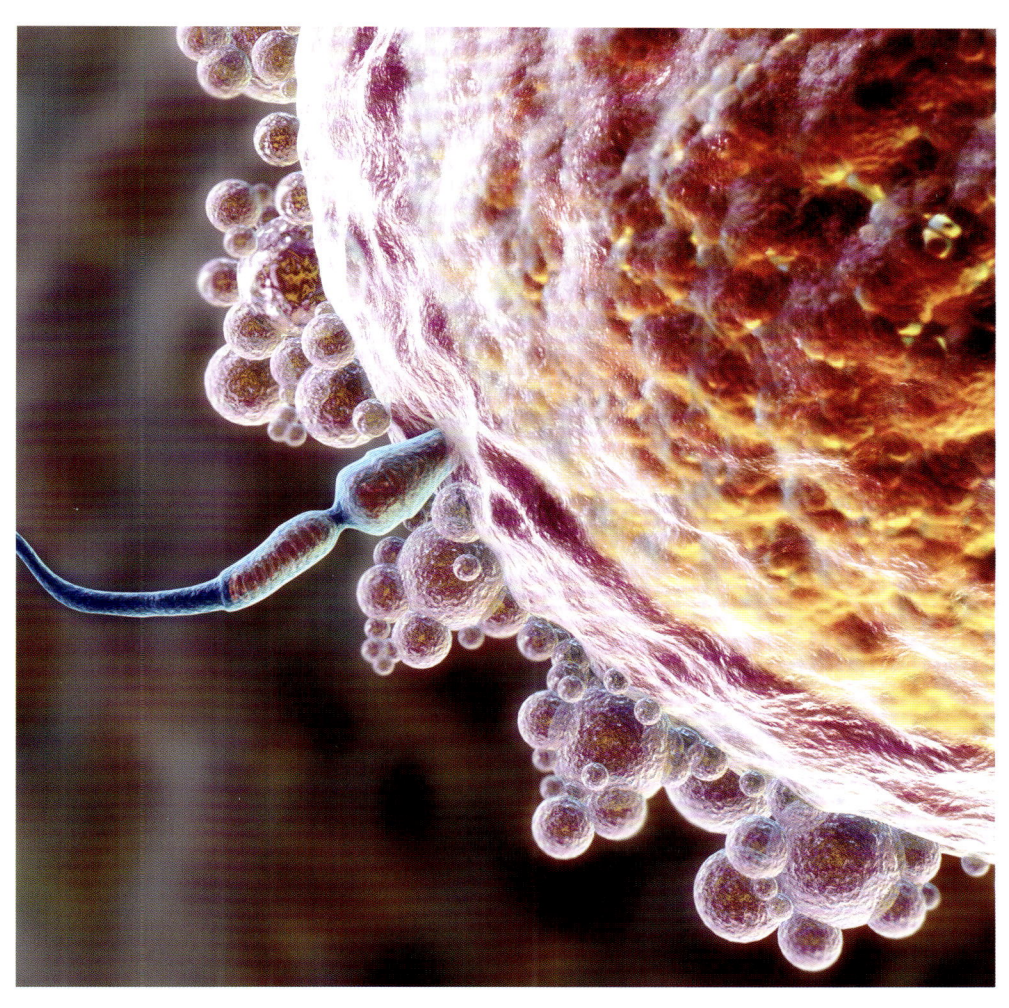

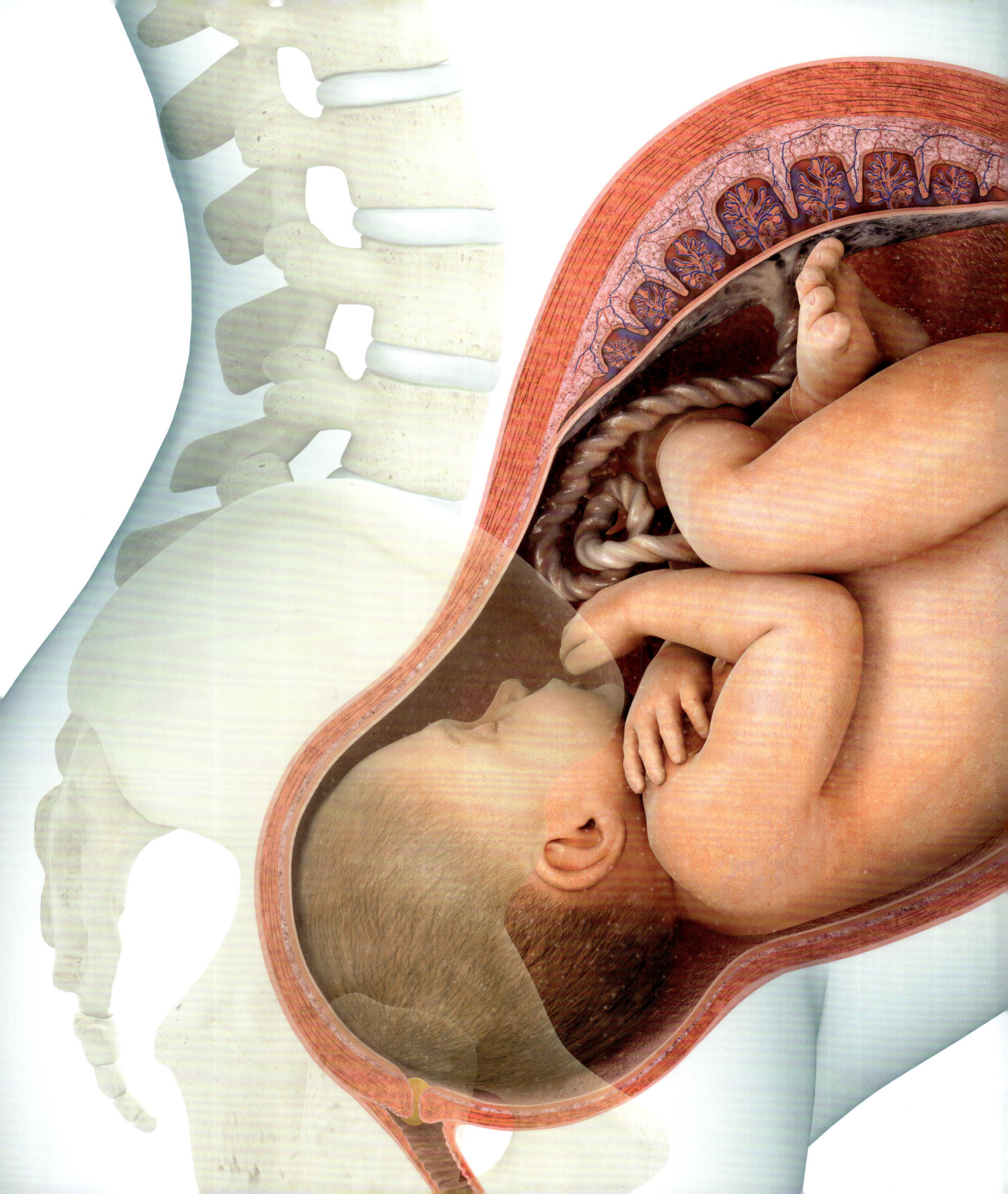

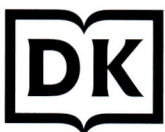

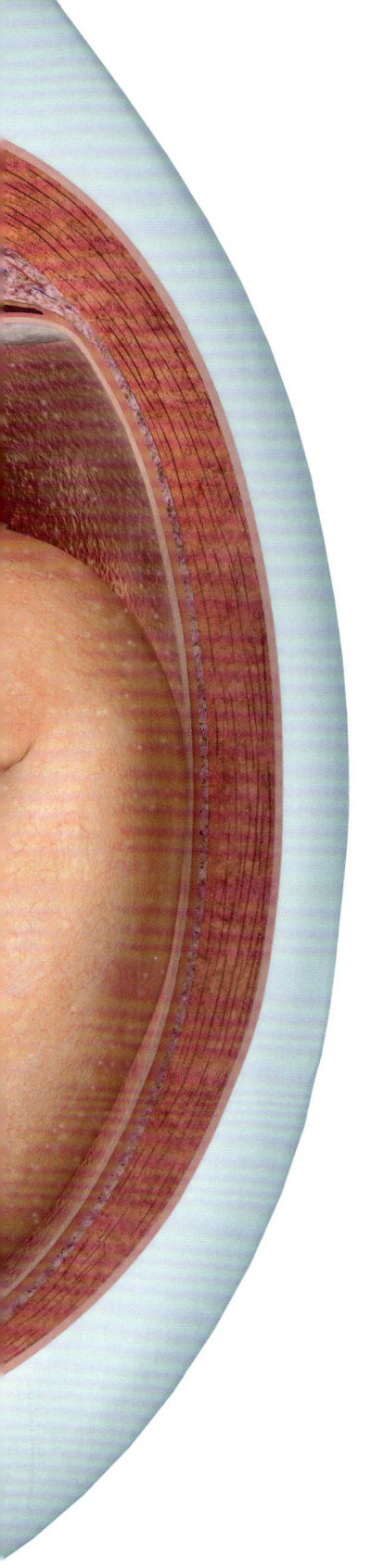

# 怀孕大百科

## THE SCIENCE OF PREGNANCY

主编

| 莎拉·布鲁尔博士 | Dr Sarah Brewer |
| 沙奥尼·巴塔查里亚 | Shaoni Bhattacharya |
| 贾斯汀·戴维斯博士 | Dr Justine Davies |
| 希娜·梅雷迪斯博士 | Dr Sheena Meredith |
| 佩妮·普雷斯顿博士 | Dr Penny Preston |

编辑顾问

保罗·莫兰博士　　Dr Paul Moran

主译

舒宽勇　　李院强　　陈　姣

SPM 南方传媒 | 广东科技出版社 全国优秀出版社

· 广 州 ·

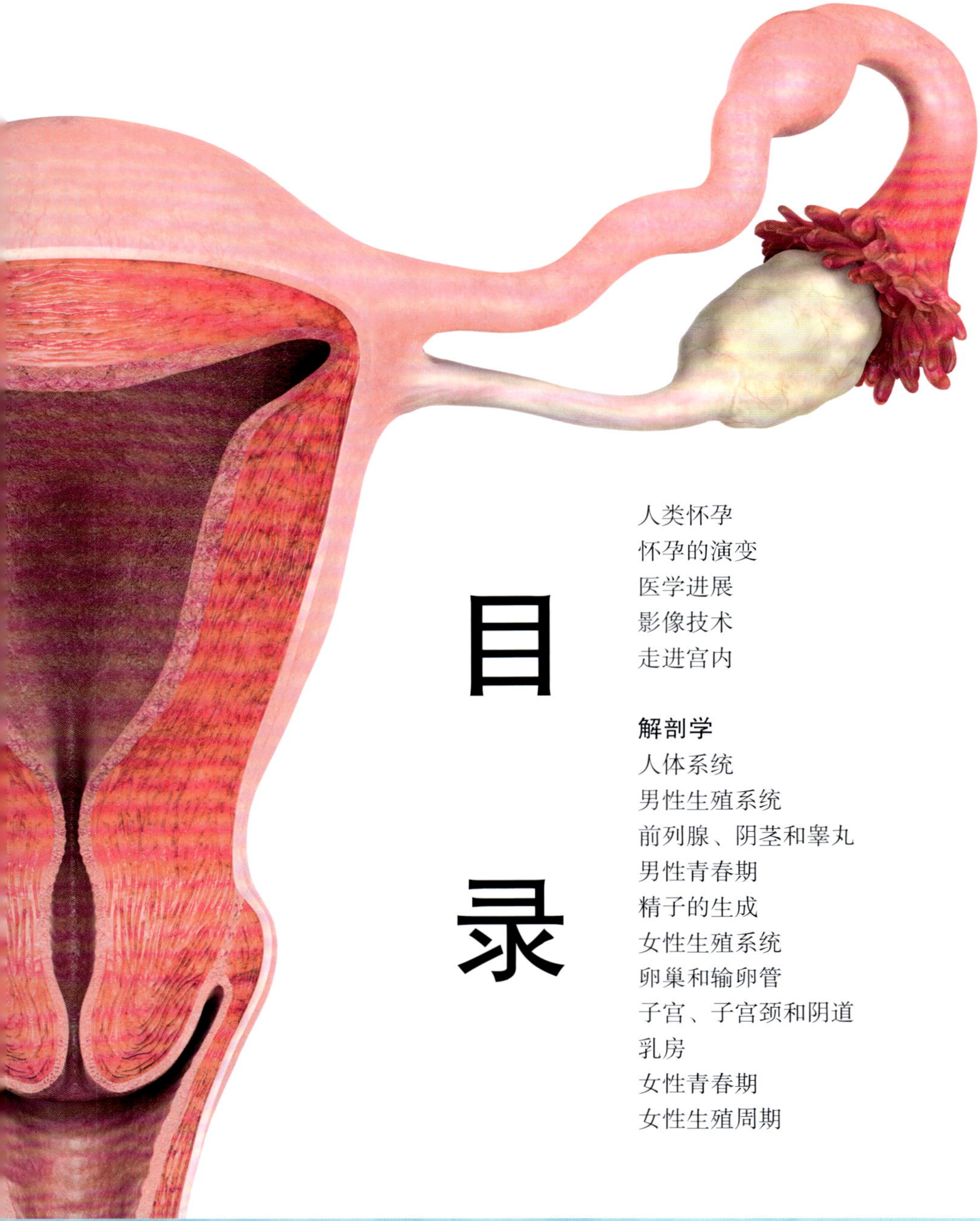

# 目录

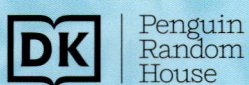

DK | Penguin Random House

Original Title: The Science of Pregnancy: The Complete Illustrated Guide from Conception to Birth
Copyright © Dorling Kindersley Limited, 2011, 2019
A Penguin Random House Company
广东省版权局著作权合同登记号
图字：19-2023-117

图书在版编目（CIP）数据

DK怀孕大百科 /（英）萨拉·布鲁尔（Sarah Brewer）等主编；舒宽勇，李院强，陈姣主译.
广州：广东科技出版社，2025.5. -- ISBN 978-7-5359-8289-6

Ⅰ. R715.3

中国国家版本馆CIP数据核字第2024BQ0562号

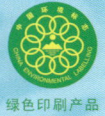

绿色印刷产品

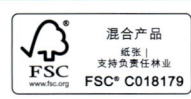

混合产品
纸张 | 支持负责任林业
FSC® C018179

www.dk.com

DK 怀孕大百科
DK Huaiyun Da Baike

出版人：严奉强
责任编辑：温 微 曾 超
装帧设计：广州尚文数码科技有限公司
责任校对：李云柯
责任印制：彭海波
出版发行：广东科技出版社
　　　　（广州市环市东路水荫路11号　邮政编码：510075）
销售热线：020-37607413
https://vww.gdstp.com.cn
E-mail: gdkjbw@nfcb.com.cn
经　　销：广东新华发行集团股份有限公司
印　　刷：佛山市南海兴发印务实业有限公司
　　　　（佛山市南海区大沥镇盐步永青路永平工业区12号　邮政编码：528247）
规　　格：787 mm×1240 mm　1/12　印张21　字数250千
版　　次：2025年5月第1版
　　　　2025年5月第1次印刷
定　　价：178.00元

如发现因印装质量问题影响阅读，请与广东科技出版社印制室联系调换（电话：020-37607272）。

数据图标

- 心率
- 顶臀径
- 血压
- 身长
- 血容量
- 体重

身体系统图标

- 骨骼系统
- 皮肤、头发和指甲
- 肌肉系统
- 淋巴和免疫系统
- 神经系统
- 消化系统
- 内分泌系统
- 泌尿系统
- 心血管系统
- 生殖系统
- 呼吸系统

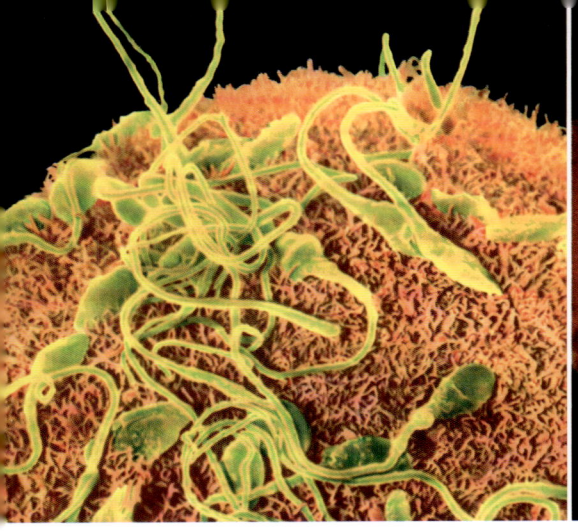

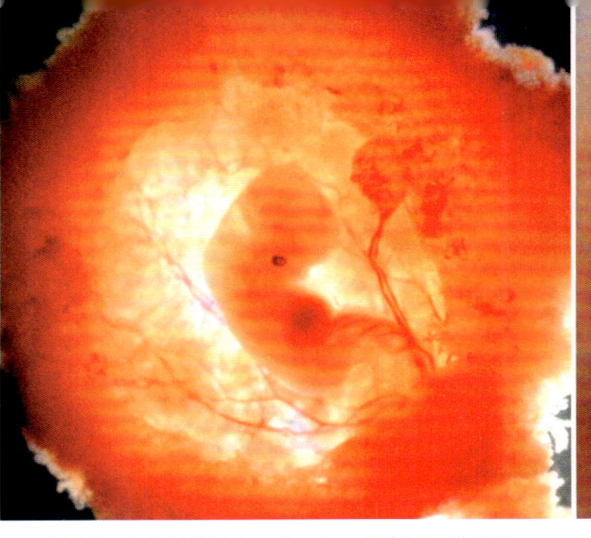

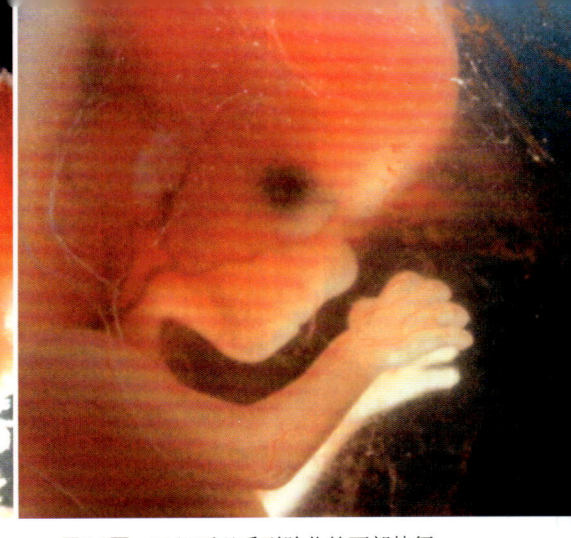

**数千百万个人类精子** 只有一个能穿透卵子，创造一个新的生命。

**孕7周** 人类胎儿的大部分结构、器官和四肢已经发育。

**孕14周** 已经可以看到胎儿的面部特征，尽管他的头大得不成比例。

# 人类怀孕

在怀孕的9个月里，一个新生命在女性子宫内生长，这于生物学而言是一项真正令人惊叹的伟大工程。生命的创造极其复杂，每次怀孕都是独一无二的。每年全球约有1.3亿女性经历着怀孕的喜悦和风险。

人体有很多惊人的功能。但最难理解、最复杂、最深奥的功能之一，是能够怀孕9个月，并生下充满奇迹的小生命。怀孕不仅预示着新生命的诞生，还涉及许多重大的变化，难怪我们会对孩子的诞生感到惊叹和珍惜。尽管现代人担心生育问题，但人类的生育能力非常强。如果人口出生率继续维持现状，到2050年，全球人口将达到110亿。

孕妇的身体以许多惊人的方式适应和养育在她体内生长的新生命。她的韧带放松和伸展，为子宫生长留出空间，她的骨盆关节为方便分娩而软化。在孕晚期，她的子宫会从一个梨子大小扩大到一个西瓜大小。她的血容量增加大约50%，这样就有足够的血液泵到子宫，为正在生长的胎儿持续提供氧气和营养物质。她的心率增加20%——每分钟多跳15次。甚至她的部分免疫系统也会被抑制，这样她的身体就不会把胎儿当作"异物"排斥。

## 创造生命

生命诞生的模式不止一种。然而所有的生物，包括人类，都在进化中遵循着两种模式。一种是大量繁殖，同时生育很多后代——这被称为"大爆炸"式繁殖。由于孕育大量后代是非常消耗能量的，所以遵循这种模式的生物可能只繁殖一次就会死亡，比如太平洋鲑鱼、某些蝴蝶和某些蜘蛛。它们的许多后代可能会死亡，但由于繁殖数量庞大，总有一些会存活下来。

另一种不那么壮观的模式是母体一生只繁衍几个后代，但要在每个后代身上投入更多精力，以确保更高的存活率。这是人类遵循的模式。此模式使我们能够生下高质量的婴儿，并且婴儿能在父母的照顾下茁壮成长。

**一只雄帝企鹅** 孵化蛋并在照顾未出生的后代期间禁食。

**缘翘陆龟** 每年最多产3窝蛋，每窝4～7个蛋。

**一只新生的柠檬鲨** 从母亲的身体里钻出来，而鲫鱼则会咬断并吃掉它的脐带。

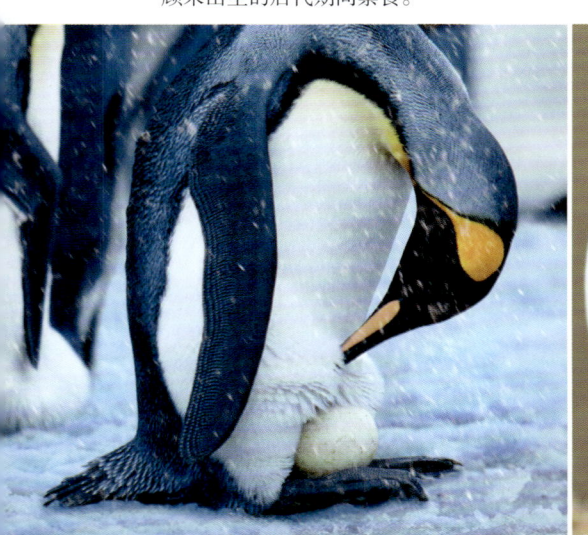

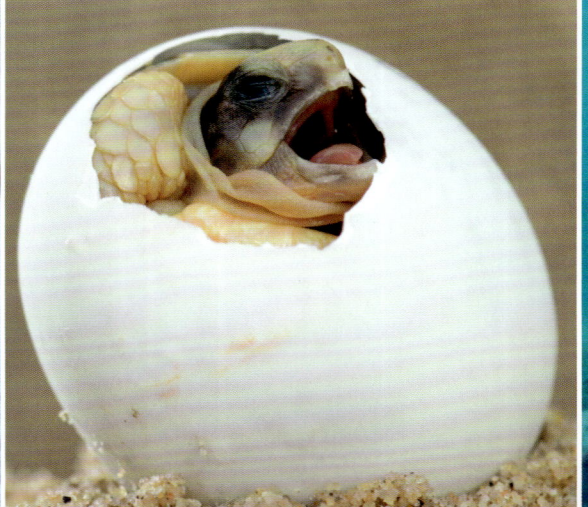

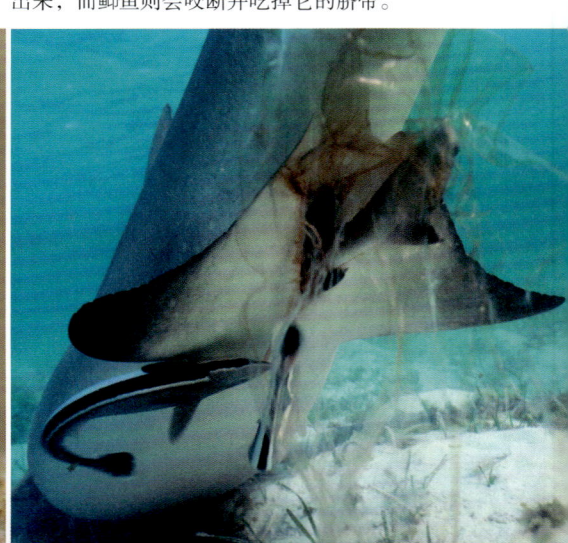

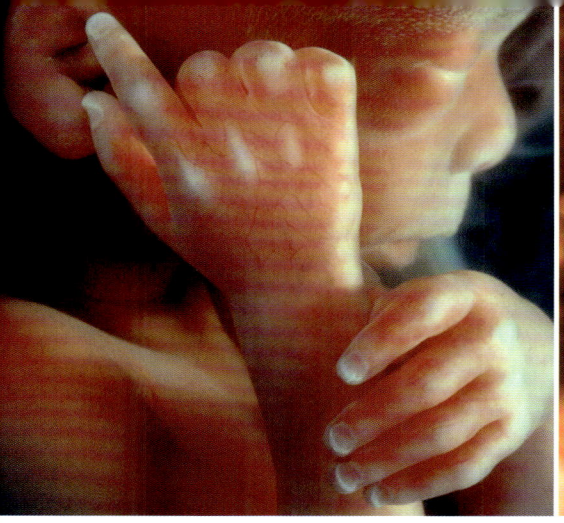

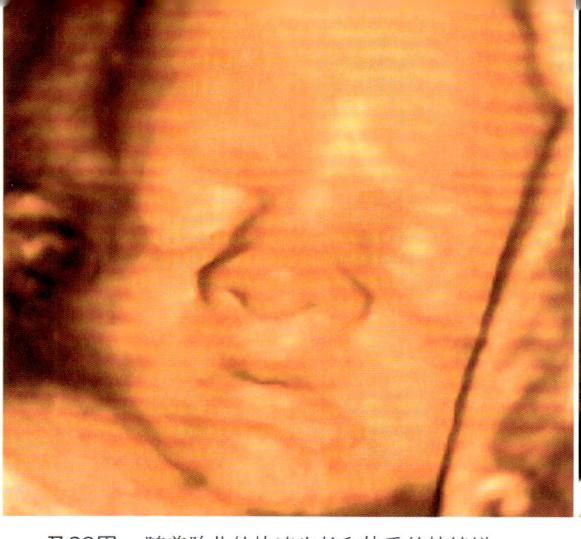

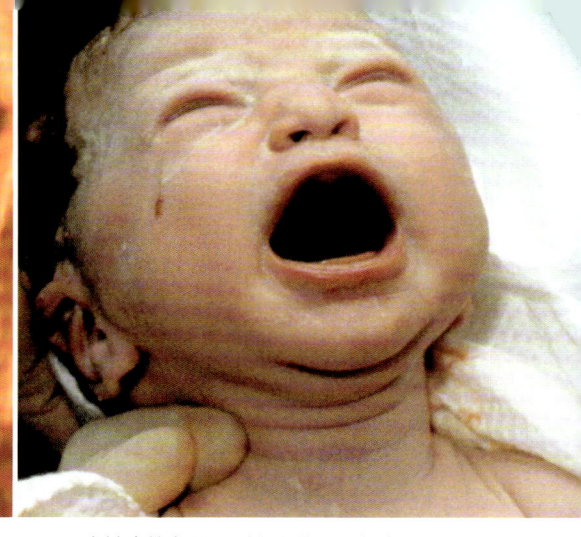

孕20周 胎儿正在迅速生长。在这个阶段，眉毛、睫毛和头发已经长出来了。

孕29周 随着胎儿的快速生长和体重的持续增加，他的脸上开始充盈脂肪。

一个健康的女婴 刚出生就哭了起来。她的皮肤上覆盖着一层胎脂，可以防止感染。

## 其他动物繁殖方式

作为人类，我们可能认为怀孕是理所当然的繁衍方式，但实际上还有许多生育下一代的奇妙方式。有些动物只是产卵，有些则在体内携带卵直到准备孵化，而多数动物，会像人类一样，经历怀孕并生育后代。虽然我们可能认为只有鸟类和低等动物才产卵，但有一些奇特的哺乳动物也会产卵，比如鸭嘴兽。

卵生动物包括所有的鸟类、大多数爬行动物和大多数鱼类。卵黄囊包含了胚胎所需的营养，而它的壳和保护层保证了胚胎的安全。通常情况下，母体必须保持卵的温度并保护它们。许多物种会孵化卵直到破壳。

另一种不同的繁殖方式是在自己身体内容纳、保护、温暖和滋养发育中的胚胎。人类、大多数其他哺乳动物，以及极少数的爬行动物、鱼类、两栖动物都会这样做，这就是所谓的胎生。人类和许多其他哺乳动物能够在子宫内养育幼崽，这要归功于怀孕期间发育的一种特殊器官：胎盘。并不是所有胎生动物都有胎盘，胎盘可能在人类进化中起到了关键作用。

但也有一些动物介于卵生和胎生之间，这些动物的胚胎在卵中发育，卵留在动物体内，有点像怀孕。当幼崽准备孵化时，这些动物会"生"出一窝卵，卵会立即孵化。一些鱼类和爬行动物，如鲨鱼和水蟒，会采用这种卵胎生方式。

## 父母职责

一旦受孕，父母之间的劳动分工就开始了。在许多物种中，雌性承担着产卵和守护卵，或怀孕和分娩，甚至抚养后代的责任。但雄性也可以发挥至关重要的作用。有些物种的雄性会"怀孕"。雄性海马和尖嘴鱼在育儿袋中培育受精卵。雌性将卵子存放在雄性的育儿袋中，使卵子在那里受精。然后雄性就会"分娩"。雄性帝企鹅也是尽职尽责的父亲，在寒冷的温度下，它们在脚上辛苦地孵化一个蛋长达9周的时间，这样它们的配偶就可以在产卵后去觅食。像许多鸟类一样，它们一起抚养后代。人类的孩子在父母或其他家庭成员的共同照顾下茁壮成长，而养育他们则是一个漫长而充满感情的过程。

一些动物，如袋鼠，可以通过阻止胚胎植入子宫来避免怀孕。怀孕可以在几周甚至1年后开始。这些动物进化出了一种在它们能够确保生存时再生育后代的方式。进化使得后代能够获得最好的生存机会。

普通的日本雄性妊娠海马 小海马一出生就独立。

普通的刷尾负鼠 与大多数哺乳动物不同，不依靠胎盘而完全靠母乳喂养。

这只刚出生4天的日本猕猴 正要吮吸妈妈的乳头，它最多可以吃18个月的奶。

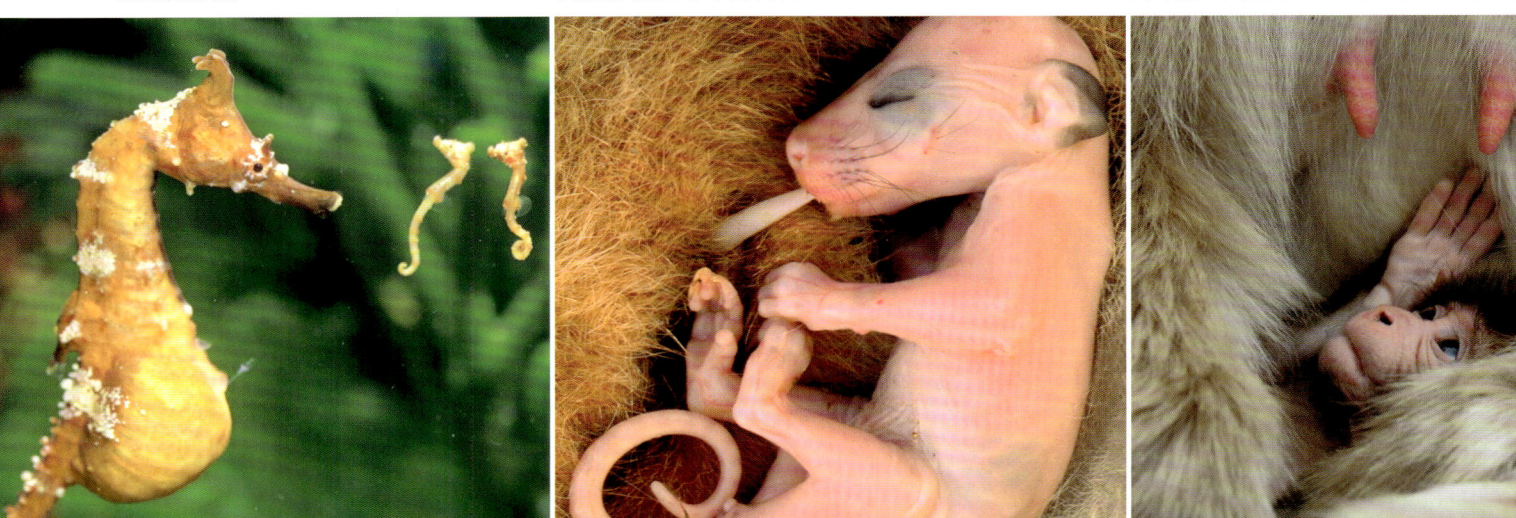

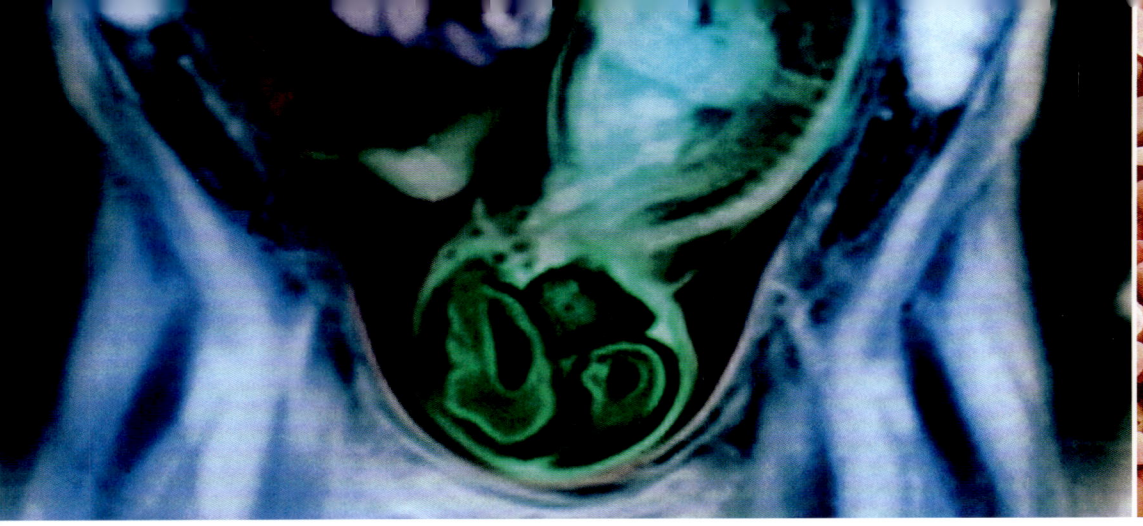

彩色磁共振成像扫描图像　显示了36周胎儿大脑的体积和一些解剖特征（绿色部分）。

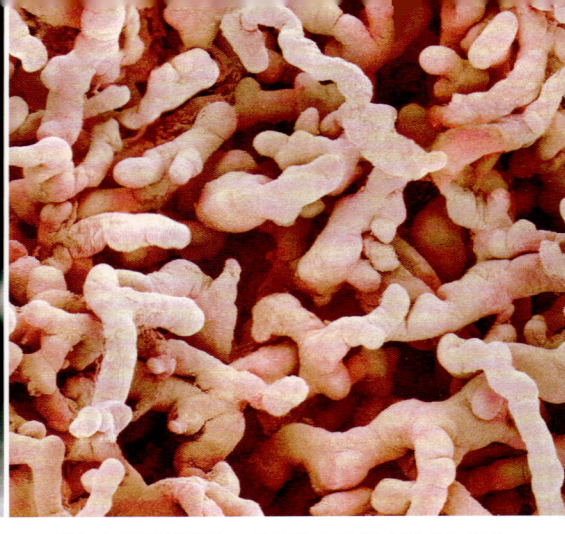

彩色电子显微照片　显示胎儿组织（绒毛）突出到胎盘，以保证重要气体、营养物质的交换和废物的排出。

# 怀孕的演变

　　在人类的进化过程中，怀孕可以对不断成长的胎儿提供良好的呵护，使我们能够孕育出具有惊人学习能力的聪明宝宝。女性的身体已经进化到能够适应和应对怀胎9个月的挑战。

　　怀孕是一种奇妙的状态，但也并非没有危险。当有更简单的方法可用时，为什么人类会进化出如此复杂而危险的繁殖方式？答案很简单，就是怀孕利大于弊。

　　胎儿在子宫内孕育9个月，可确保其生长环境的各个方面得到控制：保持温暖、安全、营养和氧气供应。如果我们像少数哺乳动物那样产卵，那么胎儿将仅能得到蛋黄中所含营养物质的供应。怀孕能够延长胎儿的发育时间，提高胎儿的营养水平；这个时期持续的时间越长，后代就越强壮。在哺乳动物中，胎盘对怀孕来说不是必不可少的（有袋动物有一个更简单的等效器官），它给予人类婴儿一个良好的开端。

　　更重要的是，人类怀孕时间较长，可以让胎儿的大脑得到很好的发育。庞大而复杂的大脑，加上直立行走的能力，是人类的重要特征。人类脑容量巨大，其体积为 1 100 ~ 1 700 cm³，而我们的近亲物种黑猩猩只有 300 ~ 500 cm³。即便是人类婴儿，他们也有一个巨大的脑袋。新生儿的大脑体积已经是成年人的1/4，约占其体重的10%。而对于成年人来说，大脑只占体重的2%左右。

## 怀孕纪实

在动物世界中，不同物种之间怀孕、分娩和新生儿的差异大到令人难以置信。与其他哺乳动物相比，人类的新生儿是脆弱的——角马幼崽在出生后几小时内就能逃离捕食者，而蝙蝠幼崽在出生后2~4周内就能飞行。由于没有复杂的胎盘，有袋类动物的怀孕时间很短，但会通过延长母亲护理的时间来弥补这一差异。人类婴儿需要父母的悉心照料，就运动、化学物质和大脑发育而言，人类婴儿在9个月大时表现出的水平与其灵长类表亲出生时类似

|  | 人类 | 蓝角马 | 大象 | 红袋鼠 | 老鼠 | 蝙蝠 |
|---|---|---|---|---|---|---|
| 孕期 | 40 周 | 8 个月 | 22 个月 | 32 ~ 34 天 | 18 ~ 21 天 | 40 天至8 个月 |
| 胎数 | 1 ~ 2个（少见多个） | 1个 | 1个（罕见双胎） | 1个 | 8 ~ 12个 | 1 ~ 2个（某些种类3 ~ 4个） |
| 平均体重 | 2.7 ~ 4.1 kg | 22 kg | 90 ~ 120 kg | 0.75 g | 0.5 ~ 1.5 g | 母亲体重的1% ~ 30% |
| 出生时的能力 | 无助，抬不起自己的头，眼睛只能聚焦前方45 cm。需要父母很长时间的照顾才能长大成人 | 15分钟以内站立，10天内可以吃草，9个月断奶 | 需要母亲长时间照顾和长期的学习；4 ~ 5岁断奶 | 3分钟内能独立爬进妈妈的育儿袋；240天离开育儿袋，但需继续哺乳3 ~ 4个月 | 无助，无色素沉着或无毛发，眼睛和耳朵闭着。3周时，长出成熟的毛发，可以张开眼睛、耳朵和牙齿，可以断奶 | 完全依赖母亲的喂食和保护，但在2 ~ 4周内迅速成熟并飞行；不久后断奶 |
| 下次怀孕时间 | 可以在几个月内怀孕，但是许多人会延长间隔时间 | 1年 | 4 ~ 6年，取决于母象的年龄 | 可以在分娩后1天受孕，但直到哺乳幼崽200 天后才会继续怀孕 | 可以在分娩后数小时内怀孕，但如果仍在哺乳，则可以通过停止着床来推迟怀孕长达10天 | 一般1年繁殖1 次，但有各种方法推迟怀孕 |

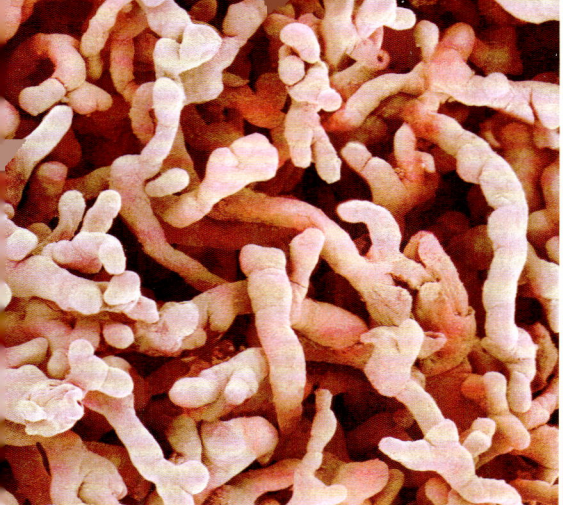
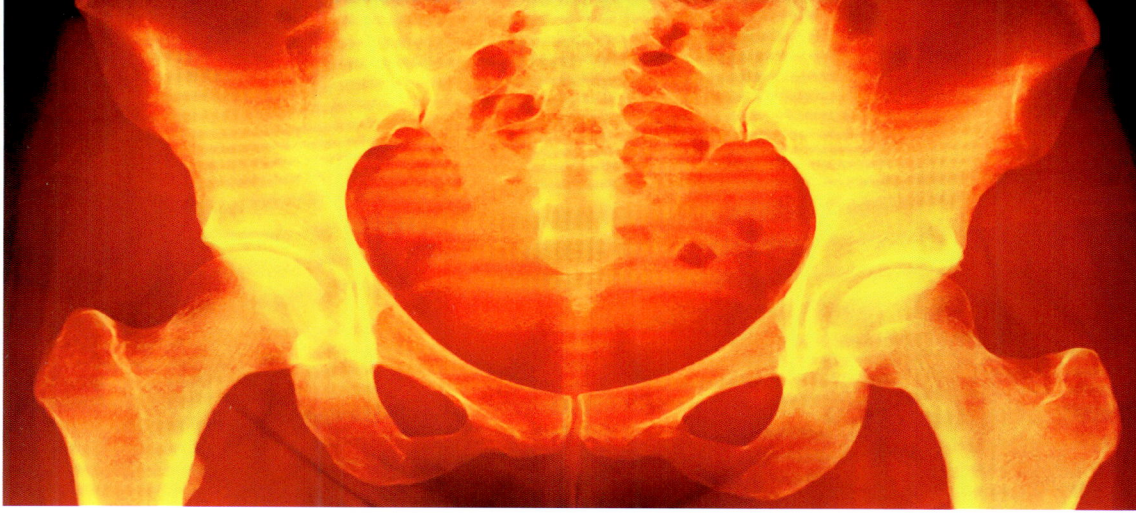

彩色X线片 显示，女性的骨盆短而宽（适合生育），开口窄（适合直立行走）。

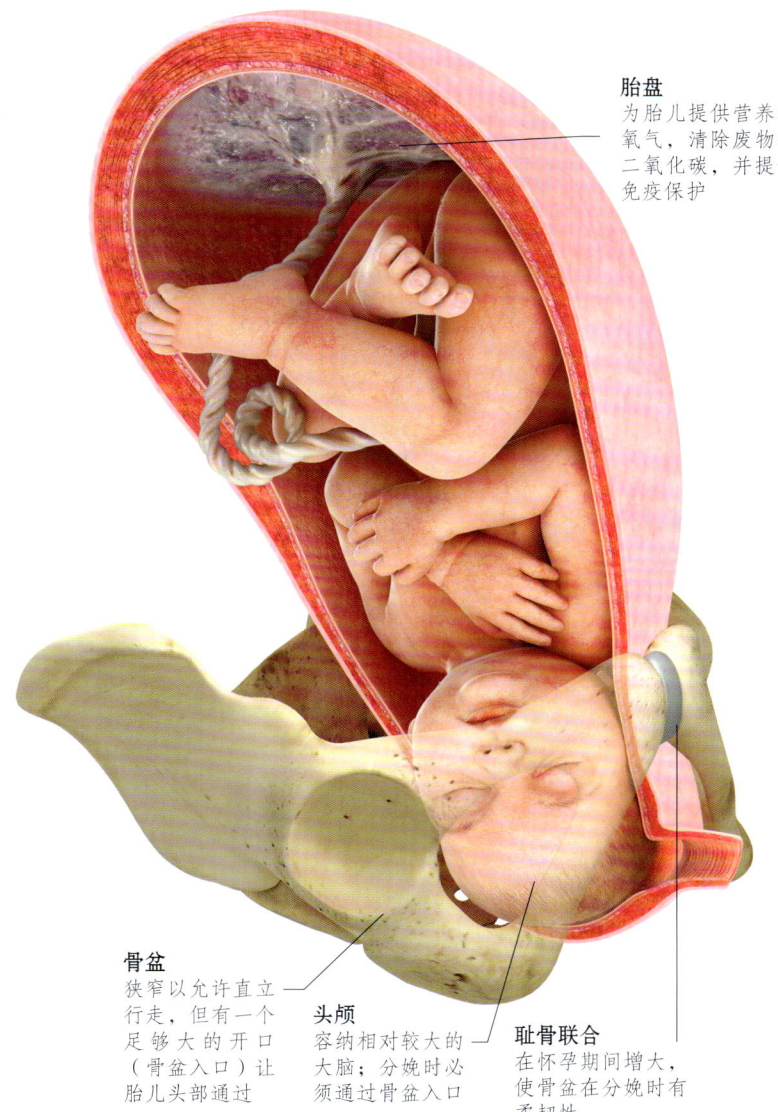

**胎盘**
为胎儿提供营养和氧气，清除废物和二氧化碳，并提供免疫保护

**骨盆**
狭窄以允许直立行走，但有一个足够大的开口（骨盆入口）让胎儿头部通过

**头颅**
容纳相对较大的大脑；分娩时必须通过骨盆入口

**耻骨联合**
在怀孕期间增大，使骨盆在分娩时有柔韧性

**合适的骨盆**
女性的骨盆比男性略短、宽，以允许胎儿头部通过。与其他灵长类动物不同，人类胎儿的大小与产道大小差不多，这导致了复杂而痛苦的分娩。

## 维持生命的器官

人类和其他哺乳动物的进化和繁殖成功很可能要归功于胎盘——一种维持生命的器官。许多科学家认为，如果没有它，我们不可能孕育出头脑发达的后代。胎盘是母亲和胎儿进行血液交换的重要器官，它可以将营养物质和氧气传递给胎儿，并将废物和二氧化碳从胎儿的系统内传递给母体，然后排出。它还具有重要的免疫功能，因为它起着屏障作用，可以将母亲的抗体传递给胎儿。

在人类中，胎盘深入子宫壁，最近的研究表明，这种深度可能有利于更好地获得母体血液供应，因此有助于人类生下头脑发达的婴儿。许多哺乳动物甚至在出生后也能从胎盘中受益，因为它们会吃掉这个营养器官。在一些人类文化中，人们也将"胎盘"当作食物。

## 为什么女性很特殊

女性的身体进化得适合生育，但在进化中不得不适应两个相反的挑战。人类的特殊之处在于其庞大而复杂的大脑和直立行走的能力。但在生育中这两个巨大的进化优势也存在直接冲突。

更短更宽的骨盆使人类能够直立行走。然而，存在的一个副作用是产道不再是直的和宽的，而是弯曲的和狭窄的。虽然产道较短，但在分娩的最后阶段，产妇不仅要向下推胎儿的头，在通过部分脊柱即所谓的骨盆弯曲处时还要向上推胎儿的头。这一难题的解决意味着女性已经进化出了特殊的骨盆，足够宽，可以让脑容量大的胎儿通过，但也足够窄，可以让自己直立行走。

我们身体的许多需求在进化中得到了微妙的平衡。但是冲突和妥协意味着生育仍然有危险。古往今来，人类一直在寻求将新生命带到这个世界上的最佳方法，而现在，医学可以给自然分娩提供许多帮助。

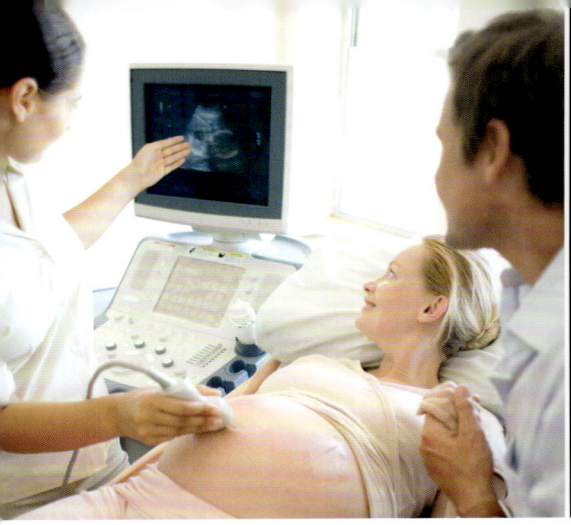

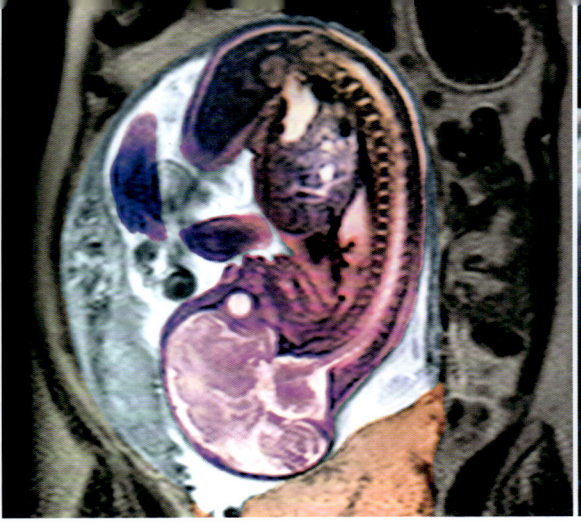

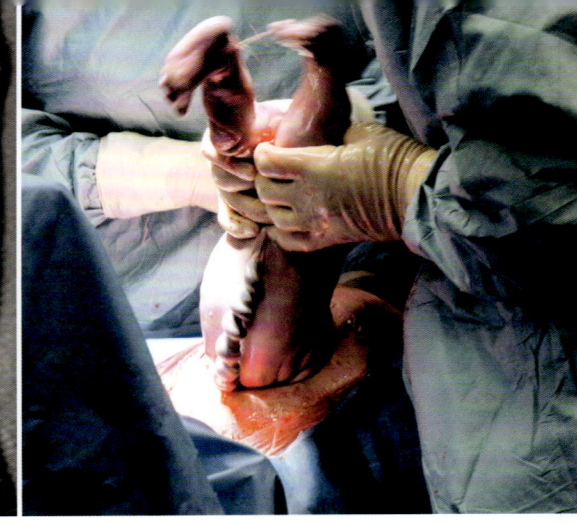

腹部超声波扫描 可以让准父母们看到他们的宝宝。

孕33周时的磁共振成像扫描 显示胎盘阻塞宫颈（前置胎盘）。

在医院里剖宫产 医生将胎儿从母亲的子宫中取出。

# 医学进展

多亏了现代医学，怀孕从未如此安全。护理方面的进步意味着，在大多数发达国家，母亲和孩子所遭受的风险均有所减少，而且在世界范围内，这种情况也普遍在改善。

孕妇在怀孕和分娩期间得到的照顾有了明显的改善，以至于人们很容易认为这是理所当然的，忘记了怀孕和分娩曾经是多么的危险。甚至在一个世纪前，在英国和美国等国，每10万名产妇中就有500人死亡，这种情况并不罕见。如今，这一数字要低得多，在发达国家，每10万名妇女中仅有4～17名死亡。

这种翻天覆地的变化是医学水平和医疗质量提高的结果，同时还与营养学和社会经济学的发展有关，尤其是在20世纪下半叶。然而，怀孕安全性在国际上仍有待提高。2008年，约有36万妇女的死因与怀孕或分娩有关，其中大多数发生在发展中国家。在全球范围内，婴儿死亡率也大幅改善，1岁以下儿童死亡率自1960年以来下降了一半以上。

## 孕前保健

我们对医学认识的提高意味着，如今许多女性可能在怀孕前就开始调理自己的身体（吃健康的食物和进行适度的运动），尽可能让她们的孩子有一个良好的开始。现在许多女性在怀孕前或怀孕前3个月会服用叶酸补充剂，以防止胎儿出现神经管畸形，如脊柱裂。计划要孩子的夫妇很可能会调整他们的生活方式来提高怀孕的概率。例如，对女性来说，戒烟、少喝酒、少摄入咖啡因，甚至减少压力都是有帮助的。男性也被建议减少饮酒和吸烟，因为这可能会影响精子的质量。

社会发展使许多女性推迟生育。女性的年龄（太小或太大）和生育间隔（太近或太远）都可能会影响她和孩子的健康。

**时间轴**

医学在20世纪下半叶加速发展，在此之前，重大的进步包括第一例剖宫产手术——从古代的印度、罗马和希腊开始实施；从17世纪开始使用产钳辅助分娩，1895年发明听诊器，以及从20世纪30年代开始使用抗生素，这些极大地降低了产妇的死亡率。

**1952年 Apgar评分：** 在出生后5分钟内进行的检查，评估新生儿的外观、脉搏、面部表情、活动和呼吸，或其肤色、心率、反射、肌肉张力和呼吸，以评估新生儿是否需要医疗帮助

**1960年 女性避孕药：** 避孕药给了女性前所未有的生育控制能力，并有助于减少意外怀孕

**1966年 实时超声：** 这项革命性的扫描手段可以观察到胎儿的运动和生命迹象

**1973年 超声检测：** 测量胎儿在子宫中的某些指标来推测胎龄、大小和体重

**1975年 怀孕自测：** 可以在柜台购买怀孕试纸，测完立即产生结果

1950　1955　1960　1965　1970　1975

**1959年 胎儿超声扫描：** 高频声波首次被用来测量胎儿的头部，从而了解胎儿的大小和生长情况

**1962年 足跟采血检查：** 用于检查罕见疾病，如苯丙酮尿症，这些疾病可以通过早期诊断和治疗得到改善

**1968年 胎心监护：** 现在，胎儿心率可以通过电子监测手段来判断胎儿在分娩过程中是否处于缺氧状态

**1975年 脊柱裂扫描：** 首例超声检测出神经管缺陷，从而导致终止怀孕

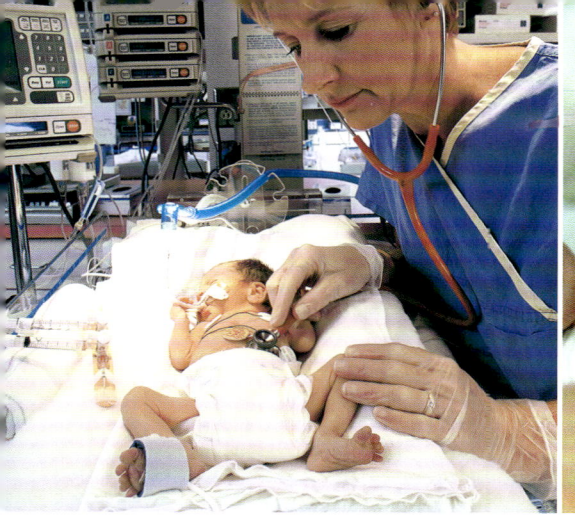

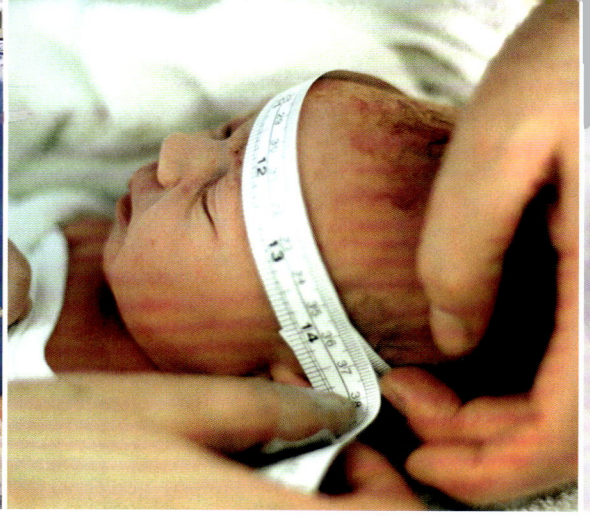

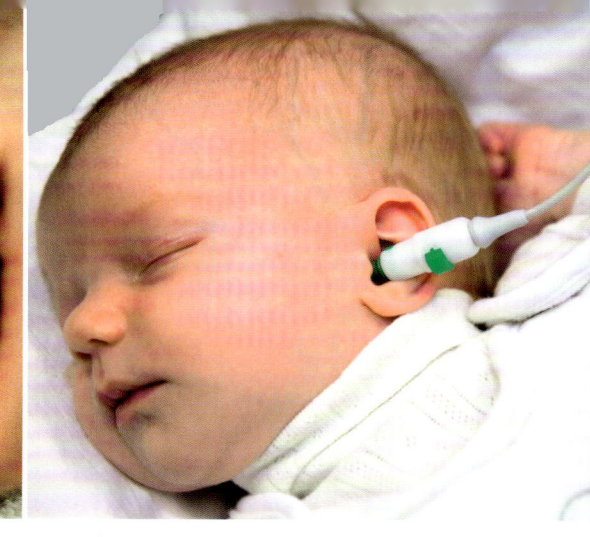

**早产儿** 由于新生儿科的专业护理，现在早产儿的存活率要高得多。

**新生儿测量** 医护人员通过测量评估婴儿指标是否在正常范围内。

**听力测试** 可以及早发现问题，否则听力问题会影响语言发展。

## 产前护理的进展

在现代社会，怀孕期间（即产前期）的护理发展迅速，许多国家的孕妇都能享受常规的医疗服务。技术的飞跃，如听诊器的发明和超声诊断的出现，使得我们现在可以听到和看到胎儿，这有助于医护人员对特殊案例进行评估，并给予特别护理。

定期监测母亲的健康状况，以了解可能影响胎儿的情况。例如，定期尿检以发现尿路感染，预防早产。此外，还可以对血液进行性传播疾病的筛查。如果不及时治疗，这些疾病可能会在怀孕或分娩时传播给婴儿，造成不良影响。血液测试还可以检测出母亲是否患有贫血或妊娠糖尿病等疾病，以便及时进行治疗。血压监测也可以对先兆子痫等疾病进行预警。

异常情况可以通过超声扫描或羊膜腔穿刺术（对胎儿周围的羊水取样并检测染色体疾病）等检查发现。在某些情况下，如果遗传性疾病发生的风险较高，则需要进行基因检测。新技术还可能为那些面临遗传问题的人选择健康胚胎进行体外受精。

## 围产期护理进展

围产期是指孕28周到产后4周。这一窗口期对母亲和孩子的健康至关重要。在20世纪，抗生素的发现和卫生条件的改善等大大降低了孕妇的死亡率。

现在分娩和分娩后的护理变得更加安全。在分娩中也可以得到帮助——可以引产、助产（例如用产钳），或者进行剖宫产。在许多国家，孕妇可以使用多种类型的止痛方法，同时在分娩过程中对胎儿进行持续监测，以便及时发现胎儿缺氧的迹象。

## 产后护理的进展

新生儿出生后需要立即接受身体检查，以评估是否需要医疗干预。由于药品和疫苗的供应，新生儿的生存和健康状况得到极大改善。现代技术也使得早产儿较过去有更高的存活率。

母亲和婴儿监测会持续到产后6个月，医护人员将检查母婴生理健康（称婴儿体重，提供喂养建议，并进行常规免疫接种）和心理健康（寻找产后抑郁和母婴连接障碍的迹象，并在必要时提供建议和支持）。

**1978年 第一例试管婴儿：**
英国的路易丝·布朗成为第一例试管婴儿（IVF）

**1989年 胚胎遗传疾病筛查：**
首批胚胎被筛选以避免基因疾病

**1991年 卵胞质内单精子注射（ICSI）：**
这种将精子直接注入卵子的体外受精方式给不育男性带来了希望

**1992年 筛查唐氏综合征：**
首次有超声下唐氏综合征胎儿颈部（颈后区）皱褶增厚的报告，这是颈后透明带（NT）测试的基础

1980　1985　1990　1995　2000　2005　2010

**1990年 胎儿多普勒：**
计算技术的进步意味着可以生成高分辨率图像来测量胎儿和胎盘的血流变化

**1991年 髋关节检查：**
检查新生儿的髋部是否为"弹簧"关节或发育不良。早期治疗可以避免终身残疾

**2004年 首例卵巢移植婴儿：**
在癌症治疗前采集的冷冻卵巢组织可以让女性在7年后生育。这一进步为未来女性在某些情况下推迟生育而不增加不孕风险打开了大门

# 影像技术

能够看到、听到和监测子宫里的胎儿是20世纪最具有深远意义的医学进步之一。它使医护人员能够检查胎儿和胎盘的健康状况，并评估怀孕的进程，从而彻底改变了产前护理方式。

## 超声的历史

几十年前，检查胎儿生长情况或位置的唯一方法是触诊孕妇的腹部。自20世纪40年代以来，科学家们一直在研究如何使用高频声波来观察人体内部，第二次世界大战是将其应用于产科的催化剂。格拉斯哥大学的伊恩·唐纳德的灵感来自他在英国皇家空军服役的经历。他利用声呐的原理（声呐利用声波探测U型潜艇），与产科医生约翰·麦克维卡尔和工程师汤姆·布朗合作，制造了第一台能产生临床二维图像的超声波扫描仪。1958年，该团队发表了一篇文章，描述了他们如何使用超声波观察100名患者的腹部肿块。之后他们很快开发了测量子宫内胎儿的技术，随后这项技术便应用于常规检测。

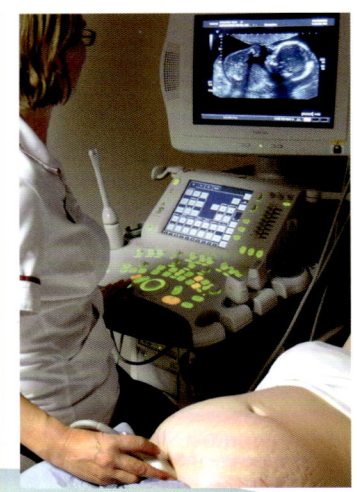

### 使用传感器

在女性腹部涂抹耦合剂后，用传感器在同一区域轻轻按压。

### 声波图像

穿过母亲腹部的声波会被胎儿身体以及其他结构（如胎盘和羊膜囊）反射回来。

## 超声波的工作原理

超声仪器发射2～18 MHz的高频声波。一种被称为传感器的手持式探头紧贴皮肤，传感器中含有一个可以传输声波的晶体。传感器还包含一个麦克风，用于记录声波从器官或骨骼等固体物质上反弹后的回声。然后，计算机对回声进行处理，生成实时二维图像。这种安全、无痛的程序被广泛用于常规产前检查。类似的多普勒超声扫描技术被用于观察运动物质，如胎儿或胎盘中的血液流动。现今的技术发展能利用超声波建立胎儿的三维图像。

### 麦克风

收集反射波，其参数和方向被内部结构转换为数据

### 接触点

传感器和腹部之间的耦合剂有助于消除气泡

### 传感器

向传感器内部的压电晶体施加电能会扭曲传感器的机械结构。它会扩大和收缩，发出超声波

### 声波

用于成像的频率是人类听不到的，对胎儿或母体没有已知的有害影响

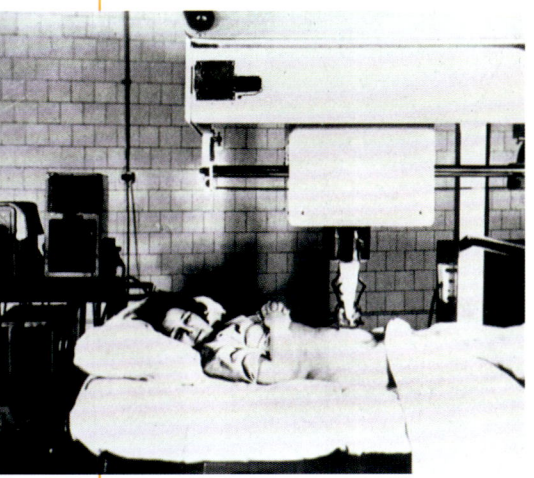

### 超声诊断仪

这是1963年生产的第一台商用超声诊断仪。病人躺在机器下面，探头在他们上面水平和垂直移动。

### 子宫

超声波通过子宫以获得宫内图像

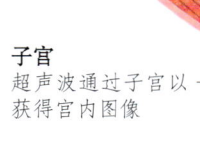

### 20周的胎儿

超声波扫描可以在扫描中筛查这个年龄的胎儿潜在的先天性异常

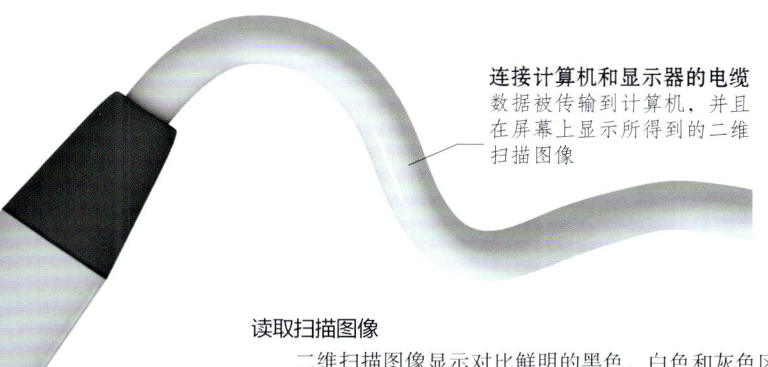

**连接计算机和显示器的电缆**
数据被传输到计算机，并且在屏幕上显示所得到的二维扫描图像

## 三维图像

近年来，通过三维扫描技术，人们可以看到更精细的图像。它们是通过使用现代计算机技术将一系列连续的二维图像或"切片"拼接成三维图像而形成的。一些父母将三维扫描图像当作纪念品来购买，但许多医疗机构反对这种"纪念品"扫描，因为他们担心，如果扫描意外地发现胎儿异常，经济条件较差的父母可能无法获得适当的支持。

**读取扫描图像**
二维扫描图像显示对比鲜明的黑色、白色和灰色区域。它们对应声波穿过身体时遇到的结构类型，以及这些结构产生的回声。当超声波从骨骼或肌肉等固体结构上反弹时，会产生白色或浅灰色的图像。但是，在柔软或空旷的区域，如眼睛或心脏腔室，将呈现黑色。

**多个扫描切片**
一系列二维"切片"或图像通过被称为"表面成像"的技术组合成三维图像。

**传感器**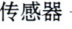

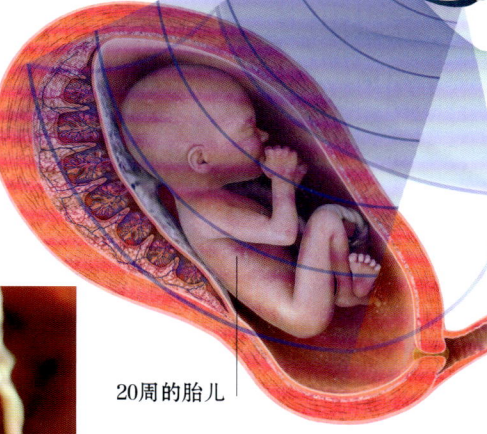

**显示为白色**
胎儿的骨骼在扫描时是白色的，因为它们会将超声波反射回来

**显示为黑色**
羊水显示为黑色，因为声波会穿过羊水，所以没有回声

**显示为灰色**
肌肉反射声波时呈现灰色

**20周的胎儿**

**三维成像**
立体且有深度的图像使我们能更清楚地看到胎儿的形状。

**面部特征**
在超声扫描图像中可以看到胎儿的脸。即使是二维扫描也可以通过胎儿的一些面部特征，例如脸的形状，来了解胎儿外观。

**眼**
在扫描图像中，眼睛的软组织呈黑色，而眼窝的骨骼呈白色轮廓

**鼻子**
鼻子柔软的部分看不见，但周围的骨骼结构呈白色

**口腔**
显示为黑色

### 观察身体内部

还有其他成像技术可以用来在怀孕前或怀孕期间观察身体内部。腹腔镜是一种外科手术器械，医生可以通过它检查输卵管、卵巢和子宫来检查生育能力。胎儿镜检查可以观察胎儿，收集胎儿组织样本，甚至可以进行胎儿手术。为此，可以利用纤维镜通过子宫颈或腹部手术进入人体来完成操作。也可以对孕妇进行磁共振（磁共振成像）扫描，以调查疑似问题，但在怀孕的前三个月不建议这样做。

**双胞胎**
头骨的白色轮廓显示了双胞胎的两个头部，但无法显示他们是同卵双胞胎还是异卵双胞胎

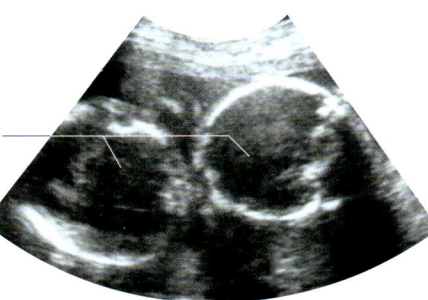

**扫描图像能告诉我们什么**
扫描图像可以揭示怀孕的基本信息——胎儿的性别、大小和胎儿在子宫中的位置（包括胎盘的位置），以及是否为多胎妊娠。扫描可以预示潜在的问题，如前置胎盘（胎盘覆盖在子宫颈内出口处，阻挡了胎儿正常的分娩出口），胎儿或胎盘的生长问题。扫描的一个重要功能是筛查畸形。

**声波图像**
通过移动传感器，超声医师可以利用超声波来提供有用信息的特定图像。

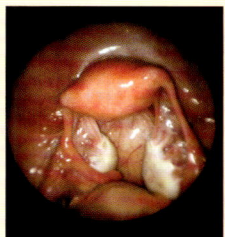

**腹腔镜视图**
将装有相机和光源的软管通过腹部的切口插入。生殖系统的图像随后被传输到屏幕上。

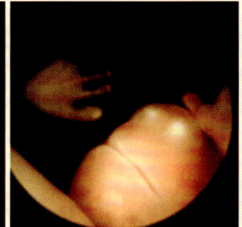

**胎儿镜视图**
将内窥镜插入子宫，检查胎儿以便诊断或采集皮肤样本，例如检测遗传疾病。

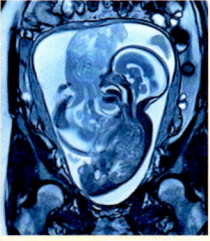

**磁共振扫描**
强大的磁场和无线电波产生了精确的图像。只有在确认有必要时才对孕妇进行扫描。

# 走进宫内

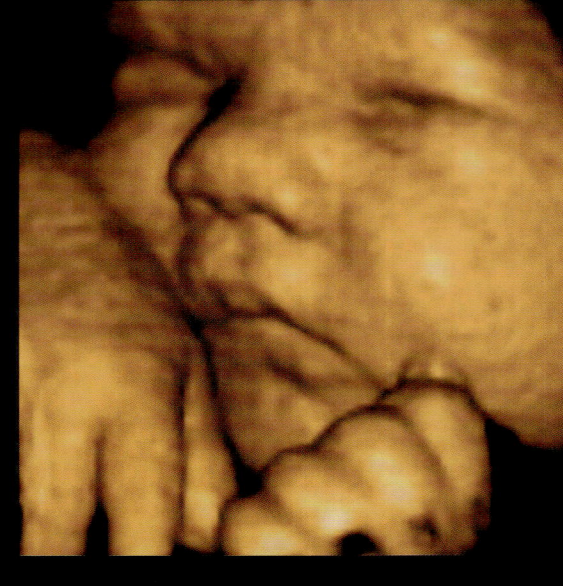

　　现代技术，特别是新成像技术的使用，为了解子宫内新生命的发育提供了一个全新的窗口。如今，看到并拍摄胎儿，甚至详细录制胎儿在宫内的情况都已成为可能。

　　很难相信，仅仅在70多年前，除了触诊孕妇的腹部之外，没有任何其他可以检查胎儿生长情况的方法。想要看到胎儿揉眼睛或伸出舌头更是天方夜谭。20世纪50年代末产科超声成像的发展为一系列技术打开了大门。现在不仅许多国家将产科超声成像作为常规检查，而且还可以进行更详细的扫描。普通的二维超声扫描通常在孕早期进行，以确定怀孕日期。随后，大约孕20周的扫描可用于筛查各种先天性问题，如脊柱裂或腭裂。使用三维超声（包括此处所示的大部分图像）或磁共振成像技术可以获得更详细的图像，也可以使用多普勒超声对胎盘中的血流等运动进行成像。所有这些技术联合在一起，为怀孕期间的监测和筛查提供了有力的保障，并让父母有机会看到未出生的婴儿。

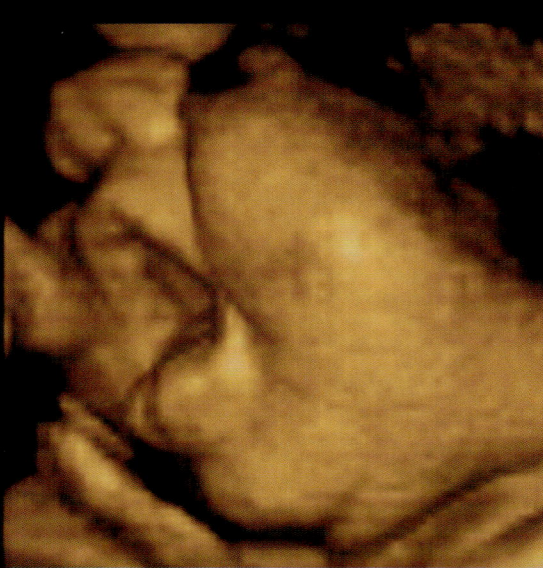

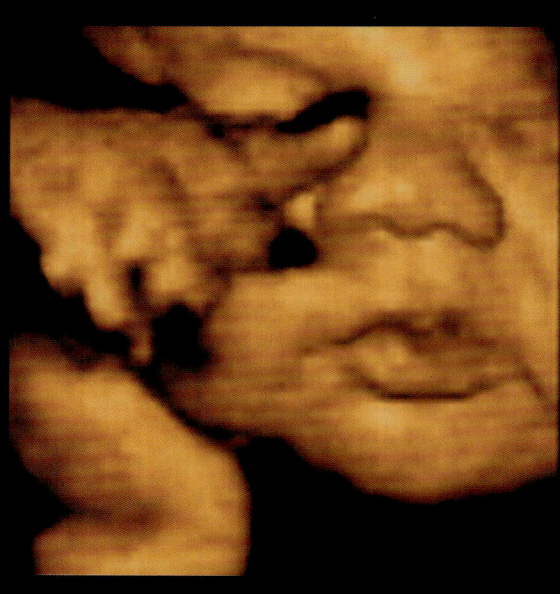

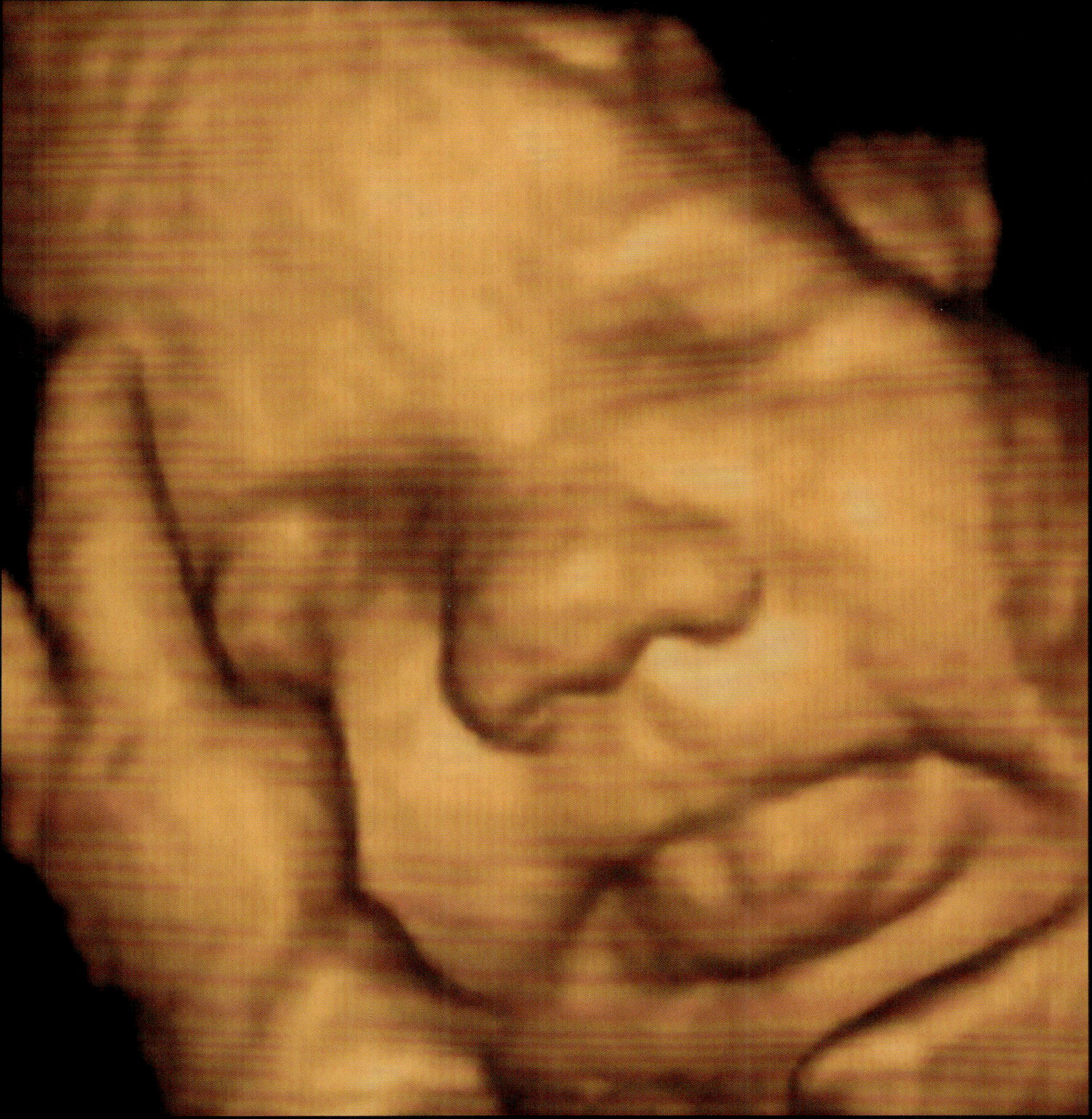

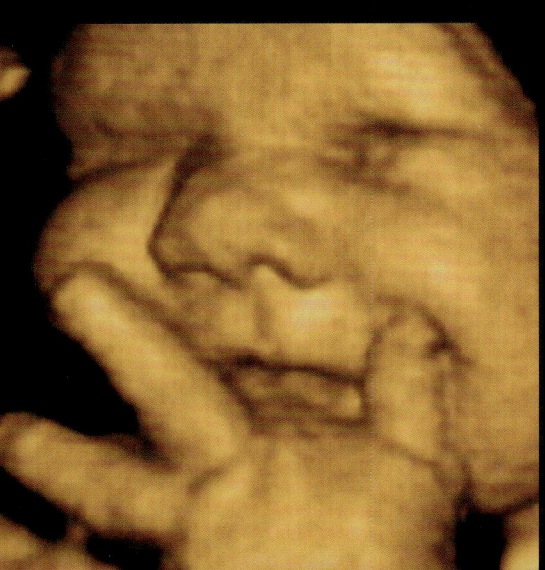

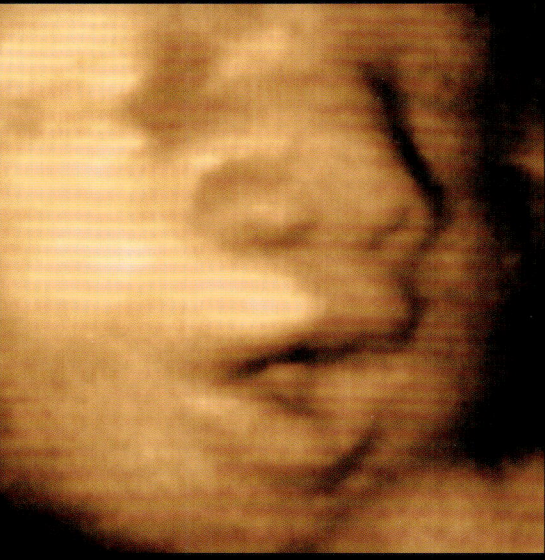

## 表情

三维超声图像显示，这名38周大的胎儿在揉眼睛、揉脸、张嘴、吐舌头时，脸上有一系列表情。由于计算能力的极大提高，二维图像现在可以"缝合在一起"，整合成清晰显示指甲和面部特征等细微情况的三维图像。胎儿的面部在怀孕早期发育迅速，小鼻孔清晰可见，眼睛的晶状体在7周内形成，但直到怀孕中期，面部才呈现出类似人类的外观。到孕16周时，眼睛已经移到了胎儿面部的前面，耳朵也接近它们的最终位置。胎儿的面部肌肉也更加发达，因此可以从图像中看到皱眉或微笑等面部表情。

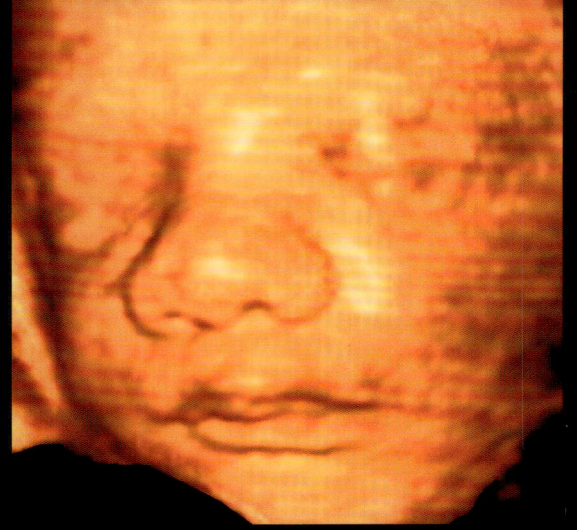

孕8个月胎儿面部正面观

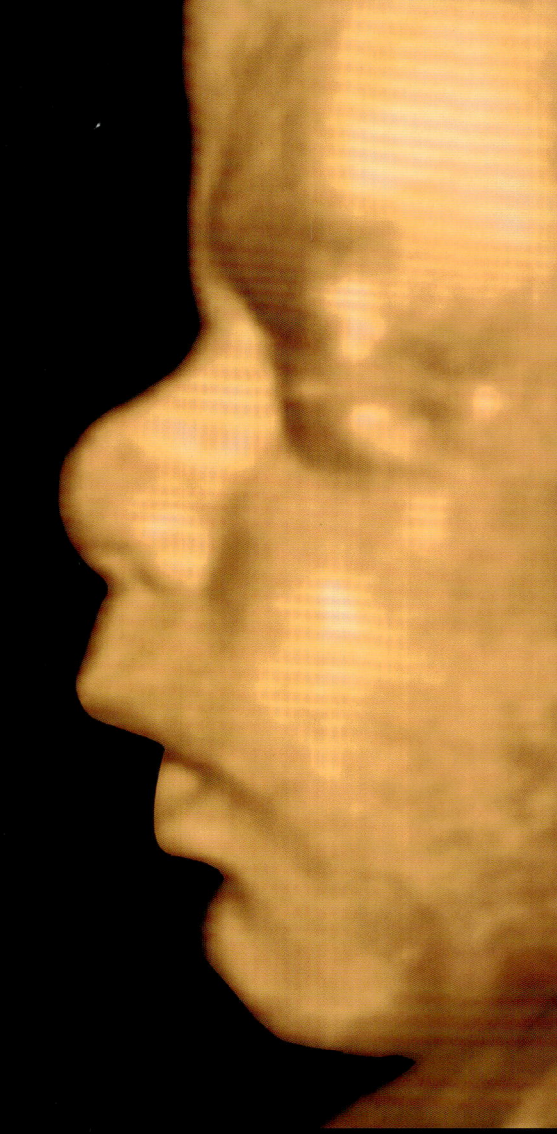

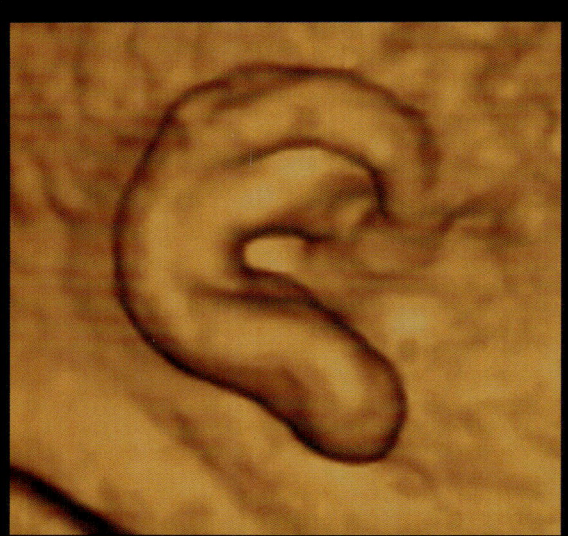

孕39周胎儿耳朵图像

孕9个月胎儿面部侧面观

# 头面部

　　头部和面部在怀孕早期就开始发育，不过最初的发育相对缓慢。大约在第6周，眼芽和将成为耳朵的通道开始在头部两侧发育。到第10周时，头部变得更圆，颈部开始发育。在早期阶段，胎儿"头重脚轻"，例如，在第11周时，它的头部是身体总长度的一半。孕中期是头部和面部快速发育的时期，眼睛移到面部前面，眼睑闭合以保护眼睛，耳朵移到最终位置，面部肌肉发育。到第22周时长出眉毛，到第26周时长出睫毛。到了第27周，眼睛可以睁开了，头上有了头发。当婴儿出生时，尽管它的头部仍然是身体长度的1/4，但其比例已经非常匀称了。

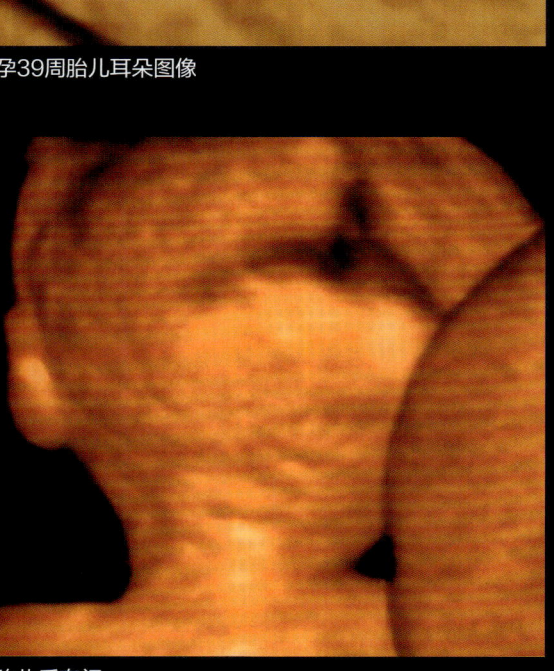

胎儿后囟门

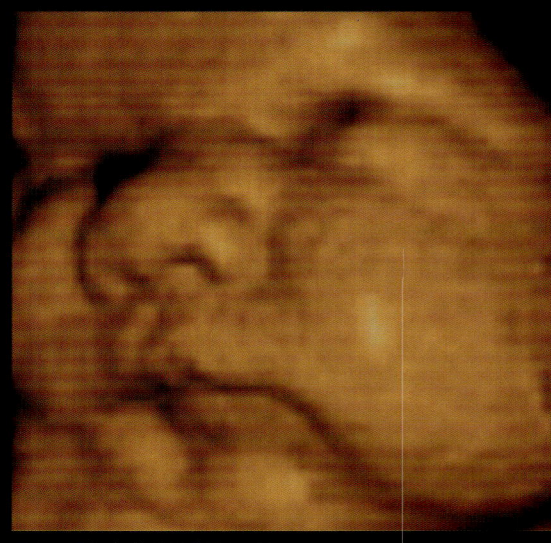

孕27周左右胎儿面部正面观

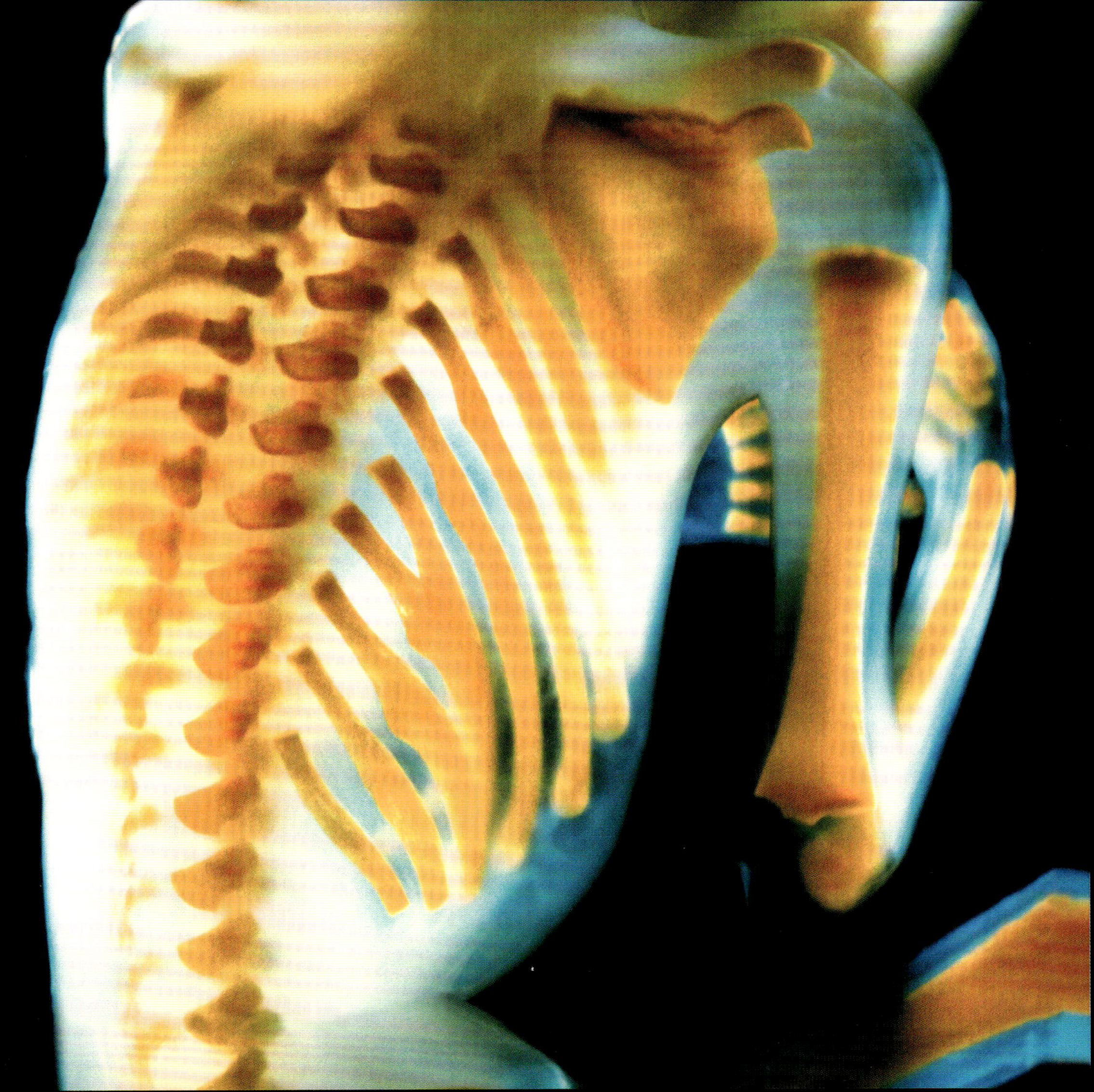

孕16周胎儿的骨骼

## 骨骼

　　胎儿骨骼的发育开始于孕早期，尽管这个过程直到出生后很长时间才完成。上图显示了孕16周时胎儿骨骼的发育情况。在此之前，最终将成为骨骼的组织已经就位，例如，头部周围、手臂、腿部和手指中的组织被骨化形成骨骼。这种骨化过程有两种方式，在有胎膜的地方，如胎儿头部周围，骨骼在胎膜上生长形成骨板；在其他部位，如四肢、肋骨和脊柱，软骨从中间向外逐渐转化为骨。右下角的图像显示了一个12周大的胎儿的骨化情况，部分骨化的头骨、手臂和胸腔骨骼显示为红色。到了孕29周（左下角的图片），骨骼已经完全发育，不过它们仍然非常柔软。

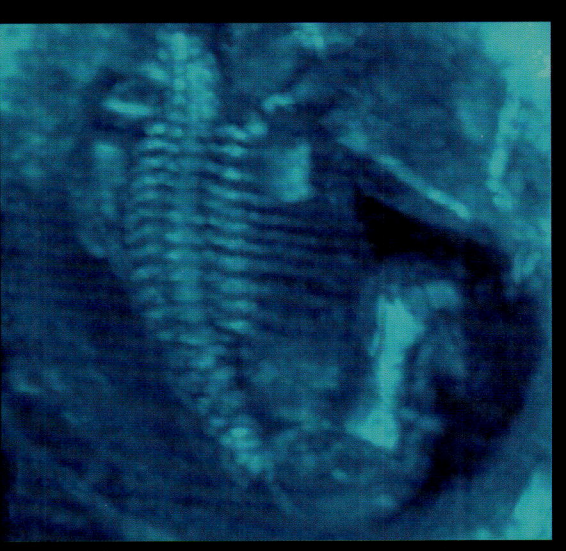

孕29周胎儿的骨骼

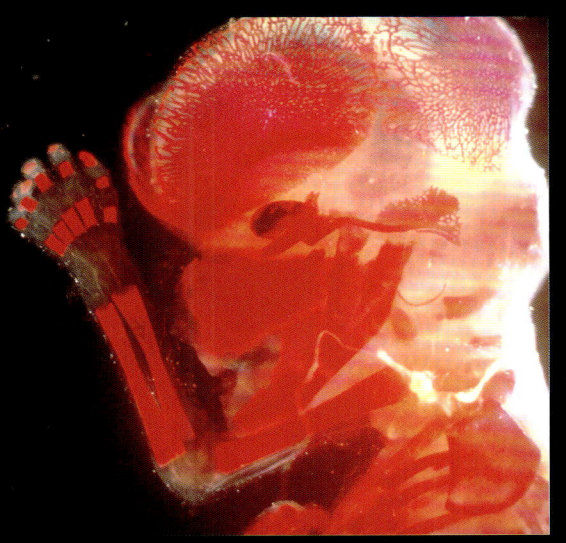

孕12周胎儿的骨化情况

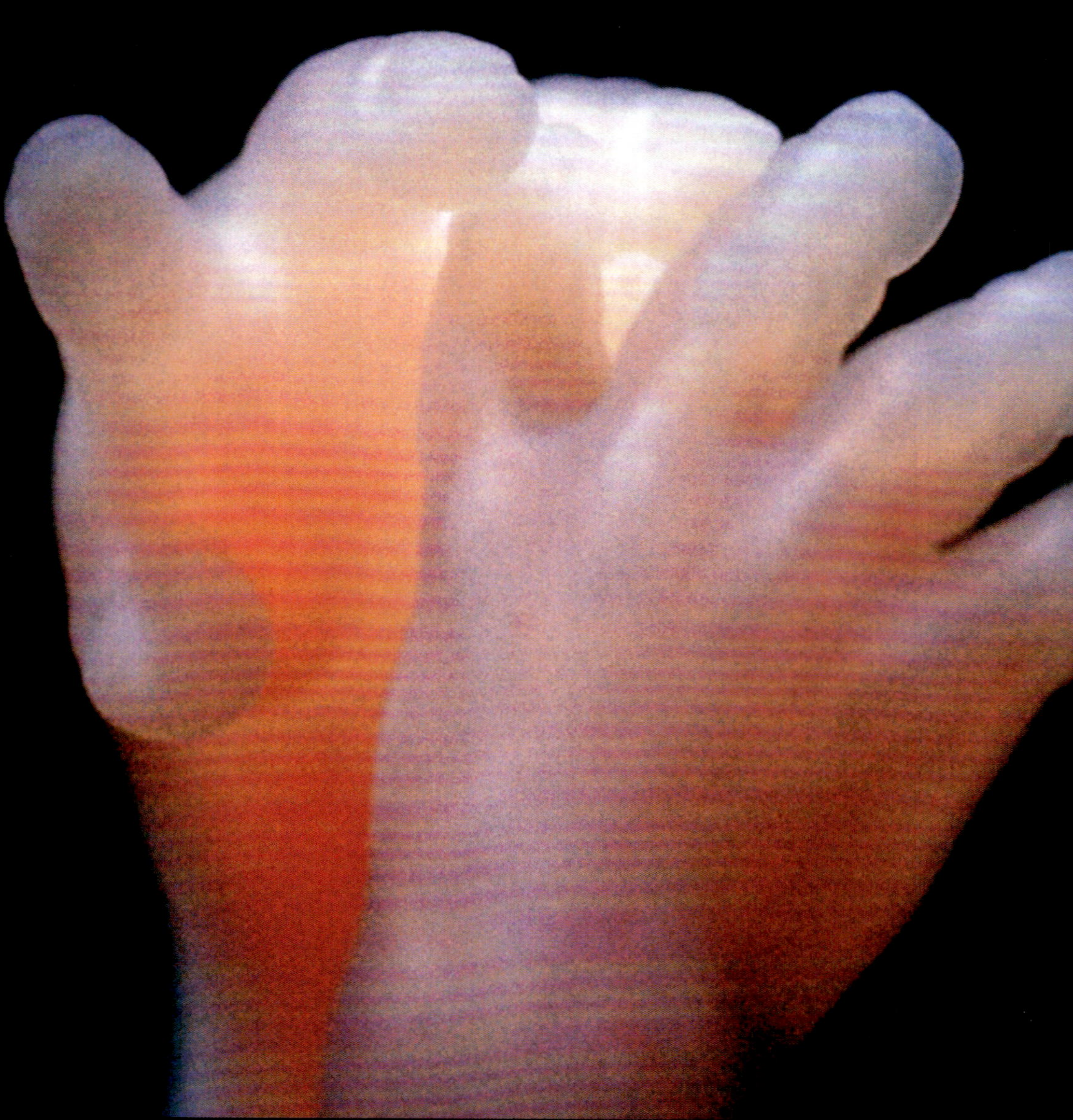

## 上下肢

上下肢从第6周左右开始由细小肢芽发育而成。刚开始像桨一样，然后四肢逐渐变长，几周内手指开始形成。脚趾大约在孕9周时出现——右下方的图片显示了孕10周时胎儿的脚趾。在孕9周时，手臂可能会发育出肘部可以弯曲的骨骼，到孕14周时，胳膊的长度可能已经达到婴儿出生时的长度。指纹和脚印等更精细的细节大约在孕23周开始形成。到孕25周时，手已经完全发育，胎儿可以用它们来探索子宫内部。指甲和趾甲在孕中期末和孕晚期初生长，本页大图显示了一个23周大的胎儿发育良好的双手。随着孕期的推进，四肢会进一步发育，胎儿在孕晚期可能会在宫内活跃地拳打脚踢。

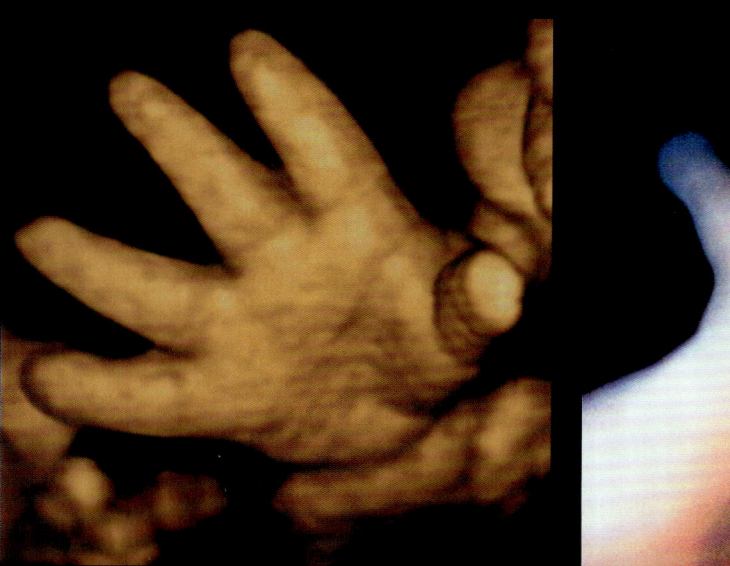

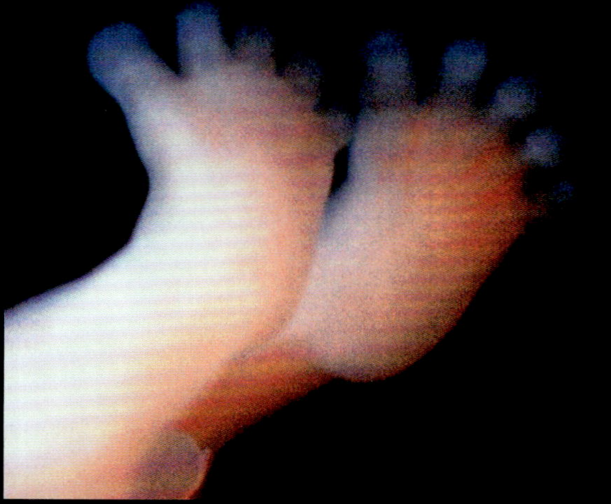

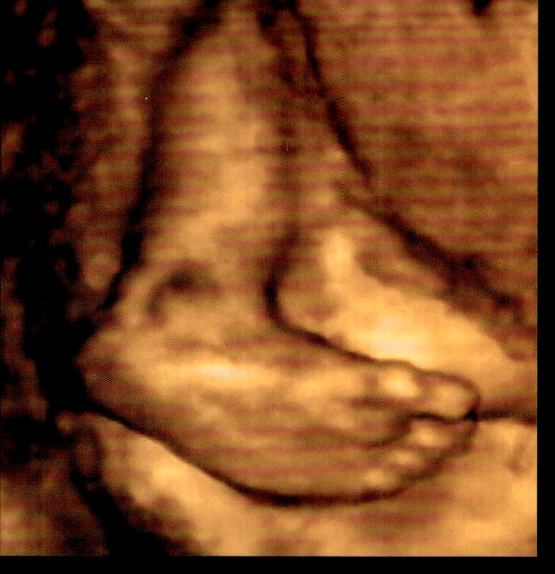

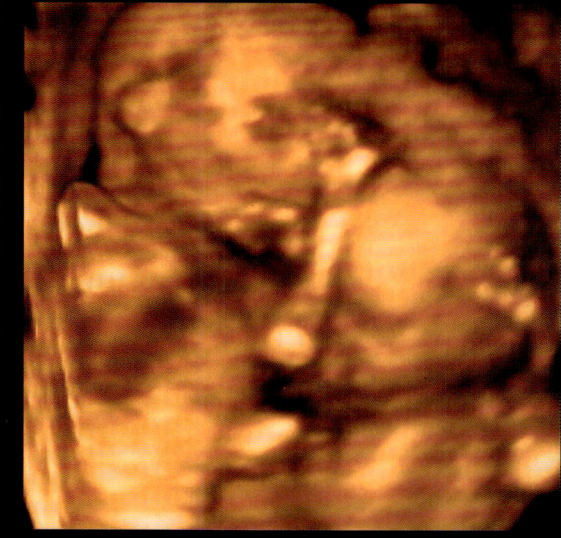

双胞胎

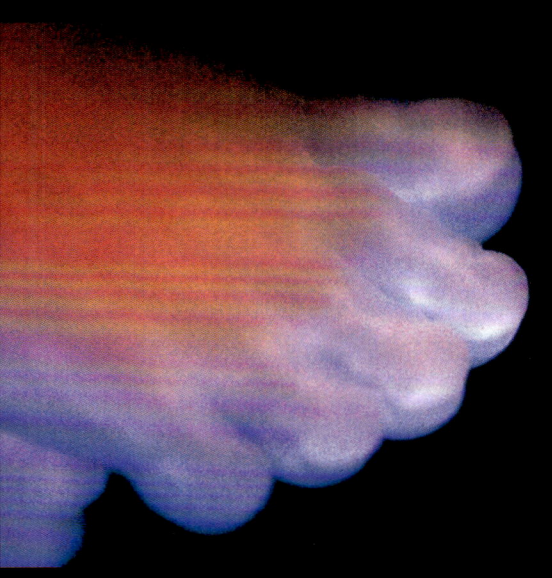

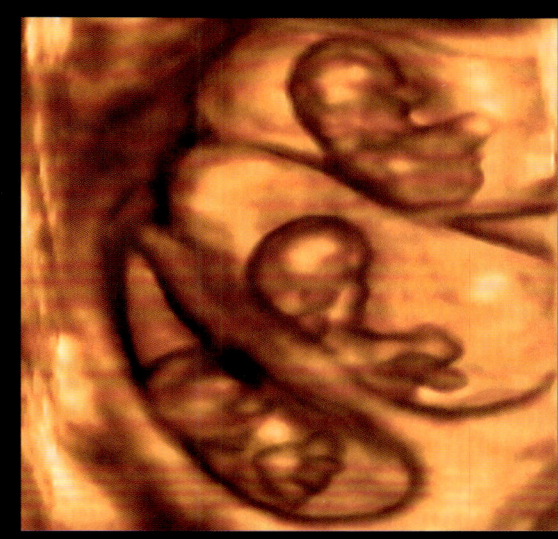

三胞胎

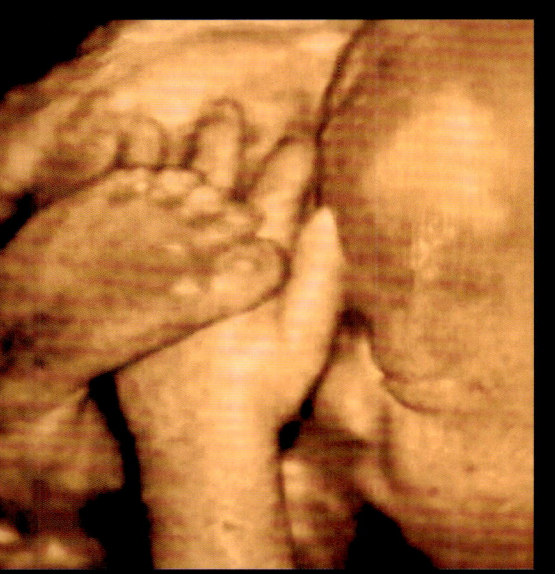

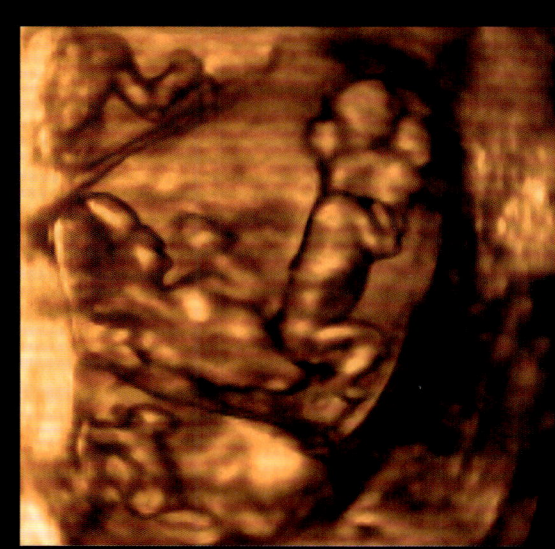

四胞胎

## 多胞胎

　　这些三维超声扫描（右侧图从上到下）显示了双胞胎、三胞胎和四胞胎的图像。在三胞胎的图像中，每个胎儿周围都清晰可见一个单独的羊膜囊。在每个羊膜囊之间，可见少量胎盘形成"V"形。这表明每个胎儿都有一个单独的胎盘。由于使用了这样的现代成像技术，医学专业人员不仅可以发现女性是否有多胎妊娠，还可以获得有关妊娠状态的宝贵信息。多胎妊娠比单胎妊娠风险更高，扫描可以显示胎儿是否共用胎盘或羊膜囊，胎儿是如何生长的，以及其中是否有特别的风险。然后，这些信息可用于决策，例如是否需要提前引产等。

# 从细胞到胎儿

从胚胎到胎儿再到婴儿的过程始于孕早期的快速发育，随后孕中期开始快速生长，最后是孕晚期开始为分娩做准备。受精后，胚胎分裂成一个不断生长的细胞球，大约在第6天植入子宫内膜。这些细胞分化成3层，胎儿的主要身体系统将由此产生。孕5周时，脊髓开始形成，肢芽开始萌发，器官开始发育。从孕10周开始，葡萄大小的胚胎被称为"胎儿"。到孕12周，胎儿完全成形。他的身体在孕中期迅速生长，头部和身体变得更加匀称。到孕14周，性别特征明显可辨。在孕中期的最后几周，大脑快速发育。到孕30周，胎儿变得丰满起来。在出生前，抗体从母体进入胎儿血液，胎儿眼睛睁开，生殖器官成熟，肺部开始练习扩张。

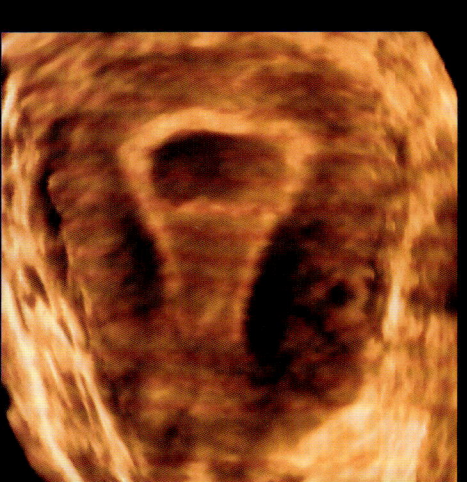
未孕子宫

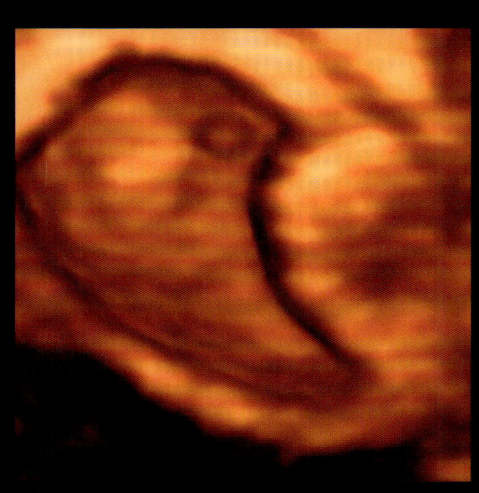
孕6周

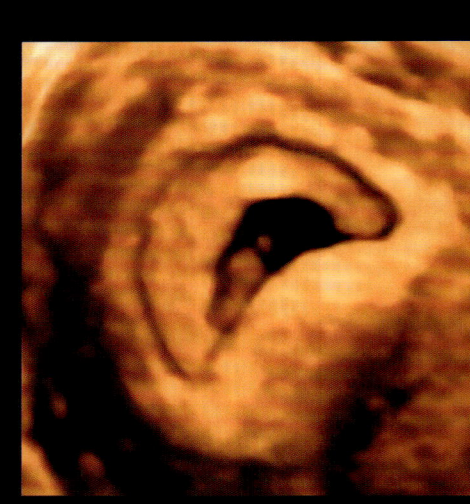
孕7周

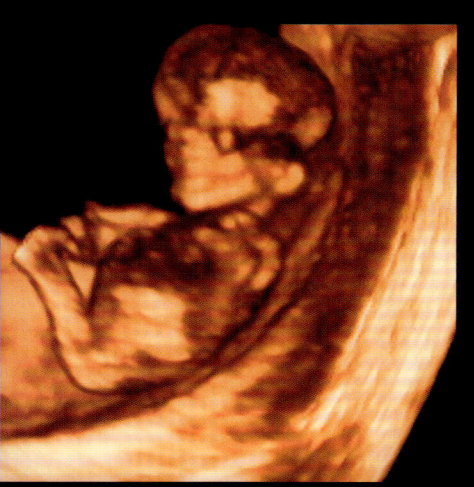
孕11周

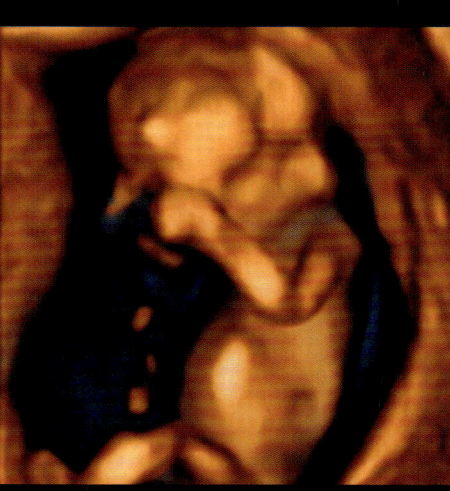
孕12周

孕13周

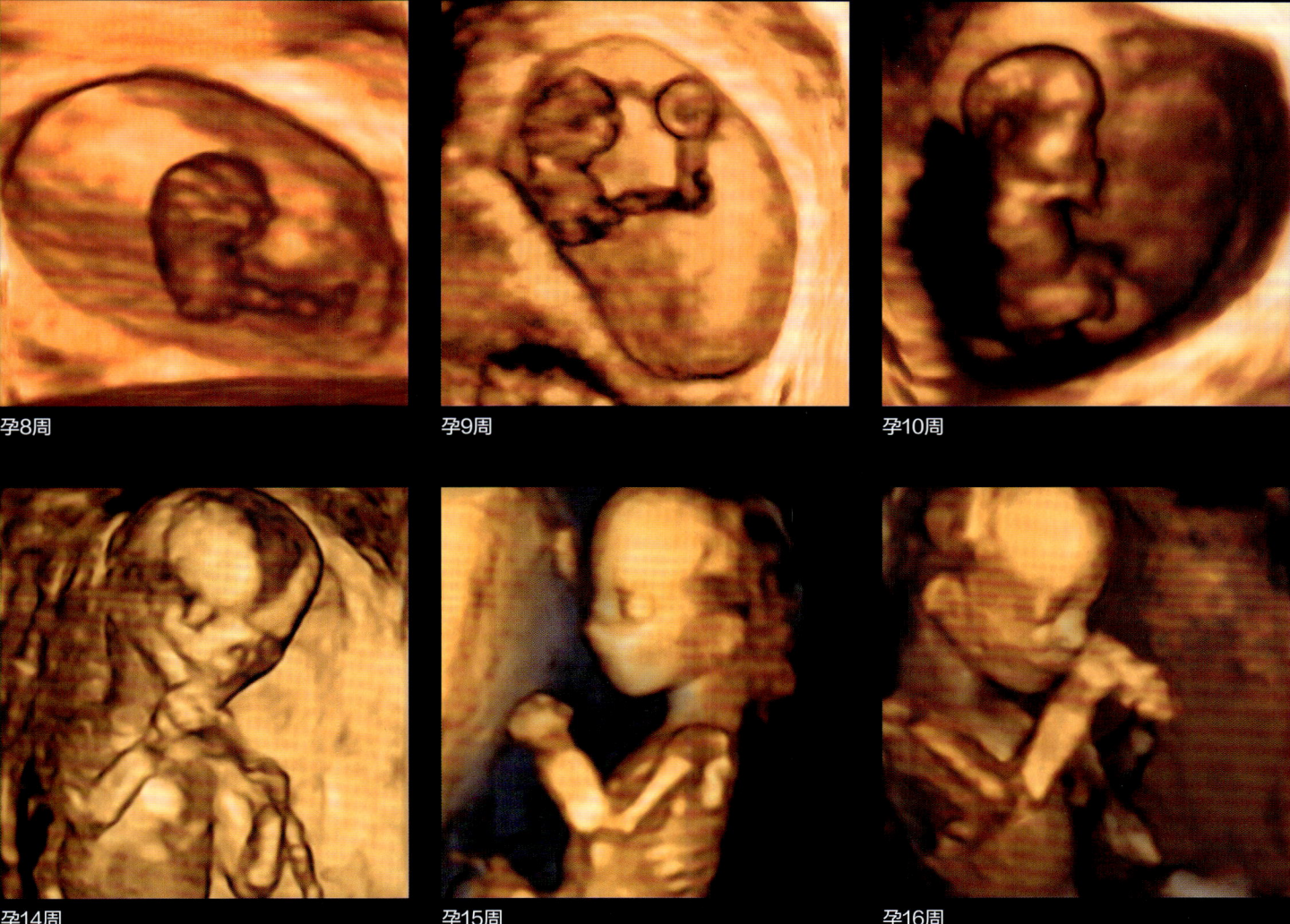

孕8周

孕9周

孕10周

孕14周

孕15周

孕16周

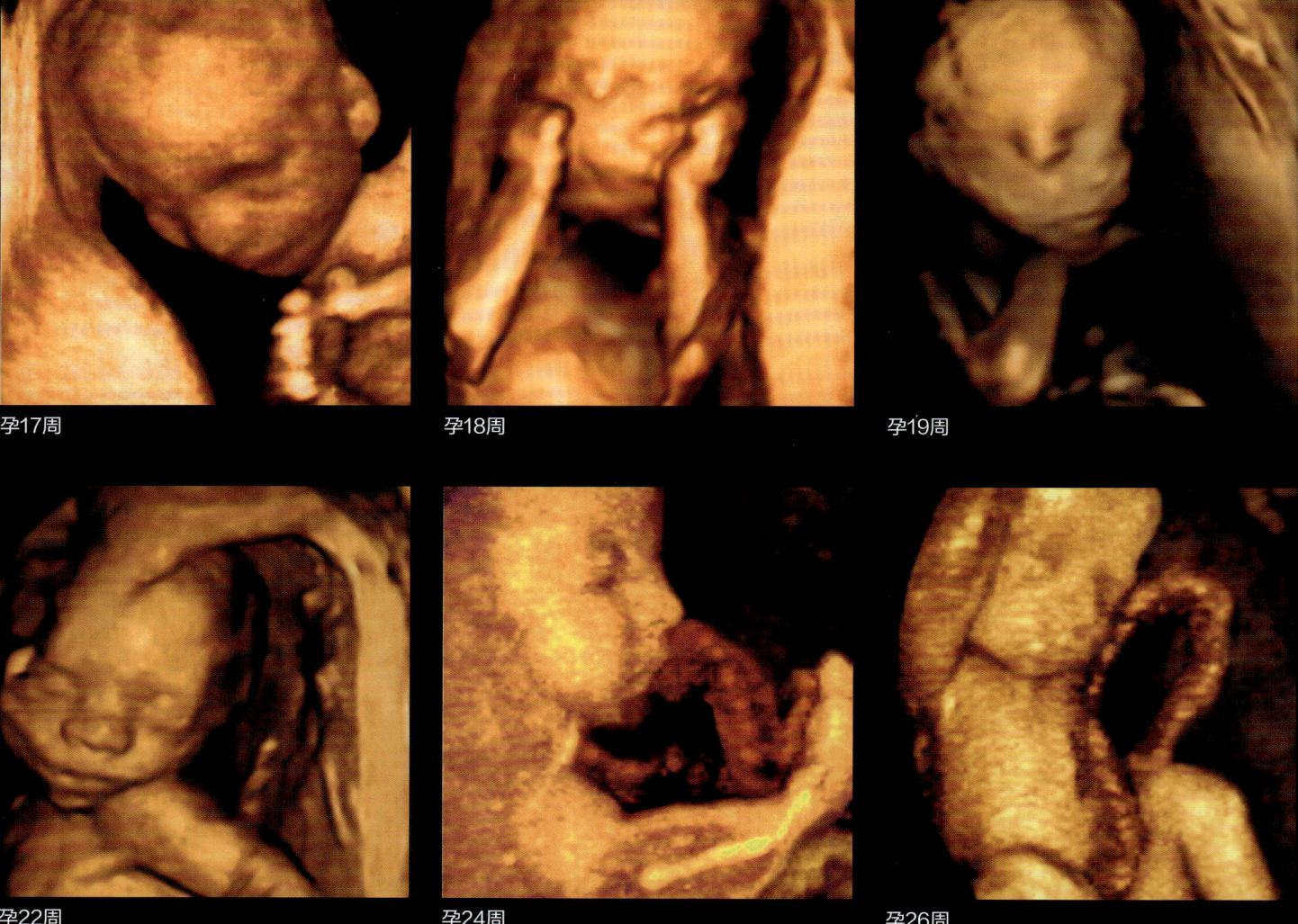

孕17周　　　　　　　　孕18周　　　　　　　　孕19周

孕22周　　　　　　　　孕24周　　　　　　　　孕26周

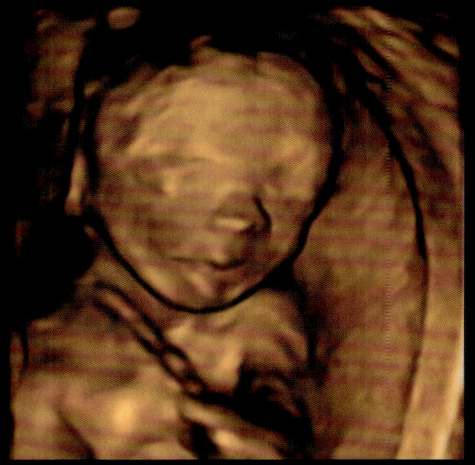

孕20周

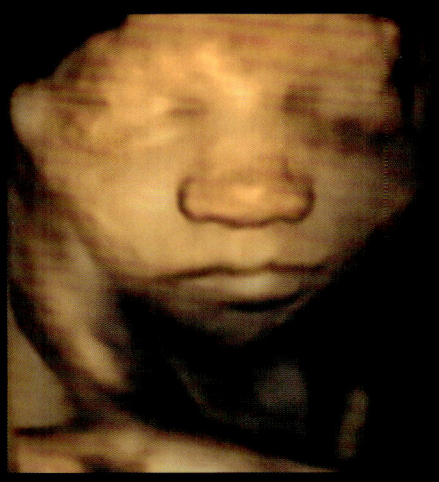

孕28周

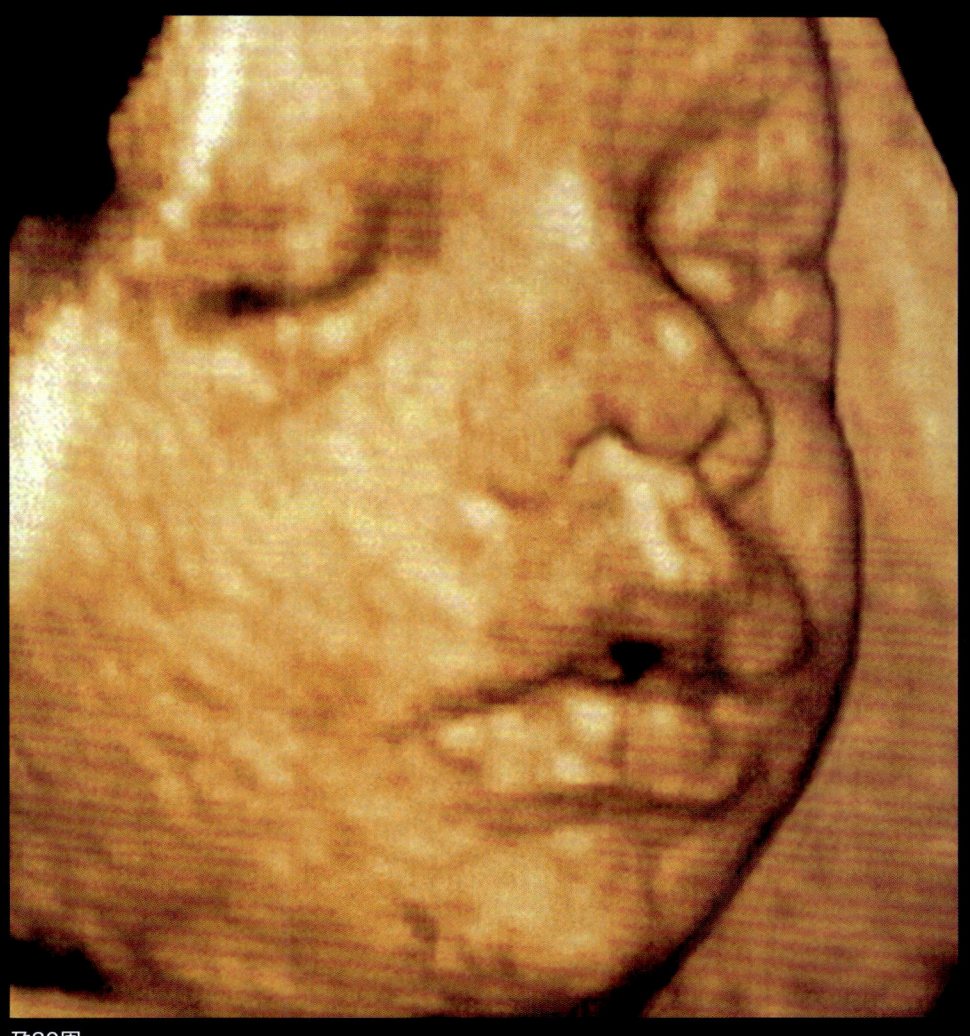

孕30周

女性和男性的生殖系统可以分别产生、储存卵子和精子，并使它们结合，创造出新的生命。女性生殖系统还能够在怀孕的9个月内孕育和保护这个新生命。此后，母亲可以继续以母乳的形式给婴儿提供营养。所有这些过程都是由各种激素相互作用而形成的，这些激素相互作用触发了青春期生殖系统发育，并持续整个生育期。

# 解剖学

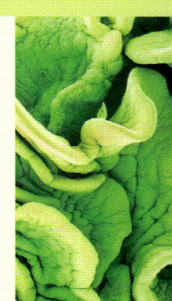

# 人体系统

人体可以分为多个系统，每个系统包含多个器官和组织，它们协同工作以执行一项或多项特定功能。在怀孕期间，许多系统会改变它们的大小、结构，甚至改变它们的功能，以满足胎儿生长的需要。有些变化非常明显，比如子宫和乳房。其他变化更为微妙，如血容量的大量增加，对成功怀孕和保证胎儿健康来说至关重要。

## 生殖系统

女性和男性的生殖器官通过产生卵子和精子来创造新的生命。卵巢产生激素，使子宫为受精卵着床做好准备。一旦女性怀孕，她的身体系统就会发生巨大的变化：子宫增大以适应胎儿的成长；胎盘发育是为了连接胎儿和母体的循环；乳房增大从而为哺乳做好准备。

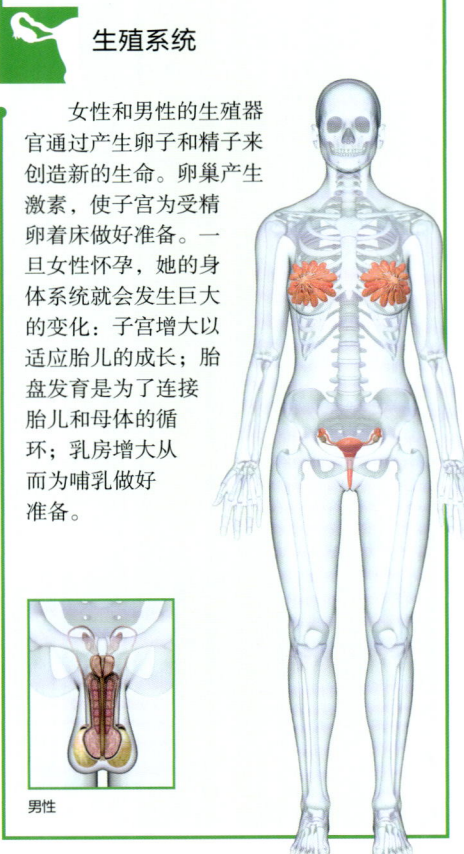

男性

## 泌尿系统

这个复杂的过滤系统通过过滤肾脏中的血液来清除废物，维持身体的微妙平衡。产生的废物以尿液的形式储存在膀胱中。在尿液通过尿道排出之前，激素控制着尿液的分泌量。在怀孕期间，肾脏会延长1 cm，血液流量会大量增加，即使胎儿的生长还不会压迫膀胱，尿频现象也会发生。

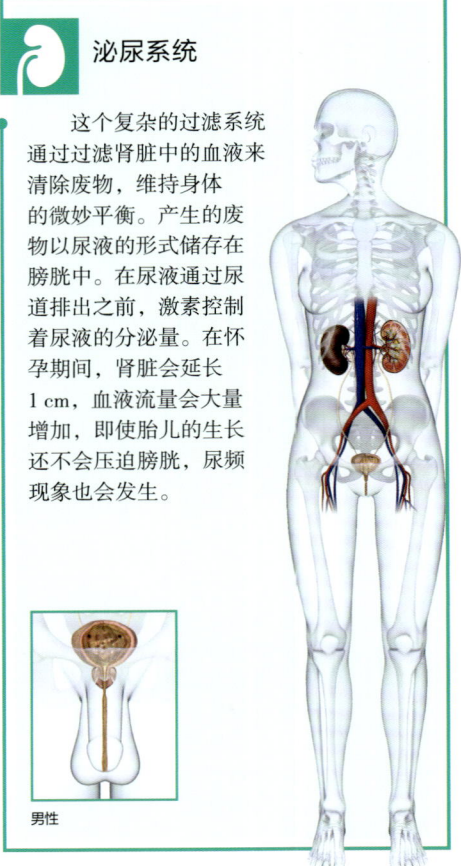

男性

## 呼吸系统

横膈收缩和舒张，将空气通过鼻子和气管带入肺部并再次呼出。在肺部，空气中的氧气会扩散到血液中，而二氧化碳则会从血液中扩散到肺部，而后呼出体外。这种气体交换对所有身体组织都至关重要。在怀孕期间，孕妇耗氧量缓慢上升，当胎儿足月时可增加20%。孕妇的呼吸频率从每分钟12~15次上升到大约18次。在分娩过程中体能消耗增加时，氧气消耗可能会增加60%。

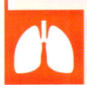
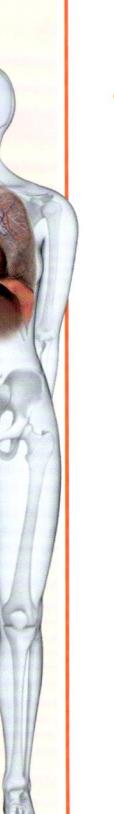

## 心血管系统

心脏在一个复杂的血管系统（动脉、小动脉、毛细血管、小静脉和静脉）中不懈地工作，为身体的每个组织和器官供血。在怀孕期间，血液循环的容量增加了50%，以满足胎儿的生长需要。泵出更多的血液对心脏来说是额外的负担，所以它收缩得更有力、更频繁；心率每分钟增加15次。

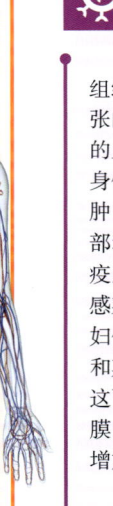

## 淋巴和免疫系统

淋巴系统将多余的组织液转移回血液。扩张的子宫会压迫骨盆内的血管，导致体液在身体组织中积聚（水肿），通常表现为腿部和脚部的水肿。免疫系统保护身体免受感染和外来侵害。孕妇似乎容易患上感冒和其他常见感染，这可能是因为黏膜中的血液流动增加导致的。

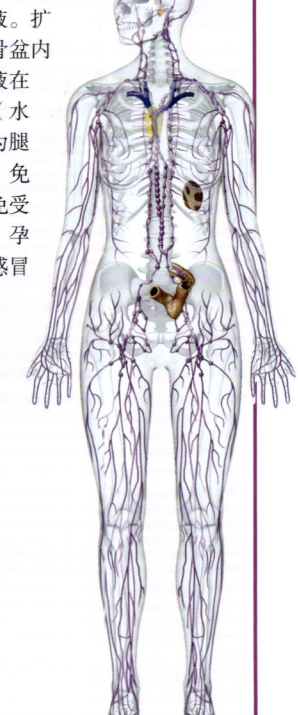

## 神经系统

大脑、脊髓和身体的周围神经系统持续调控身体的行动，并对正在发生的事情做出反应。在怀孕期间，女性性激素——孕酮直接影响大脑的呼吸中枢，以增加其对二氧化碳的敏感性，从而提高呼吸频率以排出更多的二氧化碳。某些影响神经的症状，如坐骨神经痛，在怀孕期间更有可能发生。

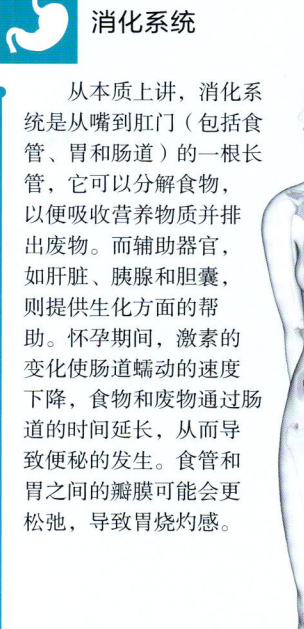

## 消化系统

从本质上讲，消化系统是从嘴到肛门（包括食管、胃和肠道）的一根长管，它可以分解食物，以便吸收营养物质并排出废物。而辅助器官，如肝脏、胰腺和胆囊，则提供生化方面的帮助。怀孕期间，激素的变化使肠道蠕动的速度下降，食物和废物通过肠道的时间延长，从而导致便秘的发生。食管和胃之间的瓣膜可能会更松弛，导致胃烧灼感。

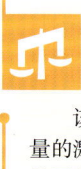
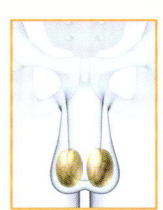

## 内分泌系统

该系统的腺体产生大量的激素来维持身体功能的平衡。许多激素的变化发生在怀孕的特定阶段。例如，脑垂体的一部分释放催产素，用于分娩，另一部分释放催乳素，用于泌乳。胎盘不仅在胎儿和母体循环之间形成连接，它本身也承担了内分泌腺的功能，通过产生雌激素和孕激素来维持妊娠。

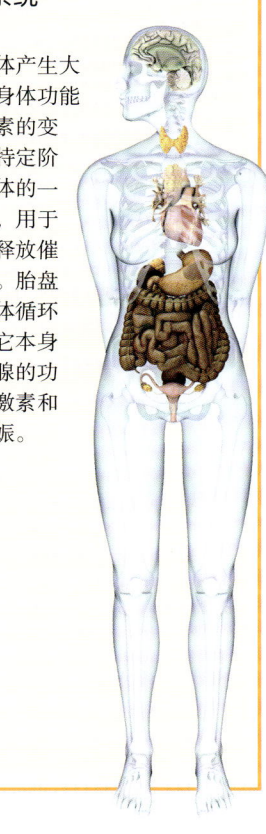

男性

## 骨骼系统

骨骼为身体提供了一个活动的"支架"。在怀孕期间，孕酮和松弛素会增加关节的松弛度，最终目的是让胎儿较大的头部在分娩时能通过骨盆。在怀孕期间，肠道对钙的吸收会增加一倍（以形成胎儿骨架）。在胎儿出生后，母乳可暂时从母亲的骨骼中"提取"额外的钙，以满足新生儿的生长需求。

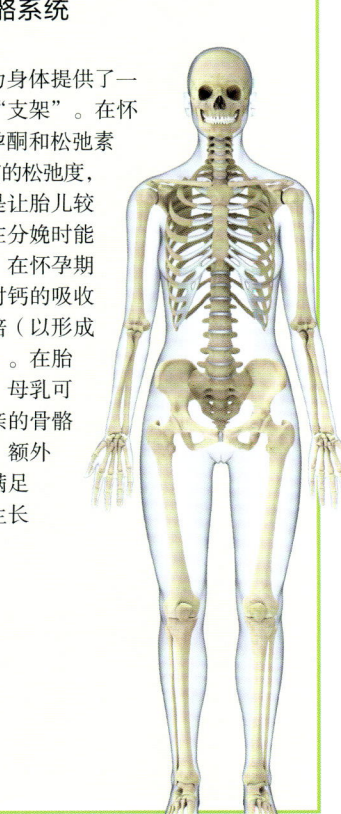

## 肌肉系统

肌肉使骨骼能够移动。通过韧带和肌腱的连接，肌肉可使机体保持直立的姿势。胎儿体重的增加会导致母亲的姿态在怀孕期间发生变化，给母亲下背部的肌肉、韧带和关节带来额外的压力。此外，许多孕妇会注意到腹部肌肉的分离，这也会让肚子变大。分离的肌肉通常可在分娩后的几周内恢复。

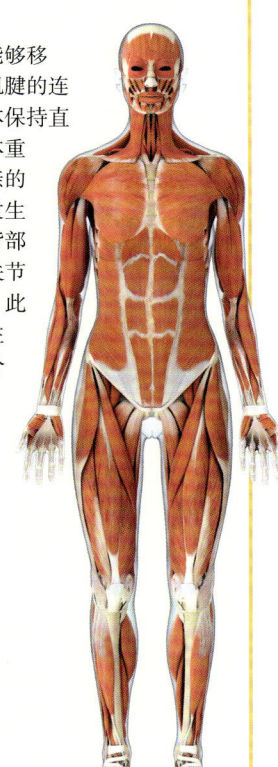

## 皮肤、头发和指甲

皮肤是人体最大的器官，面积约2 m²，有助于调节体温并形成保护屏障。怀孕期间，皮肤、头发和指甲看起来更健康；由于脱发减少，所以头发看起来更浓密、更有光泽；指甲光滑不易碎。皮肤产生色素沉着，如脸上出现深色斑块（黄褐斑），腹部出现深色垂直线（黑中线）等。

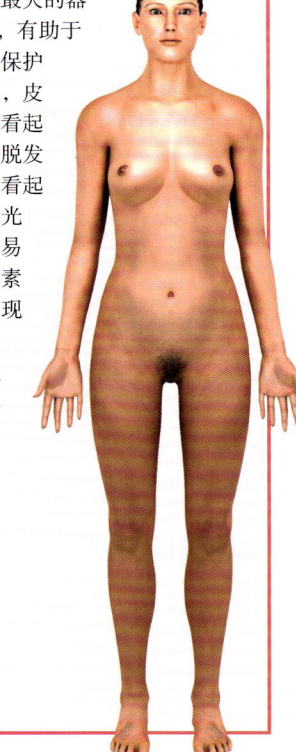

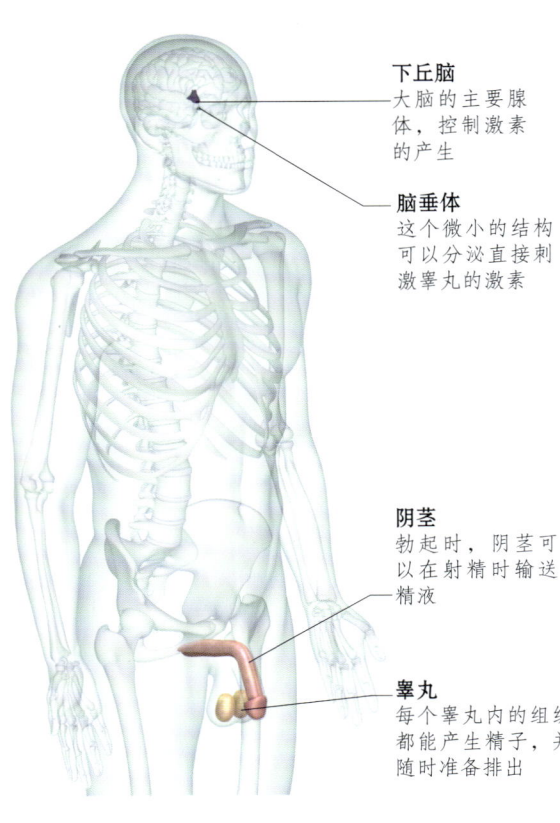

**下丘脑**
大脑的主要腺体，控制激素的产生

**脑垂体**
这个微小的结构可以分泌直接刺激睾丸的激素

**阴茎**
勃起时，阴茎可以在射精时输送精液

**睾丸**
每个睾丸内的组织都能产生精子，并随时准备排出

# 男性生殖系统

阴茎和睾丸作为男性生殖系统的关键部分，在腺体和其他组织的协同作用下，产生和排出精子，精子可以与卵子结合，创造新的生命。受精仅6周后，生殖系统就开始发育。

## 生殖器官

男性生殖系统由阴茎、一对位于阴囊内的睾丸、一些腺体和连接上述器官的管道组成。一旦精子在睾丸内发育成熟，它们就会被输送到附睾进一步成熟并短暂储存。随后它们继续行程，首先沿着输精管，走行到射精管，然后汇入尿道，尿道贯穿整个阴茎。阴茎内的海绵状组织柱含有丰富的血管网络，在性唤起时充血（见第64～65页）。这种充血会使阴茎勃起，并能够将精子射入阴道顶部（见第66～67页）。

**男性生殖系统器官的定位**
阴茎和睾丸位于体腔外。睾丸中精子发生的过程受脑垂体分泌的激素控制，脑垂体由下丘脑调节。

## 精子工厂

睾丸的生精小管内产生大量精子，此过程称为精子发生（见第32～33页）。发育中的精子受到从管壁向内延伸的睾丸支持细胞的保护和滋养。一旦精子离开睾丸，就会进入附睾，在那里成熟，并可储存长达4周。精液由悬浮在分泌物中的精子细胞组成（每1 ml精液中约含有1亿个精子）。在男性高潮时，大约3～5 ml的精液通过勃起阴茎的尿道排出体外。

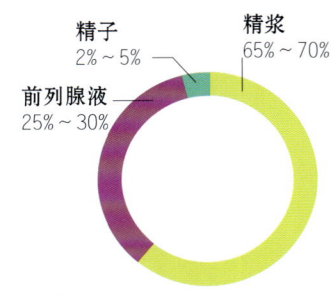

精子 2%～5%
精浆 65%～70%
前列腺液 25%～30%

**精液的成分**
精液中只有一小部分是精子；大多数为乳白色液体，主要由前列腺和精囊产生。

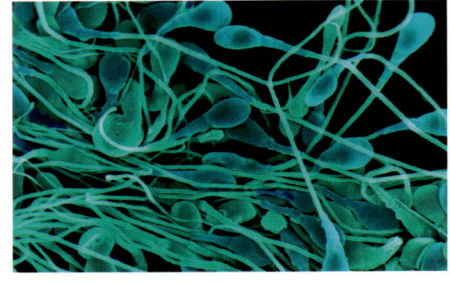

**近距离观察精子**
在这张包含多个精子的显微照片中，可以清楚地看到精子的基本结构。每个精子由一个头部和一条又长又细的尾巴组成，其头部携带着男性一半的遗传信息。

## 睾酮

睾酮作为最重要的雄性激素，会引发生殖器官的发育和青春期的变化，包括声音的低沉和生长的加速（见第31页）。只有存在睾酮才能产生精子。与女性的激素生成和卵子发育一样，男性的睾酮和精子生成受脑垂体分泌的激素（卵泡刺激素和黄体生成素）的控制，而这些激素又受到下丘脑的调节。睾酮由位于睾丸生精小管之间的睾丸间质细胞产生。

**睾酮晶体**
在体外，睾酮可以结晶并在显微镜下显示。胎儿期，睾酮可使睾丸下沉，并在男婴出生前进入阴囊。从出生到青春期前，睾酮水平处于非常低的水平。

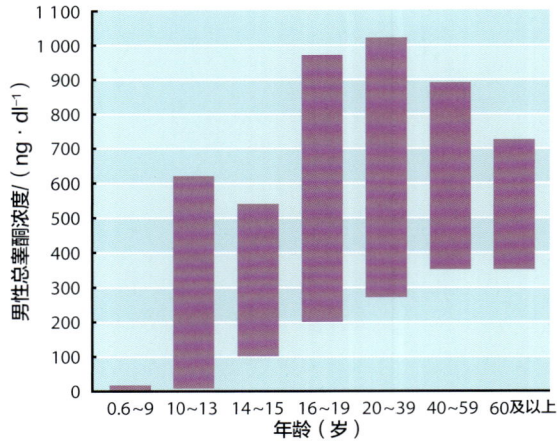

男性总睾酮浓度/（ng·dl⁻¹）

0.6～9　10～13　14～15　16～19　20～39　40～59　60及以上
年龄（岁）

**一生的睾酮激素分泌**
男性在一生中，会产生大量的睾酮，从青春期一直持续到60岁之后。睾酮水平的峰值出现在20岁到40岁的男性身上。

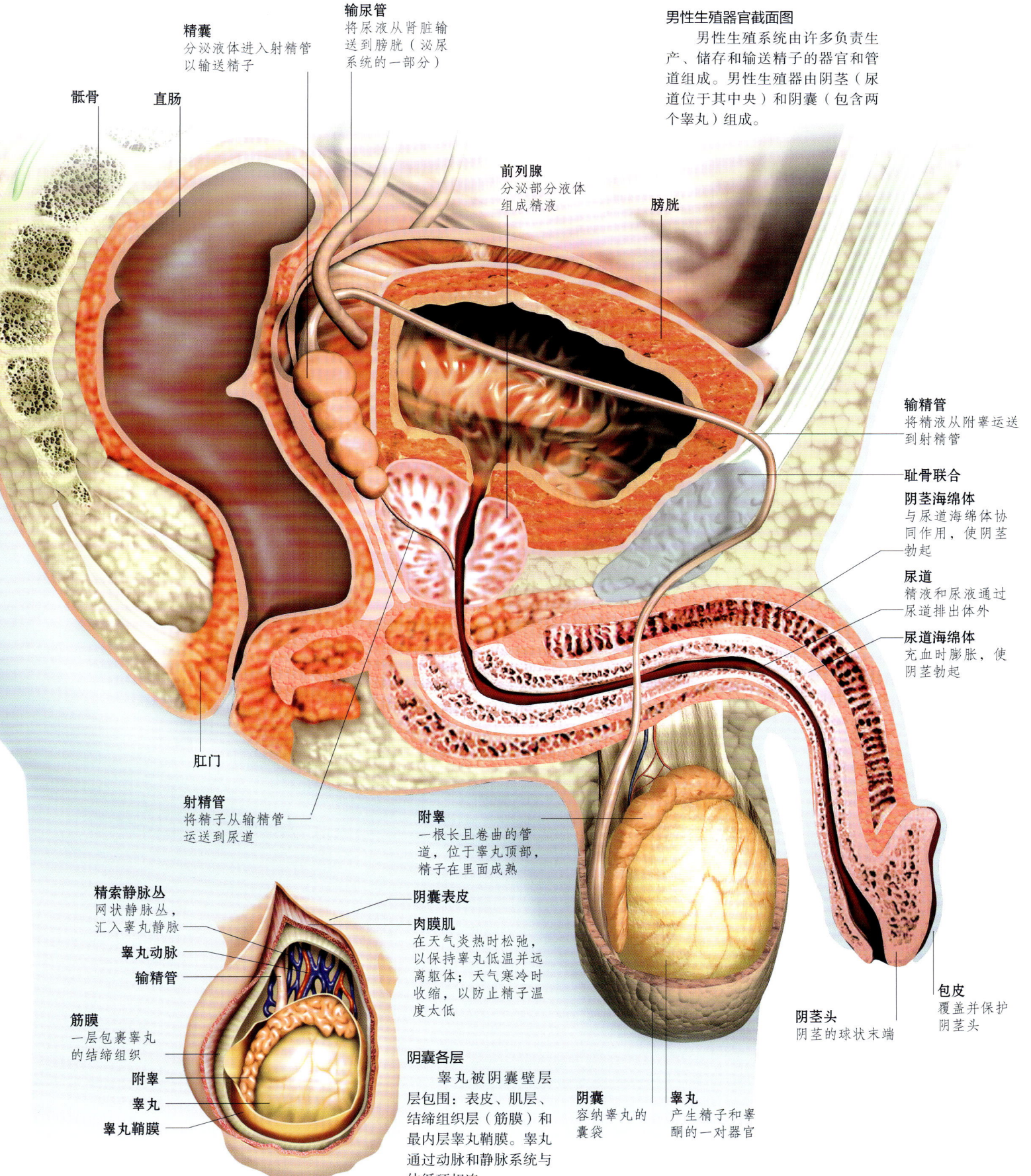

**精囊**
分泌液体进入射精管
以输送精子

**输尿管**
将尿液从肾脏输
送到膀胱（泌尿
系统的一部分）

**骶骨**

**直肠**

**男性生殖器官截面图**
男性生殖系统由许多负责生
产、储存和输送精子的器官和管
道组成。男性生殖器由阴茎（尿
道位于其中央）和阴囊（包含两
个睾丸）组成。

**前列腺**
分泌部分液体
组成精液

**膀胱**

**输精管**
将精液从附睾运送
到射精管

**耻骨联合**

**阴茎海绵体**
与尿道海绵体协
同作用，使阴茎
勃起

**尿道**
精液和尿液通过
尿道排出体外

**尿道海绵体**
充血时膨胀，使
阴茎勃起

**肛门**

**射精管**
将精子从输精管
运送到尿道

**附睾**
一根长且卷曲的管
道，位于睾丸顶部，
精子在里面成熟

**精索静脉丛**
网状静脉丛，
汇入睾丸静脉

**睾丸动脉**

**输精管**

**筋膜**
一层包裹睾丸
的结缔组织

**附睾**

**睾丸**

**睾丸鞘膜**

**阴囊表皮**

**肉膜肌**
在天气炎热时松弛，
以保持睾丸低温并远
离躯体；天气寒冷时
收缩，以防止精子温
度太低

**阴囊各层**
睾丸被阴囊壁层
层包围：表皮、肌层、
结缔组织层（筋膜）和
最内层睾丸鞘膜。睾丸
通过动脉和静脉系统与
体循环相连。

**阴囊**
容纳睾丸的
囊袋

**睾丸**
产生精子和睾
酮的一对器官

**阴茎头**
阴茎的球状末端

**包皮**
覆盖并保护
阴茎头

# 前列腺、阴茎和睾丸

前列腺、阴茎和睾丸生成并排出精子。前列腺位于下盆腔，阴茎和睾丸位于体腔外，它们通过一个非常长的管道系统相连接。

## 前列腺

前列腺横径约4 cm，环绕在尿道周围（尿道是将尿液从膀胱中排出的管道）。它能产生一种浓稠的、奶白色的碱性液体，约占精液量的20%，并可中和精液中其他液体的酸性。前列腺受到睾酮和神经的控制，当兴奋时，神经会刺激前列腺、精囊和输精管释放液体，这些液体同精子一起，在射精时从阴茎排出。

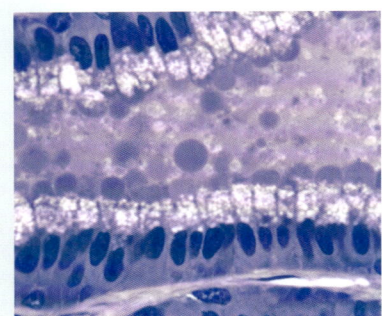

### 前列腺切面观

显微视图显示，前列腺组织内含有大量分泌细胞，可释放碱性液体，中和精液酸性，从而提高精子活力。

## 睾丸

成对的睾丸是男性生殖系统的动力源泉，可产生精子和强效激素——睾酮。睾丸长4～5 cm，由多个圆锥体（睾丸小叶）组成，每个小叶都包含紧密卷曲的管（生精小管），精子在生精小管中发育（见第32～33页）。睾丸悬挂在阴囊中。阴囊内的温度比体温低1～2 ℃，这是精子生成的最佳环境。睾丸间质细胞聚集在生精小管间，可分泌睾酮。

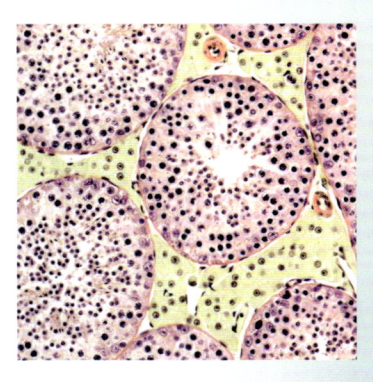

### 生精小管切片观

这张放大的照片显示，生精小管中充满了未成熟精子和睾丸支持细胞；睾丸间质细胞（染成绿褐色）位于生精小管之间。

## 阴茎

阴茎由一根末端膨大（阴茎头）的长柱状物组成。它有两个功能：输送精子和排出尿液。阴茎包含三个勃起组织：两个阴茎海绵体，彼此并排；一个尿道海绵体环绕尿道。当兴奋时，这些圆柱体中的血管会充血，使阴茎勃起（见第64～65页）。阴茎平均长度约为9 cm，但勃起时可以达到19 cm。射精是一种反射动作。

静脉
动脉
阴茎海绵体
尿道
尿道海绵体
**阴茎横切面**

### 男性生殖器官

男性生殖系统的器官和管道与泌尿系统的器官紧密相连，阴茎则兼具两个系统的功能。射精时膀胱底部的瓣膜保持关闭，这样尿液和精液就不会混合。

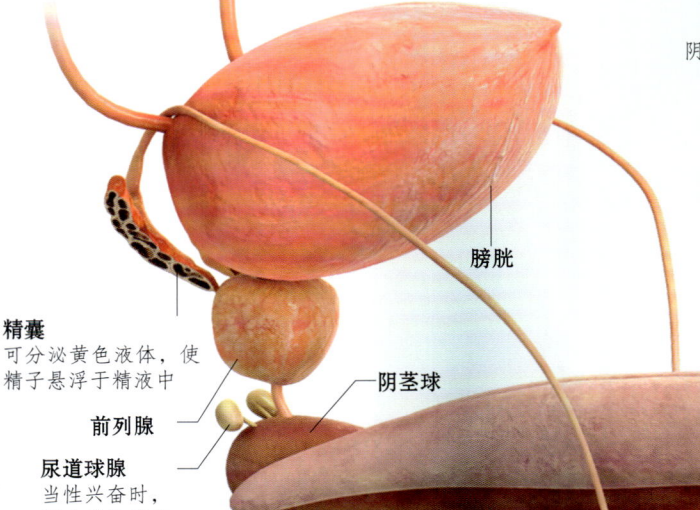

输尿管

膀胱

精囊
可分泌黄色液体，使精子悬浮于精液中

阴茎球

前列腺

尿道球腺
当性兴奋时，释放碱性液体进入尿道

阴茎海绵体

输精管
长约45 cm；有2根，分别从两侧的睾丸伸出

尿道海绵体

睾丸

生精小管
为长约12 m的连续小管，精子在此不断生成

附睾
长约6 m的管道塞满了该区域

睾丸小叶
结缔组织小隔将睾丸分成约250个隔室

阴茎头

# 男性青春期

由于睾酮的作用，男性开始进入青春期。这是一个身体和情绪都发生巨大变化的时期。身体外形和相貌会发生变化，体内的生殖器官逐渐成熟，为精子的生成做好准备。

## 生理变化

男孩的青春期往往在12～15岁之间开始，平均比女孩晚2年。在这个阶段，男孩的生理变化非常明显：有些与生殖器官本身有关，最明显的是生殖器的增大；其他的似乎与生殖器不相关，但都是体内睾酮水平急剧上升的结果。青春期伴随着最后的生长冲刺期。男孩发育比女孩晚，这使得男孩在达到最终成年身高之前有更多的时间生长。

### 为什么男孩声音嘶哑

睾酮会影响喉头的软骨部分和声带。声带长度和厚度都增长了60%，因此振动频率较低（这使得声音听起来更低沉）。同时，喉部倾斜并开始突出，形成喉结。

甲状软骨
甲状软骨切迹
声带
韧带
环状软骨
气管

**成人喉部**

**软骨改变**
男孩喉部的软骨对睾酮水平高度敏感。在青春期，这种软骨（蓝色部分）会变大变厚，达到成年期大小。

**身高**
由于男性青春期开始较晚，所以一般情况下男性身高比女性高

**面部毛发**
青春期男性嘴唇上方、脸颊和下巴处的胡须开始生长，需要时不时刮胡子

**胸部变宽，体毛变粗**
胸腔扩张，肩膀变宽；体毛看起来更粗糙

**身体变强壮**
睾酮促进全身肌肉的生长

**阴毛**
阴毛开始在阴茎根处生长；并随着时间的推移变密变粗

**生殖器增大**
阴茎和睾丸增大，两侧睾丸位置高低常常不一致

**骨骼生长**
在睾酮的影响下，骨骼成熟，生长逐渐停止

**青春期生理发育**
一系列身体变化的原因是睾酮水平激增。这预示着青春期的开始。伴随着生殖器发育，第二性征如胡须和阴毛也随之生长。

青春期前　　　　青春期后

## 激素的变化

从大约10岁开始，男孩的下丘脑开始分泌促性腺激素释放激素（GnRH），使脑垂体释放卵泡刺激素（FSH）和黄体生成素（LH）以控制睾丸。FSH和少量LH可促进精子生成，但LH也可刺激睾酮的分泌。高水平的睾酮会导致身体快速生长和其他青春期变化。一旦青春期后稳定下来，体内的睾酮水平则受到系统的负反馈调节。

**男孩和攻击性**
有研究表明，男孩在青少年时睾酮水平激增，攻击性增强可能与之有关。

**图例**
大脑发出的指令
负反馈抑制

**自我调节系统**
从青春期起，大脑开始刺激睾丸的发育，制造睾酮。中等水平的睾酮可通过抑制GnRH、LH和FSH的分泌来抑制大脑的调节作用。

下丘脑
GnRH
脑垂体（垂体前叶）
LH　FSH

抑制FSH和LH的分泌
抑制FSH和LH的分泌
抑制GnRH的分泌

**睾丸**

**睾酮**
睾丸间质细胞分泌睾酮，促进身体生长并控制性征的发育

**抑制素**
睾丸支持细胞培育和支持精子细胞的发育，同时也分泌一种激素来帮助调节男性性激素的生成

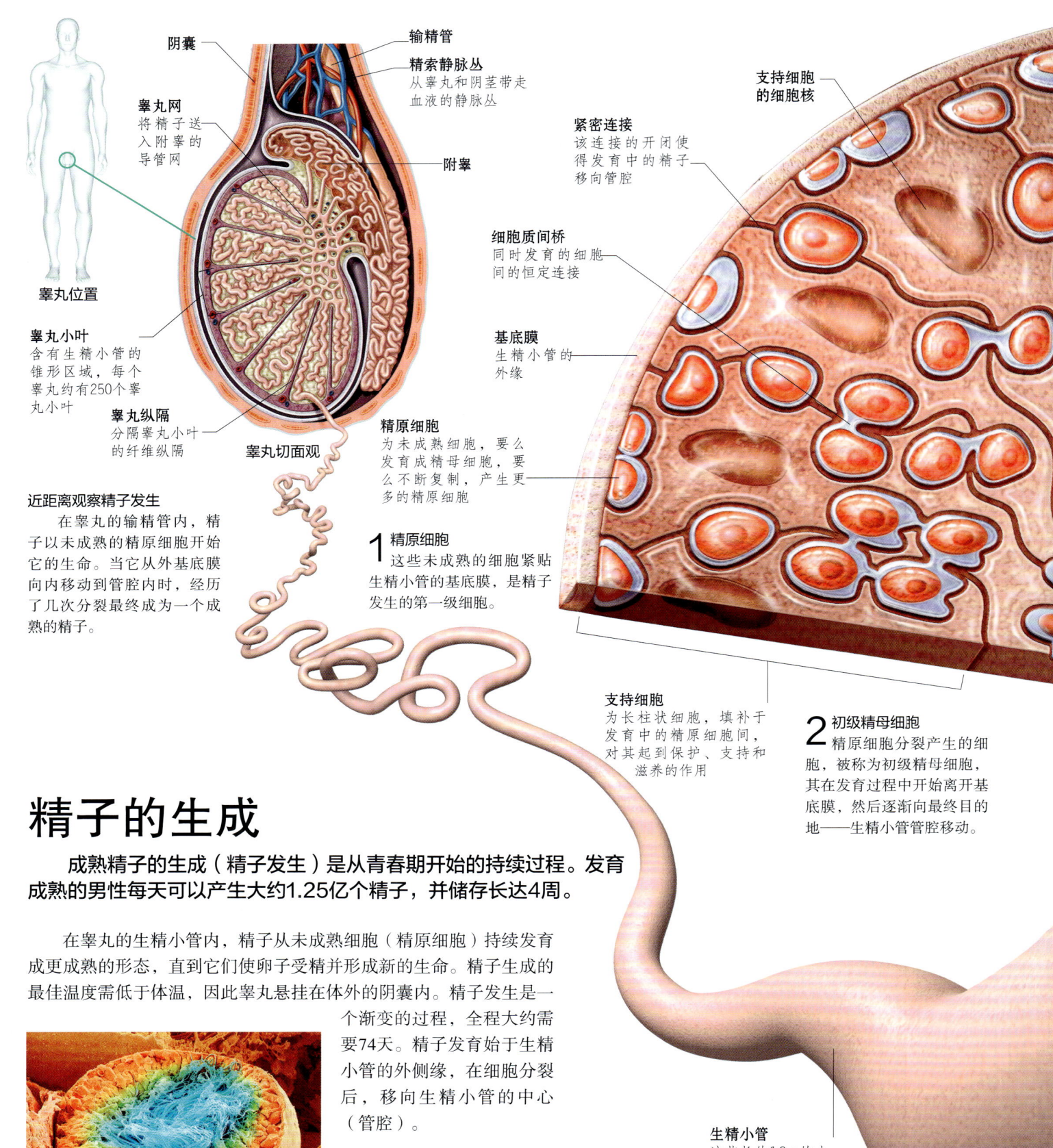

阴囊

睾丸网
将精子送
入附睾的
导管网

睾丸位置

睾丸小叶
含有生精小管的
锥形区域，每个
睾丸约有250个睾
丸小叶

睾丸纵隔
分隔睾丸小叶
的纤维纵隔

睾丸切面观

输精管

精索静脉丛
从睾丸和阴茎带走
血液的静脉丛

附睾

支持细胞
的细胞核

紧密连接
该连接的开闭使
得发育中的精子
移向管腔

细胞质间桥
同时发育的细胞
间的恒定连接

基底膜
生精小管的
外缘

精原细胞
为未成熟细胞，要么
发育成精母细胞，要
么不断复制，产生更
多的精原细胞

**近距离观察精子发生**

在睾丸的输精管内，精
子以未成熟的精原细胞开始
它的生命。当它从外基底膜
向内移动到管腔内时，经历
了几次分裂最终成为一个成
熟的精子。

**1** 精原细胞
这些未成熟的细胞紧贴
生精小管的基底膜，是精子
发生的第一级细胞。

支持细胞
为长柱状细胞，填补于
发育中的精原细胞间，
对其起到保护、支持和
滋养的作用

**2** 初级精母细胞
精原细胞分裂产生的细
胞，被称为初级精母细胞，
其在发育过程中开始离开基
底膜，然后逐渐向最终目的
地——生精小管管腔移动。

# 精子的生成

成熟精子的生成（精子发生）是从青春期开始的持续过程。发育
成熟的男性每天可以产生大约1.25亿个精子，并储存长达4周。

在睾丸的生精小管内，精子从未成熟细胞（精原细胞）持续发育
成更成熟的形态，直到它们使卵子受精并形成新的生命。精子生成的
最佳温度需低于体温，因此睾丸悬挂在体外的阴囊内。精子发生是一
个渐变的过程，全程大约需
要74天。精子发育始于生精
小管的外侧缘，在细胞分裂
后，移向生精小管的中心
（管腔）。

**数百万精子**

这张电子显微照片显示了睾丸内
的生精小管——精子发生的场所，其
中充满了精子。

生精小管
这些长约12 m的小
管填充于每个睾丸
小叶中

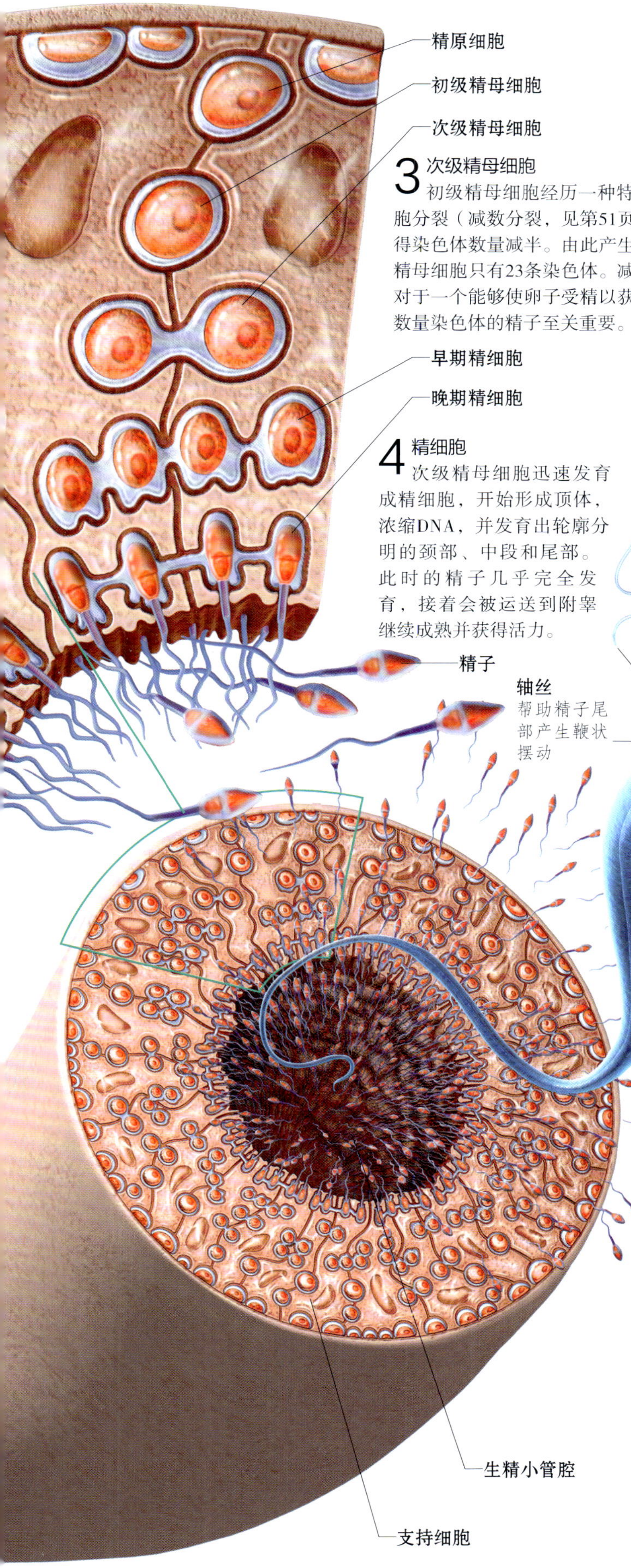

精原细胞

初级精母细胞

次级精母细胞

## 3 次级精母细胞

初级精母细胞经历一种特殊的细胞分裂（减数分裂，见第51页），使得染色体数量减半。由此产生的次级精母细胞只有23条染色体。减数分裂对于一个能够使卵子受精以获得正确数量染色体的精子至关重要。

早期精细胞

晚期精细胞

## 4 精细胞

次级精母细胞迅速发育成精细胞，开始形成顶体，浓缩DNA，并发育出轮廓分明的颈部、中段和尾部。此时的精子几乎完全发育，接着会被运送到附睾继续成熟并获得活力。

精子

轴丝
帮助精子尾部产生鞭状摆动

生精小管腔

支持细胞

## 精子解剖

精子也许是身体中最小的细胞，但它们可前向运动，并携带新生命发育所需的一半遗传信息。精子头部包含细胞核，前端有顶体，顶体中含有帮助精子穿透卵子的酶。中段含有线粒体，可为精子漫长的旅程提供所需的能量。最后，尾部含有的线性组织可使之产生鞭状的摆动，推动精子前进。

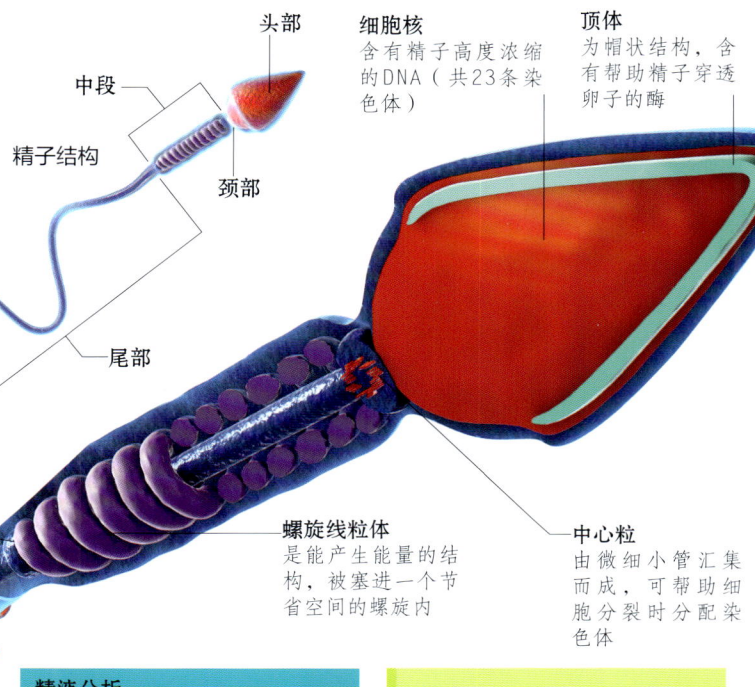

头部

中段

精子结构

颈部

尾部

细胞核
含有精子高度浓缩的DNA（共23条染色体）

顶体
为帽状结构，含有帮助精子穿透卵子的酶

螺旋线粒体
是能产生能量的结构，被塞进一个节省空间的螺旋内

中心粒
由微细小管汇集而成，可帮助细胞分裂时分配染色体

### 精液分析

这项检查是评估夫妇生育问题的关键检查。有几个项目是常规检测

| 精液的特征 | 正常值范围 |
| --- | --- |
| 精子数 | 每次射精>4 000万条 |
| 精液量 | >2 ml |
| 精子形态 | 形状和结构正常的精子比例>70% |
| 精子活力 | 正常向前运动的精子比例>60% |
| 精液pH | 7.2 ~ 8.0 |
| 白细胞数 | 无（其存在提示有感染） |

### 畸形精子

异常精子各不相同，例如有两个头部、有两个尾部或尾部很短。形状异常的精子可能无法正常移动或使卵子受精。在大多数正常精液样本中也会发现一些异常精子。然而，如果异常数量过多，生育可能会受到影响。

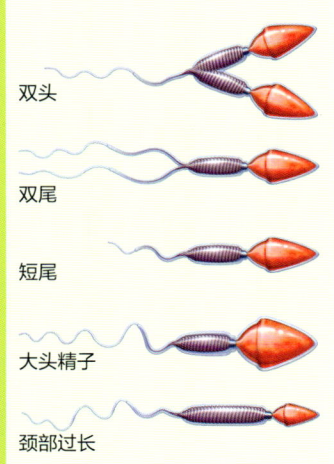

双头

双尾

短尾

大头精子

颈部过长

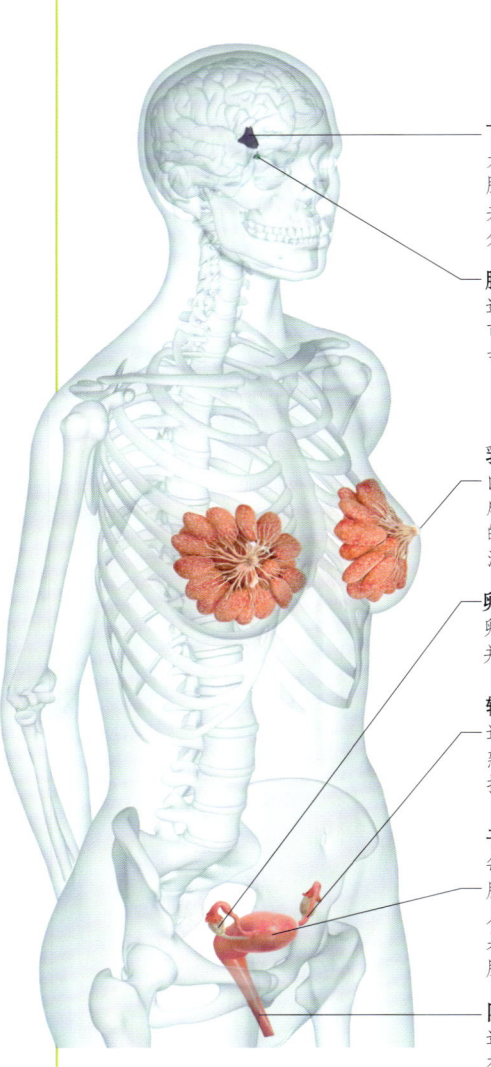

下丘脑
大脑的"主腺",触发并控制激素分泌

脑垂体
这个微小的结构可分泌激素,调节卵巢功能

乳房
由各种小叶组成,体内激素的变化刺激乳汁分泌

卵巢
卵子在这里发育并被排出

输卵管
这条运输管将成熟的卵子从卵巢推向子宫

子宫
每个月,它的内膜都在为胚胎植入做准备,但如果没有受孕,内膜就会脱落

阴道
这条弹性管道具有伸展性,以让婴儿顺利分娩

**女性生殖系统器官分布**
主要生殖器官位于盆腔内。它们和乳房一样,其活性都受到大脑特定区域的控制。

# 女性生殖系统

女性生殖系统中相互连接的器官和管道,可以提供孕育胎儿所需的一切营养物质。一旦胎儿出生,系统也会为其提供最好的营养——乳汁。

## 生殖器官

子宫、阴道、卵巢和输卵管共同作用创造新生命。勃起的阴茎通过阴道将精子输送到子宫的入口,即子宫颈。卵子在卵巢内储存和发育。每个月会有一个卵子(偶尔出现两个卵子)排出,经由一侧输卵管移动到最终目的地——子宫。如果卵子在途中与精子结合,则可发育成胚胎(后来发育成胎儿),并在子宫内生长。在接下来的9个月里,子宫的大小将扩大至原来的许多倍。卵巢还会产生对生殖过程至关重要的激素。

## 生育期

出生时,女婴的卵巢含有一两百万个未成熟的卵子,但随着时间的推移,数量会逐渐减少;到了青春期,只剩下40万个。通常每个月只释放一枚卵子。尽管新技术可以延长女性的生育时间,但女性生育孩子的时间仍然是有限的。通常,女性生育期始于青春期,止于绝经期(50岁左右);而男性的生育能力则可能持续得更久。

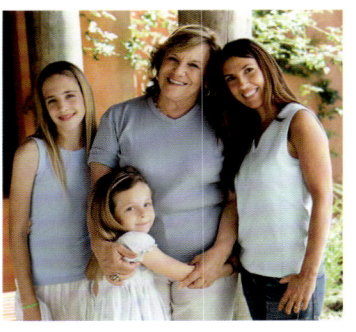

**女性生育力**
从青春期到绝经期,成熟的卵子从卵巢中不断排出。女性的生育能力从27岁左右开始逐渐下降,从35岁开始迅速衰退。

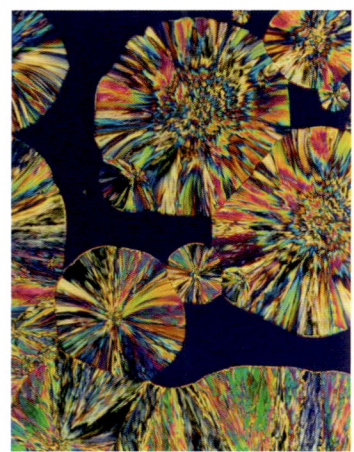

**孕酮晶体**
这张高倍放大的彩色显微照片显示了孕酮晶体结构。这种激素可以使子宫内膜增厚,增加血液供应,从而为怀孕做好准备。

## 性激素

女性的性激素(雌激素和孕酮)主要由卵巢产生。这两种激素作用可导致青春期的性发育和生理变化(见第43页),可形成规律的月经周期(见第44~45页)和维持生育能力。雌激素和孕酮的产生受到位于颅底部的脑垂体分泌的黄体生成素(LH)和卵泡刺激素(FSH)的调控,而下丘脑反过来调节脑垂体。性激素也会影响情绪:许多女性在月经周期中会经历情绪变化,这与激素波动相对应。此外,男性性激素睾酮也在女性体内发挥作用,不过其水平相对较低。

### 性激素对女性身体的影响

女性性激素(雌激素和孕酮)对月经周期起着关键作用,同时还有很多其他生理作用。男性性激素睾酮也少量存在于女性体内

| 激素 | 作用 |
| --- | --- |
| 雌激素 | 雌激素促进生殖器官的生长和青春期的生理改变——第二性征的出现。雌激素可促进卵子的发育,刺激子宫内膜生长,并使宫颈黏液变薄,从而使精子更容易穿透。雌激素水平在卵子释放(排卵)前达到峰值 |
| 孕酮 | 孕激素每月可帮助子宫内膜为妊娠的发生、维持及哺乳期乳汁的分泌做好准备。如果没有怀孕,孕酮水平就会下降,月经就会来临 |
| 睾酮 | 尽管血循环中睾酮水平相对较低,但它仍然会对女性身体产生影响。它对青春期的生长加速和童年生长末期生长板的闭合也有作用 |

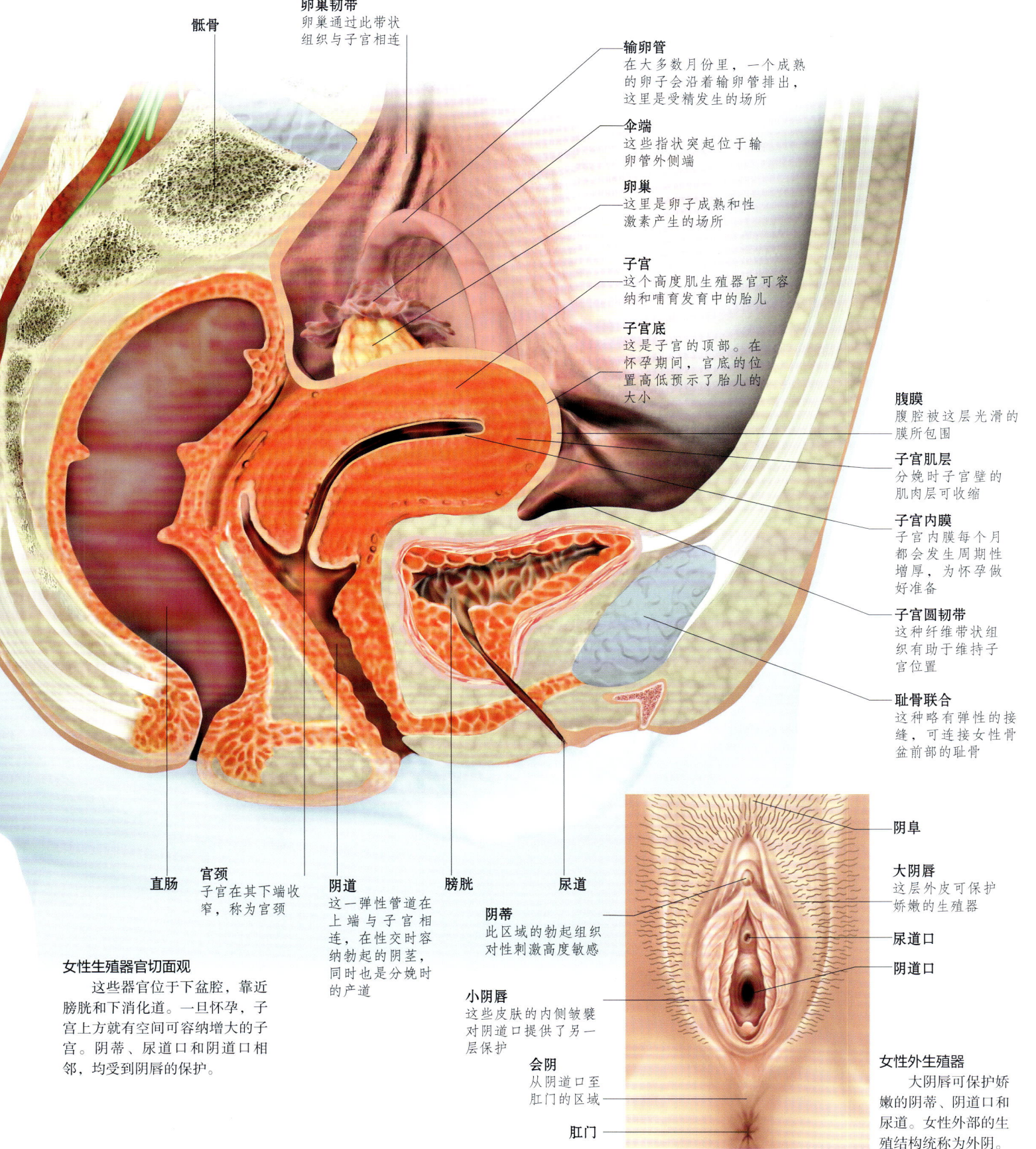

**骶骨**

**卵巢韧带**
卵巢通过此带状组织与子宫相连

**输卵管**
在大多数月份里，一个成熟的卵子会沿着输卵管排出，这里是受精发生的场所

**伞端**
这些指状突起位于输卵管外侧端

**卵巢**
这里是卵子成熟和性激素产生的场所

**子宫**
这个高度肌生殖器官可容纳和哺育发育中的胎儿

**子宫底**
这是子宫的顶部。在怀孕期间，宫底的位置高低预示了胎儿的大小

**腹膜**
腹腔被这层光滑的膜所包围

**子宫肌层**
分娩时子宫壁的肌肉层可收缩

**子宫内膜**
子宫内膜每个月都会发生周期性增厚，为怀孕做好准备

**子宫圆韧带**
这种纤维带状组织有助于维持子宫位置

**耻骨联合**
这种略有弹性的接缝，可连接女性骨盆前部的耻骨

**直肠**

**宫颈**
子宫在其下端收窄，称为宫颈

**阴道**
这一弹性管道在上端与子宫相连，在性交时容纳勃起的阴茎，同时也是分娩时的产道

**膀胱**

**尿道**

**阴蒂**
此区域的勃起组织对性刺激高度敏感

**小阴唇**
这些皮肤的内侧皱襞对阴道口提供了另一层保护

**会阴**
从阴道口至肛门的区域

**肛门**

**阴阜**

**大阴唇**
这层外皮可保护娇嫩的生殖器

**尿道口**

**阴道口**

**女性外生殖器**
大阴唇可保护娇嫩的阴蒂、阴道口和尿道。女性外部的生殖结构统称为外阴。

**女性生殖器官切面观**
这些器官位于下盆腔，靠近膀胱和下消化道。一旦怀孕，子宫上方就有空间可容纳增大的子宫。阴蒂、尿道口和阴道口相邻，均受到阴唇的保护。

# 卵巢和输卵管

卵子在卵巢中生成并储存，然后成熟直至排出。成熟的卵子经由一侧输卵管到达子宫。如果途中受精，受精卵可着床于子宫壁，怀孕就开始了。

## 卵巢

位于骨盆两侧的一对卵巢提供成熟的卵子，如果与精子结合，就可以形成新的生命。卵巢还可生成雌激素和孕酮，这些激素控制性发育（见第43页）和月经周期（见第44～45页）。卵巢只有杏仁大小，但却含有成千上万个未成熟的卵子。从青春期开始，卵子及其内含的卵泡即开始周期性发育，并从卵巢中排出。卵子一旦被排出，可进入一侧输卵管。空的卵泡留在卵巢中，并生成激素来维持妊娠。

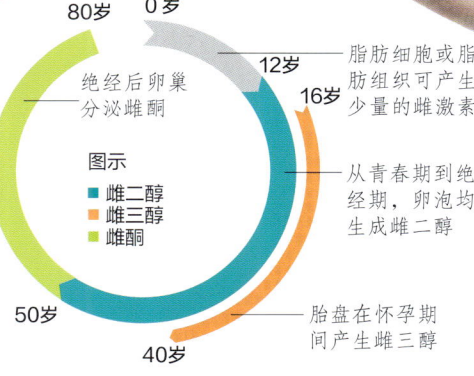

### X线视图
图中显示，用探针在阴道注入造影剂，可清晰显示子宫、卵巢和输卵管。

**壶腹部**
这一长管状结构是受精的最常见场所

**卵巢髓质**
卵巢的中央部分，含有血管和神经

**始基卵泡**
这是出生时最早出现的未成熟卵泡

**初级卵泡**
开始发育的卵泡被称为初级卵泡

**卵巢固有韧带**
这条韧带连接着卵巢和子宫

**次级卵泡**
初级卵泡进一步发育成为次级卵泡

**子宫**
这个肌生殖器官可容纳发育中的胚胎（后来成为胎儿）

**血管**

**卵巢皮质**
此处可见不同发育阶段的卵泡

**黄体**
由排卵后的卵泡形成，可生成雌激素和孕酮

**排卵前卵泡**
排卵前的成熟卵泡

### 雌激素家族
雌激素是一组结构相似的化学物质，其中三种产生量较大：雌二醇、雌三醇和雌酮。这些激素的水平在女性生命的不同阶段有所不同，但主要的一种——雌二醇在育龄期（青春期至绝经期）占主导地位。雌激素主要在卵巢中生成，少量由位于肾脏顶部的肾上腺和脂肪细胞产生。明显超重者体内有较高水平的雌激素，可能会影响卵巢的功能，降低生育能力。

### 卵巢和输卵管内部结构
成熟的卵子从卵巢表面释放到盆腔中，并被输卵管伞端的指样突起拾捡。卵子沿着输卵管腔（约12 cm）被运输到子宫内。

**雌激素的一生**
脂肪细胞或脂肪组织可产生少量的雌激素

从青春期到绝经期，卵泡均生成雌二醇

胎盘在怀孕期间产生雌三醇

绝经后卵巢分泌雌酮

80岁　0岁　12岁　16岁　50岁　40岁

图示
雌二醇
雌三醇
雌酮

雌激素的种类在女性生命的不同阶段有所不同。雌二醇在育龄期占主导地位。

## 输卵管

输卵管位于子宫两侧,将成熟的卵子从卵巢运送至子宫。输卵管的结构特征使得原本静止的卵子能够到达目的地——伞端捕获卵子之后,肌性管壁的收缩和管壁内层纤毛的摆动将卵子推向子宫。输卵管有三个主要部分:最外侧的漏斗部、壶腹部(通常的受精位置)和最内侧的峡部。每个部分的直径和微观结构各不相同。例如,峡部管壁的肌层极厚,收缩时可将卵子送入子宫。如果受精成功,受精卵会在经过输卵管时分裂,并在进入宫腔时准备着床。

**输卵管**
输卵管腔内壁由许多褶皱组成,管腔外层围绕着一层平滑肌

**输卵管伞**
这个纤细的指状突起将卵子拾入输卵管内

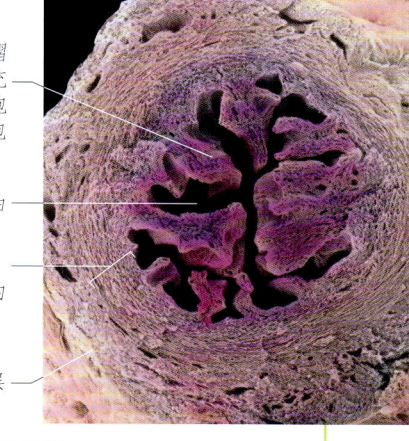

**上皮细胞**
表面高度褶皱,内部充满纤毛细胞和分泌细胞

**内腔**
输卵管内弯曲的管腔

**肌层**
围绕输卵管的平滑肌层

**浆膜**
输卵管壁外层的腹膜

**输卵管显微结构**
这张显微视图显示了输卵管壶腹部的横切面,管壁的不同层次结构清晰可见。

**壶腹部**
为最长的部分,有一个明显的凸起

**峡部**
为最短、最窄的部分,开口于子宫

**输卵管**
最宽的区域是漏斗部,可拾捡卵子。壶腹部和最内侧的峡部有肌性的管壁,以保证对卵子或胚胎有足够的推动力。

**漏斗部**
输卵管最外层,紧邻卵巢

**复杂的上皮表面结构可捕获卵子**

**肌层**

简单腔体有利于运输

肌壁推动胚胎进入子宫

**峡部横切面**

膨大的腔体为受精和运输提供了空间

**壶腹部横切面**

**漏斗部截面**

---

### 输卵管是如何输送卵子的

从卵子离开卵巢的那一刻起,输卵管就开始工作,先将其输送至管腔中间的1/3处,为精子穿透做准备,然后再输送到子宫。输卵管外端伞部的活动与纤毛的摆动相结合,产生气流,将卵子拾入输卵管壶腹部。一旦卵子进入输卵管,平滑肌收缩波动和纤毛的运动将其输送至子宫。

**输卵管**

**肌肉收缩**
输卵管壁的平滑肌收缩,将卵子向前推进。

**肌肉放松**
肌肉收缩前的松弛,让卵子向前移动。

**放大的上皮细胞**
一些内膜细胞表面覆盖着细小的纤毛,这些纤毛摆动有利于卵子在输卵管中移动;另一些则为卵子提供营养。

**卵子**

**蠕动推进**
平滑肌收缩和松弛协同作用推动卵子沿着输卵管前进至子宫。

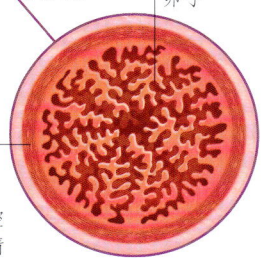

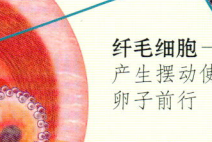

**纤毛细胞**
产生摆动使卵子前行

**分泌细胞**
可滋养卵子

**朝子宫方向**

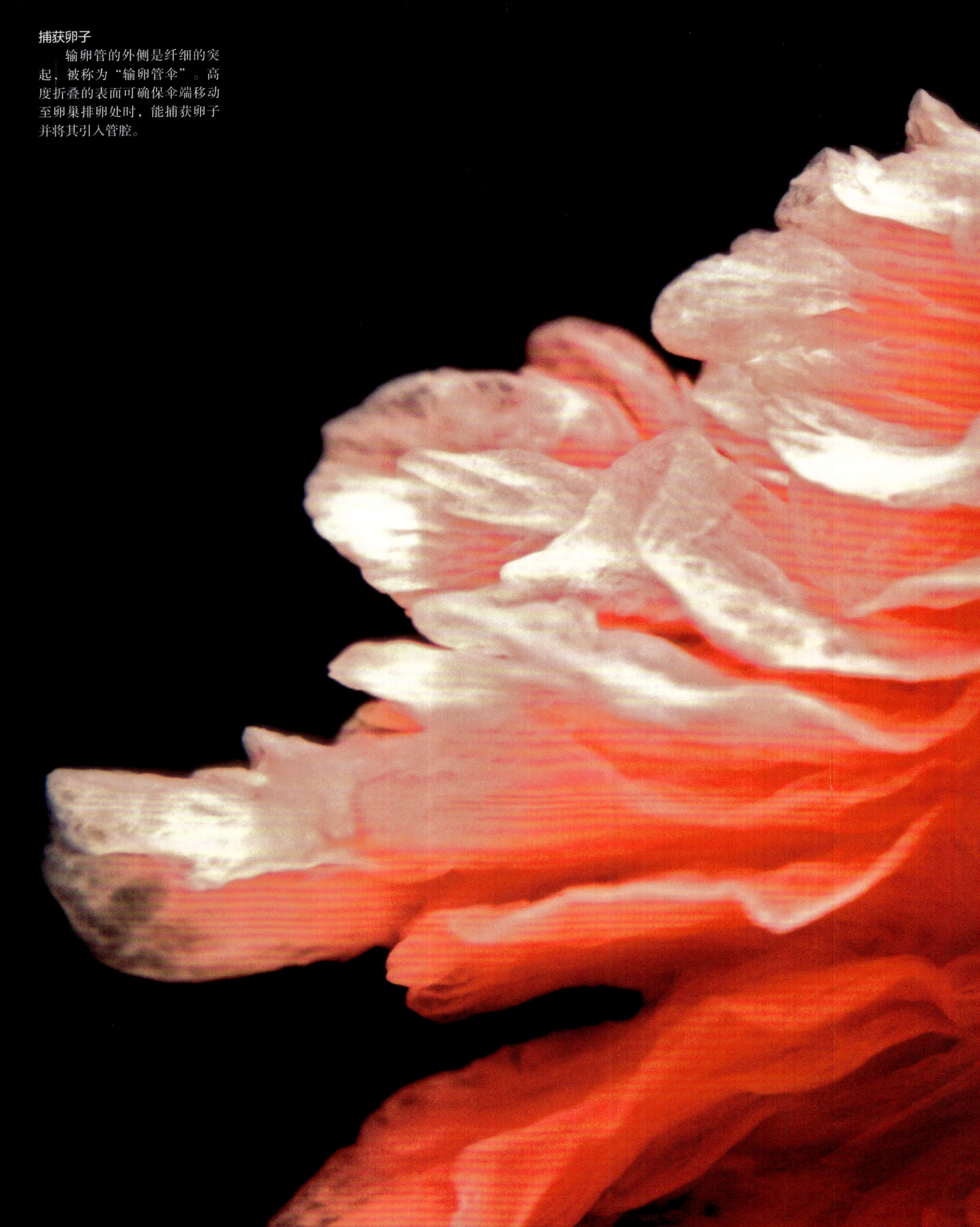

**捕获卵子**

　　输卵管的外侧是纤细的突起，被称为"输卵管伞"。高度折叠的表面可确保伞端移动至卵巢排卵处时，能捕获卵子并将其引入管腔。

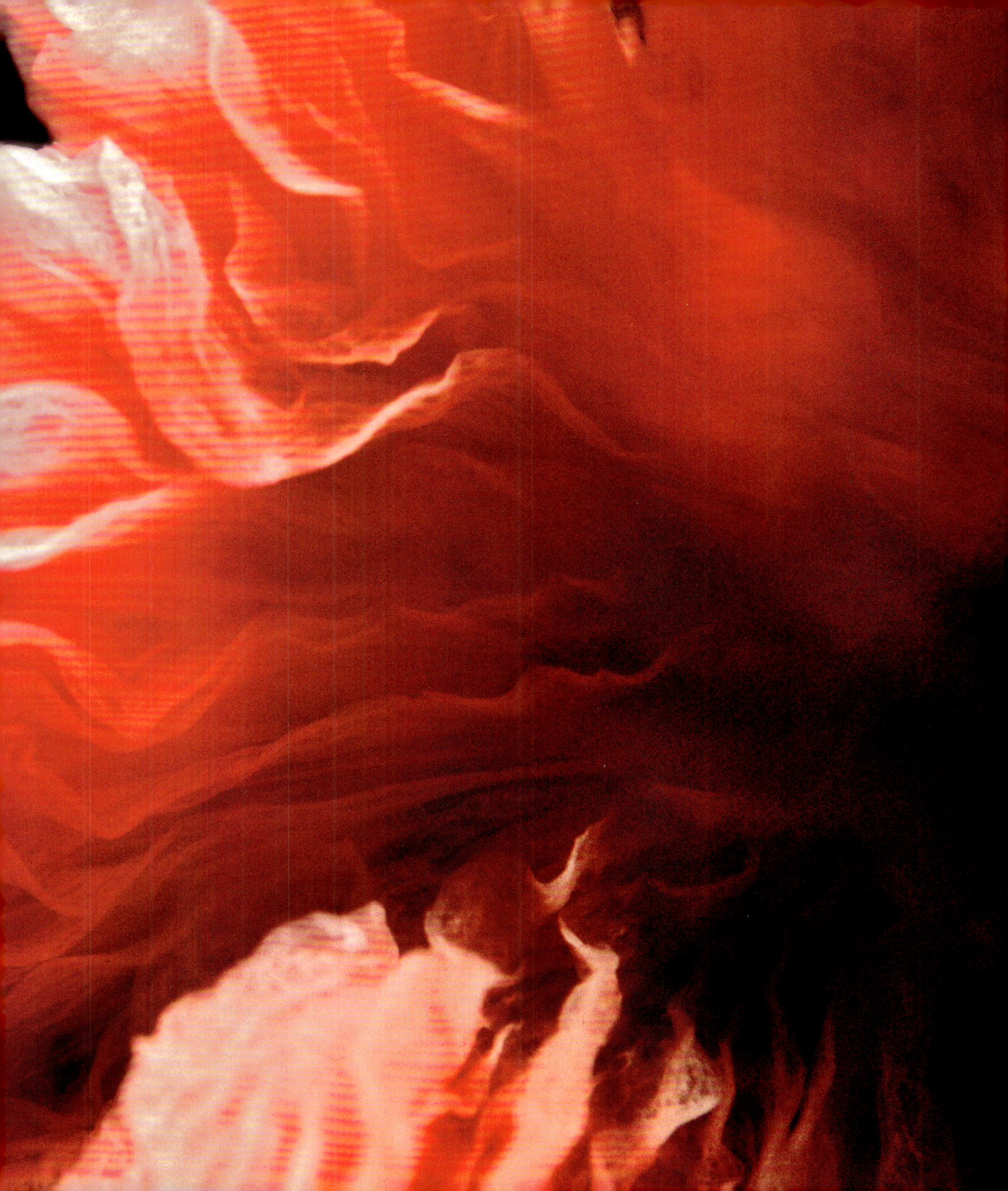

# 子宫、子宫颈和阴道

每个月，子宫内膜都会发生结构变化，为可能到来的受精卵做准备。在怀孕期间，子宫就是胎儿的家，子宫颈和阴道是其通向外部世界的出口。

**女性生殖道内部**

子宫是女性生殖道的中心区域，上端与两侧输卵管相连，下端出口处由子宫颈同阴道相连。

## 子宫

子宫是一个高度肌性的器官，是受精卵着床的地方。怀孕期间，随着胎儿的生长，它会增大很多倍。子宫壁由三层结构组成，由外向内分别为：浆膜层、肌层和内膜层。子宫内膜每个月都会增厚，为受精卵的到来做准备。如果受精失败，内膜就会脱落。子宫可分为几部分：上端圆顶状的子宫底、宫体和子宫颈。

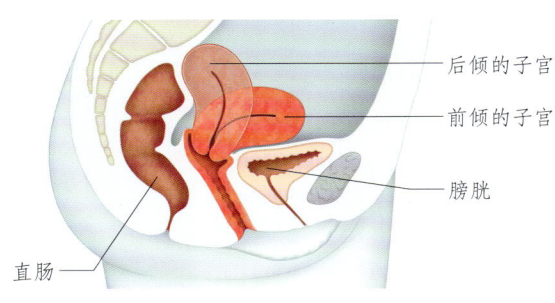

**子宫的方位**

子宫的角度可能不同，但在大多数女性中呈前倾位，大约20%的女性子宫后倾。

后倾的子宫
前倾的子宫
膀胱
直肠

### 可扩张的子宫

子宫壁主要由肌肉组成，拥有惊人的扩增能力，可以容纳不断生长的胎儿。宫底高度（宫高）的尺寸通常与妊娠周数相对应，因此非常方便作为胎儿发育的一个监测指标。

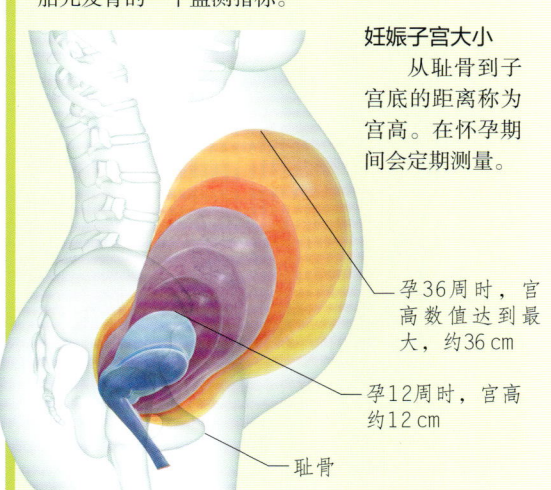

**妊娠子宫大小**

从耻骨到子宫底的距离称为宫高。在怀孕期间会定期测量。

孕36周时，宫高数值达到最大，约36 cm

孕12周时，宫高约12 cm

耻骨

## 子宫内膜

子宫内膜包括功能层和基底层，前者每个月都会增厚，直至激素下降促使该层脱落，月经来潮。一旦月经结束，基底层将继续生出功能层。子宫内膜具有独特的血液供应：基底层内为直小动脉，功能层内为螺旋小动脉。身体中的大多数动脉分支成细动脉和毛细血管，然后再汇入小静脉和静脉。螺旋小动脉也是这样同静脉相连的，但它们也可通过分流支直接与静脉相连。当激素水平下降时，子宫内膜收缩迫使螺旋小动脉进一步卷曲，直至分流支血流停止，进而血流明显减少。由于功能层血供中断，该层组织坏死，毛细血管丛和"静脉湖"破裂，所有这些都会导致月经出血。

子宫腔
子宫内膜层
子宫最内层结构
子宫肌层
子宫中层的肌性结构
子宫浆膜层
子宫最外层结构

功能层
高度再生的一层组织，内有特殊血管
基底层
有助于周期重建功能层

毛细血管丛
连接小动脉和小静脉的单层细胞壁血管的血管网络

直小动脉
仅供应基底层
分流支
位于螺旋小动脉与"静脉湖"的连接处，当子宫内膜开始收缩时发挥作用
子宫内膜腺体
在月经周期内分泌黏液和其他物质
"静脉湖"
在月经开始、血管破裂前，血液储存于此
螺旋小动脉
生长速度比周围组织快，所以当功能层接近完成时，排列更致密

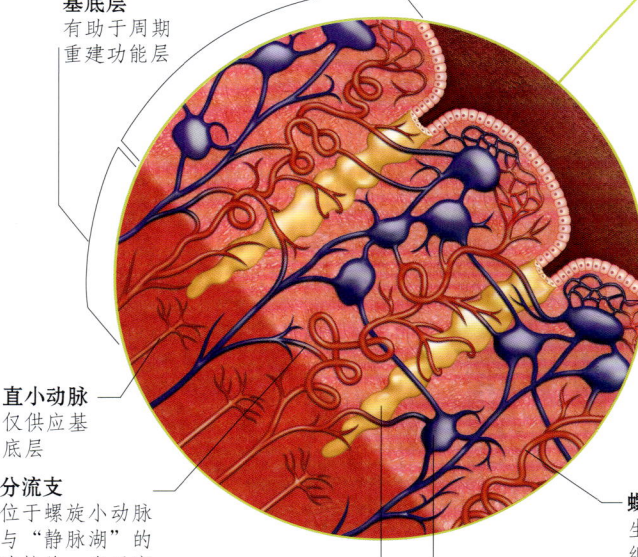

**子宫内膜的结构**

排列在子宫内膜上的细胞薄层叫作内皮层，其复杂结构有助于解释为何内膜能每月脱落和再生。子宫内膜的血管非常独特：基底层内有直小动脉；功能层内有螺旋小动脉，并可随着功能层的生长而弯曲。

子宫底
子宫的顶部

## 子宫颈

子宫的颈部，通常称为子宫颈，在外口处通向阴道，从而在子宫和阴道之间形成连接。子宫颈管迂回曲折的表面上排列着高度特化的上皮细胞，阻碍精子的通过。这些上皮细胞还分泌黏液，黏液的性质和含量在月经周期中会发生变化。这种变化使得黏液在整个周期的大部分时间内对精子十分"敌视"，而在排卵期前后则非常"友好"（见第44～45页）。有利于精子存活的黏液，像一个储水库一样，可延长精子的寿命，使精子存活超过24小时。怀孕期间，黏液栓可堵塞子宫颈，让胎儿免受外界影响。

**子宫颈下面观**
图像显示了子宫颈外口。对于从未有过阴道分娩经历的女性来说，外口是紧密闭合的；而顺产过的女性，外口略松弛。图示黏液呈白色水样状。

输卵管
排卵后将卵子从卵巢运送到子宫的特殊运输管道

子宫颈内口
子宫颈管与子宫交界处的内边界

子宫颈管
前后均有一个纵向的嵴，嵴处有大量皱襞

盘绕的黏膜面
子宫颈管折叠的黏膜表面，对性交后进入阴道的精子形成阻碍

柱状上皮
这里的细胞可分泌各种化学物质和黏液

阴道穹窿
阴道最深处，延伸至宫颈内形成凹陷

官腔
子宫颈管中间的空间

### 子宫颈分泌上皮

子宫颈上皮含有柱状细胞，可分泌宫颈黏液。它的分泌受到月经周期激素变化的影响。

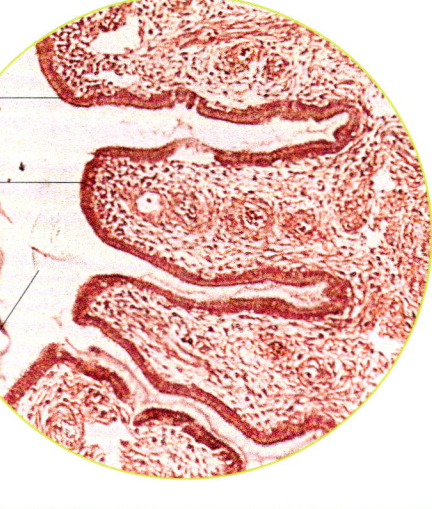

### 宫颈黏液的特征

宫颈黏液的分泌量受月经周期激素的影响而发生周期性变化。宫颈黏液可以作为是否处于易受孕时期的一个指标（见第79页）

| 亲精子的黏液 | 疏精子的黏液 |
| --- | --- |
| 量多 | 量少 |
| 伸展性和弹性较好 | 伸展性和弹性较差 |
| 含水量较多，因此更稀薄 | 含水量较少，因此更稠厚 |
| 偏碱性（pH值更高） | 偏酸性（pH值较低） |
| 呈链状结构 | 呈球状结构 |
| 没有抗精子抗体 | 含有抗精子抗体 |

皱襞

子宫颈外口
子宫颈的外边界，与阴道相连

## 阴道

这一具有弹性的肌性管道连接着子宫和外阴，性交时接纳阴茎，作为产道分娩时可极度伸展。阴道也是经血和组织排出的通道。阴道壁由外层黏膜、中层肌层和内层上皮组成，内层上皮充满皱襞。阴道黏膜表面自身无分泌作用，而是由子宫颈分泌物润滑。阴道中含有天然细菌，可以创造极度酸性的环境，帮助机体抵抗病原菌的侵袭。

**阴道皱襞**
阴道内的嵴，称为皱襞，大量的皱襞使阴道极具弹性，让阴道在性交和分娩时伸展扩张。

阴道
连接子宫颈和外阴的肌性管道，具有弹性；突起的嵴形成阴道的横行皱襞

# 乳房

乳房的功能与生殖器官的功能密切相关。青春期乳房开始发育；怀孕期间和分娩后乳房进一步发生适应性改变，分泌乳汁以哺育新生儿。

## 乳腺组织

乳房由腺体组织、脂肪和一些有助于塑造乳房形状的支持组织组成。乳腺组织呈小叶状排列，腺细胞在小叶内形成称为腺泡的细胞簇。腺泡中的细管汇合成主输乳管，开口于乳头。在怀孕期间，高水平的雌激素和孕激素会促使腺体和导管为泌乳做好准备（见第174～175页）。女性乳房的形状是由自身基因、乳房所含脂肪组织的数量和肌肉张力所决定的。

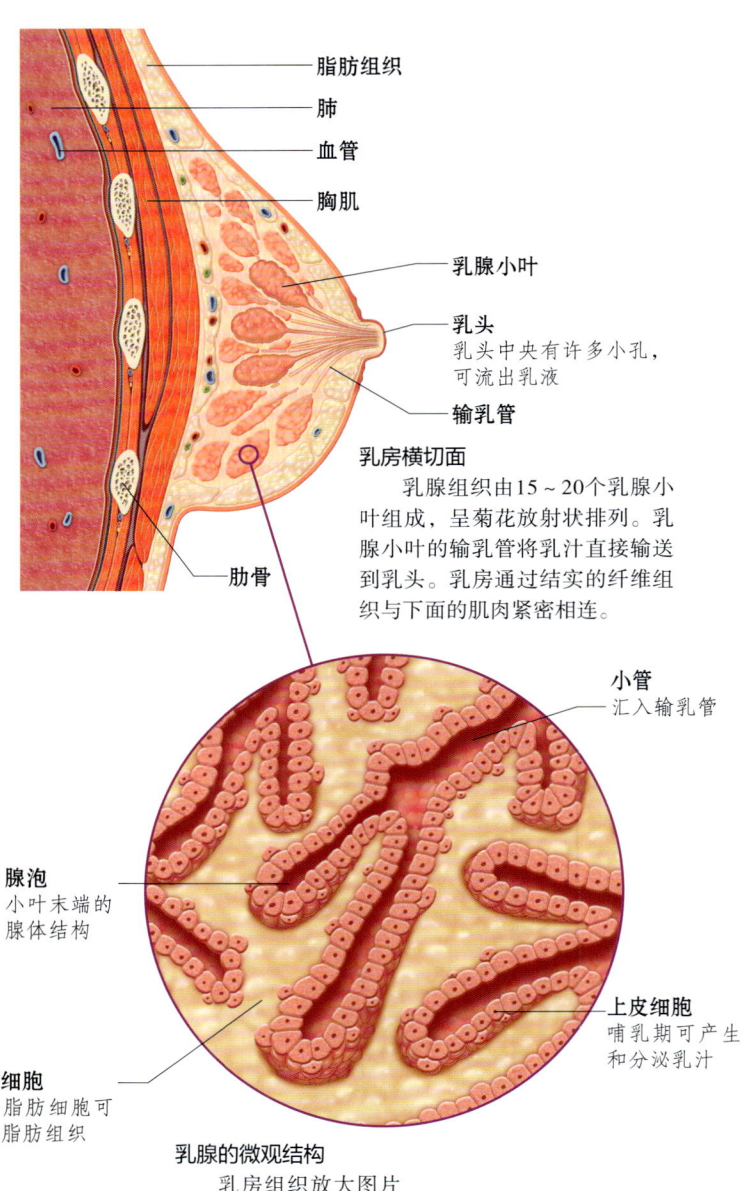

**脂肪组织**

**肺**

**血管**

**胸肌**

**乳腺小叶**

**乳头**
乳头中央有许多小孔，可流出乳液

**输乳管**

**肋骨**

**乳房横切面**
乳腺组织由15～20个乳腺小叶组成，呈菊花放射状排列。乳腺小叶的输乳管将乳汁直接输送到乳头。乳房通过结实的纤维组织与下面的肌肉紧密相连。

**乳晕**
乳头周围的圆形色素区

**乳头**
位于乳晕的中央

**输乳管**
将乳汁从乳腺小叶输送到乳头的管道

**乳腺小叶**
含有生乳细胞的结构

**小管**
汇入输乳管

**腺泡**
小叶末端的腺体结构

**脂肪细胞**
多个脂肪细胞可形成脂肪组织

**上皮细胞**
哺乳期可产生和分泌乳汁

**乳腺的微观结构**
乳房组织放大图片显示含有生乳细胞的腺泡嵌于脂肪组织内。乳液通过小管排出。

**乳房的特征**
乳房是腺体结构，大小和形状各不相同，但都含有相似数量的生乳组织。乳头被乳晕包围，其中的肌肉可以使乳头在受到刺激时挺立。乳汁通过乳腺小叶的输乳管到达乳头。

# 女性青春期

这是女性一生中的重要阶段，生殖器官发育，生理特征变化显著。女孩的青春期开始于10~14岁，通常持续3~4年。

## 青春期生理变化

青春期的变化以特定的顺序依次发生。乳房早期发育，是青春期最早出现的生理变化，该阶段被称为乳房萌发，表现为乳头和它周围的一小部分开始从胸壁凸起（见右图）。在接下来的6个月内，阴毛开始生长，随后腋毛也开始生长。逐渐地，乳房膨胀，阴毛和腋毛更加浓密，生殖器发育。子宫也逐渐增大，月经初潮来临。当这些生理变化发生时，女孩会长高，身体轮廓也会发生变化，臀部和骨盆会变宽。男孩的青春期开始时间一般比女孩晚2年左右。

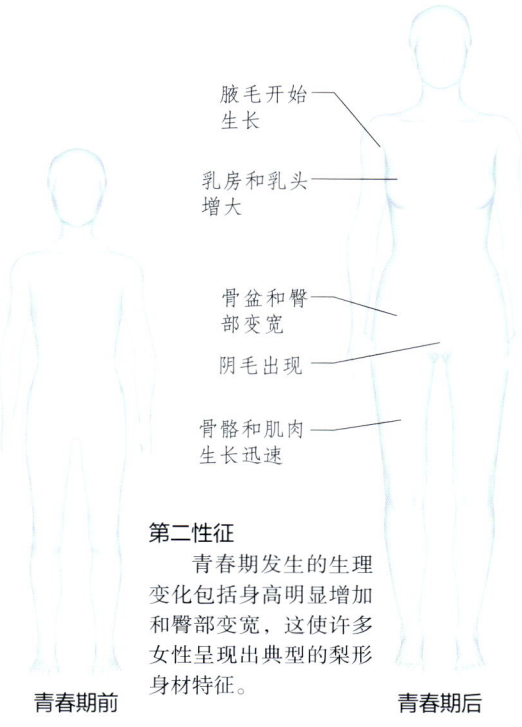

腋毛开始生长

乳房和乳头增大

骨盆和臀部变宽

阴毛出现

骨骼和肌肉生长迅速

**第二性征**
青春期发生的生理变化包括身高明显增加和臀部变宽，这使许多女性呈现出典型的梨形身材特征。

青春期前　　　　　　　青春期后

## 乳房发育

青春期乳房的变化分为五个明确的阶段。首先，在乳房初长期，乳头略微凸起。随后，乳房萌发期，乳房在乳晕下方发育，使乳头及其周围组织从胸壁凸起。接下来，乳晕扩大，伴随乳房组织进一步发育。然后，乳头和乳晕的变化使它们从乳房的其余部分中明显突出。在发育的最后阶段，乳房平滑的轮廓逐渐成形。

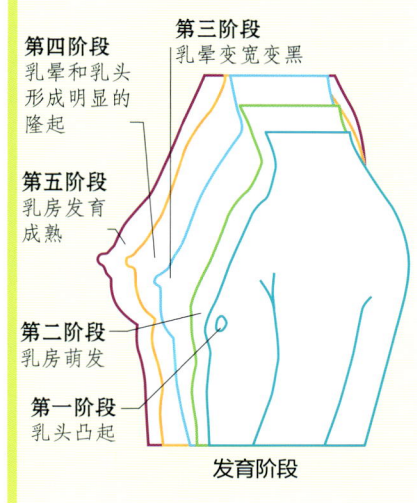

**第四阶段**
乳晕和乳头形成明显的隆起

**第三阶段**
乳晕变宽变黑

**第五阶段**
乳房发育成熟

**第二阶段**
乳房萌发

**第一阶段**
乳头凸起

发育阶段

## 激素调节

青春期的开始是由下丘脑释放的促性腺激素释放激素（GnRH）引发的。这种激素刺激脑垂体释放两种激素——卵泡刺激素（FSH）和黄体生成素（LH）。FSH和LH使卵巢产生两种激素：雌激素和孕酮。它们作用于机体，使之出现青春期的巨大变化以及后续每月的月经周期（见第44~45页）。激素的释放受到负反馈系统的控制：随着卵巢释放激素水平的上升，刺激其释放的激素水平反而会降低。

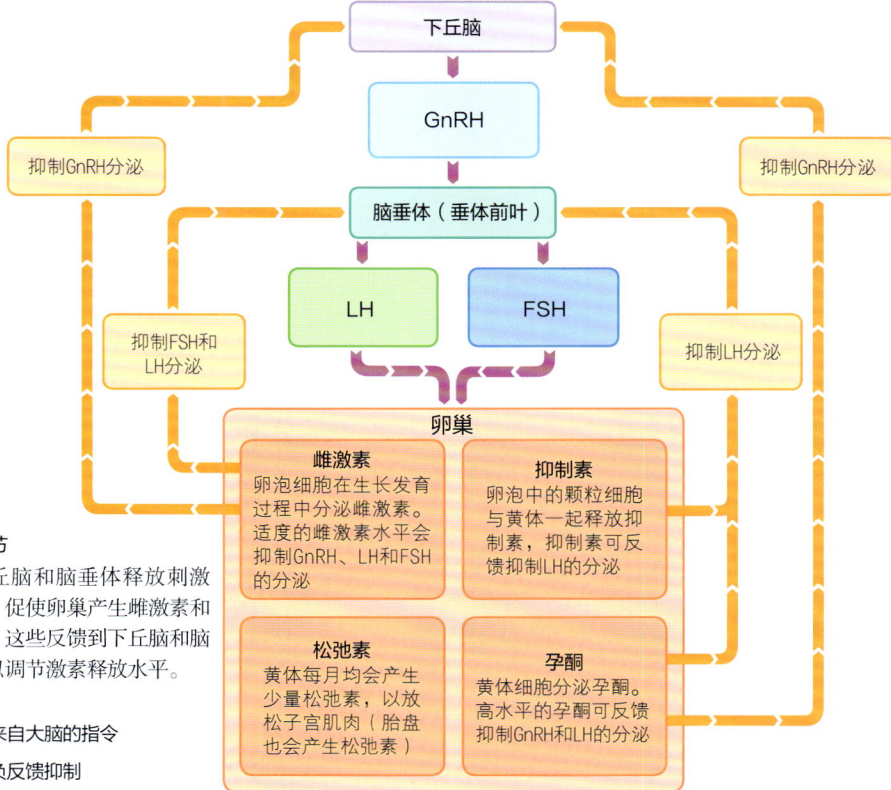

下丘脑

GnRH

抑制GnRH分泌　　　　　　　　　　抑制GnRH分泌

脑垂体（垂体前叶）

抑制FSH和LH分泌

LH　　　　FSH

抑制LH分泌

卵巢

**雌激素**
卵泡细胞在生长发育过程中分泌雌激素。适度的雌激素水平会抑制GnRH、LH和FSH的分泌

**抑制素**
卵泡中的颗粒细胞与黄体一起释放抑制素，抑制素可反馈抑制LH的分泌

**松弛素**
黄体每月均会产生少量松弛素，以放松子宫肌肉（胎盘也会产生松弛素）

**孕酮**
黄体细胞分泌孕酮。高水平的孕酮可反馈抑制GnRH和LH的分泌

**自我调节**
下丘脑和脑垂体释放刺激性激素，促使卵巢产生雌激素和孕激素。这些反馈到下丘脑和脑垂体，以调节激素释放水平。

图例
➡ 来自大脑的指令
➡ 负反馈抑制

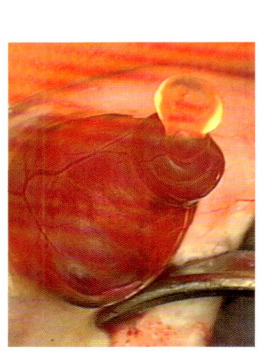

**近距离观察排卵**
位于大脑底部的脑垂体会释放黄体生成素，刺激卵巢内卵泡破裂，每月释放一枚成熟的卵子。

# 女性生殖周期

卵子在不断发育，但每个月只释放一枚。为了让子宫为可能到来的受精卵着床做好准备，每个月激素均会发生周期性波动，子宫内膜发生周期性变化。

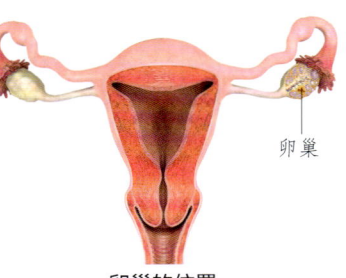

卵巢

卵巢的位置

## 卵泡是如何成熟并释放卵子的

卵泡需经过28周的发育，才能形成成熟卵泡，释放卵子。从出生到青春期，未成熟的卵子在卵泡中保持静止。一旦达到性成熟，含有卵子的卵泡历经一步步明确的发育阶段后逐渐成熟：从原始卵泡到初级卵泡、次级卵泡，最后发育成三级卵泡。最终，一个成熟的卵子被排出（排卵），排卵后的卵泡壁形成血体，并逐渐发育成黄体。女性一生中，只有400个左右的卵子成熟并排出，其余大部分卵子会直接凋亡。

**卵泡膜层**
由间质细胞形成的组织层

**透明带**
初级卵母细胞和颗粒细胞之间的透明层

**卵泡内膜**
该层含有血管，并可分泌雌激素

**卵泡外膜**
由基质细胞和纤维构成的外层组织

**完全成熟的初级卵母细胞**

**颗粒细胞**
环绕初级卵母细胞的多层细胞

**初级卵母细胞**

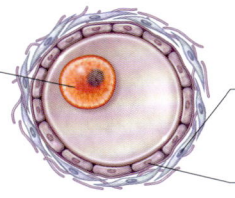

**初级卵母细胞**
处于卵泡的发育停滞阶段

**间质细胞**
位于卵泡外缘的间质细胞嵌于纤维中

**颗粒细胞**
环绕并支持初级卵母细胞生长发育的一层扁平细胞

**卵泡腔**
卵泡腔内充满卵泡液，其大小随着卵泡的发育而增大

**① 原始卵泡**
青春期后至绝经期前的每个月，促性腺激素（FSH和LH）会刺激卵巢内的一些原始卵泡发育。

**② 初级卵泡**
颗粒细胞大量繁殖，细胞形态从扁平状变为立方体。对FSH水平做出反应的受体开始发育，卵母细胞和卵泡急剧增长。

**③ 次级卵泡**
卵泡膜层进一步分化为两层。颗粒细胞开始分泌卵泡液，卵泡液聚集在卵泡腔内。许多卵泡同时发育，但并不是所有的都发育成熟。

| ① | 1 | 2 | 3 | 4 | 5 | 6 | 7 | 8 | 9 | 10 | 11 | 12 | 13 | 14 |
|---|---|---|---|---|---|---|---|---|---|----|----|----|----|----|

周数

周期天数

## 月经周期

28天的月经周期开始于子宫内膜脱落。子宫内膜脱落会导致血液通过阴道流出，即月经来潮，一般持续数日。此后，子宫内膜开始重新增厚，为可能到来的受精卵着床做准备。子宫内膜最适合着床的时期被称为"受孕窗"：它开始于排卵前5天，持续约1周。如果卵子没有受精，子宫内膜就会脱落，重新进入下一个周期。四种相互作用的激素——FSH、LH、雌激素和孕酮可触发并控制月经周期。月经周期的前半段被称为卵泡期，排卵后被称为黄体期。

### 激素

每个月，FSH的增加可促使卵子成熟，而后LH激增，可促使卵子排出。雌激素水平在排卵前达到峰值，然后孕酮水平上升，子宫内膜进一步增厚。

**图例**
— 卵泡刺激素（FSH）
— 黄体生成素（LH）
— 雌激素
— 孕酮

### 子宫内膜

雌激素和孕酮共同作用，使子宫内膜增厚（约6 mm），为胚胎着床做好准备。如果受精失败，则功能层脱落，然后在下一个周期重建。

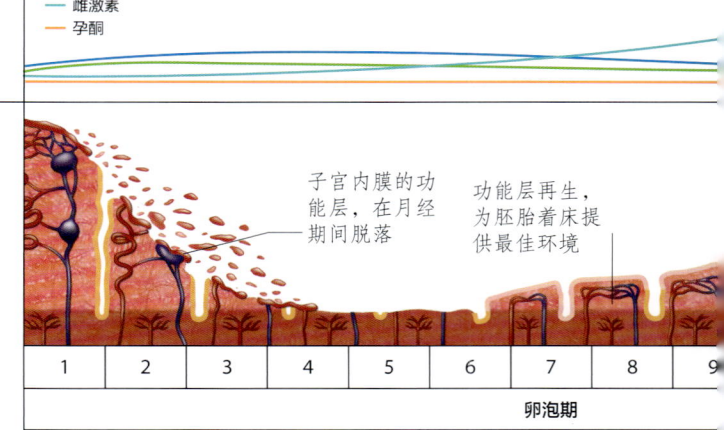

子宫内膜的功能层，在月经期间脱落

功能层再生，为胚胎着床提供最佳环境

| 周期天数 | 1 | 2 | 3 | 4 | 5 | 6 | 7 | 8 | 9 |
|---|---|---|---|---|---|---|---|---|---|
| 周期的阶段 | | | | | 卵泡期 | | | | |

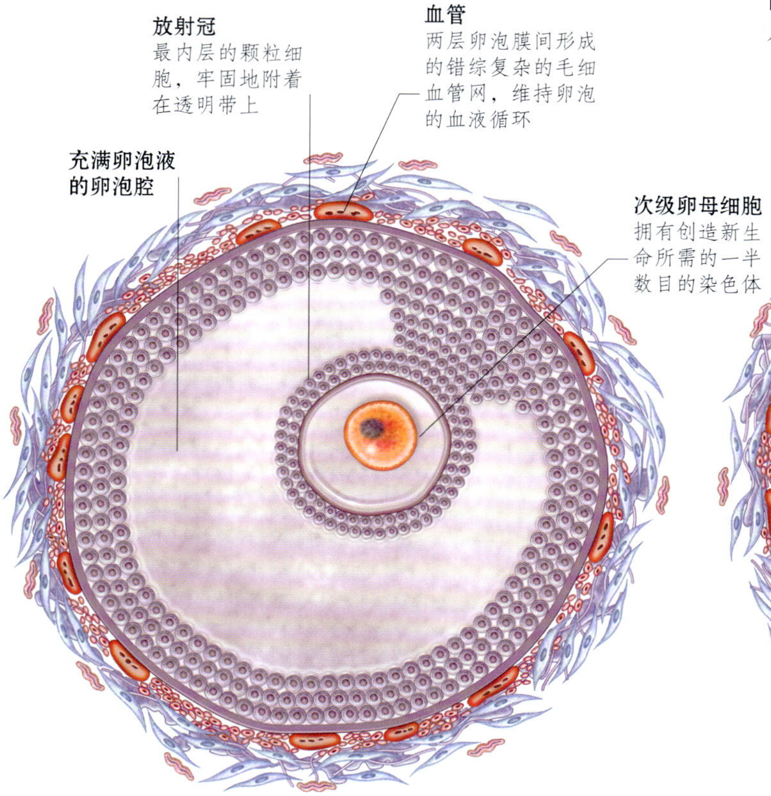

**6 卵子**

卵子沿着输卵管移动。如果未受精，黄体能维持2周，之后退化为白体。随着激素水平的下降，新的月经周期就会开始。

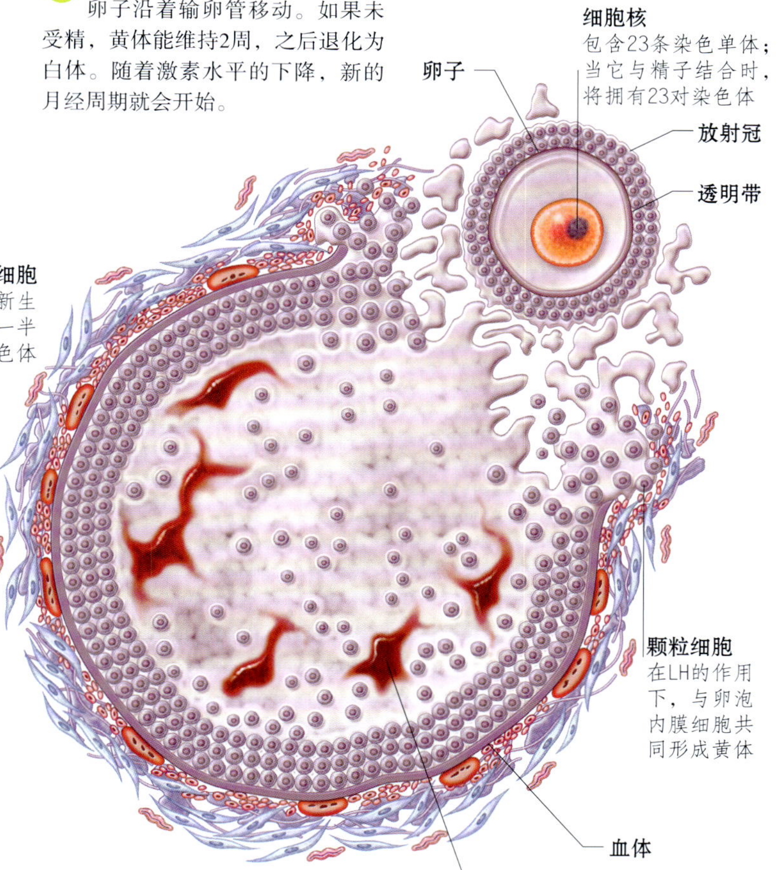

**细胞核**
包含23条染色单体；当它与精子结合时，将拥有23对染色体

**卵子**

**放射冠**

**透明带**

**放射冠**
最内层的颗粒细胞，牢固地附着在透明带上

**血管**
两层卵泡膜间形成的错综复杂的毛细血管网，维持卵泡的血液循环

**充满卵泡液的卵泡腔**

**次级卵母细胞**
拥有创造新生命所需的一半数目的染色体

**颗粒细胞**
在LH的作用下，与卵泡内膜细胞共同形成黄体

**血体**

**血凝块**
排卵后破裂卵泡轻微出血形成的血凝块

**4 三级卵泡**
发育中的卵泡，常被称为三级卵泡或赫拉夫卵泡，成为优势卵泡并抑制其他卵泡的生长。异卵双胞胎是由两枚优势卵泡同时受精产生的。

**5 血体**
排卵时，卵泡破裂，将次级卵母细胞从卵巢中排出。破裂的卵泡形成血体，然后转为可分泌大量孕激素的黄体。

| 15 | 16 | 2 | 17 | 18 | 19 | 20 | 21 | 3 | 22 | 23 | 24 | 25 | 4 | 26 | 27 | 28 | 5 6 |

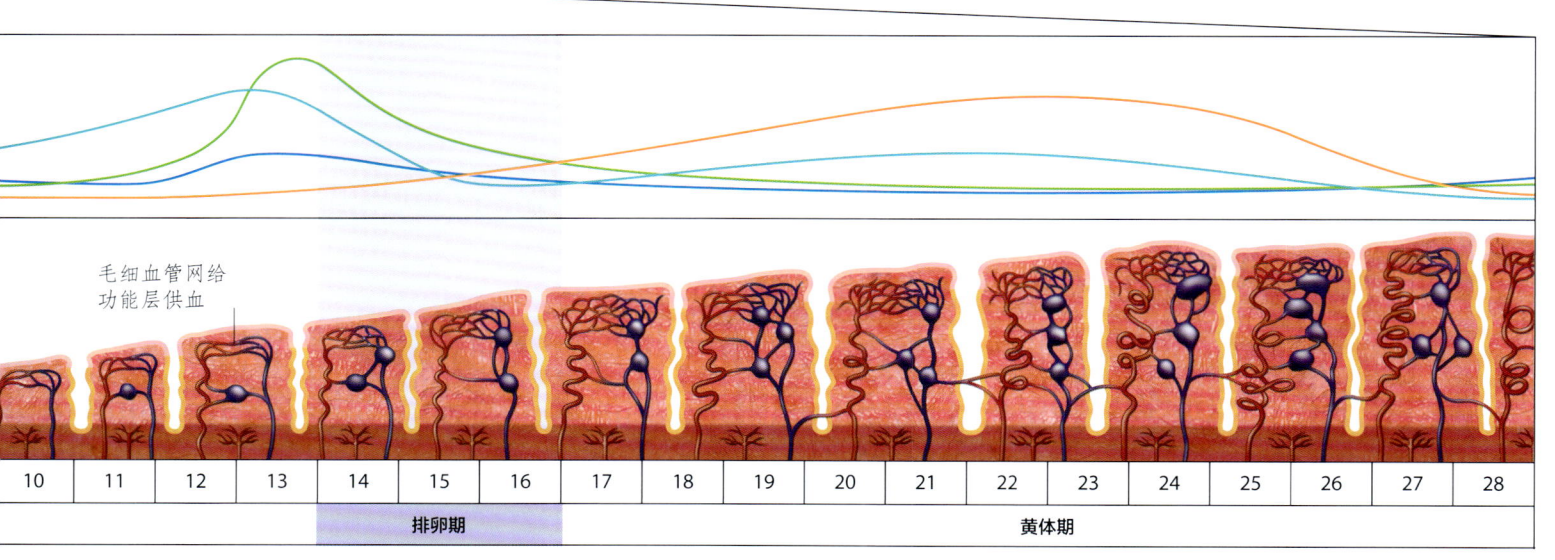

毛细血管网给功能层供血

| 10 | 11 | 12 | 13 | 14 | 15 | 16 | 17 | 18 | 19 | 20 | 21 | 22 | 23 | 24 | 25 | 26 | 27 | 28 |

**排卵期** **黄体期**

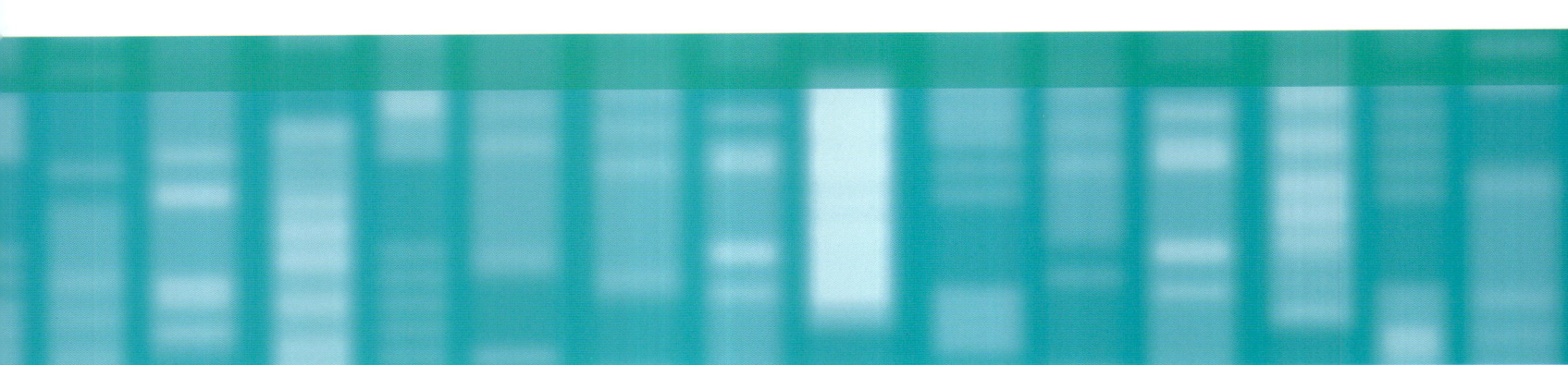

　　这幅基因蓝图展示了人的机体生长、发育过程以及每个细胞核内螺旋状DNA的功能。当一个新生命被孕育时，DNA中包含的基因指令各有一半是从父母双方遗传的。尽管DNA的基本组成单位很简单，但其遗传信息的读取和传递却是一个复杂且令人惊奇的过程。然而，这一过程也可能会出错。了解DNA编码的工作原理，并解码其中的奥秘，可以帮助我们了解子女为何会遗传父母的特征及患上某些疾病的原因。

遗传学

# 生命分子

所有的生物，包括人类，其物质存在都是基于一些复杂的化学结构，其中包含了构建机体、维持生存和创造新生命所需的编码信息。

## DNA、基因和染色体

人体的结构和功能取决于最基本的化学单位：脱氧核糖核酸，即DNA。DNA分子的结构编码了我们的基因，而基因又编织成染色体。DNA由被称为脱氧核苷酸的基本单位组成，这些基本单位只有四种不同类型：腺嘌呤（A）、鸟嘌呤（G）、胞嘧啶（C）和胸腺嘧啶（T），这些基本结构构成了遗传密码。基本上，一个基因就是一段可编码蛋白质的DNA序列。如果说基因是必须被读取的细胞指令码，那么蛋白质就是细胞的执行者，在保持细胞功能方面发挥着至关重要的作用。酶由蛋白质组成，它监督管理着人体内的每一个化学反应。

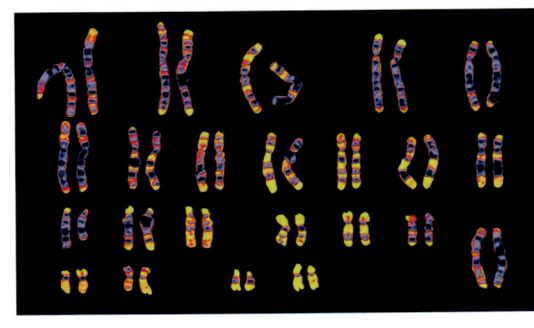

**染色体核型图**

高等生物中的DNA组成染色体，整套的染色体被称为染色体核型图。左侧为光学显微镜下显示的人类女性的一套染色体，共46条，排列成23对（XX染色体位于右下角）。

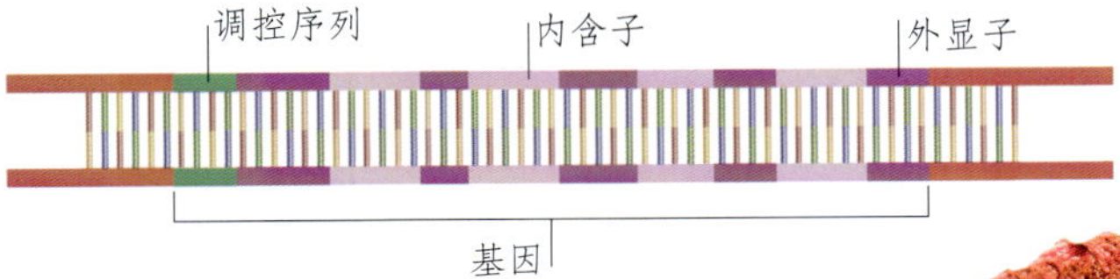

**调控序列　内含子　外显子**

**基因**

### 基因的解析

一个基因由几个区域组成，其中包含构建蛋白质编码的部分被称为外显子，在外显子之间的非编码片段被称为内含子。控制转录和翻译的蛋白质（见第50页）均需同调控序列相连接。

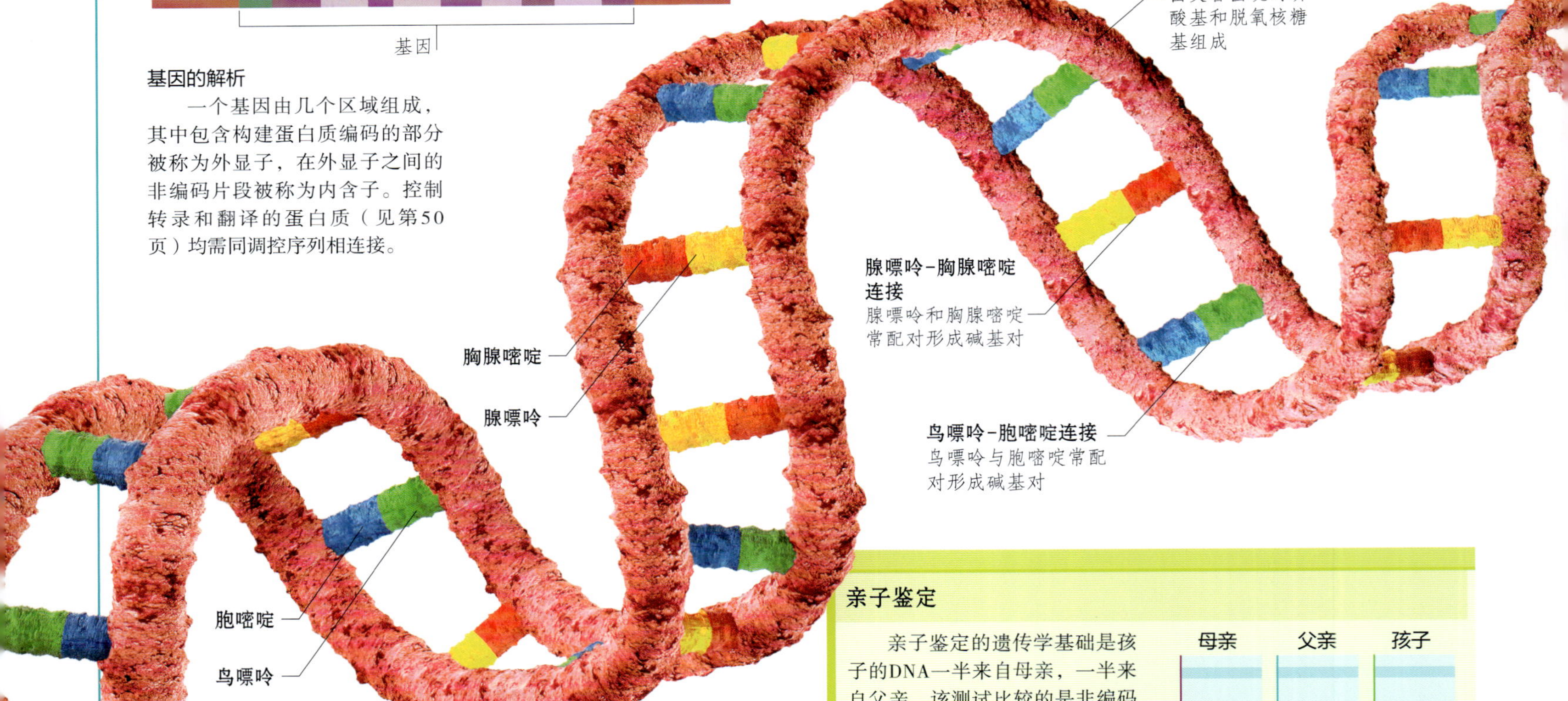

**DNA骨架**
由交替出现的磷酸基和脱氧核糖基组成

**腺嘌呤-胸腺嘧啶连接**
腺嘌呤和胸腺嘧啶常配对形成碱基对

**胸腺嘧啶**

**腺嘌呤**

**鸟嘌呤-胞嘧啶连接**
鸟嘌呤与胞嘧啶常配对形成碱基对

**胞嘧啶**

**鸟嘌呤**

### DNA双螺旋结构

遗传信息储存于双链分子中。构成关键密码的互补碱基对，通过弱键将两条DNA链相连，但当碱基序列被读取时，这些弱键很容易被撕开。不需要时，DNA呈网状紧紧凝缩于细胞核中，称为染色质。

### 亲子鉴定

亲子鉴定的遗传学基础是孩子的DNA一半来自母亲，一半来自父亲。该测试比较的是非编码DNA的重复区域，因为这些区域双亲的遗传方式相同。子代和亲代检测结果具有相似的峰形，则考虑存在亲子关系。

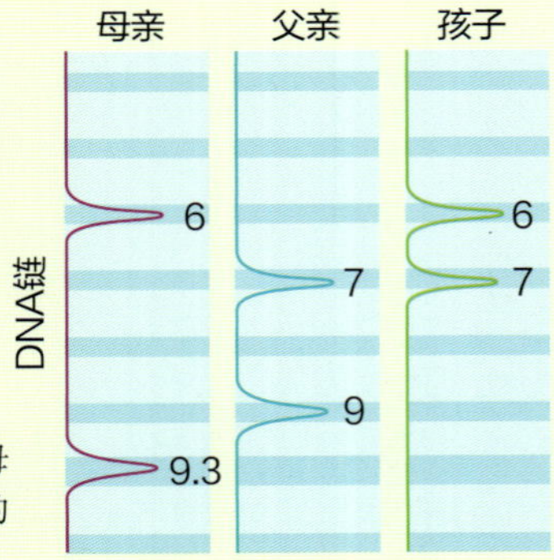

### 共享特征

孩子DNA检测的结果应该是母亲和父亲检测峰形的组合。未知的峰形则提示可能为非亲子关系。

| 母亲 | 父亲 | 孩子 |
| --- | --- | --- |
| 6 | | 6 |
| | 7 | 7 |
| | 9 | |
| 9.3 | | |

DNA链

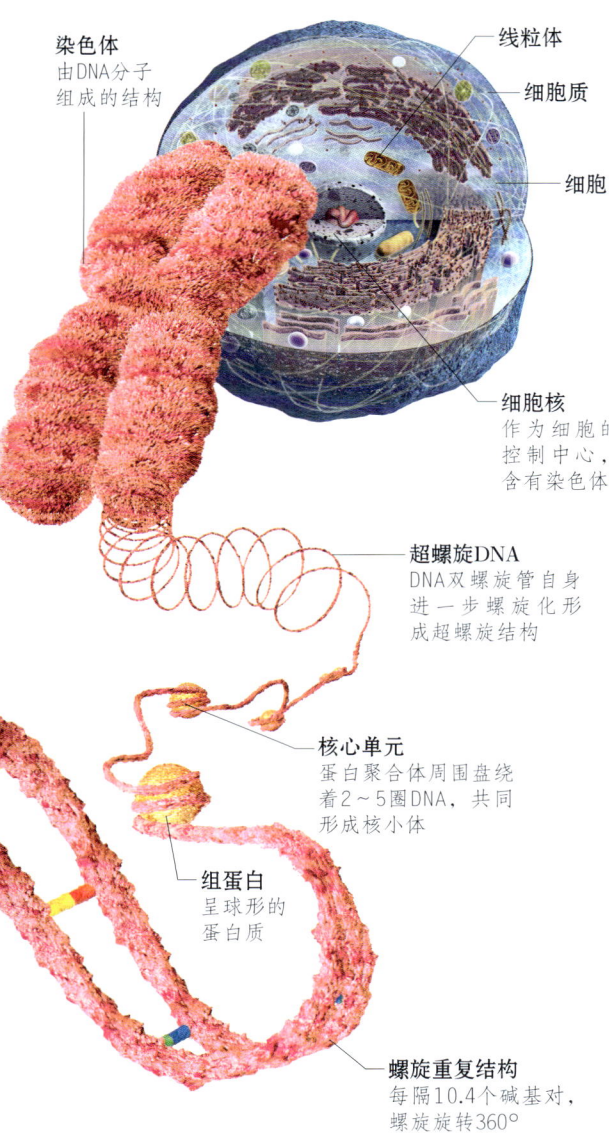

**染色体**
由DNA分子组成的结构

**线粒体**

**细胞质**

**细胞**

**细胞核**
作为细胞的控制中心，含有染色体

**超螺旋DNA**
DNA双螺旋管自身进一步螺旋化形成超螺旋结构

**核心单元**
蛋白聚合体周围盘绕着2~5圈DNA，共同形成核小体

**组蛋白**
呈球形的蛋白质

**螺旋重复结构**
每隔10.4个碱基对，螺旋旋转360°

## 人类基因组

　　基因组是生物体的全套遗传编码。从1990年开始，国际科学家团队竞相解码人类基因组的全部30亿个碱基对，这一项目被称为"人类基因组计划"，期望一旦能够解读一个人的DNA，就可以更好地了解人类的健康和疾病。阿尔茨海默病、癌症和心脏病等疾病可以区别应对，个体化用药也将成为现实。碱基对的具体序列因人而异，因此"人类基因组计划"使用一些匿名捐赠者的基因来获得平均序列。该项目于2003年正式完成。据估计，人类基因组共有2万~2.3万个基因，但仍有小部分基因组的碱基序列不详。

**7号染色体**
　　化学染色使染色体呈现带状，可用于基因图形定位。右图所示的7号染色体含有人类细胞总DNA的5%。

**OPNISW**
在视网膜细胞中具有活性，是色觉所必需的物质，能使眼睛看到光谱中的蓝紫色端

**DFNA5**
编码DFNA5蛋白，它被认为对内耳中耳蜗功能的正常发挥非常重要。耳蜗是获得正常听力的一个重要结构

**DDC**
在大脑和神经系统中生成一种酶，这是大脑神经递质多巴胺和5-羟色胺产生的关键酶

**KRITI**
作用不明，但在血管和相关结构（包括血脑屏障）的发育和形成中起作用

**SHH**
在胚胎中产生一种叫作"超音鼠"的蛋白质，对大脑、脊髓系统、肢体和眼睛的形成起作用

### 性别选择

　　男性对下一代的性别有最终决定权，因为他们的精子只携带X或Y染色体。目前还不清楚如何自然影响性别，但受孕时的条件可能会起作用。可以通过精子分选技术使精液中富含所需的精子，或在体外受精过程中对胚胎进行植入前选择，来控制性别。在一些国家，出于非医疗原因选择性别是非法的。

**X精子和Y精子**
　　这张电子显微照片以彩色编码显示，精液中X精子和Y精子的数量几乎相等。

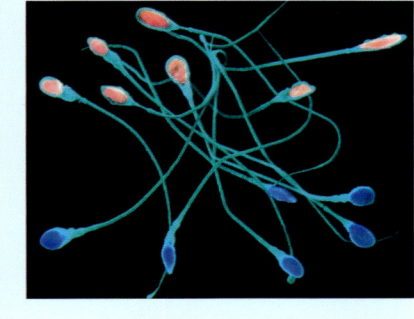

## 性别决定

　　是什么决定了男女性别呢？性别是由被称为X和Y的特殊染色体决定的。X染色体比Y染色体长许多，携带更多基因。这两条染色体成对排列，称为性染色体，有时称为23号染色体。在女性中，这对染色体中的两条都是X染色体，即XX。男性则有一个X染色体和一个Y染色体，即XY。这些染色体上的基因启动和关闭过程，决定性别是男性还是女性。例如，Y染色体上的关键基因SRY使胎儿发育为男性。Y染色体上的其他基因则可能与男性生育能力有关。由于女性有两条X染色体，其中一条常在胚胎早期随机失活。

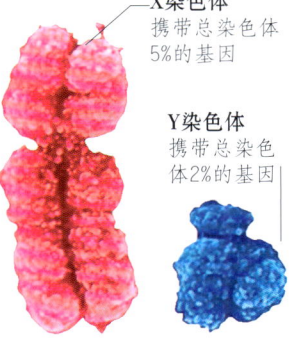

**X染色体**
携带总染色体5%的基因

**Y染色体**
携带总染色体2%的基因

**性染色体**
　　23号染色体由两条XX（女性）或一条X、一条Y（男性）组成。X染色体含有多达1400个基因，而Y染色体上只有70~200个基因。

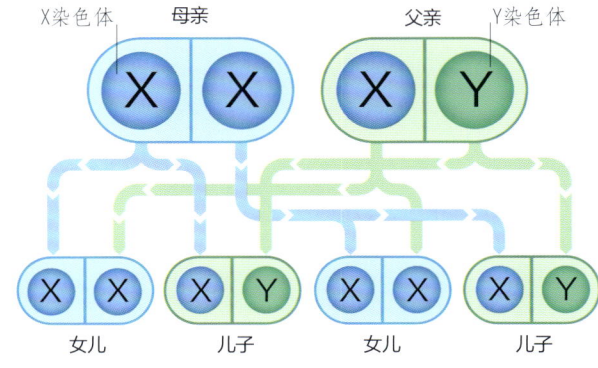

X染色体　　母亲　　父亲　　Y染色体

女儿　　儿子　　女儿　　儿子

**男孩还是女孩**
　　胎儿的性别由父亲的精子决定。如果使卵子受精的精子带有Y染色体，后代就是男孩；如果带有X染色体，后代就是女孩。母亲会给孩子提供一条自己的X染色体。

# DNA的运作原理

DNA是协调机体细胞运转的主要分子。其中一项重要功能就是自我复制，以制造新的体细胞和生殖细胞，这使DNA得以延续。

**细胞膜**
细胞开始分裂时细胞膜的分离

## 转录和翻译

在基因蓝图被读取之前，DNA的指令首先被转录成可解码的形式。来自DNA的信息通过转录，形成中间类型分子，称为信使RNA（mRNA）。mRNA从细胞核内移向蛋白质组装单位，即核糖体。以mRNA为模板链，形成蛋白质亚基氨基酸，这一过程被称为翻译。蛋白质的顺序由密码子决定，密码子长度固定，均为mRNA上的3个碱基。

**纺锤丝**
连接每条染色体的中心

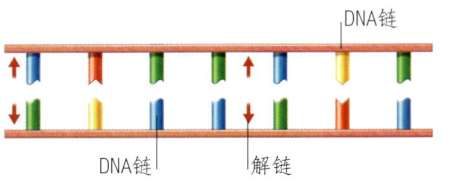

**1 解链**
酶将两条DNA链分开。其中一条解开的链成为mRNA分子的模板，mRNA在此过程中发挥临时作用。

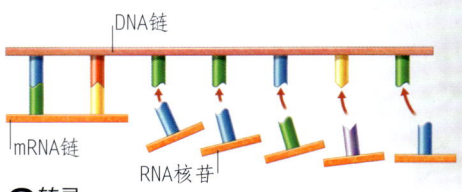

**2 转录**
遵循碱基互补配对原则，mRNA的核苷插入模板DNA编码碱基相对应的位置（例如，腺嘌呤与胸腺嘧啶相连），合成一条与遗传密码相同的mRNA长链。

**中心体**
由中空管组成，在细胞分裂前完成复制

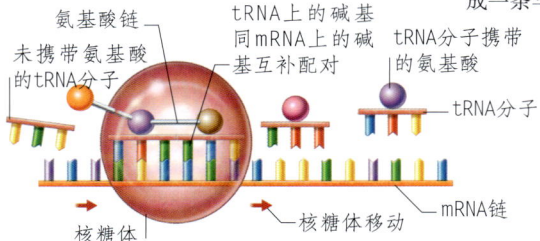

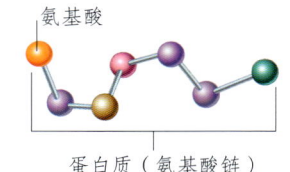

**细胞器**
细胞质内的特殊结构，在细胞分裂时牵拉分离

**3 翻译**
信息在核外的核糖体上被翻译成蛋白质链，在那里转运RNA（tRNA）根据每个密码子编码收集氨基酸。

**4 蛋白质形成**
氨基酸相互连接合成一条蛋白质。它们的序列决定了蛋白质独特的三维结构，这对蛋白质的功能至关重要。

**新细胞的形成**
细胞随时都在发生分裂，因此基因组的正确复制和分裂至关重要。平均每个细胞一生中至少分裂50次。

## 有丝分裂

人体出于各种需求不断生成新细胞，比如：取代自然衰老或已达到细胞寿命的旧细胞；增加细胞数目以完成特定任务，如生成更多的免疫细胞来对抗感染；满足肌肉组织的增强或儿童身高生长的需要。为了制造这些新细胞，细胞必须精确地自我复制——这意味着要极其精确地复制DNA信息。这一过程被称为有丝分裂。通过有丝分裂，细胞生成第二套完全相同的染色体，使DNA总量暂时增加一倍。在细胞分裂时，两组染色体均等地分配到两个新细胞中，使得每个新细胞均含有同母细胞完全相同的染色体数。

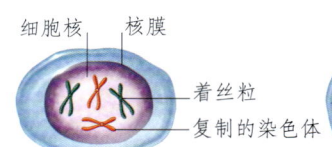

**1 分裂前准备**
在有丝分裂之前，母细胞生长并通过生成成对的染色体来复制其遗传物质。

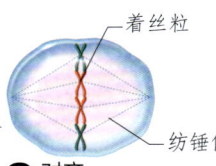

**2 对齐**
细胞核消失，成对的染色体（染色单体）排列在支架样的纺锤体上。

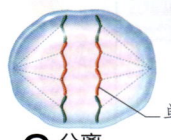

**3 分离**
纺锤体的两极将染色单体向相反的方向分离，使亲代细胞的染色体数目翻倍。

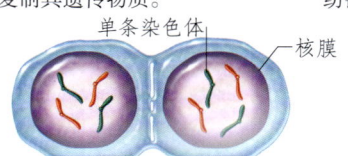

**4 分裂**
新细胞进行有丝分裂。每一个细胞都分配到相等数量的染色体，这些染色体被储存在独立的细胞核中。

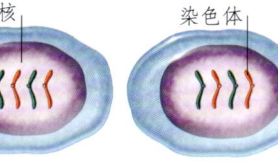

**5 新细胞**
两个完全相同的细胞由一整套46条染色体组成。然后，细胞核内的染色体以盘绕的形式（染色质）在细胞核中"休息"，直到细胞再次分裂。

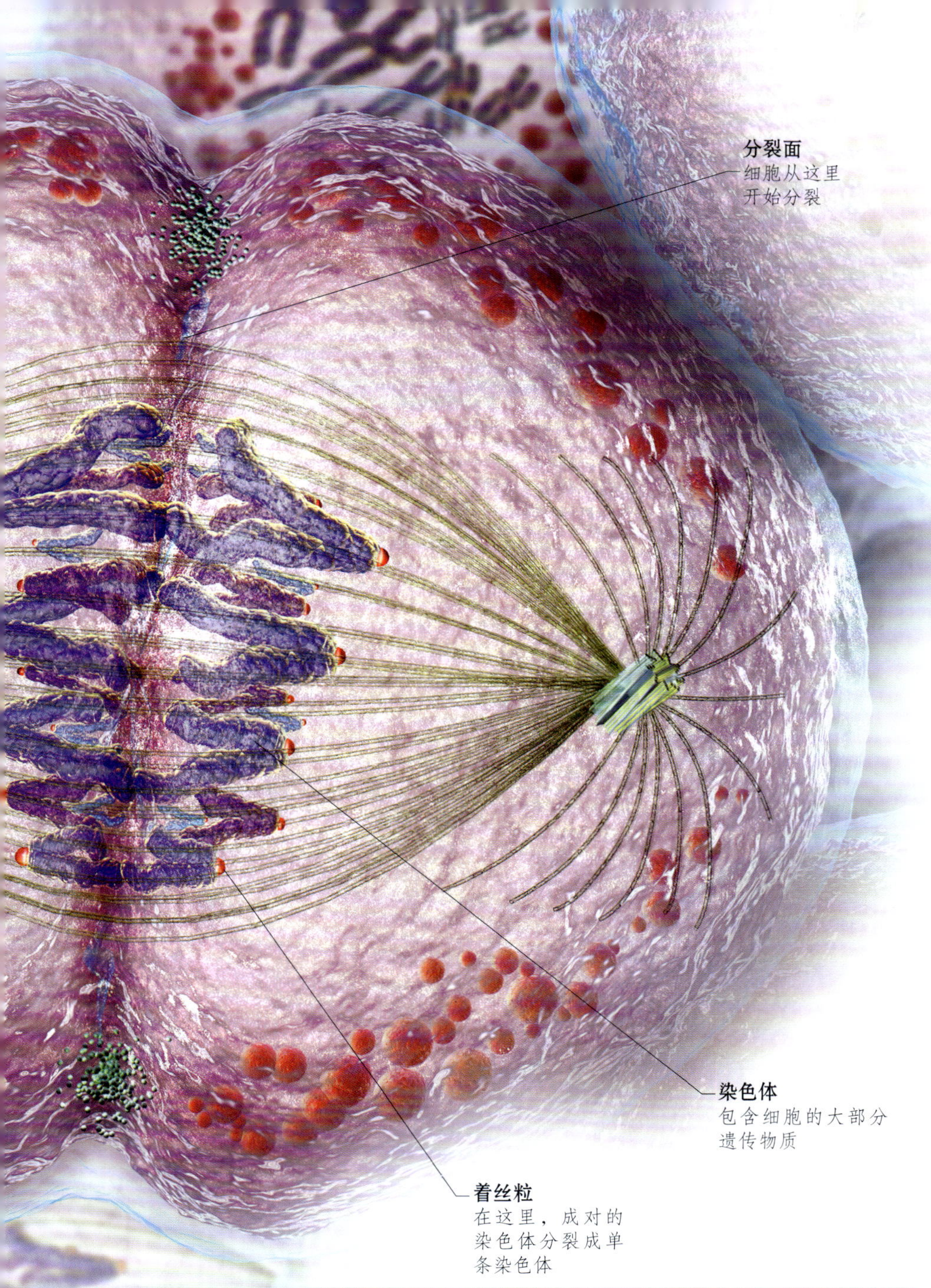

分裂面
细胞从这里
开始分裂

## 减数分裂

用于生成生殖细胞（卵子和精子）的一种特殊细胞分裂方式。每个人的DNA各有一半来自其父母，因此生殖细胞的特殊性在于仅含有体细胞一半的DNA。卵子和精子细胞均含有23条染色体，受精形成胚胎后就拥有整套46条染色体。生殖细胞的另一个特殊之处在于，从父母双方继承的染色体并非完全相同的拷贝。相反，染色体上的基因通过遗传重组，产生遗传多样性。

复制的染色体

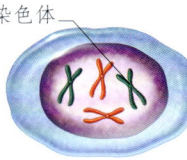

**1 准备**
睾丸或卵巢中的母细胞不断生长，体积增大一倍，并形成双倍染色体来复制其遗传物质。

配对的染色体

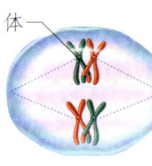

**2 配对**
母源染色体和父源染色体的相同拷贝（称同源染色体）相互配对，在重组过程中相互交叉，并可能交换基因或染色体片段。

配对的染色体

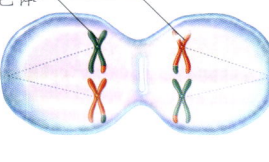

**3 第一次分离**
当母细胞分裂时，配对的染色体（姐妹染色体）分别被拉入两个新的子细胞中。

复制的染色体

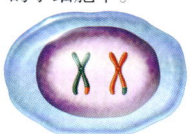 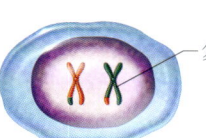

**4 两个子细胞**
子细胞在遗传上与母细胞并不完全相同，但每个子细胞都有一套46条染色体，必须将其减半才能生成生殖细胞。

单条染色体

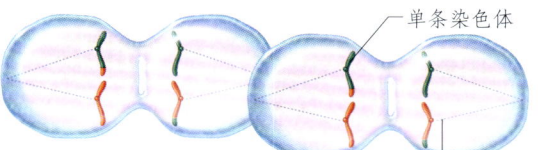

纺锤体

**5 第二次分离**
细胞核消失，纺锤体重新出现，将姐妹染色单体分裂成四个子细胞。在这个阶段，遗传物质不会复制。

染色体

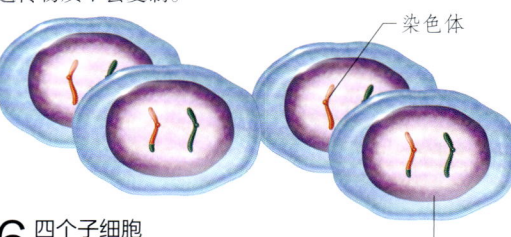

**6 四个子细胞**
4个子细胞形成，每个细胞都有23条染色体。每个细胞都具有基因独特性，包含了来自同源染色体基因的随机组合（见左图）。

细胞核

染色体
包含细胞的大部分遗传物质

着丝粒
在这里，成对的染色体分裂成单条染色体

### 基因重组

在减数分裂的"配对"阶段，基因发生随机组合，这一过程称为染色体重组。每个细胞拥有两套染色体，分别来自父母双方。在重组过程中，成对的染色体相互交叉，交换DNA片段，这一过程称为"互换"。

**染色体互换**
一对染色体交换的基因少则几个，多则整臂易位，确保了生殖细胞基因组合的多样性。

复制的母源染色体　　复制的父源染色体

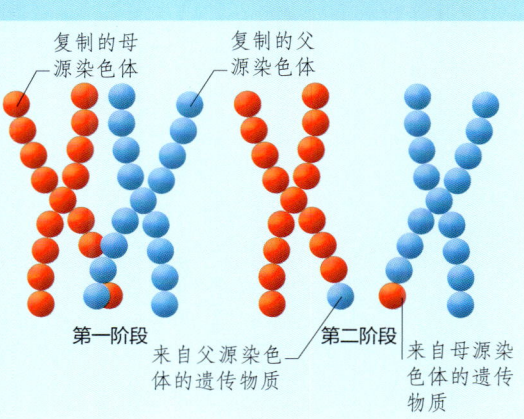

第一阶段　　　第二阶段

来自父源染色体的遗传物质　　来自母源染色体的遗传物质

# 遗传模式

你的鼻子怎么才能跟叔公的鼻子长得相像呢？或者你怎样才能拥有跟表亲们一样奇特的幽默感呢？尽管后天养育十分重要，但基因遗传模式也可帮助我们揭开其神秘的面纱。

## 家系谱

尽管DNA在逐代传递时是随机分配的，但还是有许多规则和基本的计算方法可以揭示亲缘关系。每个人的遗传物质均来自双亲（各占一半），而父母则遗传自祖父母。这意味着每个人的基因均有四分之一与祖父母相同。尽管兄弟姐妹之间的基因有差异，但他们近半的基因是共有的。遗传关系最密切的是同卵双胞胎，他们的基因100%相同。相比之下，堂（表）兄弟姐妹之间仅拥有12.5%相同的基因。

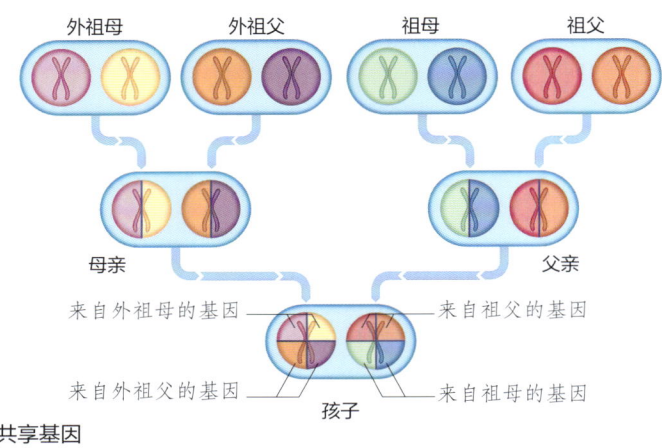

外祖母　外祖父　祖母　祖父

母亲　　　　　父亲

来自外祖母的基因　　　来自祖父的基因

来自外祖父的基因　　　来自祖母的基因

孩子

**共享基因**

共享基因被对半分开，遗传给下一代。每个人都从父母那里遗传一半的基因，并将其中的一半信息遗传给他们的孩子。

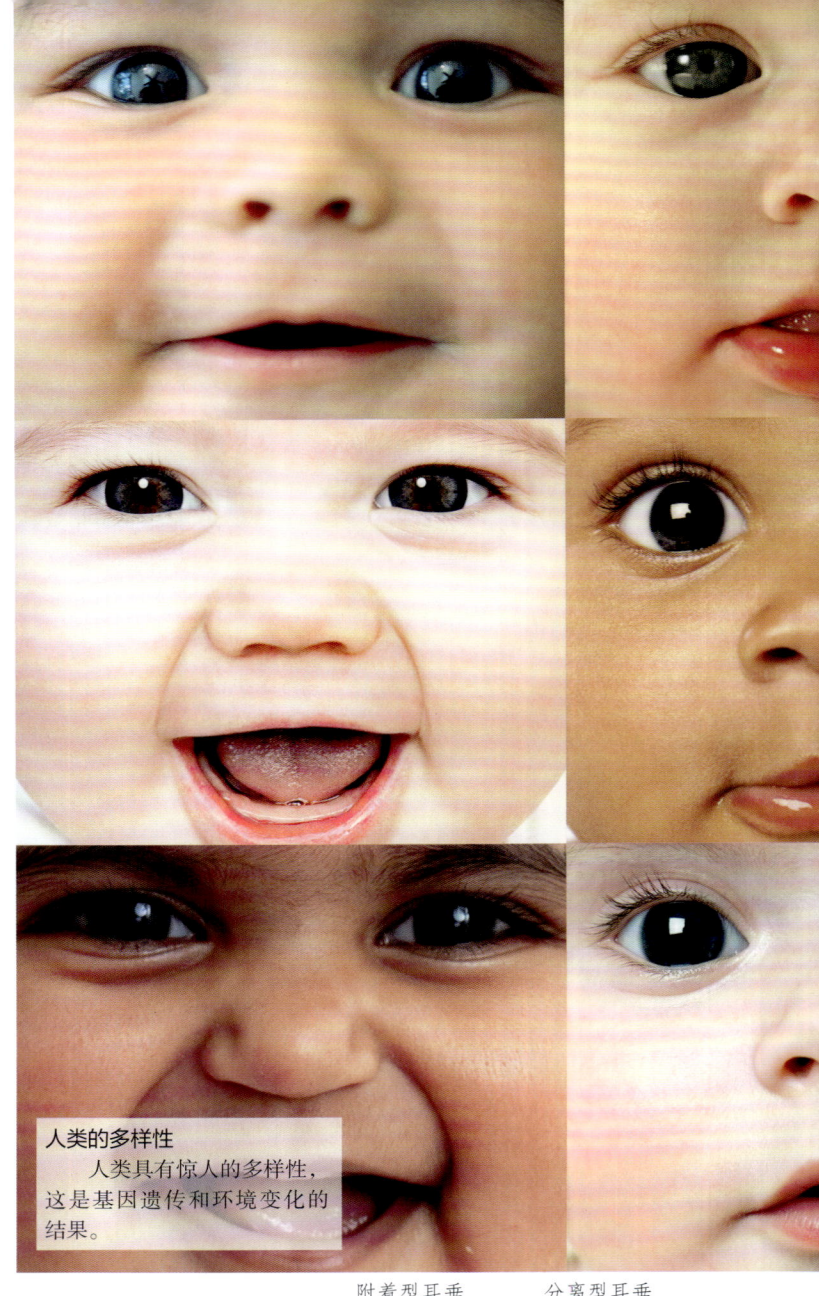

**人类的多样性**

人类具有惊人的多样性，这是基因遗传和环境变化的结果。

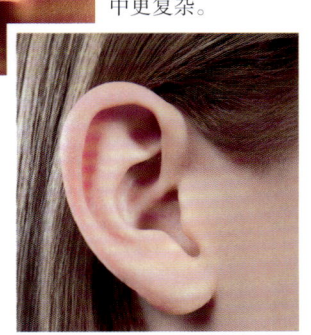

**附着型耳垂还是分离型耳垂**

人们普遍认为耳垂是分离型还是附着型，取决于单基因遗传，但是最近一些科学家提出有无耳垂的遗传机制可能比想象中更复杂。

## 单基因和多基因遗传

基因由不同的等位基因组成，就每个特定的基因而言，一对等位基因分别遗传自父母。该基因在后代中的表达取决于等位基因的组合，即是否由其自身控制性状或与其他性状联合才能表现出性状。最简单的遗传方式是一个基因决定一种性状，例如，一些疾病如亨廷顿舞蹈症，就是单基因遗传的。一般来说，一个等位基因可以是显性的，也可以是隐性的。当来自父母双方的等位基因配对（一条为显性，另一条为隐性）时，则表现出显性基因的性状——也就说只需要一条显性基因就能发挥作用。只有当一个人遗传了两个隐性等位基因时，隐性性状才会显现。但是许多性状，如眼睛的颜色，则是由多个基因决定的，因此，尽管其符合单基因遗传规律，但结果更难预测。

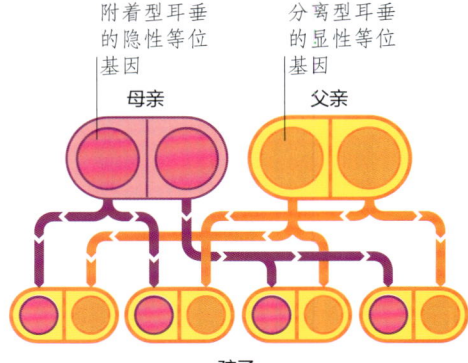

附着型耳垂的隐性等位基因　　分离型耳垂的显性等位基因

母亲　　　父亲

孩子

所有的孩子都表现为分离型耳垂

**显性和隐性基因**

该图显示了在耳垂形状遗传中可能存在的基因组合。如要表现出该基因的隐性特征，需要有两条隐性等位基因。在上图中，每个孩子都表现为分离型耳垂，但均携带了附着型耳垂的隐性基因，所以他们的部分子女可能会有附着型耳垂。

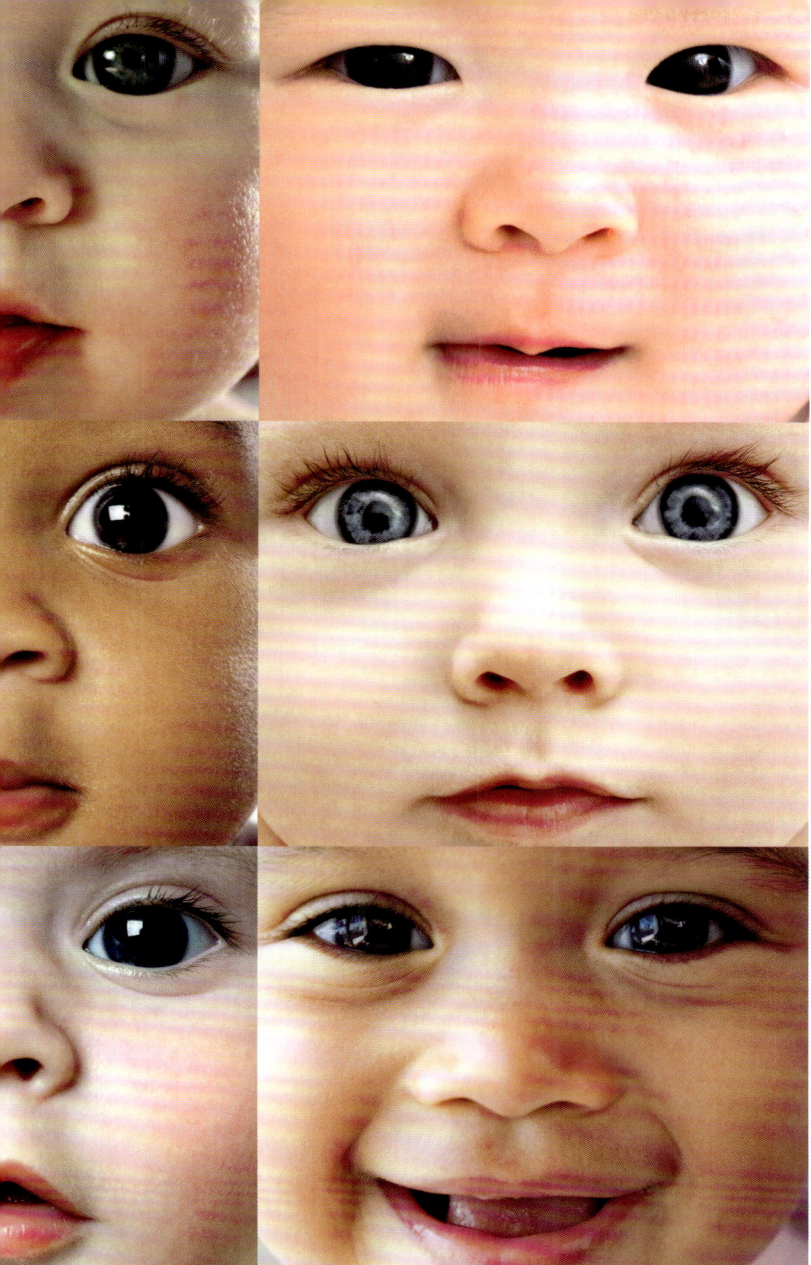

## 性连锁遗传

在性染色体X和Y上，有一些与生殖系统功能无关的基因。它们的遗传方式取决于它们位于哪条染色体上，以及等位基因在那条染色体上是显性还是隐性。例如，因为男性的性染色体是XY，只携带一个X染色体，则任何X连锁基因只会传给女儿，而不会传给儿子。如果该等位基因是隐性的，则女儿是"携带者"；如果该等位基因是显性的，则女儿表现出该基因的显性性状。女性拥有两条X染色体，且在每个细胞中，总有一条X染色体是随机失活的。不过她们很少表现出X连锁隐性遗传病，因为该等位基因的正常拷贝在其他的细胞中通常是有活性的。

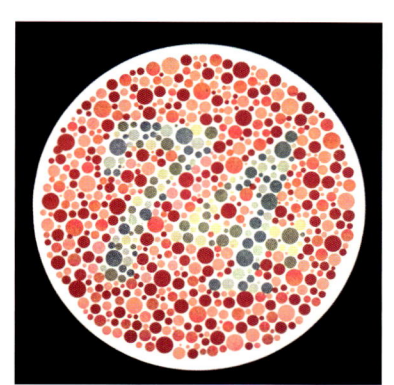

### 色盲

这张隐含了绿色数字74的红色图片是色盲的经典测试。色盲是一种X连锁隐性疾病，所以男性比女性更常发病。

## 基因与环境

人类拥有的许多性状会受到基因和环境间相互转化的影响，这种转化非常复杂且多变，也称为"先天与后天学说"。性格、智力和身高等性状是有延续性的。一个人会变成什么样，不仅取决于父母遗传给他的基因，还取决于他们所处的外部环境，比如家庭教养、社会经济状况、营养状况、身体状况和情感状况。许多疾病，如抑郁症、心脏病、精神分裂症和癌症，可能受遗传和环境的双重因素影响。因此，基因可能会使人容易患上某种疾病，消极或积极的环境因素则可能使其病情恶化或改善。对同卵双胞胎的研究已经探讨了这个问题，即特定特征中哪些部分是可遗传的。

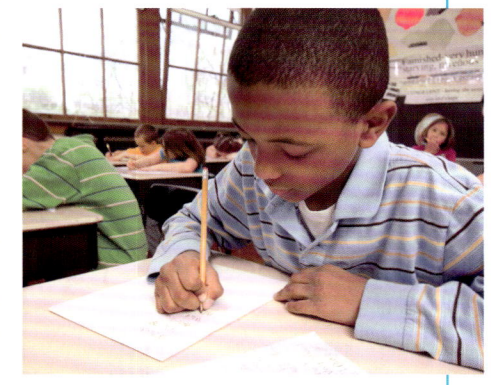

### 智商可否遗传

人类智商的差异一半与遗传有关，但一个孩子的遗传潜力是否能完全发挥取决于后天的培养。先天的不足可能会在良好的环境中得以弥补。

### 隔代遗传

近年来，科学家们发现，人体内环境因素导致的基因的开启和关闭也具有遗传性，称为"表观遗传学"。这意味着我们的祖父母受环境影响发生的基因表达的变化是可以遗传的。例如，研究表明饥饿会影响一些特定基因的表达，可引起后代肥胖。

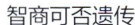

**甲基**
一种碳氢化合物，附着在DNA上；大量甲基可使基因沉默

### 基因沉默

当大量甲基附着在碱基上时，基因会关闭。高度甲基化DNA区域呈失活状态。这种甲基化模式可以遗传。

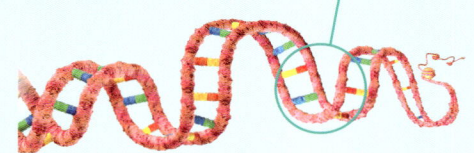

### 特性形成的因素

| 环境因素 | 相互影响 | 遗传因素 |
|---|---|---|
| ·特定语言（完全地） | ·身高 | ·血型（完全地） |
| ·特定宗教（完全地） | ·体重 | ·眼睛颜色（完全地） |
| ·特定文化（完全地） | ·智力 | ·头发颜色（完全地） |
| ·对辐射等环境刺激的敏感性（环境因素占主导） | ·性格 | ·某些遗传疾病，如亨廷顿舞蹈症（完全地） |
|  | ·特定的多因素疾病，如心脏病 | ·秃顶（遗传占主导） |

# 遗传问题与研究

DNA在一生中会自我复制数百万次，而且具有惊人的准确性，不过有时也会出错。

## 遗传问题是怎样产生的

当DNA发生变化时（由于细胞在正常运行中出现的内部错误或外部环境原因即诱变剂的攻击），会在三个主要的水平上出现问题。第一级水平，基因的变化影响其编码的蛋白。第二级水平，染色体数量发生变化。第三级水平，当数个基因改变叠加环境触发因素时，问题就会出现。还有第四级水平，影响线粒体DNA，但与其他三级相比，非常少见。

**基因水平**
缺陷基因可以遗传，可以在胚胎中自发突变，也可以在长期暴露于诱变剂（如紫外线、辐射或烟草）后积累突变。

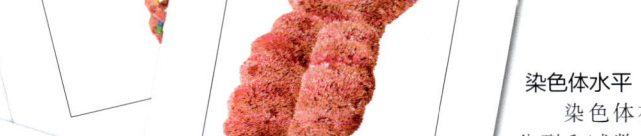

基因

染色体

孕苗期

线粒体

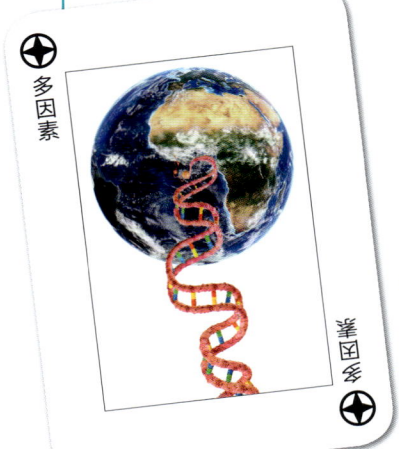

多因素

多因素

**多因素水平**
一些疾病受到多个基因突变以及环境因素的影响。例如，阿尔茨海默病和乳腺癌的起源都是多因素的。

**染色体水平**
染色体在有丝分裂和减数分裂过程中会发生错误（见第50～51页），例如染色体数目不正确的遗传。

**线粒体水平**
线粒体是提供细胞工作所需能量的结构，而细胞线粒体中包含的DNA可能发生突变。它们的DNA编码蛋白质是保持线粒体正常工作所必需的。

## 突变

DNA序列编码的任何永久性改变都被称为突变。突变可小至基因上的一个碱基，大至染色体上的一个片段。染色体突变所造成的影响，取决于结构性改变的大小和位置，以及是否有DNA丢失。突变通常发生在精子或卵子中，或在胚胎发育早期。基因突变可遗传，也可在胚胎中自发产生。但当复制DNA的复杂系统发生差错时，此错误最常见于体细胞。如果基因突变损害了基因的正常功能，可产生负面影响。

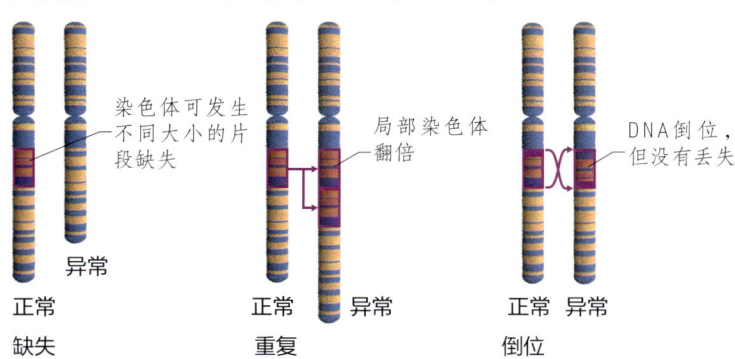

染色体可发生不同大小的片段缺失

局部染色体翻倍

DNA倒位，但没有丢失

正常　异常
**缺失**
染色体片段可断裂。其对功能的影响取决于遗传物质缺失的数量及其功能。

正常　异常
**重复**
染色体的一个片段可能会被错误地多次复制。然后，该片段可能被重复多次。

正常　异常
**倒位**
染色体可在两处断裂，"丢失"的部分可以重新插入，但插入的方向相反。通常，不会丢失任何DNA。

### 基因突变的不同类型

基因突变可由特定的错误类型引起。其影响基因功能的方式取决于是否发生突变，如何改变DNA密码的"读取"，以及后续的改变是否会影响基因决定的蛋白质生成

| 突变类型和定义 | 正确密码 | 错误密码 |
|---|---|---|
| **移码突变**<br>DNA以每三个相连的碱基为一个密码子被读取，并翻译成氨基酸。一次突变可移动该组氨基酸结构，这将改变氨基酸的排列 | CAT CAT CAT CAT<br>↑<br>三碱基框架 | ATC ATC ATC ATC<br>↑<br>碱基序列向右移动，CAT变成了ATC |
| **缺失突变**<br>基因任何或大或小的DNA碱基的丢失都是一次缺失突变 | CAT CAT CAT | CAT CTC ATC<br>"A"被移除 |
| **插入突变**<br>任何额外的DNA插入，从单个核苷酸到更大的片段，都可能破坏基因的功能 | CAT CAT CAT CAT | CAT CAT ACA TCA<br>↑<br>插入"A" |
| **重复突变增加**<br>这是插入突变的一种类型，它添加了一小段重复的DNA序列，可能损害基因功能 | TAG GCC CAG GTA | TAG GCC CAG CAG<br>↑<br>重复了一次CAG结构 |
| **错义突变**<br>密码子的一个碱基被替换为另一个碱基，产生与原本不同的氨基酸序列 | CAT CAT CAT | CAT CAT CCT<br>"C"错误地替换了"A" |

性科学

# 性的演变

性用于区分雄雌，也可以指生殖行为。性的进化同时包含两种含义，使物种适应环境，也使他们的基因最大限度地延续和传播。

## 什么是性

人类的性别从外生殖器可以明显看出，但对于许多动物来说，性别只能由性染色体或性细胞（配子）大小来确定。雌性通常有最大的性细胞（卵子），雄性的性细胞最小（精子），但在生殖器官进化的早期，相同大小的性细胞结合，可以产生下一代。不同大小的配子被认为是进化的结果，因为一些配子变小后速度会变得更快，这意味着其他配子必须变大才能产生同样健康的后代。

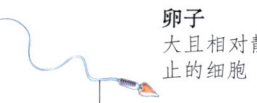

**卵子**
大且相对静止的细胞

**精子**
细胞很小，具有游泳能力

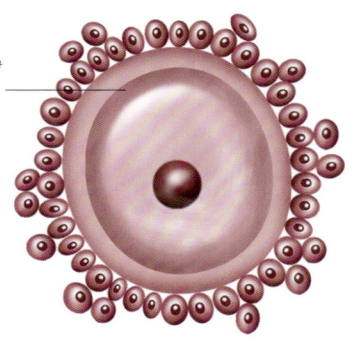

**生殖细胞的相对大小**
一些物种，如酵母，仍然通过大小相等的配子结合来繁殖，但许多进化程度较高的生物，其雌性生殖细胞比雄性生殖细胞大得多。

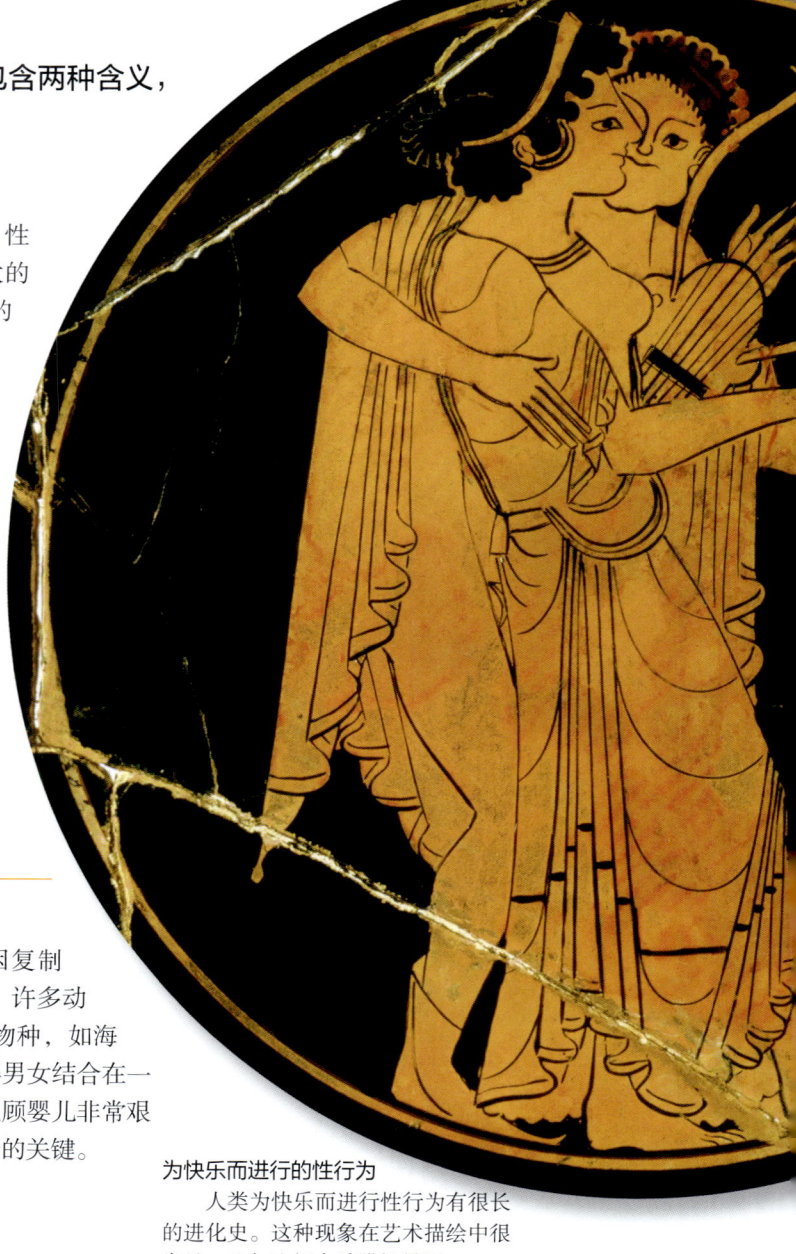

## 性行为的原因

性行为的主要目的是制造一个全新的自身基因复制品，即下一代，这是部分生物基因延续的唯一途径。许多动物只会在雌性的生育期交配，然而人类和其他一些物种，如海豚，也会为了快乐而发生性行为。这种人类本能使得男女结合在一起，成为夫妻。这在过去尤为重要，因为仅靠一人照顾婴儿非常艰难。性刺激脑垂体释放催产素，这种激素是夫妻结合的关键。

**基因复制**
后代是父母基因延续的方式，但父母双方只能将各自50%的基因遗传给孩子。

**为快乐而进行的性行为**
人类为快乐而进行性行为有很长的进化史。这种现象在艺术描绘中很常见，比如这幅古希腊场景图。

## 精子竞争

只有雌性才能保证孩子是她自己的，雄性则无法保证。为了确保有更高概率使雌性的卵子受精，雄性必须确保它们的精子比潜在竞争对手的更健康。某些动物，包括一些蝴蝶，会产生两种精子：一种用于授精，另一种辅助授精（辅助精子）。产生更多精子也有助于确保成功受孕。越复杂的物种，产生的精子越多，因此睾丸就越大。人类比某些类人猿（如大猩猩）更复杂，所以男性的睾丸比雄性大猩猩更大。

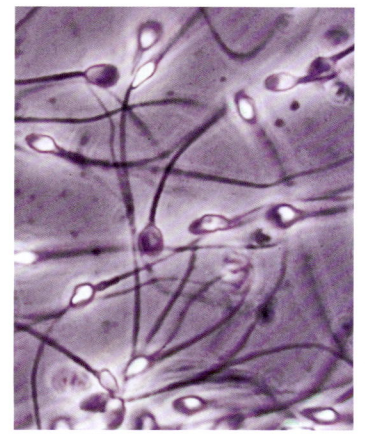

**适者生存**
每1 ml人类精液中通常有超过1 500万个精子。精子都要彼此竞争唯一的授精机会，只有最健康的精子才能获胜。

### 雌雄同体

由于罕见的激素紊乱，生来就有双重生殖器官的人，可能看起来同时拥有男性和女性特征。然而，他们不能同时使用两套生殖器官来繁殖。真正的雌雄同体则同时具有雄性生殖器官和雌性生殖器官，可以彼此受精。对于蚯蚓或蜗牛等动物来说，这是进化优势，自体受精使得成功繁殖的概率加倍。

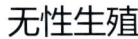

## 无性生殖

　　一些生物通过自我复制进行无性生殖。无性生殖有多种不同的方法（见右图），但每种方法都绕过了受精，比有性生殖更快地繁衍后代，因此，后代在基因上与父母完全相同。无性生殖不会因克服环境变化而发生基因变异，但对许多生物来说，这是一个成功的策略。它最适合那些几乎不面临适应性更强物种竞争的生物，或者生活在单一环境中的生物。

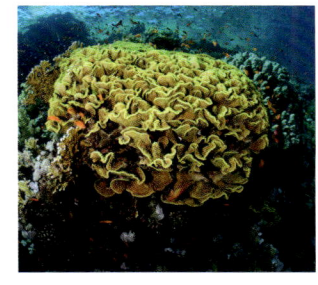

### 克隆

　　有些动物，如珊瑚，可以通过复制自身基因（克隆）来繁殖。珊瑚也可以有性生殖。

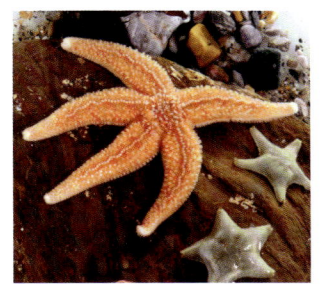

### 再生

　　这是指动物从父代的身体碎片中形成的过程。海星可以通过这种方式再生，但海星的碎片必须包含身体的中心部位。

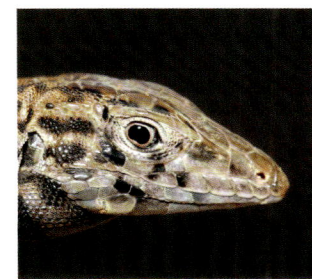

### 单性生殖

　　单性生殖是指未经雄性授精的雌性卵子发育成幼体的生殖过程。鞭尾蜥蜴就采用这种方式繁殖。

### 优点和缺点

无性生殖在单细胞生物中最为常见，如细菌。但许多植物、真菌，以及较大的动物，如鞭尾蜥蜴，也采用这种方式繁殖

| | |
|---|---|
| 优势 | ·无须寻找伴侣<br>·能量可用于制造新的下一代<br>·快速繁殖法<br>·父母的基因不会被伴侣的基因稀释 |
| 缺点 | ·无基因变异（坏基因持续存在）<br>·不能适应环境变化 |

## 有性生殖

　　当雄性和雌性性细胞内的基因通过受精结合在一起时，就发生了有性生殖。穿透式性交并非必须：一些鱼类的性细胞在雌鱼身体外的水中结合。所有的性细胞都是单倍体，这意味着它们的染色体数量只有正常数量的一半，然后结合形成完整的双倍体。有性生殖产生的后代具有巨大的遗传多样性，以适应环境的变化。随着环境的变化，有利于适应新环境的基因个体存活下来，而不适应新环境的就会死亡。这意味着随着时间的推移，有性生殖的生物更有能力进化。

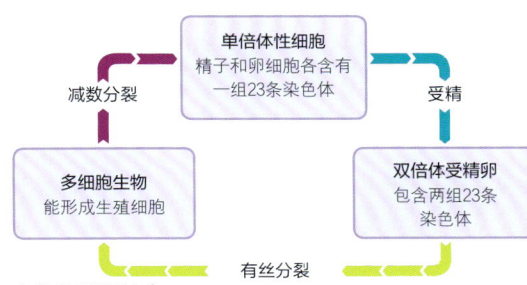

| 单倍体性细胞<br>精子和卵细胞各含有一组23条染色体 |
|---|

减数分裂　　受精

多细胞生物　能形成生殖细胞

双倍体受精卵　包含两组23条染色体

有丝分裂

**人体的精卵结合**

　　有46条染色体的亲本细胞通过减数分裂产生只有23条染色体的单倍体性细胞。分别来自双亲的一个性细胞结合形成下一代的二倍体细胞，通过有丝分裂形成一个生物体（见第50～51页）。

### 优点和缺点

有性生殖是目前生物繁殖的一种主要形式。它主要存在于动物界的成员中，但并非独有

| | |
|---|---|
| 优点 | ·双亲产生基因变异<br>·物种很容易适应环境变化<br>·遗传疾病的概率更低 |
| 缺点 | ·必须投入时间寻找伴侣<br>·受精并非总能成功<br>·父母各遗传50%的基因 |

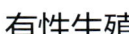

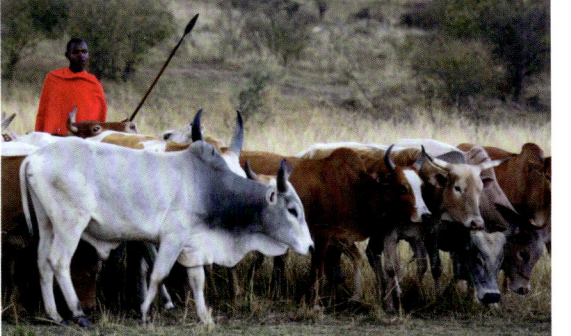

### 乳糖耐受

　　人类食用乳制品始于近期进化史。在早期社会中，一些人种拥有消化乳糖（牛奶中的糖分）的基因。当他们开始饲养产乳动物时，这些人种蓬勃发展，他们的耐乳糖基因变得很普遍。在不普遍饲养产乳动物的社会中，乳糖不耐受很常见。

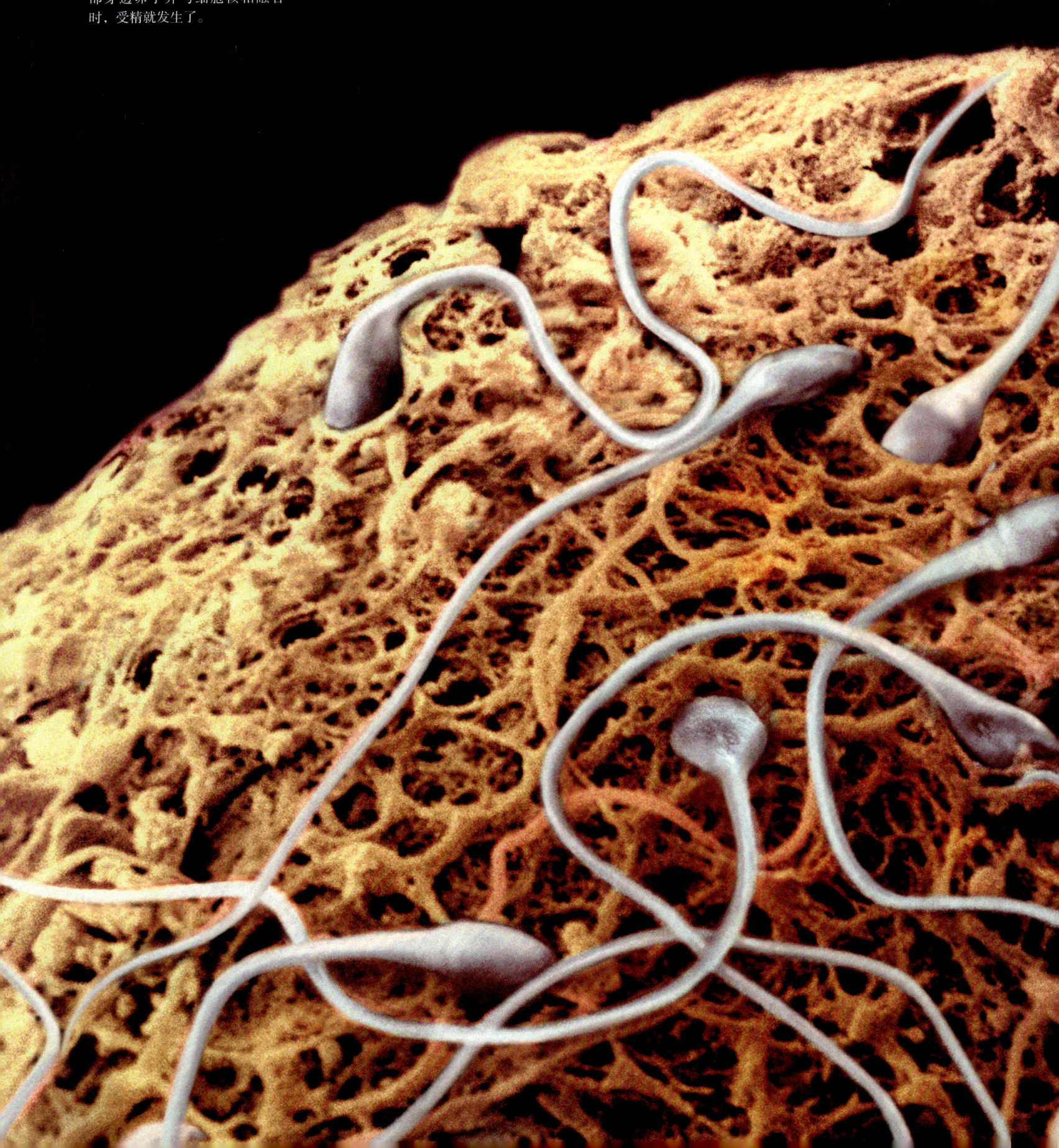

**受精瞬间**
　　这张电子显微照片显示，蝌蚪状的精子围绕在大得多的卵子周围。在输卵管中，当精子的头部穿透卵子并与细胞核相融合时，受精就发生了。

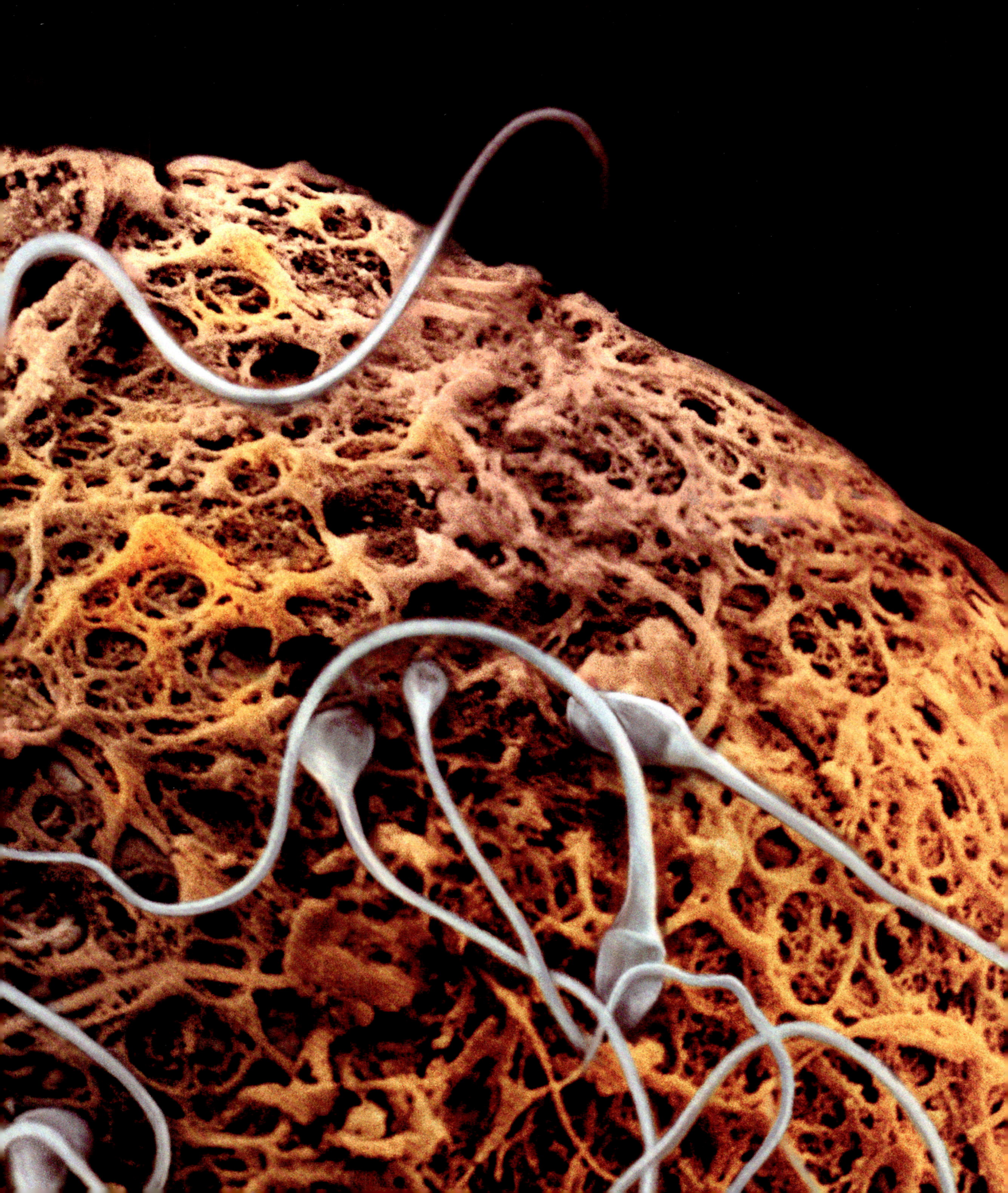

# 性吸引

性吸引通常被认为是一种难以解释的本能，然而在这种看似神秘的化学反应背后，有许多因素的相互作用。化学诱因（被认为是信息素），再加上激素影响、视觉诱因和其他未知因素，导致两性的互相吸引。

## 生殖系统如何影响外表

动物生存的环境对它们生殖系统的发育产生巨大的影响，生殖系统反过来又极大影响着他们的外表。在能维持许多动物生存的环境中，一大群雌性动物可能由一只雄性动物保护。这些雄性动物通常比雌性动物体形更大，并配有发达的武器，如大鹿角。雄性动物用这些来与其他雄性争夺雌性。当环境不能维持大量动物，并且雄性在战斗中没有优势时，它们会用鲜艳的身体特征（比如彩色的羽毛）来吸引雌性，显示它们适合交配。

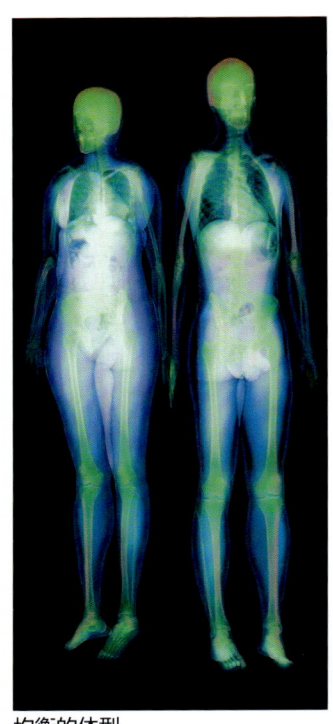

**均衡的体型**

在混杂的交配系统或形成长期伴侣关系的系统中，比如人类，男性和女性在外表上是相似的。

**炫耀**

如果一只雄孔雀的尾巴上有比它的对手更多的眼睛状斑点，这就向雌性发出信号，表明这只雄孔雀的基因健康，可以传递良好的基因。

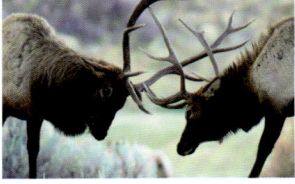

**武器**

雄性红鹿争夺与雌性交配的机会。如果雄性竞争者没有被对手的外表吓退，激烈的争斗就会随即开始。

## 正选型交配

正选型交配是指生物倾向于选择与自己具有相似属性的配偶。人类下意识地会这样选择伴侣——长相和智力相似的人通常会成为伴侣。人类可能已经进化出了这种本能，因为它能促进长期稳定的关系。这在早期人类进化史上是有必要的，因为当父母双方都有能力照顾下一代时，后代才有更好的生存机会。

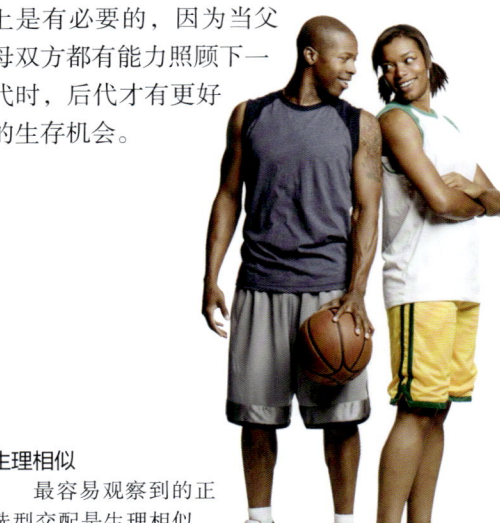

**生理相似**

最容易观察到的正选型交配是生理相似，如一对伴侣的种族或身高。

## 月经周期和配偶选择

月经周期中激素的波动会影响女性对男性魅力的评价。在她们最易受孕期（排卵期前后），女性易被拥有高度阳刚特征（与其自身基因最不相同）的男性吸引。这种吸引是潜意识的，因为这些男人被认为会产生基因最健康的后代。然而，在月经周期的其他阶段，女性更青睐与其基因相似、阳刚特质较少，但更有可能建立伴侣关系并照顾后代的男性。因此，女性似乎想把基因健康男性作为性伴侣，但愿意与照顾后代的男性建立长期伴侣关系。

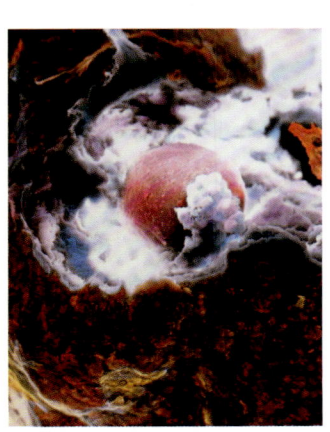

**排卵和吸引**

这张彩色电子显微照片显示了卵泡排出卵子（粉红色）的瞬间。在这个时期，女性会下意识地被基因健康、适合孕育下一代的男性吸引。

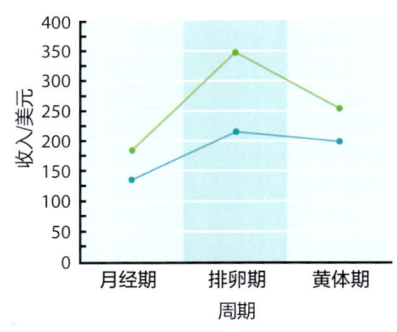

**图例**
—●— 未服用避孕药的女性
—●— 服用避孕药的女性

纵轴：收入/美元（50、100、150、200、250、300、350、400）
横轴：周期（月经期、排卵期、黄体期）

**"隐蔽"排卵**

一项研究表明，舞女在排卵期可以得到更多小费。这表明，排卵前后的细微变化使男性能够分辨女性是否处于生育周期。

### 避孕药的效果

口服避孕药通常会抑制排卵，这意味着在排卵期间女性吸引与其基因不同的男性的微妙信号被干扰了。其长期影响尚不清楚，但这可能导致女性更有可能与基因上与她们相似的男性生育后代，理论上导致下一代不够健康。这也可能对关系稳定产生影响，因为当女性停药后，她可能会用另一种方式看待她的伴侣。

## 信息素

信息素是指同一物种为了相互交流而释放的化学物质。有些动物用它们来标记领地，蚂蚁用它们来设置路径，引导其他蚂蚁觅食或警示危险。信息素在交配中发挥作用。在许多物种中，包括人类，它们是雌性准备交配的信号。一项研究表明，男性更容易被排卵期女性的服饰吸引。信息素也可以解释人们为何会被与自己基因不同的潜在伴侣吸引，这将导致任何潜在后代呈现最大程度的基因多样性。

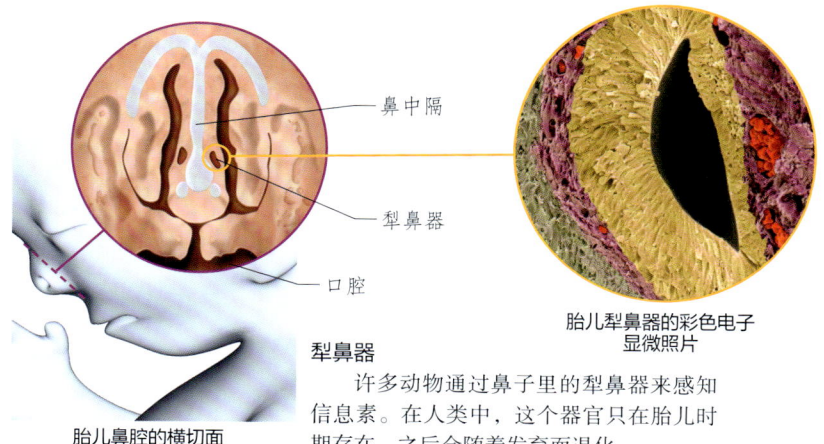

鼻中隔

犁鼻器

口腔

胎儿鼻腔的横切面

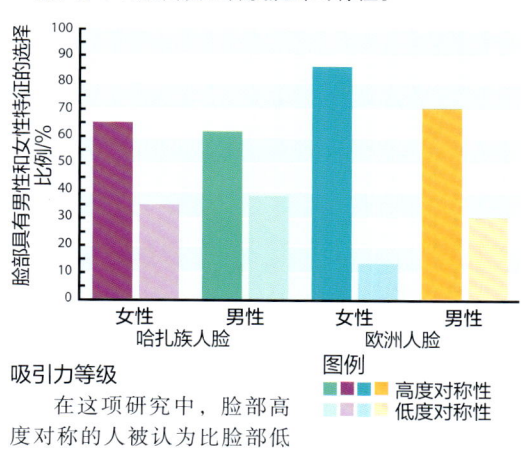

胎儿犁鼻器的彩色电子显微照片

**犁鼻器**

许多动物通过鼻子里的犁鼻器来感知信息素。在人类中，这个器官只在胎儿时期存在，之后会随着发育而退化。

## 脸部对称性

脸部特征具有吸引力的标准是，对男性而言更有男子气，对女性而言则更有女人味。在潜意识里，脸部对称性会影响人们对面部男性化或女性化的感知。脸部更加对称的人，以及脸部性别特征明显的人，被认为健康问题较少，因此脸部特征是向他人表明自身健康的一种方式。人们认为只有高质量的男性或女性才具有脸部对称性，并且他们的脸部性别特征更为明显。

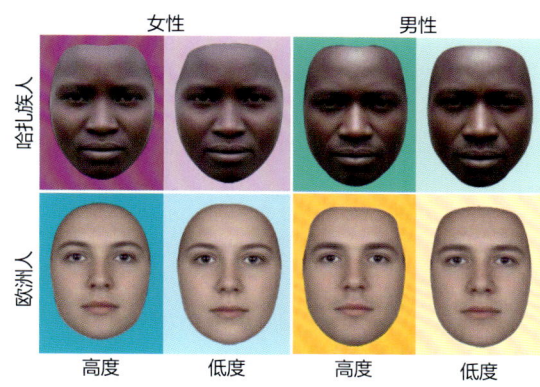

女性　　　　男性

哈扎族人

欧洲人

高度　低度　高度　低度

**高度和低度脸部对称性**

这些由来自两个不同种族的人脸合成照片，代表了各个种族高度和低度脸部对称性。

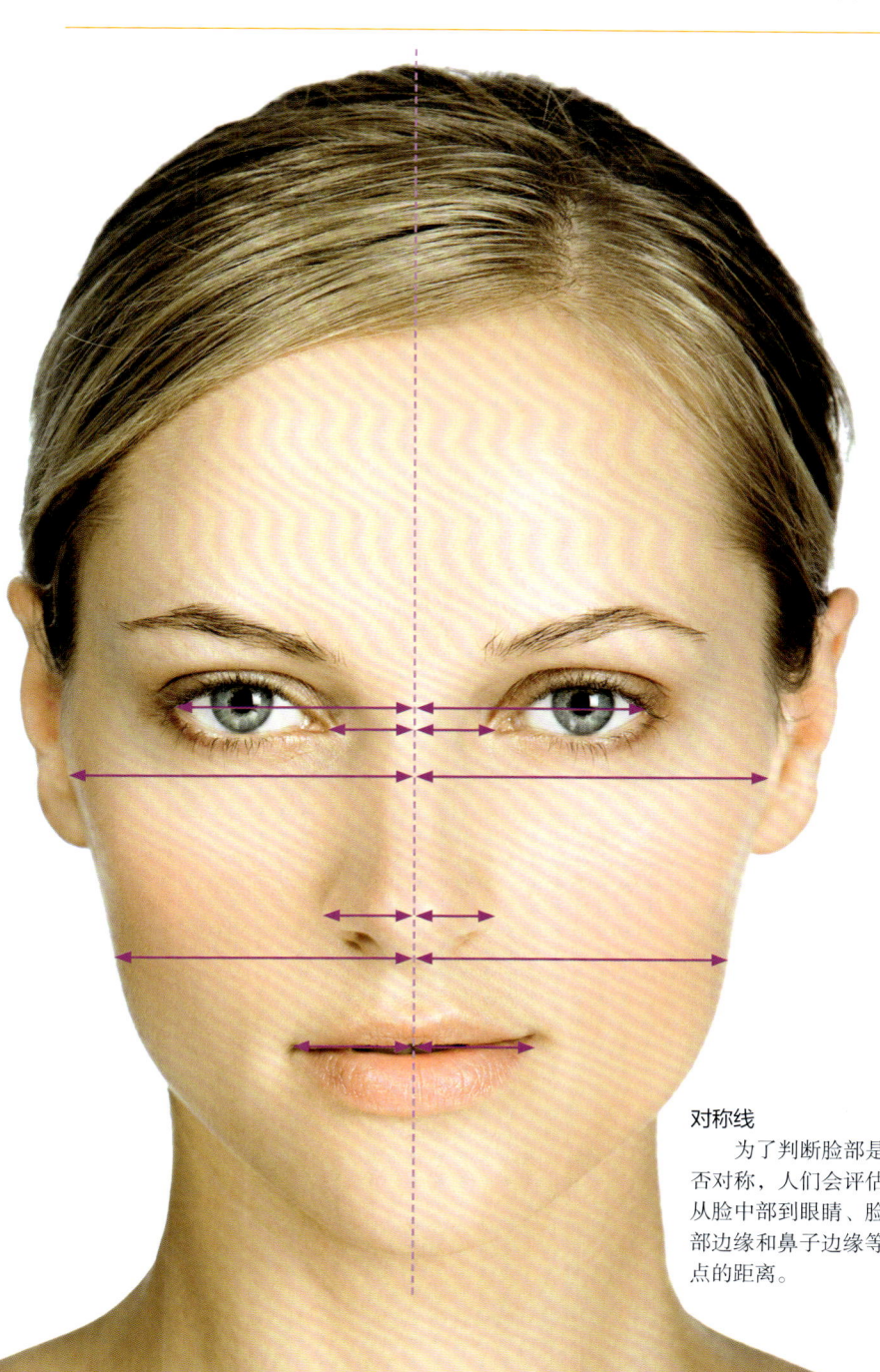

**对称线**

为了判断脸部是否对称，人们会评估从脸中部到眼睛、脸部边缘和鼻子边缘等点的距离。

**吸引力等级**

在这项研究中，脸部高度对称的人被认为比脸部低度对称的人更具有男子气或女人味。

女性　男性
哈扎族人脸

女性　男性
欧洲人脸

脸部具有男性和女性特征的选择比例/%

**图例**
高度对称性
低度对称性

# 欲望和兴奋

欲望和兴奋是性行为的意识前奏。为了经历这些基本的人类本能，需要大脑、神经网络和激素之间复杂的相互作用，以协调身体对感官和生理刺激的反应。

## 什么会触发欲望

性欲通常是由许多官能诱因综合作用而激发的。视觉、嗅觉、听觉、触觉甚至味觉都会触发欲望。刺激由周围神经系统感知，并将神经冲动传递至大脑的躯体感觉皮质，在那里我们"接收"这些感觉。想象力和奖励思维，涉及大脑的几个区域，它们被统称为边缘系统，对于欲望的激发也起着关键作用。

一旦官能和想象力受到刺激，来自大脑相关区域的冲动就会传递至下丘脑。下丘脑处理后，产生欲望和兴奋的感觉。

### 接吻

接吻是一种高度有效的欲望发动方式，涉及嘴唇和舌头（关键性感区），亲吻需要身体的亲密接触，并激活触觉、味觉和嗅觉。

### 躯体感觉皮质
人体的感觉系统，位于大脑的顶叶

### 下丘脑
协调、激发和唤醒欲望

### 关键的性感应区域
密集分布着神经以感受触碰，大脑处理这些神经信号的区域，与每个性感区的神经末梢的数量成比例。

**乳房区域**

**唇舌区域**

**生殖区域**

**大脑**

女性
唇舌
乳房
生殖器

男性
唇舌
生殖器

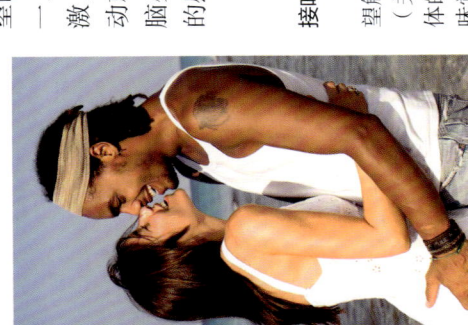

## 欲望的波动

人的一生中欲望水平始终处于波动状态。这种波动有很多原因，包括激素和心理因素。对于女性来说，欲望水平经常随着月经周期的短期激素变化而波动。睾酮激素也与男性和女性的长期欲望有关。青春期后，睾酮水平首次上升，性欲迅速增加，不过随着年龄的增长，两者都会下降。男性的睾酮水平在35岁左右达到峰值，然后后缓慢下降；女性所有的性激素水平在绝经后急剧下降。

### 分泌
在男性中，睾酮（光镜下为粉红色）由睾丸细胞分泌；女性则在卵巢中分泌激素。

### 月经周期
欲望和兴奋的感觉通常在排卵期增加，此时女性最易受孕。

28天
0天

**开始出血**
此阶段，处于睾酮的最低点

6天

12天

**经前阶段**

**生育期**
排卵期前后（第14天），女性的性欲急剧上升。

15天

## 兴奋途径

信号在大脑和性殖器之间通过感觉神经和交感神经系统、副交感神经系统（后两者是自主神经系统的一部分，调节内部流程）来传递。这种信号由下丘脑协调，下丘脑将信号传送至脊髓，与副交感神经相互作用，副交感神经将性信号传递到殖器。以触发兴奋。感觉神经将性快乐的信息从生殖器反馈回脊髓。它们直接作用于交感神经，以及向大脑发出信号，以增强性兴奋，包括勃起组织充血。这一切将持续直至达到临界点，即交感神经启动兴奋达到性高潮。

### 图例

🔴 交感神经纤维
🟣 副交感神经纤维
🟪 感觉神经

### 1 大脑信号
下丘脑释放冲动至脊髓诱发生殖器的性兴奋，快感稍后反馈至大脑。

**下丘脑**

**脑桥**

**脊髓**

## 性反射
无论是男性还是女性，性兴奋都是由脊髓和大脑之间传递的冲动控制的。神经信号间复杂的相互作用会导致性兴备，并形成性高潮。为了避免不合时宜的性兴奋，脑桥（位于脑干）通过交感神经释放抑制信号，下丘脑释放兴奋信号，生殖器的性兴奋、快感稍后反馈至大脑。脑桥发出抑制信号。

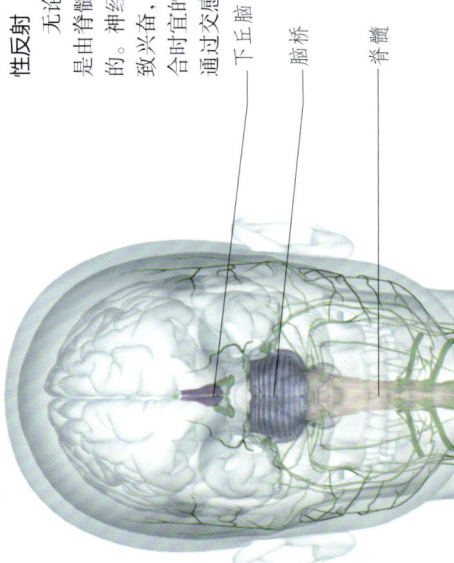

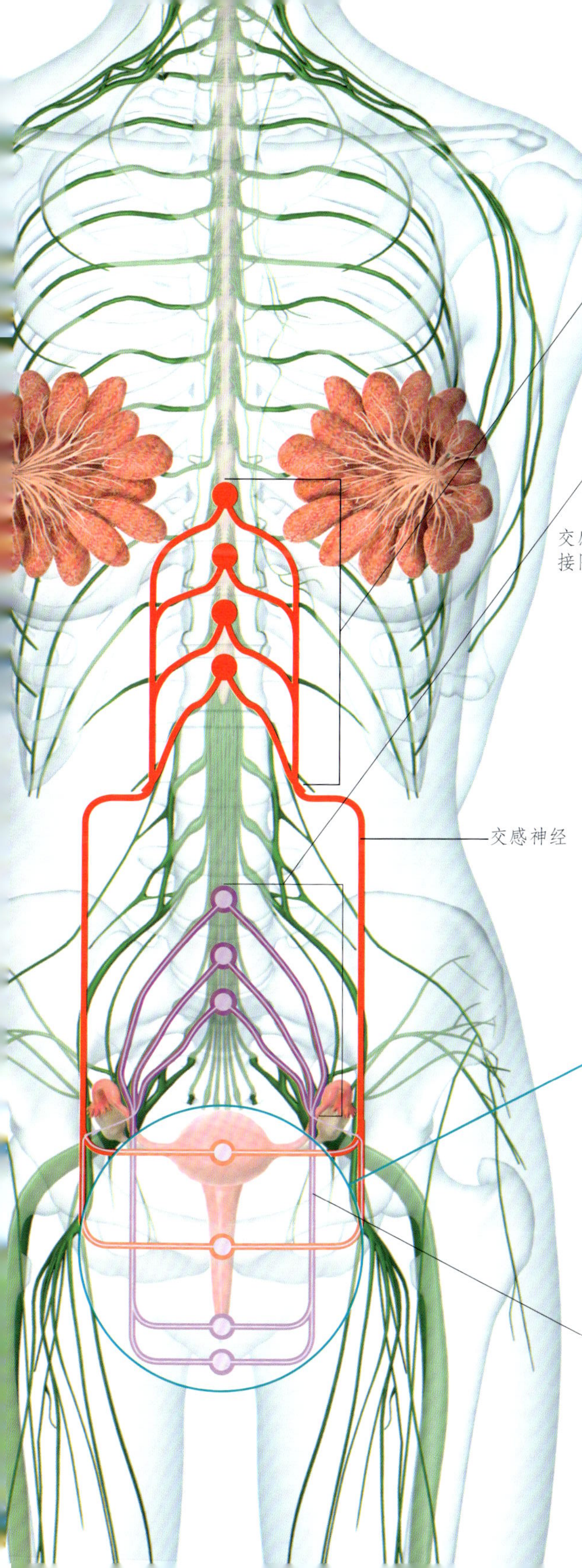

## 充血

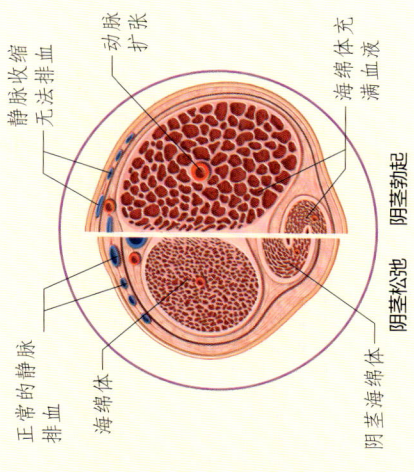

当兴奋开始时，男性阴茎、女性阴蒂和阴唇中的勃起组织开始充血。以响应副交感神经纤维发出的信号。当阴茎充血时，它会变得勃起和坚硬。这对阴茎的插入是必需的。阴蒂和阴唇的充血会提高女性的性快感。

**阴茎勃起**

- 静脉收缩无法排血
- 动脉扩张
- 海绵体充满血液
- 正常的静脉排血
- 海绵体
- 阴茎海绵体
- 阴茎松弛

### 男性勃起组织

兴奋时，给阴茎供血的动脉扩张，使大量血液涌入海绵组织，静脉收缩，避免血液离开海绵体以维持勃起。

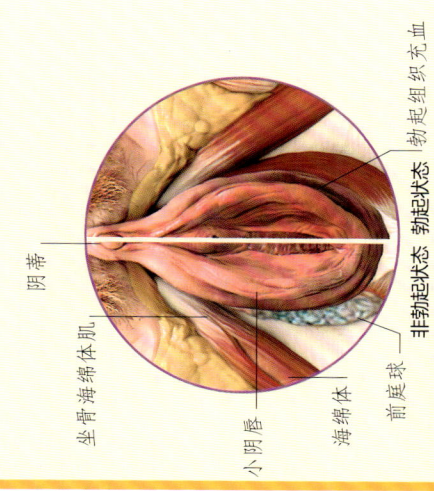

- 阴蒂
- 坐骨海绵体肌
- 小阴唇
- 海绵体
- 前庭球
- 勃起组织充血
- 勃起状态
- 非勃起状态

### 女性勃起组织

女性的勃起组织与男性相似，但体积要小得多。当海绵体充血时，阴蒂会勃起，起到对外阴也会充血。

---

**2 抑制信号**
交感神经自脊髓传递至生殖器。它们传导脑桥释发出的冲动，以避免不必要的兴奋。当兴奋适当时，来自下丘脑的信号会抑制它。

**3 刺激信号**
自大脑发出的兴奋冲动经过副离开脊髓，通过两条路径离开脊髓，一些直接进入生殖器官，另一些则进入阴部神经。

**4 充血**
副交感神经纤维维传导至生殖器致勃起组织充血。

**5 感觉**
阴部神经纤维连接阴蒂和阴唇，感知阴蒂和阴唇触感，再通过脊髓将触感反馈至大脑。

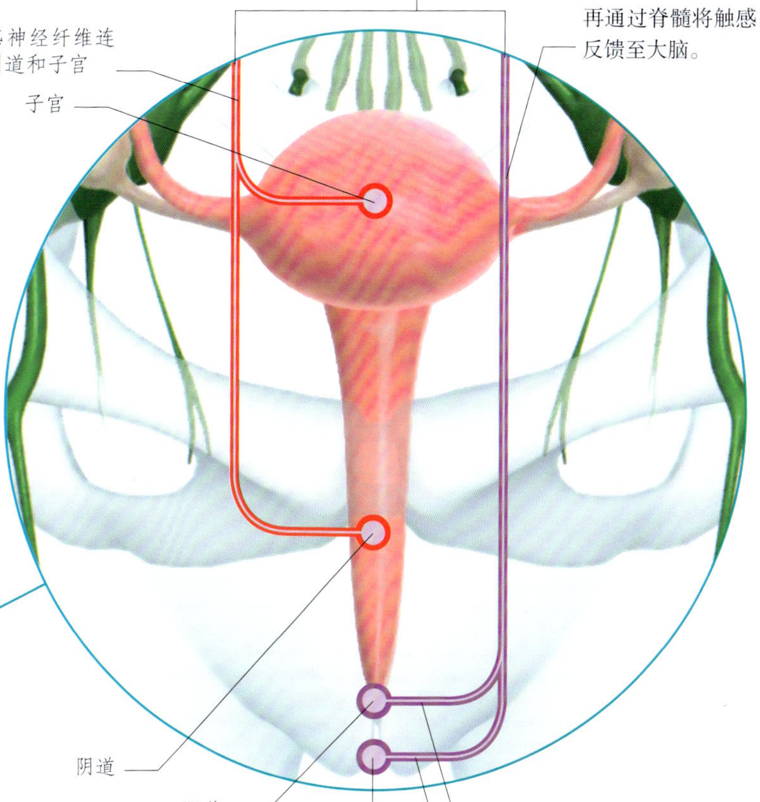

**6 制造性高潮**
位于阴部神经外的副交感神经感知到的生殖器官的充血肿胀，并将快感反馈回大脑。源自生殖器的交感神经最终接收，并制造性高潮。

- 交感神经纤维连接阴道和子宫
- 子宫
- 阴道
- 阴蒂
- 阴唇
- 交感神经
- 阴部神经发出的副交感神经纤维，直接传递至生殖器官

# 性行为

人类进行性交不只是为了受孕，也是为了生理快感和情感交融。相比之下，对于多数其他动物而言，性行为仅仅是一种生育方式。

## 性交

性交通常指阴茎插入阴道，这需要阴茎勃起，并足够润滑以轻松无痛地进入阴道。阴道内腺体产生分泌物润滑阴道，男性生殖器的辅助性腺，如尿道球腺，帮助润滑男性阴茎。阴茎头（龟头）包含数百个感觉神经末梢，当阴茎进出阴道时受到刺激。这个动作同时刺激阴蒂和阴道的神经末梢。性快感不断累积，最终达到性高潮——男性比女性更容易达到这种状态。

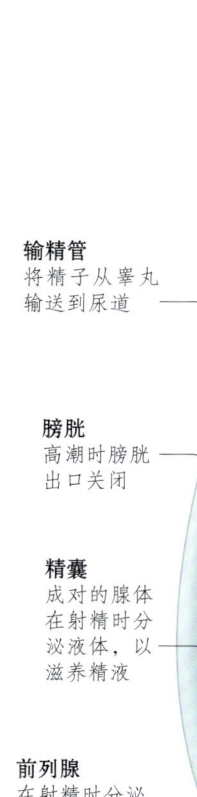

**输精管**
将精子从睾丸输送到尿道

**膀胱**
高潮时膀胱出口关闭

**精囊**
成对的腺体在射精时分泌液体，以滋养精液

**前列腺**
在射精时分泌乳白色、微碱性液体

**尿道球腺**
成对的腺体在勃起时分泌润滑液进入尿道

**会阴体肌**
在性高潮时收缩以关闭肛门，避免排便

**尿道**
排尿和射精双重管道，性高潮时排尿的通道受阻

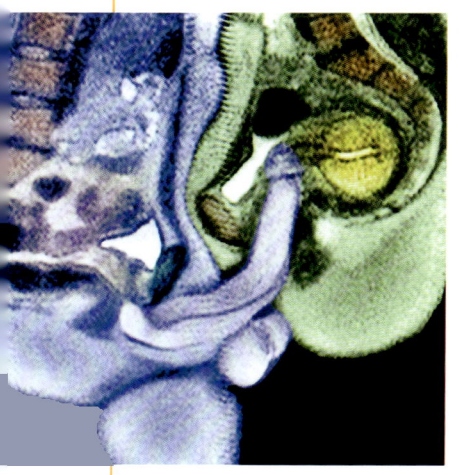

**插入**
这张拍摄性交过程的磁共振扫描图像显示阴茎大部分位于阴道外，当插入阴道时会呈现回旋镖的形状。

**性交过程**
性交时阴部神经末梢受刺激，形成性高潮，导致精液从男性转移到女性生殖道。如果性交发生在排卵期间，就可能导致受孕。

## 性的阶段

男性和女性都有四个典型的性阶段。第一阶段是兴奋期，性欲的生理或精神刺激引起勃起，导致勃起组织的润滑和充血。第二阶段是平衡期，此时勃起组织充血达到最大体积，兴奋到达顶点。这两个阶段持续时间不同。第三阶段很短，此时性高潮发生。第四阶段是不应期，此时勃起组织松弛，男性无法在短时间内重新勃起。

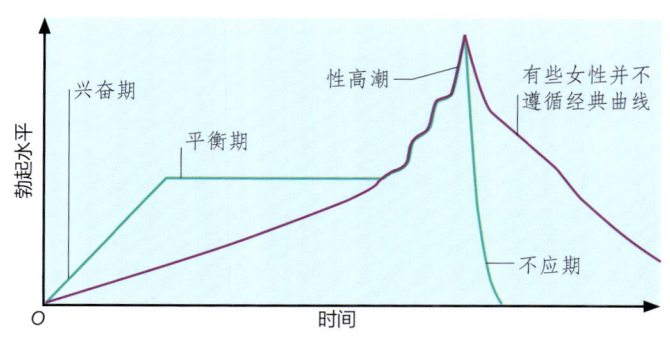

兴奋期
平衡期
性高潮
有些女性并不遵循经典曲线
不应期
勃起水平
O
时间

**图例**
— 经典曲线
— 每个女性的经典曲线各不相同

**性冲动**
这张图显示了性的四个阶段的经典曲线（绿色）。大多数人以类似的方式经历每个阶段，但有些女性的性反应曲线（紫色）与经典曲线不尽相同。

### 爱的激素

催产素是由下丘脑分泌释放到血液中的一种激素，被运送至乳房和子宫等器官。催产素对性行为、性高潮、怀孕、分娩、哺乳以及人际关系都有影响。人们认为催产素有助于男女在性行为之后形成稳定的伴侣关系（见第58页）。

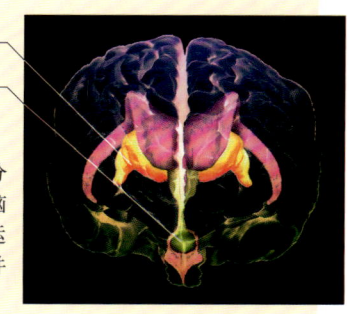

下丘脑
腺垂体

**催产素释放**
人体的大部分催产素是在下丘脑合成的，然后被运送至腺垂体储存并释放到血液中。

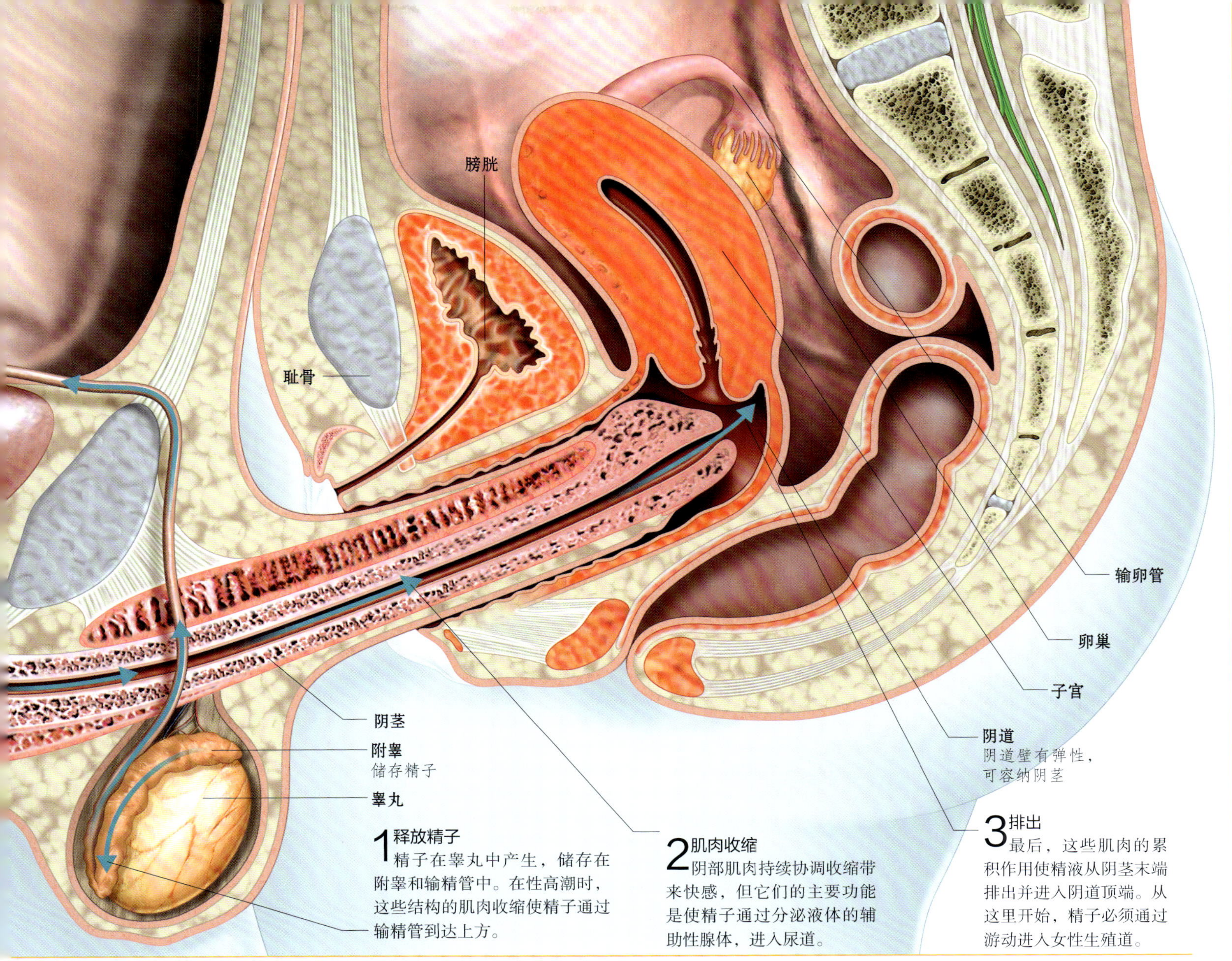

膀胱

耻骨

阴茎

附睾
储存精子

睾丸

输卵管

卵巢

子宫

阴道
阴道壁有弹性，
可容纳阴茎

## 1 释放精子
精子在睾丸中产生，储存在附睾和输精管中。在性高潮时，这些结构的肌肉收缩使精子通过输精管到达上方。

## 2 肌肉收缩
阴部肌肉持续协调收缩带来快感，但它们的主要功能是使精子通过分泌液体的辅助性腺体，进入尿道。

## 3 排出
最后，这些肌肉的累积作用使精液从阴茎末端排出并进入阴道顶端。从这里开始，精子必须通过游动进入女性生殖道。

## 性高潮

性高潮是强烈性快感的顶点（见第64～65页），是由后背下段脊髓骶骨区发出的交感神经激活引起的。这些神经到达骨盆下部的肌肉，引起节律性收缩。交感神经也会使膀胱出口的肌肉闭合，以避免高潮时排尿。肌肉收缩的次数可能有所不同，但每次高潮肌肉的收缩次数通常在10～15次之间。

### 女性高潮时的精液状态
精液在阴道上部凝固，精子必须游动才能继续通过子宫颈。性高潮收缩有助于打开子宫颈，使精子朝输卵管方向移动。

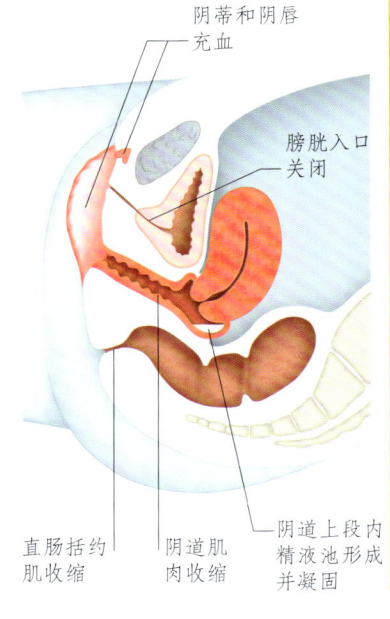

阴蒂和阴唇充血

膀胱入口关闭

直肠括约肌收缩

阴道肌肉收缩

阴道上段内精液池形成并凝固

## 射精

男性骨盆下段肌肉如阴茎底部的球海绵体肌有节奏地收缩，推动精液排出生殖道。精液包括精子和来自输精管的体液，以及来自辅助性腺体（包括精囊、前列腺和尿道球腺）分泌的液体。精液是碱性的，以此中和阴道的酸性，使精子游动。在高潮时的第1次和第7次肌肉收缩之间，精子被喷射进入阴道顶部。精子只有在被激活后才能使卵子受精，这一激活过程被称为精子获能（见第80页）。

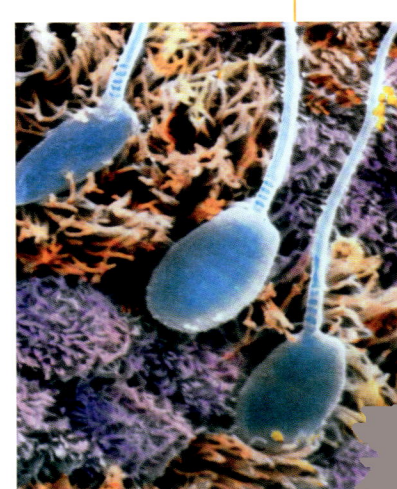

### 精子的旅程
这张假彩色显微图像显示精子在女性生殖道内。黏膜细胞（紫色）分泌液体以包裹和保护精子。

# 生育控制

长期以来人们一直都将节育作为避免意外怀孕的手段。如今有一系列的方法来控制生育，大多数人都能找到适合自己的方法。

## 生育控制的重要性

对许多人来说，生育控制仅仅意味着进行性行为而无须担心怀孕，生育控制已经成为现代社会赋予妇女权力的重要因素，极大地促进了性健康的发展。在发展中国家，避免意外怀孕为妇女提供了受教育和外出工作的机会。

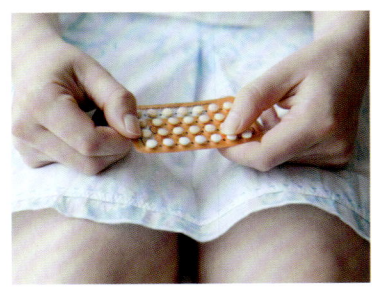

**选择怀孕时机**

避孕药和其他节育方法可以让人们为了快乐而进行性生活，并在时机适合时怀孕。

## 控制生育的方法

自然方法，如已经使用了数百年的性交中断和一些屏障法。现代方法在20世纪60年代开始广泛应用。目前使用的主要方法是屏障法、激素法和宫内节育器（IUDs）。这些避孕方法都可以用来防止卵子受精，或者避免受精卵在子宫内着床。

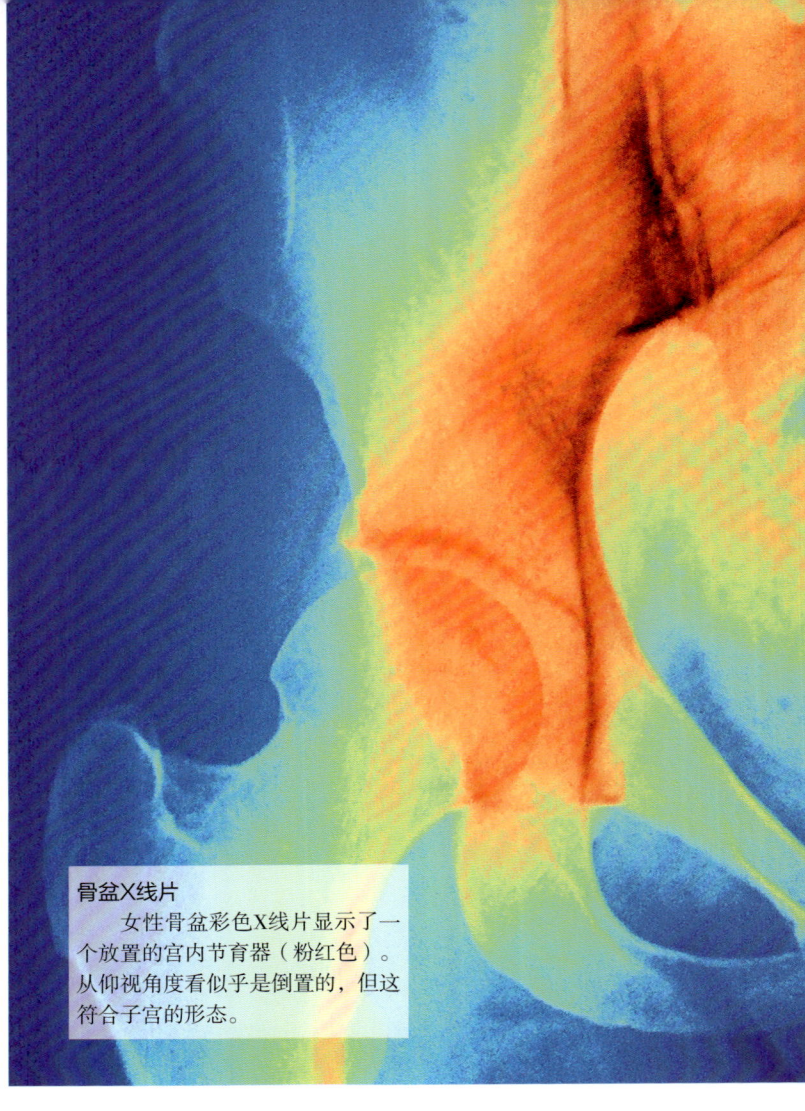

**骨盆X线片**

女性骨盆彩色X线片显示了一个放置的宫内节育器（粉红色）。从仰视角度看似乎是倒置的，但这符合子宫的形态。

### 屏障法

在精子和卵子之间形成物理屏障的方法称为屏障法。四种主要的方式为男性避孕套、女性避孕套、宫颈帽、隔膜。避孕套通常是一次性使用的，而宫颈帽和隔膜可以多次使用。它们都是通过阻止精子通过宫颈进入子宫而起到避孕效果。避孕套也可以避免性传播疾病。因价格便宜且容易使用，屏障法被广泛应用，但不如其他方式可靠。一年中，如果每次性生活都使用避孕套，女性仍有2%的机会怀孕。宫颈帽和隔膜的有效性更差，但配合使用杀精剂（一种可以杀死精子的凝胶）可以增加有效性。

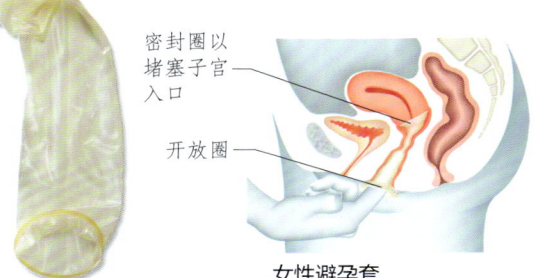

密封圈以堵塞子宫入口

开放圈

**男性避孕套**

男性避孕套通常由乳胶制成，在性交时戴在阴茎上，使用后丢弃。

**女性避孕套**

薄塑料或橡胶袋连接两个有弹性的环：一个放入阴道深部，另一个留在外部。

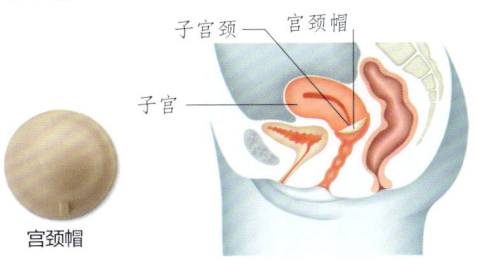

子宫颈　宫颈帽

子宫

**宫颈帽**

由橡胶制成的小而有弹性的帽，置于阴道顶部，牢固覆盖子宫颈上，堵住子宫入口。

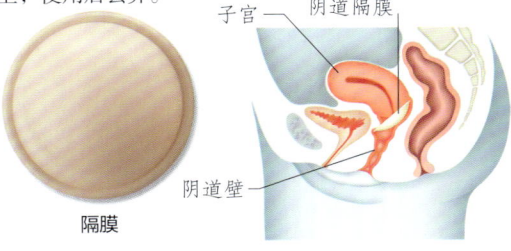

子宫　阴道隔膜

阴道壁

**隔膜**

隔膜比宫颈帽大，形状为圆顶形，外圈有弹性环，放置在阴道壁，堵住子宫入口。

### 宫内节育器

宫内节育器必须由专科医生或护士安装，可以放置数年，以长期避孕。有两种主要形式：铜制节育器和含有孕激素的节育器。两者都能刺激子宫释放前列腺素，使子宫不适合卵子和精子生存。含孕激素的宫内节育器会使子宫内膜变薄，增加宫颈黏液，并抑制排卵。宫内节育器主要起避孕的作用，但也可以防止受精卵着床。

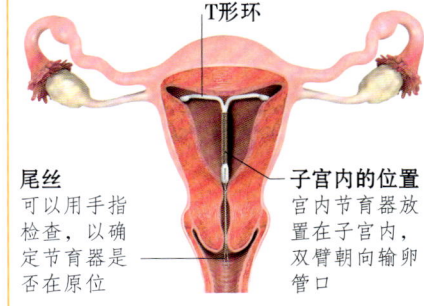

T形环

**尾丝**

可以用手指检查，以确定节育器是否在原位

**子宫内的位置**

宫内节育器放置在子宫内，双臂朝向输卵管口

**安装节育器**

在安装宫内节育器之前，可先用一个小器械来测量子宫大小。含孕激素的宫内节育器较大，难以放入未生育妇女体内。

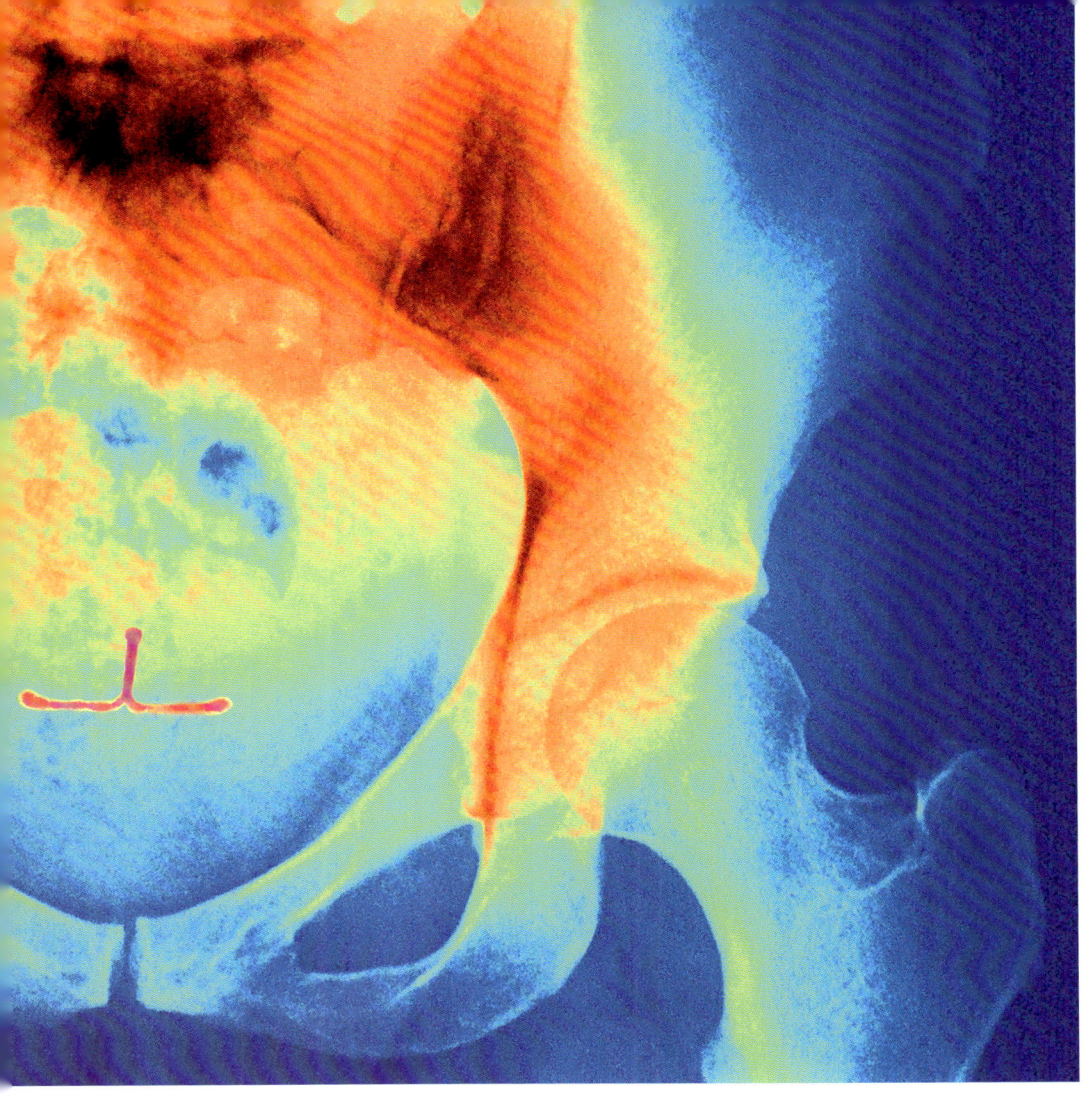

## 激素避孕

最常用的激素避孕方法是口服联合避孕药，它含有的雌激素和孕激素高于人体正常水平。每个月，随着孕酮和雌激素的自然水平下降，脑垂体会产生卵泡刺激素（FSH）和黄体生成素（LH）触发排卵。药片中高水平的雌孕激素避免了这个过程。皮下埋植剂、避孕贴和阴道环也会释放稳定的激素以阻止排卵。只服用单一口服避孕药可以防止排卵，但效果不如联合避孕药，其主要功能是增厚宫颈黏液，避免精子到达输卵管。

## 使用激素避孕

激素避孕有很多可以干扰月经周期的方法，使其适应个体需要。

**脑垂体**
FSH和LH分泌被抑制

**口服避孕药**
每日口服避孕药以维持血液中的激素水平

**避孕贴**
皮肤吸收贴片释放的激素，每周更换一次，持续使用

**血液中的激素**

**皮下埋植剂**
埋植剂置入皮下，以稳定地释放固定量的激素进入血液

**卵巢**
低水平的FSH和LH抑制排卵

**子宫内膜**
脑垂体激素的缺乏使内膜无法增厚，无法为受精卵的着床做准备

**阴道环**
将一个有弹性的塑料环插入阴道，阴道环释放激素可长达3周

## 雌激素的作用

雌激素有好几种，它们都是卵巢在卵泡刺激素（FSH）和黄体生成素（LH）的刺激下产生的。在所有的脊椎动物中，雌激素都与生育周期有关。雌激素也是复方口服避孕药和紧急避孕药的重要成分。避孕药中的雌激素通常是人工合成的，但一些人类使用的雌激素是从妊娠马尿中提取的。

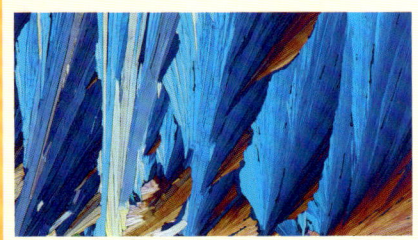

**雌二醇**
光镜下的雌二醇结晶。雌二醇是雌激素的一种，可以控制月经周期。

## 紧急避孕药

紧急避孕药包含各种不同的成分，用于防止无保护措施的性行为后怀孕。一些药品含有类似孕酮的激素，另一些药品则是雌孕激素的结合，而米非司酮（仅在某些国家用于紧急避孕）等药物可以阻断孕酮的作用。虽然成分不同，但这些药物都通过两种方法阻止受精：一种是延迟排卵；另一种是使精子难以到达卵子。然而，其主要作用方法是延迟排卵，所以如果排卵已经发生，事后避孕药的效果较差。宫内节育器比药丸更有效，也可以用于紧急避孕，因为它可以阻止受精卵着床。

**紧急避孕药的效果**

**排卵**
雌激素、孕酮或低剂量的米非司酮药片可以阻止LH上升，从而阻止卵子发育并推迟排卵

**受精**
孕激素使子宫内部碱性升高，精子无法游动，同时增厚宫颈黏液，避免精子到达卵子并使其受精

## 非常规避孕方法

紧急避孕是在其他避孕方法失效时使用的。性交后可以使用一系列药物或宫内节育器来防止怀孕。

**着床**
宫内节育器可以避免受精卵植入子宫内膜。大剂量米非司酮可抑制受精卵着床，但低剂量则无效果

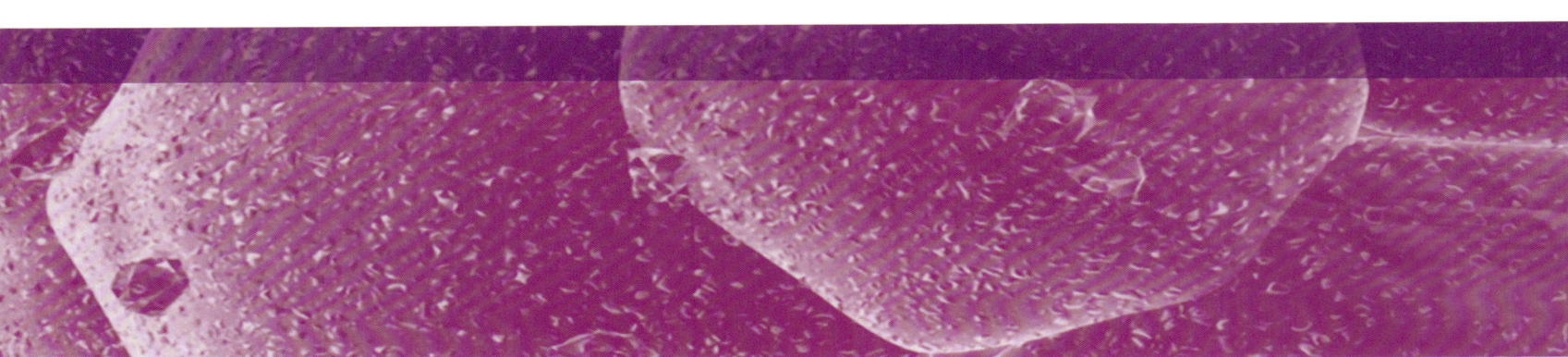

排卵时，女性卵巢中的成熟卵泡破裂，释放出一个卵子。当其在输卵管内向子宫游动的过程中遇到精子，则完成受精。经过一系列复杂的过程，受精卵首先变成一个细胞球。随着时间的推移，再发育成一个初具人形的胚胎，然后发育成一个可以活动并做出反应的胎儿，最后发育成一个完全成熟的胎儿，做好了在母体外生存的准备。在整个孕期，母亲的身体会发生一系列变化，以支持和滋养生长中的胎儿。

# 神奇的孕期

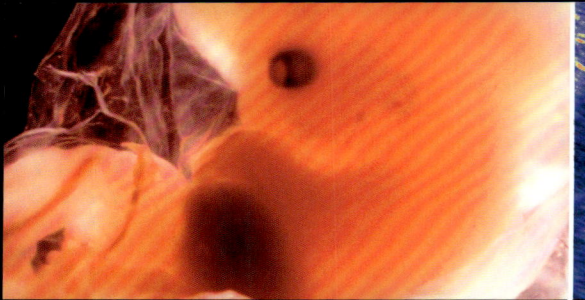

**眼芽和肝脏** 在这个8周大的胎儿身上可以看到早期的眼睛。腹部黑色的区域是发育中的肝脏。

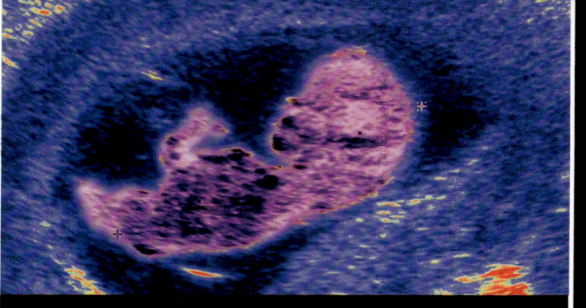

**孕12周的超声图像** 超声波扫描可以测量胎儿，这有助于估计胎儿孕龄并监测胎儿的生长情况。

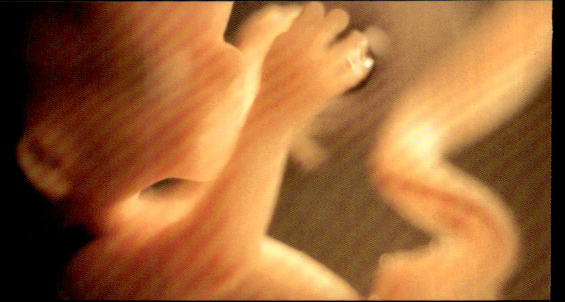

**外耳和手指** 到第12周时，在胎儿头的一侧可以看到很小的外耳，分开的手指和脚趾也已形成。

# 孕早期
# 第1~3个月 ｜ 第1~12周

在孕早期，单细胞的受精卵植入子宫，并发育为一个微小的，但可辨别人形的胚胎，此时其所有主要器官已基本成形。

孕早期是显著生长发育的阶段。单细胞的受精卵迅速分裂成胚胎，然后发育成胎儿。虽然胎儿还在发育阶段，但在孕早期末段，胎儿已初具人形，拥有面部器官、感觉器官、四肢末端的手指和脚趾，甚至还有牙蕾、指纹和趾甲。大脑、神经系统和肌肉均具有相应功能，胎儿可以做出无意识的反射动作，如剧烈运动、吞咽、打嗝、打哈欠和排尿。

人类发育的初始阶段可能充满危险。在器官形成的过程中，胚胎对包括药物、污染物和感染在内的有害影响特别敏感。孕早期是最可能发生先天性损伤和流产的时期，但在孕早期结束时，这种危险已经减少很多了。虽然女性可能直到第三个月才会表现出明显怀孕，但她可能会注意到自己的腰围增加和其他早期症状，如恶心。许多女性在这3个月结束后才会宣布自己怀孕。

## 时间轴

**母体**

**第1周**
如果在月经过后1个月证实怀孕，则这次月经标志着怀孕的开始。卵巢卵泡开始成熟，准备排卵。

**第2~3周**
卵泡刺激素（FSH）使卵子在卵泡内成熟。卵泡移动到卵巢表面并破裂，释放出成熟的卵子。
子宫内膜增厚，为怀孕做准备。
排卵时，基础体温升高，子宫颈黏液变得黏稠。

**第4周**
增厚的子宫内膜准备好接受和滋养囊胚。
宫颈内形成黏液栓，以保护子宫免受感染。

**第5~6周**
在预计月经来潮之前，怀孕测试就可能会显示阳性。
怀孕早期的症状可能包括恶心、尿频、疲倦和乳房敏感。

**第1个月**

| 第1周 | 第2周 | 第3周 | 第4周 | 第5周 | 第6周 |

**第2个月**

**胎儿**

**第1~2周**
一个成熟的卵子从卵巢出来之后，沿着输卵管向子宫移动。如果女性在这个易孕期发生性行为，精子将沿着输卵管向上游向卵子，完成受精。

**第3周**
如果受精，受精卵就在沿输卵管移动的过程中开始分裂。人绒毛膜促性腺激素就会分泌，并"关闭"月经。

**第4周**
囊胚植入子宫内膜，形成一个充满液体的核心，发育成卵黄囊，并将胚胎细胞与胎盘细胞分离。

**第5~6周**
胚胎细胞分裂出3层，细胞开始分化。外层形成神经管，发育成大脑和脊髓。

中层的隆起形成心脏，分出四个腔室，维持身体血液循环。

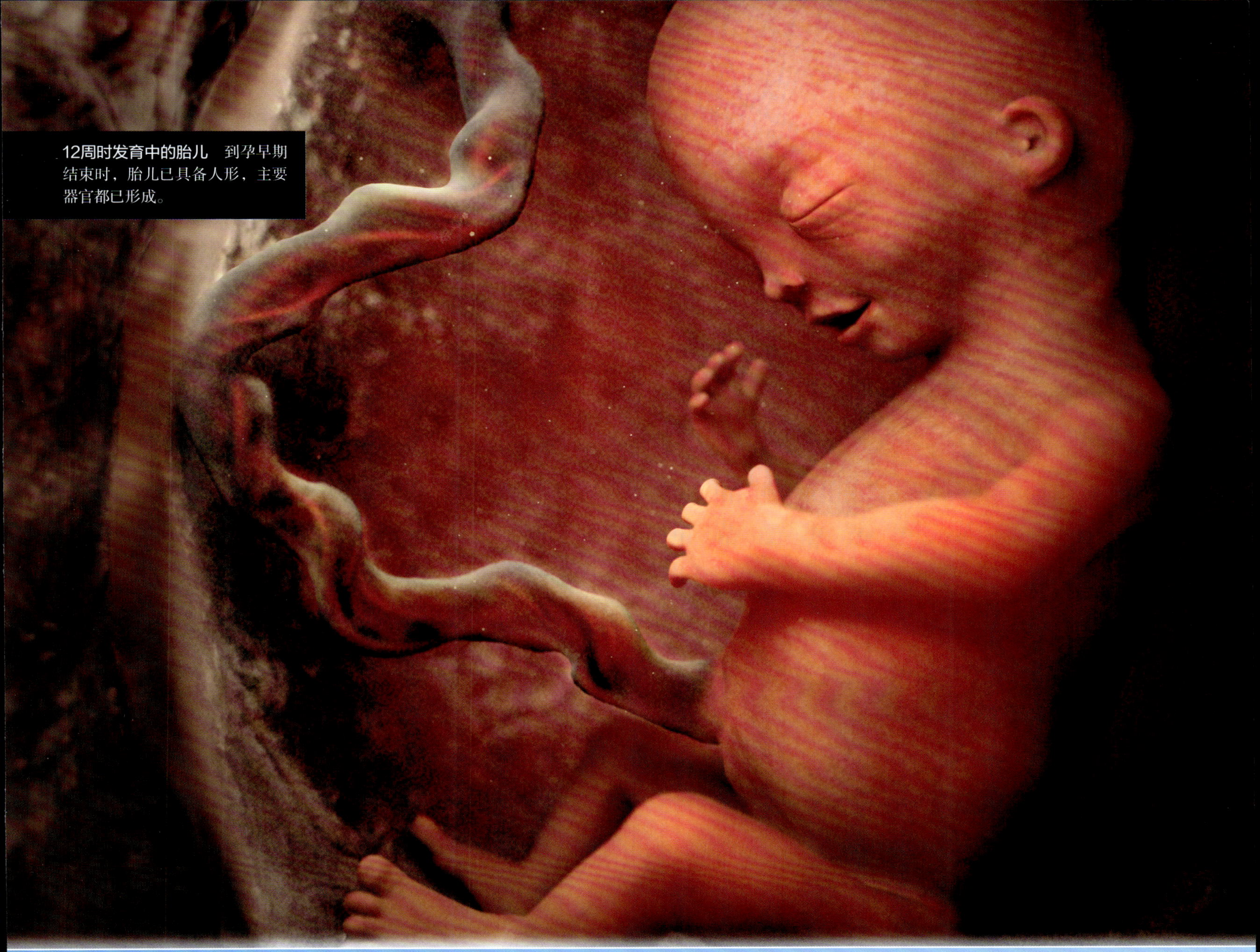

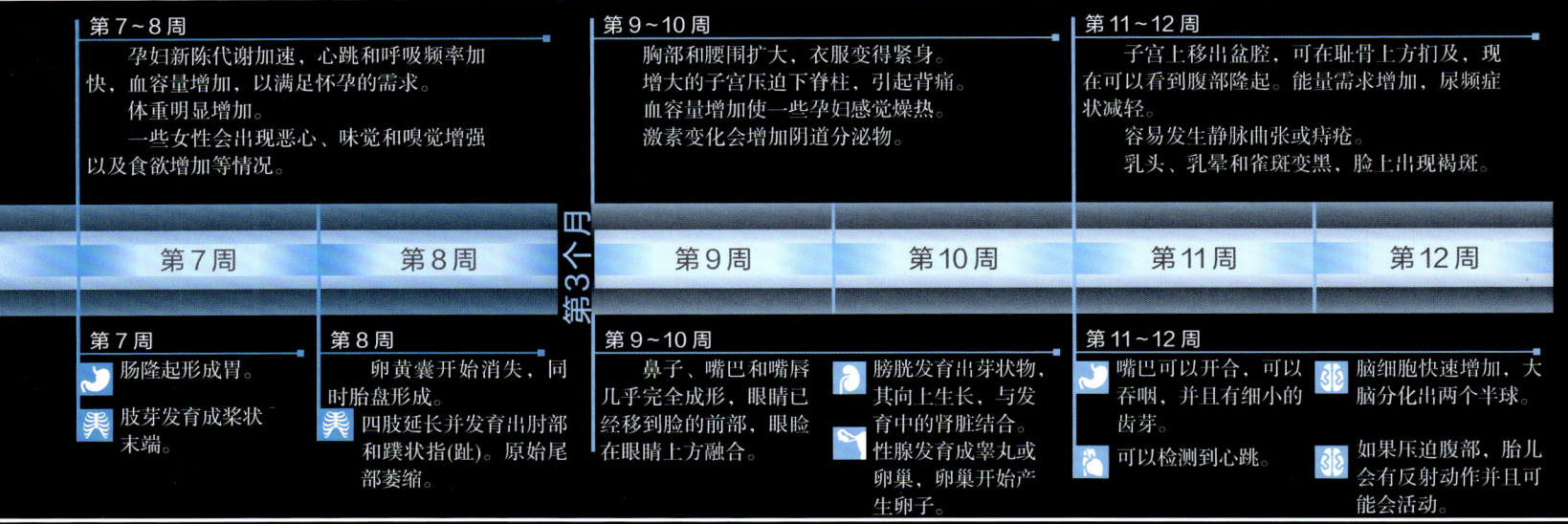

12周时发育中的胎儿　到孕早期结束时，胎儿已具备人形，主要器官都已形成。

| 第7～8周 | 第9～10周 | 第11～12周 |
|---|---|---|
| 孕妇新陈代谢加速，心跳和呼吸频率加快，血容量增加，以满足怀孕的需求。<br>体重明显增加。<br>一些女性会出现恶心、味觉和嗅觉增强以及食欲增加等情况。 | 胸部和腰围扩大，衣服变得紧身。<br>增大的子宫压迫下脊柱，引起背痛。<br>血容量增加使一些孕妇感觉燥热。<br>激素变化会增加阴道分泌物。 | 子宫上移出盆腔，可在耻骨上方扪及，现在可以看到腹部隆起。能量需求增加，尿频症状减轻。<br>容易发生静脉曲张或痔疮。<br>乳头、乳晕和雀斑变黑，脸上出现褐斑。 |

第3个月

| 第7周 | 第8周 | 第9周 | 第10周 | 第11周 | 第12周 |
|---|---|---|---|---|---|

| 第7周 | 第8周 | 第9～10周 | | 第11～12周 | |
|---|---|---|---|---|---|
| 肠隆起形成胃。<br>肢芽发育成桨状末端。 | 卵黄囊开始消失，同时胎盘形成。<br>四肢延长并发育出肘部和蹼状指(趾)。原始尾部萎缩。 | 鼻子、嘴巴和嘴唇几乎完全成形，眼睛已经移到脸的前部，眼睑在眼睛上方融合。 | 膀胱发育出芽状物，其向上生长，与发育中的肾脏结合。<br>性腺发育成睾丸或卵巢，卵巢开始产生卵子。 | 嘴巴可以开合，可以吞咽，并且有细小的齿芽。<br>可以检测到心跳。 | 脑细胞快速增加，大脑分化出两个半球。<br>如果压迫腹部，胎儿会有反射动作并且可能会活动。 |

73

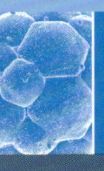

# 第1个月 | 第1~4周

怀孕是从女性最后一次月经开始算起的。此后2周，身体为受孕做准备。受精卵在进入子宫的过程中经历了快速的细胞分裂，并开始在子宫内发育成胚胎。

## 第1周

子宫内膜在前一个月的周期中已经形成，并准备接受受精卵。如果未怀孕，增厚的子宫内膜就会脱落。如果怀孕，那么本月经期开始的日期就被认为是怀孕的开始。若打算怀孕，就应该服用叶酸、健康饮食和定期锻炼，以使身体在怀孕时处于最佳状态。为了最大限度地增加受孕的概率，妇女应该记录基础体温和宫颈黏液的变化，以检测排卵发生的时间。月经期间的激素变化促使每个卵巢中的数个卵泡开始成熟，尽管通常只有一个完全发育。

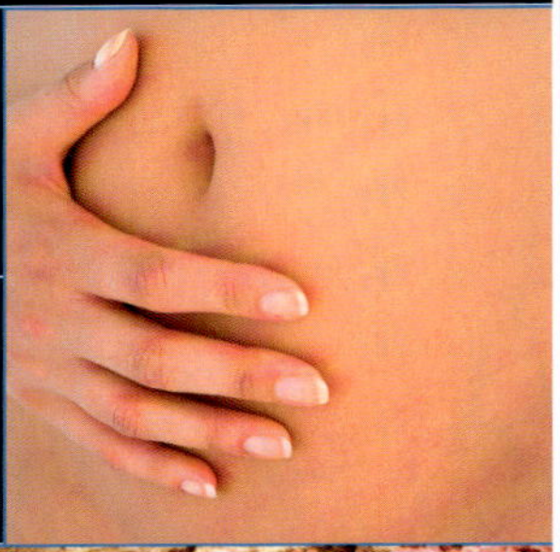

**监测**
观察身体的细微变化可以让妇女意识到排卵即将来临。

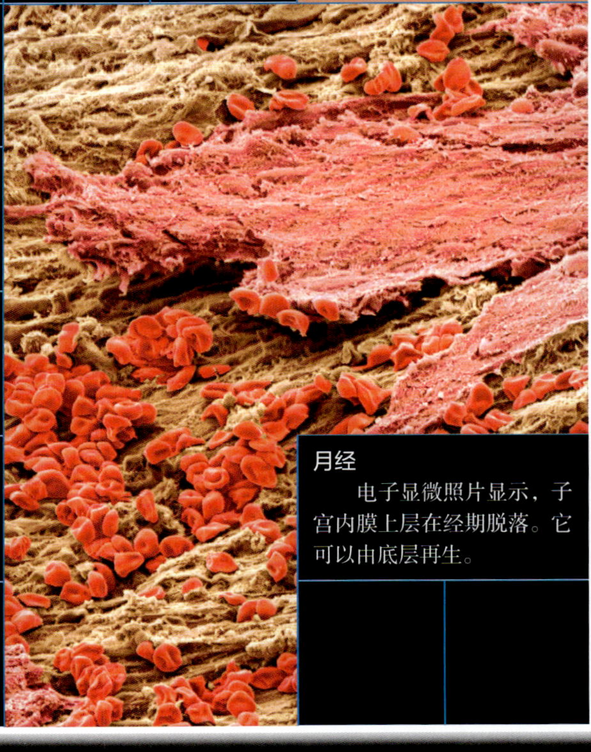

**月经**
电子显微照片显示，子宫内膜上层在经期脱落。它可以由底层再生。

## 第2周

一旦月经停止，由脑垂体控制的周期性激素变化会刺激子宫内膜再次开始增厚，为下一次可能的怀孕做准备。同时，卵泡继续成熟。到本周末期，其中一个卵泡将完全成熟，并在卵巢表面破裂。排卵的标志是基础体温急剧上升（休息时体温最低）和稀薄易拉伸的宫颈黏液。排卵后，卵子被输卵管末端的触手（伞端）捡拾，并游动到输卵管内准备与到达的精子相遇。此时性交，即在月经周期的第14天前后，最有可能受孕。

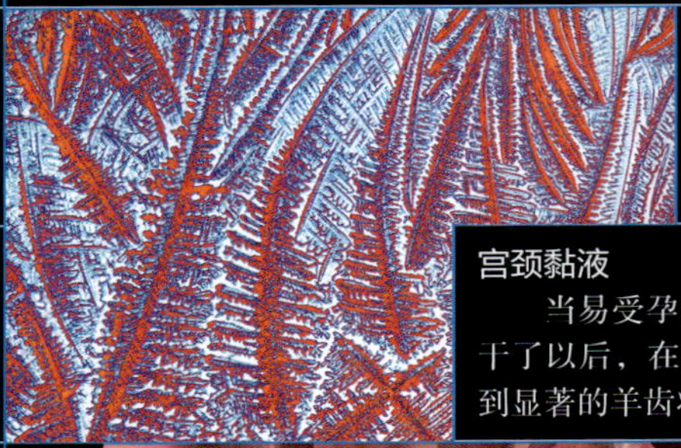

**宫颈黏液**
当易受孕型的宫颈黏液干了以后，在显微镜下可看到显著的羊齿状结构。

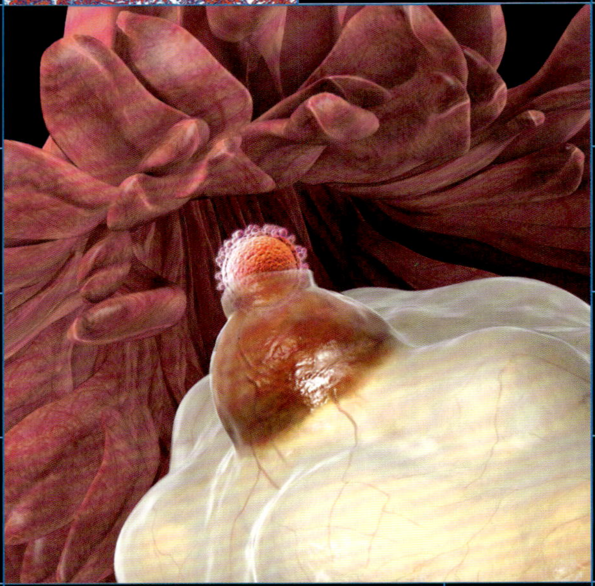

**排卵**
在月经周期的第14天前后，卵泡刺激素和黄体生成素的激增导致卵巢表面形成一个凸起，然后破裂释放出成熟的卵子。

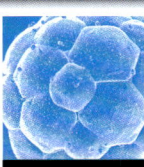

# 第3周

一次射精可排出高达3.5亿个精子，但只有不足1/1 000的精子能通过子宫颈进入子宫，只有大约200个精子能到达输卵管与卵子相遇。在受孕的那一刻，仅有一个精子进入卵子，然后卵外膜阻止其他精子进入。受精卵会产生一种叫作人绒毛膜促性腺激素（hCG）的激素，它通过刺激孕酮的持续分泌来"终止"月经周期。而孕酮是维持子宫内膜所需的关键激素。受精卵沿着输卵管向下移动并进行分裂，形成有两个细胞的受精卵，然后形成囊胚细胞。当它到达子宫时，就已经成为由大约100个细胞组成的细胞球，称为囊胚。

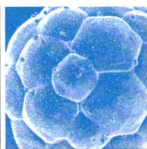

# 第4周

囊胚在受孕后平均需要6天到达子宫——此时子宫内膜增厚，准备接受和滋养它。激素还会使宫颈黏液增厚，在宫颈管内形成黏液栓，可在孕期保护子宫免受阴道上行的感染。此时囊胚发育出一个充满液体的腔体，形成两层细胞。外层（滋养层）嵌入子宫内膜成为胎盘。内层形成早期胚胎（成胚细胞）——这些细胞然后分化成一个两层的胚盘。充满液体的腔体发育成卵黄囊，并在最初的几周内为胚胎提供营养，直到胎盘发育形成。

**性交**
阴茎位于阴道高处的性交体位有助于受孕，性交后把腿抬高也有帮助。

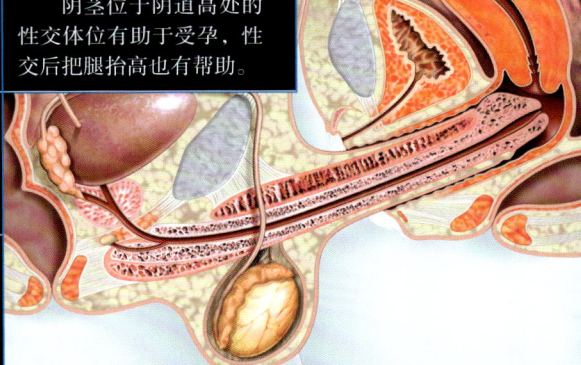

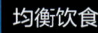

**均衡饮食**
即使没有确认怀孕，健康饮食以支持和滋养潜在的胚胎也是至关重要的。

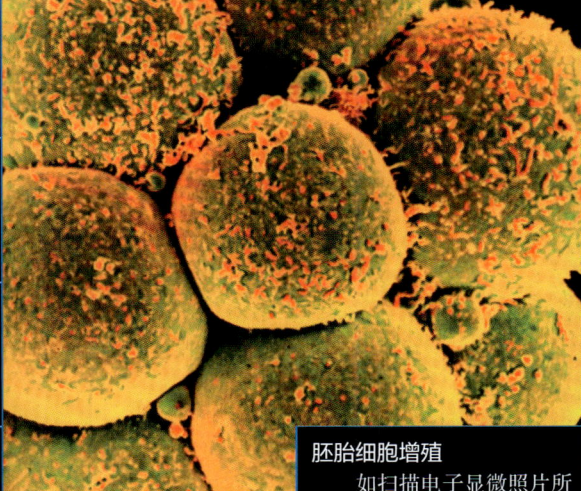

**胚胎细胞增殖**
如扫描电子显微照片所示，初始受精卵分裂形成一个胚细胞团。

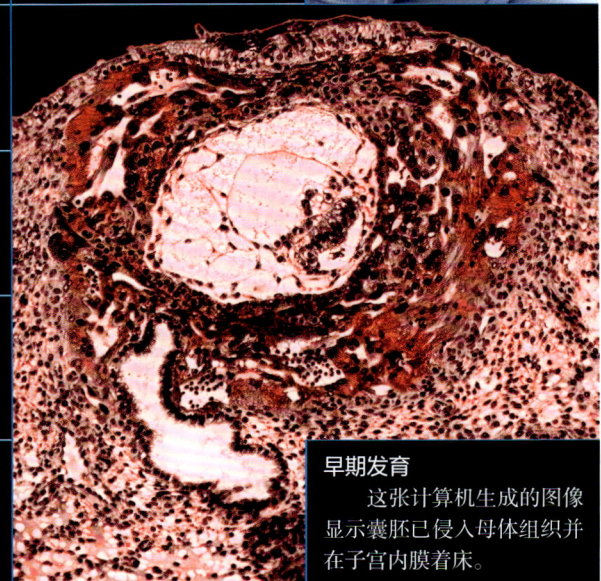

**早期发育**
这张计算机生成的图像显示囊胚已侵入母体组织并在子宫内膜着床。

# 第1个月 | 第1～4周
## 母亲和胚胎

在每个月经周期开始时，母体都在为可能的怀孕做准备。在前2周，没有排卵的外在迹象，也没有为怀孕做准备的子宫内膜变化。子宫内膜脱落后，在接下来的1～2周内再生、增厚。在孕激素和雌激素的作用下，内膜变得有黏性且富有营养，以促进和支持囊胚成功种植。在每个周期中，受孕的概率约为40%。尽管月经过期通常是女性怀孕的第一个明确的迹象，但受孕的第一个迹象也可能是轻微的着床出血，这可能与出血较少的月经混淆。第4周左右做妊娠试验可以确认怀孕。

**输卵管**
受精发生在输卵管最宽的部分，即输卵管壶腹部

**放射冠**
大的卵细胞被较小的放射冠细胞包围

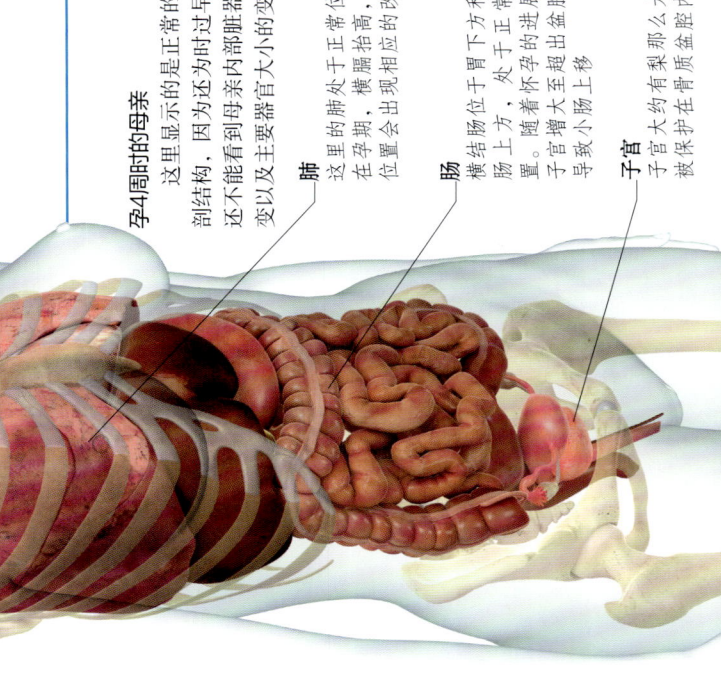

**孕4周的母亲** 这里显示的是正常的女性解剖结构。因为还为时过早，所以还不能看到母亲内部脏器位置变化以及主要器官大小的变化。

**肺** 这里的肺处于正常位置。在孕期，横膈抬高，肺部位置会出现相应的改变。

**肠** 横结肠位于胃下方和小肠上方，处于正常进展位置。随着怀孕的进展，子宫增大至顶出盆腔，导致小肠向上移。

**子宫** 子宫大约有梨那么大，被怀护在骨质盆腔内

### 母亲

- 65次/min
- 107/70 mmHg
- 4.26 l

胚胎植入时释放激素hCG。通过妊娠试验可以在母亲的尿液中检测到。

**20%**
大约20%的女性在怀孕的头几周对气味更加敏感。

卵子一旦排出，如果未受精，只能存活24小时。

1 2 3 **4** 5 6 7 8 9 10 11 12 13 14 15 16 17 18 19 20 21 22 23 24 25 26 27 28 29 30 31 32 33 34 35 36 37 38 39 40

## 统计

**受精**
精子即将冲破外膜使卵子受精

**2周**

许多精子到达卵子，一旦到达就会试图进入卵子。当一个精子成功地钻穿卵子外膜时，卵外膜会发生去极化，阻止其他精子穿透卵子透明膜并使其受精。

### 胎儿

**1 mm**

3周后，胎心开始以每分钟20～25次这样相对缓慢的速度跳动。到了第3个月，这一速度已达到了每分钟157次。

胎儿的性别由受孕时的精子决定。如果精子携带Y染色体，则胎儿为男性；如果是X染色体，则胎儿为女性。

到第28天，胚胎每天生长1 mm，但仍比火柴类头还要小。

由于子宫细胞分裂，囊胚进入子宫腔并种植入时已经包含了100～150个细胞。这些细胞排列成一个3层球体。

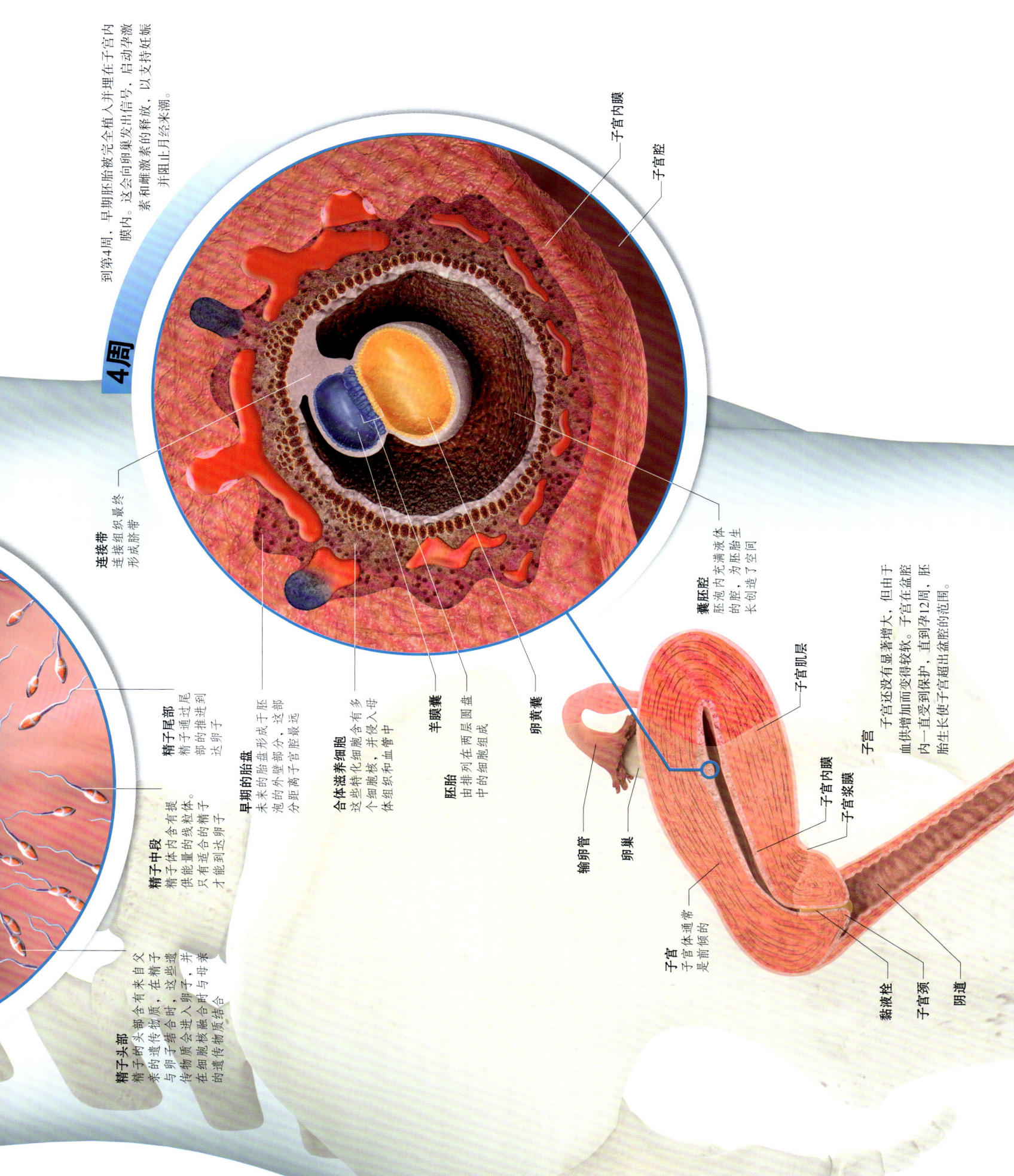

到第4周，早期胚胎被完全植入并埋在子宫内膜内。这会向卵巢发出信号，启动孕激素和雌激素的释放，以支持妊娠并阻止月经来潮。

**4周**

子宫内膜

子宫腔

**连接带**
连接组织最终形成脐带

**精子头部**
精子的头部含有来自父亲的遗传物质，在精子结合时，这些遗传物质会进入卵子，并在细胞核融合时与母亲的遗传物质结合。

**精子中段**
精子体内含有提供能量的线粒体，这些能量只有连合的精子才能到达卵子

**精子尾部**
精子通过尾部的推进部距离进到子宫腔最远达卵子

**早期的胎盘**
未来的胎盘形成于胚泡的外壁部分，这部分距离接合的精子最远

**合体滋养细胞**
这些特化细胞含有多个细胞核，并侵入母体组织和血管中

**胚胎**
由排列在两层圆盘中的细胞组成

羊膜囊

卵黄囊

**囊胚腔**
胚泡内充满液体的腔，为胚胎生长创造了空间

子宫肌层

子宫内膜

子宫浆膜

**子宫**
子宫体通常是前倾的

**子宫**
子宫还没有显著增大，但由于子宫在盆腔内一直受到保护，直到孕12周，胚胎生长使子宫超出盆腔的范围。供血量增加而变得较软。

输卵管

卵巢

黏液栓

子宫颈

阴道

# 母亲的主要变化

## 怀孕何时开始

从受孕的那一刻起，母亲体内的激素变化使子宫做好受孕的准备，并适应胚胎发育的需求。为了适应怀孕，子宫体积将增大500倍以上，并发生激素和代谢变化，以平衡母亲和胎儿的需求。从排卵开始算起，怀孕平均时间达266天（38周）。为了简单起见，怀孕周数从末次月经的第1天开始计算，通常提前2周，因此怀孕的平均时间为280天（40周）。

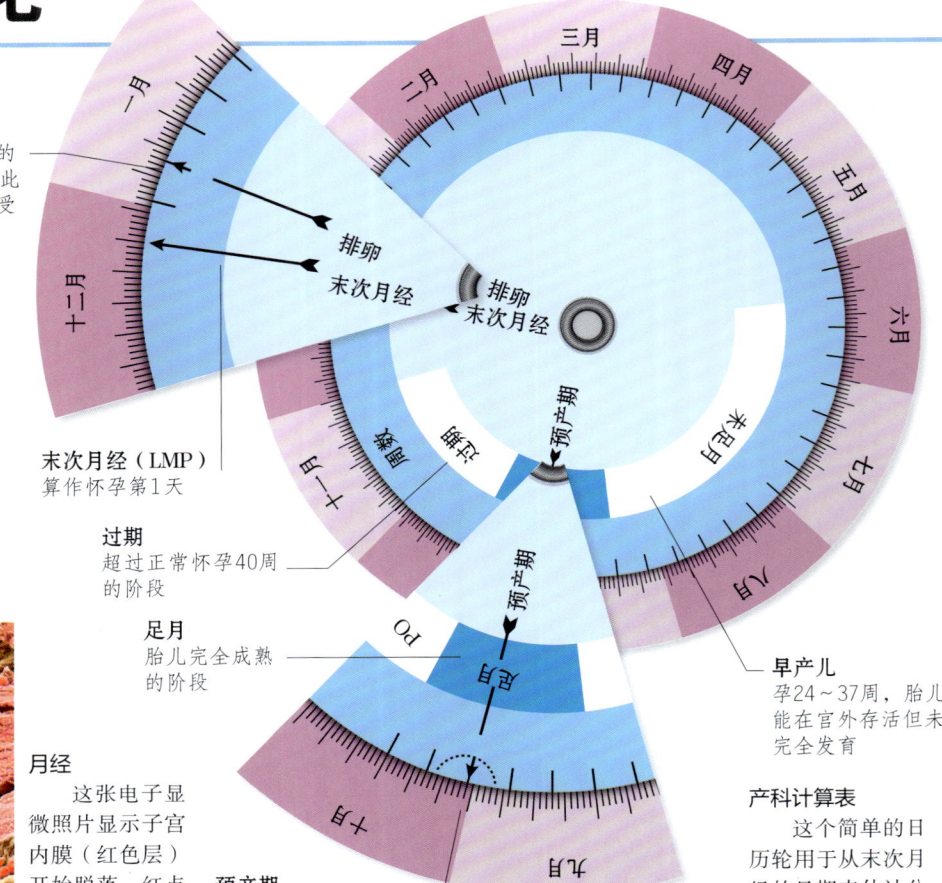

**排卵**
通常是周期的第14天，在此日期之后，受孕可能发生

**末次月经（LMP）**
算作怀孕第1天

**过期**
超过正常怀孕40周的阶段

**足月**
胎儿完全成熟的阶段

**月经**
这张电子显微照片显示子宫内膜（红色层）开始脱落。红点是来自下方血管的血细胞。

**预产期**
末次月经后的第1天以后280天

**早产儿**
孕24～37周，胎儿能在宫外存活但未完全发育

**产科计算表**
这个简单的日历轮用于从末次月经的日期来估计分娩时间。

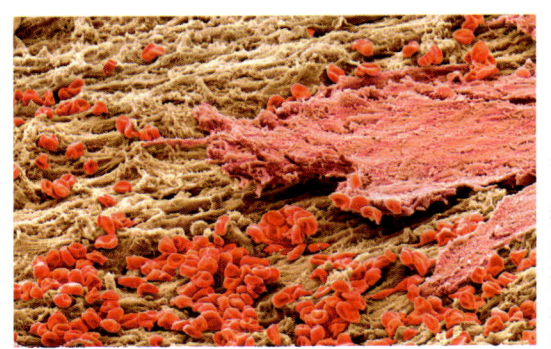

## 叶酸

叶酸是一种B族维生素，存在于一些水果和许多绿色蔬菜中。它将脊柱裂（脊髓和脊柱缺陷）的风险降低了75%。然而，即使是最健康的饮食也很难提供足够的叶酸，因此建议所有计划怀孕的女性都补充叶酸。叶酸应在孕前3个月开始服用，并持续服用至孕后前3个月。

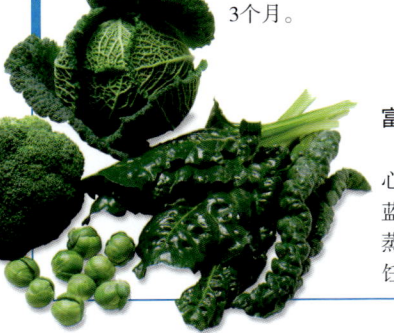

**富含叶酸的蔬菜**
西蓝花、卷心菜、菠菜和甘蓝都含有叶酸。蒸煮是最好的烹饪方法。

## 子宫的变化

从受孕开始，子宫只有6天的时间为接受囊胚做准备。当卵巢从排卵部位的空卵泡（黄体）分泌雌激素和孕激素时，月经周期停止。子宫内膜增厚，并且变得有"黏性"以帮助着床。腺体活性增加，雌激素和孕激素水平升高，血供增加。并非所有受精卵都会着床，而且受精卵偶尔会种植到子宫以外的地方，形成异位妊娠。子宫内膜实际上只有1~2天适合着床。

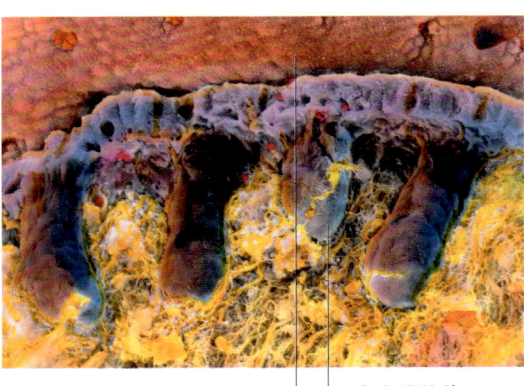

**子宫内膜**
月经后可再生

**子宫内膜腺体**
产生分泌物，使子宫内膜为受精卵着床做准备

**子宫内膜**
子宫内膜的最外层在每个月经周期结束时脱落，较深的腺体层保留下来为下一次月经做准备。

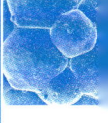

## 受孕监测

排卵的时间可以随月经周期的长短而变化，若未怀孕，排卵后14天月经就会来潮。对于月经周期不规则的女性，排卵时间很难预测，测量基础体温和评估宫颈黏液的质量可以为受孕窗口提供线索。一旦排卵，如果未受精，卵子只能存活24小时。受孕窗口期比这个时间稍长一些，因为精子在输卵管中保持活性达48小时，部分精子可保持活性达80小时。

### 男性生育能力

男性从青春期早期开始终生保持生育能力。生育能力与射精量关系不大，而是取决于精子总数、精子形态和活性。实验室精液分析对于有生育问题的夫妇至关重要。尽管精子数量随着年龄的增长而下降，但这通常不会显著影响生育能力，在排卵期前后性交且性交前禁欲几天将提高受孕机会。有几种情况会降低生育率（见第222～223页）。通过改变生活方式，如减少吸烟和饮酒可以提高生育能力。

### 受孕窗口

**体内的变化**

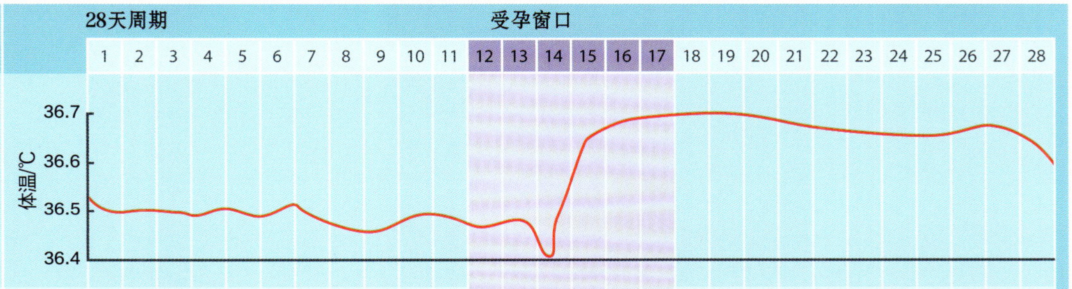

28天周期　　　受孕窗口

| 1 | 2 | 3 | 4 | 5 | 6 | 7 | 8 | 9 | 10 | 11 | 12 | 13 | 14 | 15 | 16 | 17 | 18 | 19 | 20 | 21 | 22 | 23 | 24 | 25 | 26 | 27 | 28 |

#### 基础体温

精密的温度计可以测量出基础体温上升0.2～0.5 ℃，意味着排卵已经发生。应每天测量体温，因为温度的突然升高至关重要。

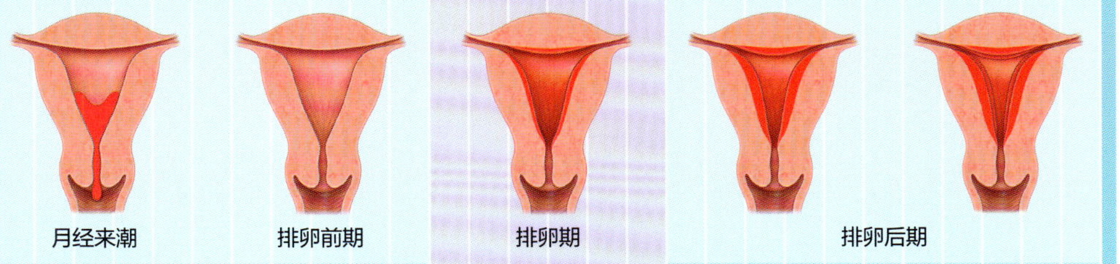

体温/℃：36.7　36.6　36.5　36.4

#### 月经周期

仔细记录每次月经周期的细节可以发现月经是否规律。平均周期为28天，但正常变化范围为21～35天。不规则的月经其周期长短不一，因此很难计算排卵时间。

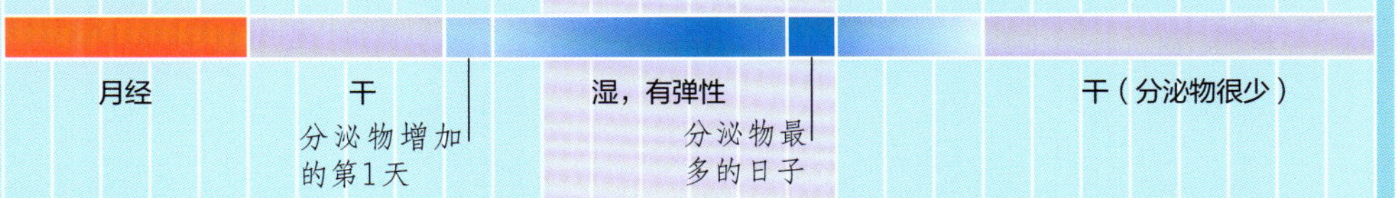

月经来潮　　排卵前期　　排卵期　　排卵后期

#### 宫颈黏液

在雌激素的影响下，排卵时宫颈黏液会发生变化，以促进精子穿过宫颈管。为了增加精子活力，黏液变得稀薄、有弹性，其酸性降低。随后，在孕激素的影响下，宫颈黏液发生相反的变化，稠厚的黏液可阻止精子通过。

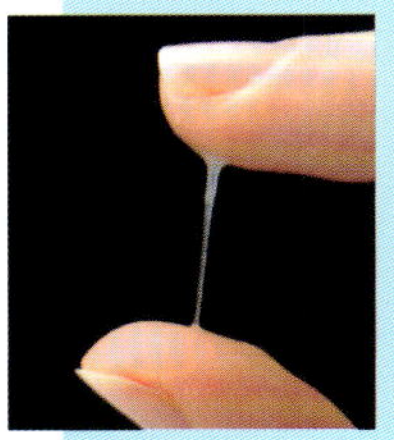

月经　　干　　湿，有弹性　　干（分泌物很少）

分泌物增加的第1天　　分泌物最多的日子

**黏液拉丝试验**

在拇指和食指之间拉伸宫颈黏液可以检测其质量。如果呈稀薄水样、可轻微拉伸，则说明已排卵。

#### 触发排卵

卵泡在卵泡刺激素（FSH）的影响下成熟，黄体生成素（LH）的突然激增引发优势卵泡的排卵。排卵前12～24小时左右，LH水平增加10倍，导致卵泡破裂并从优势卵泡中释放。

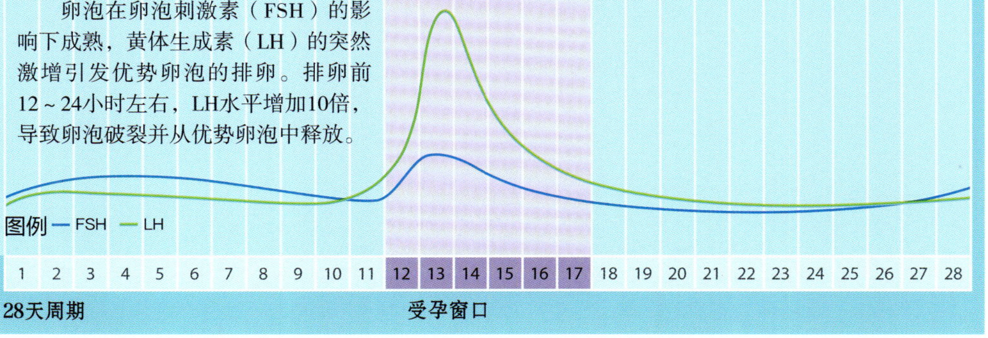

图例　— FSH　— LH

| 1 | 2 | 3 | 4 | 5 | 6 | 7 | 8 | 9 | 10 | 11 | 12 | 13 | 14 | 15 | 16 | 17 | 18 | 19 | 20 | 21 | 22 | 23 | 24 | 25 | 26 | 27 | 28 |

28天周期　　　受孕窗口

# 受孕

为了受孕，释放的数百万精子中必须有一个穿透卵子。然而，精子必须首先通过子宫颈和子宫进入输卵管，只有少数精子能够成功到达终点。

当卵子从卵巢排出后，就被叶状输卵管伞端扫入输卵管中。受精通常发生在输卵管较宽的中部，即壶腹部。然而，大多数被释放的精子并不能到达此处。这一点很重要，可以确保只有最强壮的精子才能到达卵子并使之受精。

## 第15天 卵子的通路

卵子被输卵管末端的伞端拾取，沿着输卵管进入更宽的壶腹部。受精通常发生在这个位置，并且通常在排卵后1~2天发生。

卵子的通路

**壶腹部**
常见的受精部位

**200~300个精子**
进入每条输卵管

**卵巢**

**输卵管伞端**

**10万个精子**
精子进入子宫腔

**6 000万~8 000万精子**
通过宫颈

**2亿~3亿精子**
进入阴道

## 第12~14天 精子游动

在2~6 ml精液中，有数亿的精子被释放出来。精子运动能力有限，但宫颈黏液和子宫内环境使其每分钟前进2~3 mm。

### 精子获能

精子可以在阴道内移动，但受到约束，直到它们到达子宫内适宜的、酸性较弱的环境。它们只有经历了获能的过程才能使卵子受精。这包括去除精子头部的蛋白质外壳（顶体），使其与卵子融合。获能的过程不长，每个精子只发生一次。通常只有最强壮、最成熟的精子才能在通往卵子的旅程中完成获能。

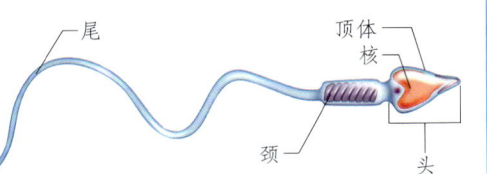

尾　顶体　核　颈　头

## 第14天 排卵

通常只有一个优势卵泡可以成熟排卵。以28天为周期，排卵通常发生在第14天。月经周期短则排卵发生得早些，月经周期长则排卵发生得晚些。在一个特定周期中，成功受精的概率约为40%。

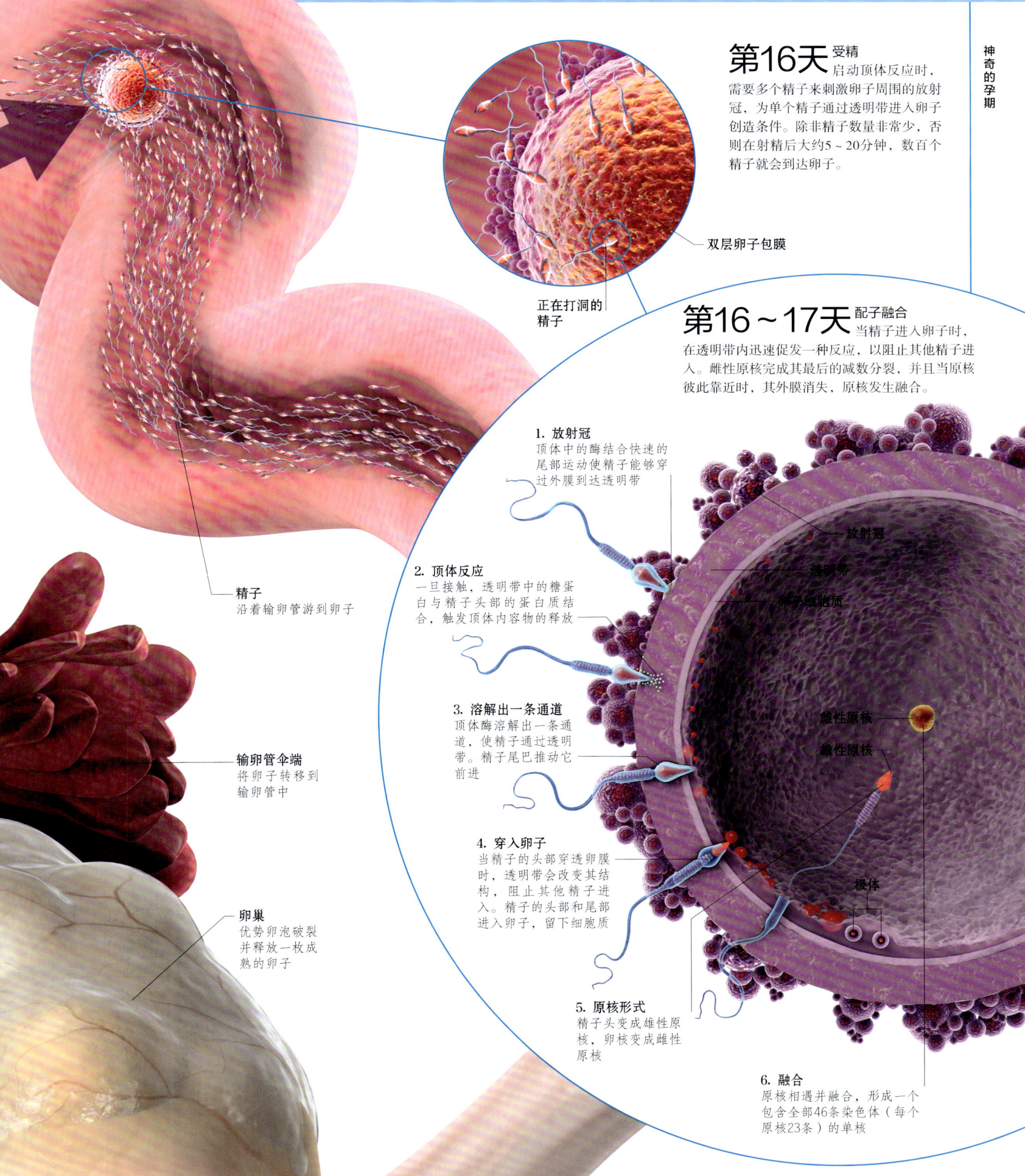

## 第16天 受精

启动顶体反应时，需要多个精子来刺激卵子周围的放射冠，为单个精子通过透明带进入卵子创造条件。除非精子数量非常少，否则在射精后大约5~20分钟，数百个精子就会到达卵子。

双层卵子包膜

正在打洞的精子

## 第16~17天 配子融合

当精子进入卵子时，在透明带内迅速促发一种反应，以阻止其他精子进入。雌性原核完成其最后的减数分裂，并且当原核彼此靠近时，其外膜消失，原核发生融合。

**1. 放射冠**
顶体中的酶结合快速的尾部运动使精子能够穿过外膜到达透明带

**2. 顶体反应**
一旦接触，透明带中的糖蛋白与精子头部的蛋白质结合，触发顶体内容物的释放

**3. 溶解出一条通道**
顶体酶溶解出一条通道，使精子通过透明带。精子尾巴推动它前进

**4. 穿入卵子**
当精子的头部穿透卵膜时，透明带会改变其结构，阻止其他精子进入。精子的头部和尾部进入卵子，留下细胞质

**5. 原核形式**
精子头变成雄性原核，卵核变成雌性原核

**6. 融合**
原核相遇并融合，形成一个包含全部46条染色体（每个原核23条）的单核

放射冠

透明带

卵子细胞质

雌性原核

雌性原核

极体

精子
沿着输卵管游到卵子

输卵管伞端
将卵子转移到输卵管中

卵巢
优势卵泡破裂并释放一枚成熟的卵子

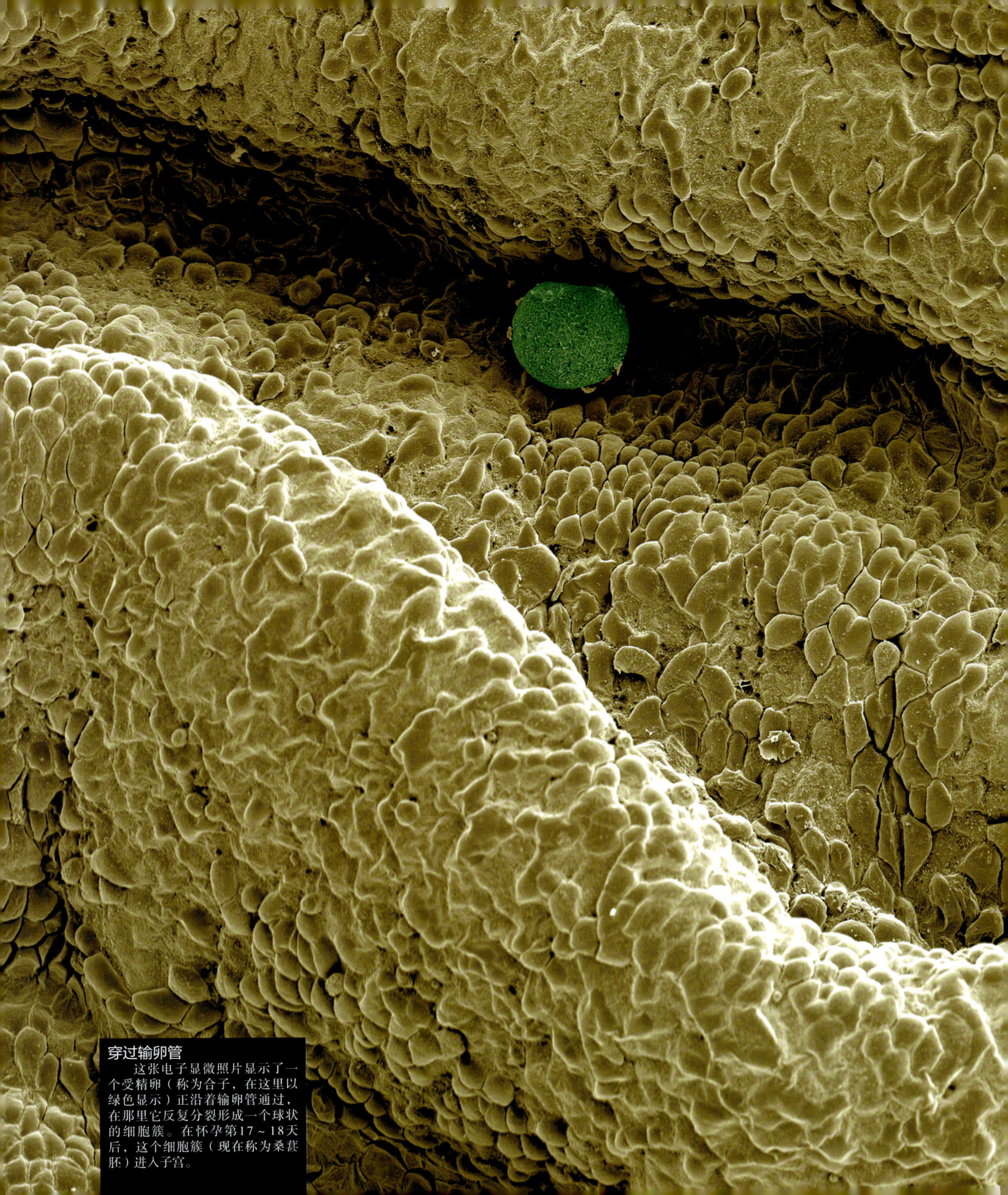

**穿过输卵管**

　　这张电子显微照片显示了一个受精卵（称为合子，在这里以绿色显示）正沿着输卵管通过，在那里它反复分裂形成一个球状的细胞簇。在怀孕第17～18天后，这个细胞簇（现在称为桑葚胚）进入子宫。

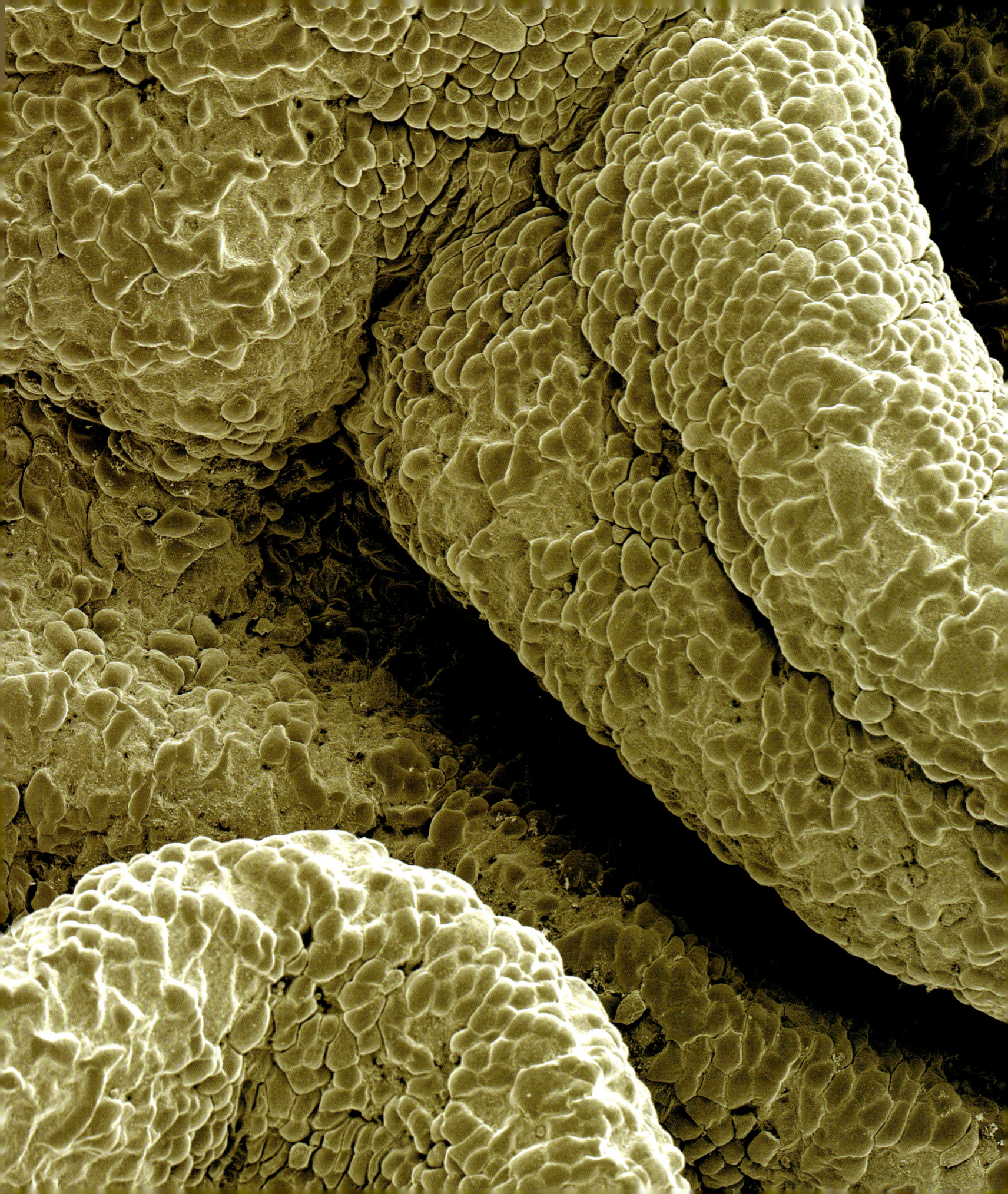

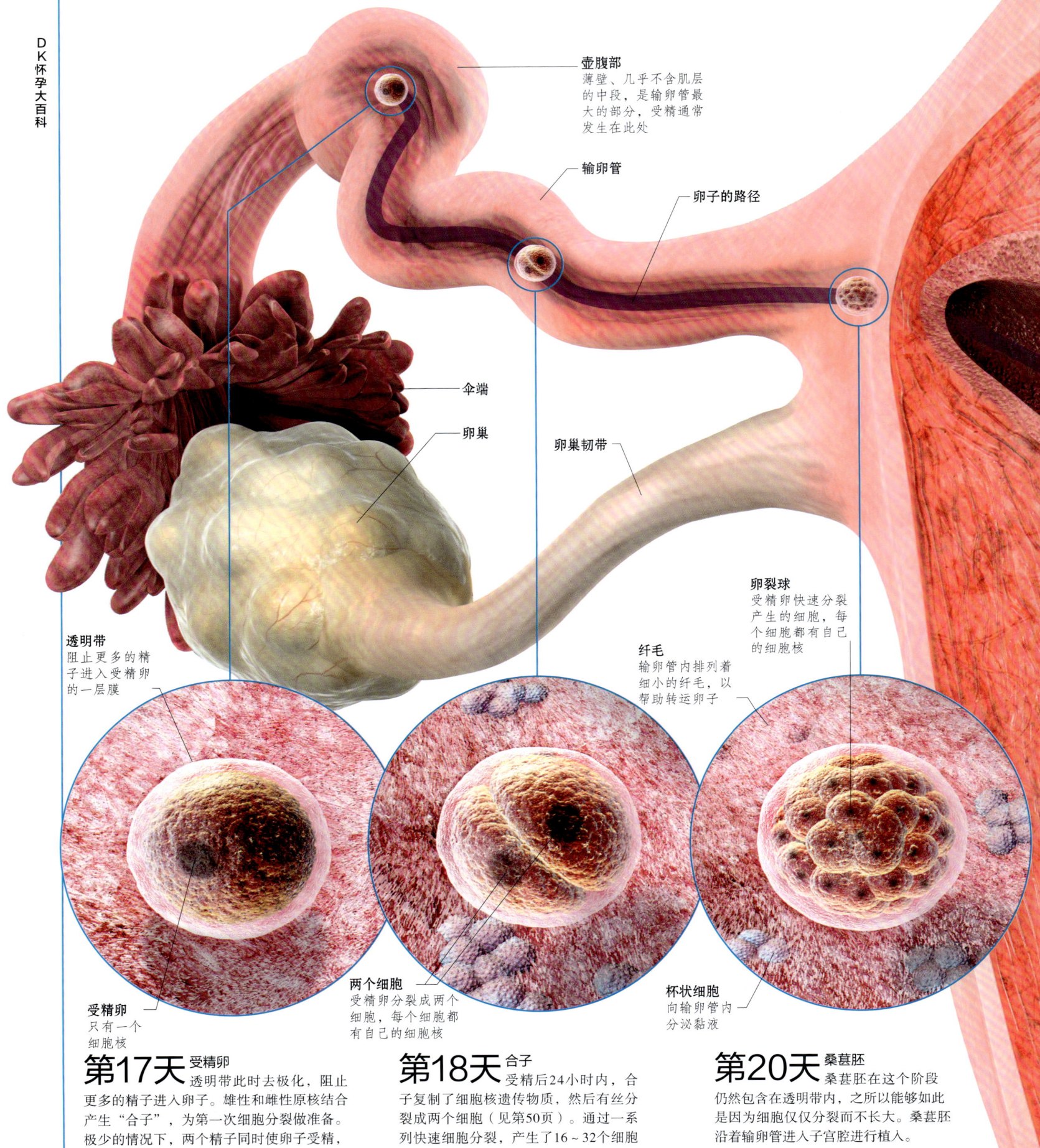

**壶腹部**
薄壁、几乎不含肌层
的中段，是输卵管最
大的部分，受精通常
发生在此处

**输卵管**

**卵子的路径**

**伞端**

**卵巢**

**卵巢韧带**

**卵裂球**
受精卵快速分裂
产生的细胞，每
个细胞都有自己
的细胞核

**透明带**
阻止更多的精
子进入受精卵
的一层膜

**纤毛**
输卵管内排列着
细小的纤毛，以
帮助转运卵子

**受精卵**
只有一个
细胞核

**两个细胞**
受精卵分裂成两个
细胞，每个细胞都
有自己的细胞核

**杯状细胞**
向输卵管内
分泌黏液

# 第17天 受精卵
透明带此时去极化，阻止
更多的精子进入卵子。雄性和雌性原核结合
产生"合子"，为第一次细胞分裂做准备。
极少的情况下，两个精子同时使卵子受精，
形成葡萄胎（见第227页）。

# 第18天 合子
受精后24小时内，合
子复制了细胞核遗传物质，然后有丝分
裂成两个细胞（见第50页）。通过一系
列快速细胞分裂，产生了16～32个细胞
的分裂球，称为卵裂球。这些分裂球形
成了桑葚胚。

# 第20天 桑葚胚
桑葚胚在这个阶段
仍然包含在透明带内，之所以能够如此
是因为细胞仅仅分裂而不长大。桑葚胚
沿着输卵管进入子宫腔进行植入。

# 从受精到着床

在着床前，受精卵迅速分裂，但大小不变，并被保护性透明带包裹。为了进一步植入和生长，囊胚在透明带上侵蚀出一个洞，然后挤出来并把自己埋在子宫内膜中。

并非所有受精卵都能成功植入。子宫内膜被孕激素刺激着床，孕激素由负责排卵的卵巢产生。在激素作用下，子宫内膜增厚并充满了支持囊胚的营养物质。如果卵子的通道被阻塞，它可能会着床在输卵管，导致异位妊娠（见第227页）。胚胎植入会触发hCG分泌，hCG导致黄体产生激素，在怀孕前11～12周帮助妊娠。

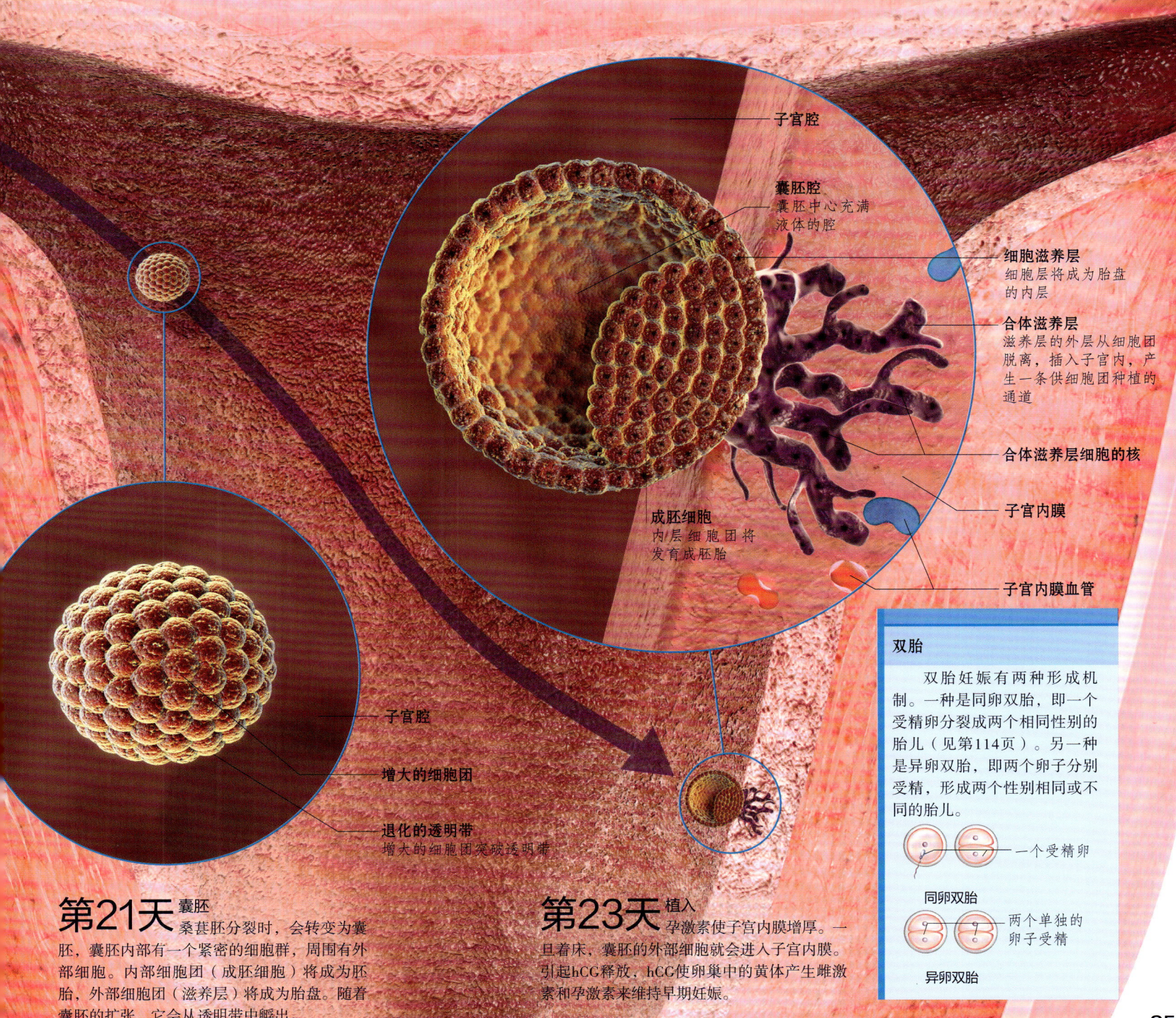

子宫腔

囊胚腔
囊胚中心充满液体的腔

细胞滋养层
细胞层将成为胎盘的内层

合体滋养层
滋养层的外层从细胞团脱离，插入子宫内，产生一条供细胞团种植的通道

合体滋养层细胞的核

子宫内膜

子宫内膜血管

成胚细胞
内层细胞团将发育成胚胎

子宫腔

增大的细胞团

退化的透明带
增大的细胞团突破透明带

## 第21天 囊胚
桑葚胚分裂时，会转变为囊胚，囊胚内部有一个紧密的细胞群，周围有外部细胞。内部细胞团（成胚细胞）将成为胚胎，外部细胞团（滋养层）将成为胎盘。随着囊胚的扩张，它会从透明带中孵出。

## 第23天 植入
孕激素使子宫内膜增厚。一旦着床，囊胚的外部细胞就会进入子宫内膜。引起hCG释放，hCG使卵巢中的黄体产生雌激素和孕激素来维持早期妊娠。

### 双胎
双胎妊娠有两种形成机制。一种是同卵双胎，即一个受精卵分裂成两个相同性别的胎儿（见第114页）。另一种是异卵双胎，即两个卵子分别受精，形成两个性别相同或不同的胎儿。

一个受精卵
同卵双胎

两个单独的卵子受精
异卵双胎

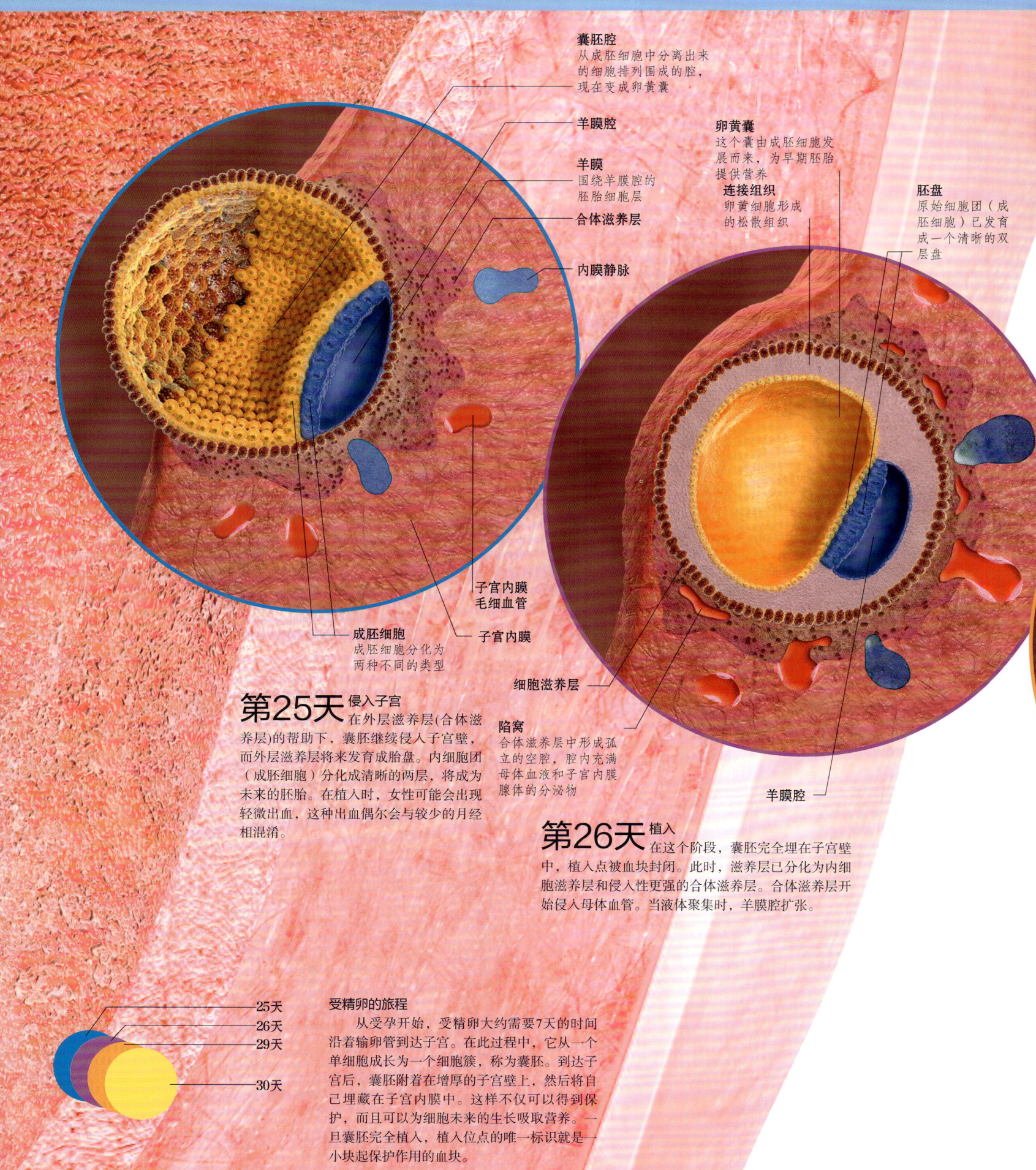

**囊胚腔**
从成胚细胞中分离出来的细胞排列围成的腔，现在变成卵黄囊

**羊膜腔**

**羊膜**
围绕羊膜腔的胚胎细胞层

**合体滋养层**

**内膜静脉**

**卵黄囊**
这个囊由成胚细胞发展而来，为早期胚胎提供营养

**连接组织**
卵黄细胞形成的松散组织

**胚盘**
原始细胞团（成胚细胞）已发育成一个清晰的双层盘

**子宫内膜毛细血管**

**子宫内膜**

**成胚细胞**
成胚细胞分化为两种不同的类型

**细胞滋养层**

**陷窝**
合体滋养层中形成孤立的空腔，腔内充满母体血液和子宫内膜腺体的分泌物

**羊膜腔**

## 第25天 侵入子宫
在外层滋养层(合体滋养层)的帮助下，囊胚继续侵入子宫壁，而外层滋养层将来发育成胎盘。内细胞团（成胚细胞）分化成清晰的两层，将成为未来的胚胎。在植入时，女性可能会出现轻微出血，这种出血偶尔会与较少的月经相混淆。

## 第26天 植入
在这个阶段，囊胚完全埋在子宫壁中，植入点被血块封闭。此时，滋养层已分化为内细胞滋养层和侵入性更强的合体滋养层。合体滋养层开始侵入母体血管。当液体聚集时，羊膜腔扩张。

25天
26天
29天
30天

**受精卵的旅程**
从受孕开始，受精卵大约需要7天的时间沿着输卵管到达子宫。在此过程中，它从一个单细胞成长为一个细胞簇，称为囊胚。到达子宫后，囊胚附着在增厚的子宫壁上，然后将自己埋藏在子宫内膜中。这样不仅可以得到保护，而且可以为细胞未来的生长吸取营养。一旦囊胚完全植入，植入位点的唯一标识就是一小块起保护作用的血块。

# 胚胎发育

成功的着床对于囊胚生长成早期胚胎至关重要。一旦囊胚成功植入子宫，它就会经历内部重构，并打洞进入子宫内膜深处。

囊胚分为两种内部细胞类型：成胚细胞，将来形成胎儿；两层滋养细胞，将来形成胎盘。两层滋养层的内层（细胞滋养层）有清晰的细胞壁，将形成母体和胎儿血液之间的最终屏障。外细胞层（合体滋养层）没有细胞壁，可使相互连接的细胞伸出，侵入并破坏母体组织，这使得囊胚能够深深植入子宫内膜。

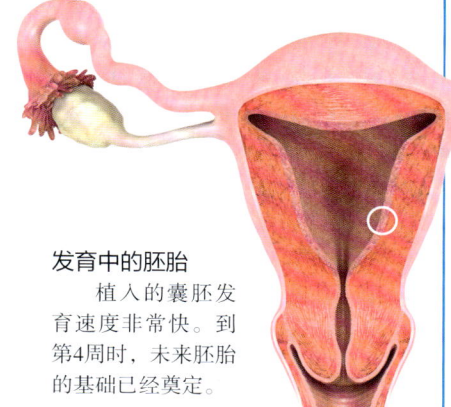

**发育中的胚胎**
植入的囊胚发育速度非常快。到第4周时，未来胚胎的基础已经奠定。

**合体滋养层**
由许多相互连接的细胞组成

**空腔**
在连接组织中形成腔隙，这些腔隙逐渐扩大和融合，并替代连接组织

**细胞滋养层**
这一层中的每个细胞都被包裹在一个完整的细胞膜内

**卵黄囊**
随着绒毛膜腔的扩大而逐渐缩小

**绒毛膜腔**
融合的空腔最终形成绒毛膜腔（环绕羊膜囊和卵黄囊的充满液体的大空腔）

**连接带**
绒毛膜腔形成后，连接组织区域仍然存在；将形成胎儿脐带

**第29天** 空腔形成
卵黄囊与外细胞壁层进一步分离，合体滋养层继续侵入母体血管，形成营养丰富的血液网络。空腔开始在连接组织内形成并融合。

**血管网**
当毛细血管继续被侵蚀并相互融合时，血管网就形成了

**绒毛膜**
由两层滋养层和剩余的连接组织组成，将构成胎盘的主要部分

**第30天** 绒毛膜腔
未来的胚胎现在由连接蒂连着，尽管比卵黄囊小，但绒毛膜腔继续增大——到第8周时可围绕胚胎。卵黄囊将滋养胎儿，并成为首个产生红细胞的地方。

**羊膜囊**

# 孕期安全

在怀孕期间，世界可能看起来像一个危险的地方，充满了对成长中的胎儿的潜在危险。从感染和药物到动物、化学制剂，甚至一些食物，都可能带来隐患。幸运的是，一些明智的预防措施可以将危险降至最低，从而有助于确保健康怀孕。

## 传染性危害

怀孕期间，女性的免疫系统受到抑制，以确保其身体不会排斥胎儿。但是，这意味着她更容易受到某些感染，也更容易因感染而产生并发症。除了影响孕妇的健康之外，一些传染性物质也会穿过胎盘，给发育中的胎儿造成伤害。特别是被污染的食物、传染病和动物（特别是猫）携带的疾病。

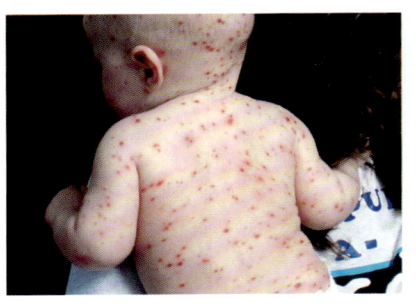

### 先天性感染

传染性疾病，包括风疹（德国麻疹）、水痘、麻疹和巨细胞病毒（CMV），可穿过胎盘，引发胎儿先天性感染，从而导致各种出生缺陷。虽然这种情况相对罕见，但如果感染发生在妊娠早期，风险最高。应避开感染人群，并及时接种疫苗。

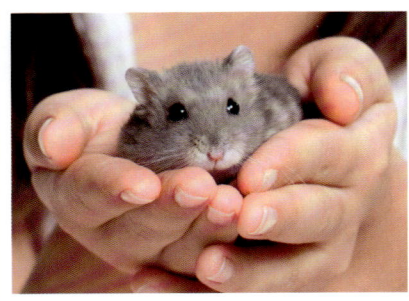

### 接触动物

一些动物及其粪便携带的疾病会对发育中的胎儿造成伤害。孕妇应远离猫砂、鸟笼、爬行动物、啮齿动物和绵羊。远离猫的食物储存和进食区域，接触猫后应洗手。也应该避免徒手园艺，以防猫污染了这个区域。

### 感冒、流感和疫苗接种

由于免疫系统在怀孕期间受到抑制，女性更容易患感冒和流感，并容易出现进一步的并发症。远离有感冒或流感症状的人，尽可能避免人群，接触公共物品表面（如水龙头、电话和门把手）后洗手，可以降低感染风险。每年注射1次流感疫苗可以预防并发症，也可以减少新生儿在最初6个月的感染风险。

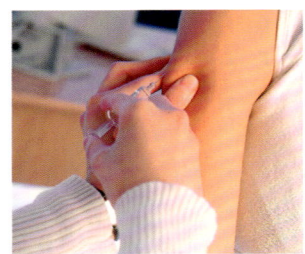

### 弓形虫病

这种罕见的感染是由动物粪便、鸟粪、未煮熟的肉或鱼、土壤以及受污染的水果和蔬菜中发现的寄生虫引起的。感染之后，尤其是在孕中期，会导致胎儿眼睛和大脑受损、先天性畸形、流产、死胎、早产和低出生体重。最常见的感染源是家猫和未熟透的肉，因此应采取预防措施，保证食品卫生。

## 化学制品

我们几乎不可能完全避免接触化学物质，但采取简单的预防措施是明智的。孕妇应尽量减少使用化学制品，或在通风良好的区域使用，穿戴防护服，并遵守包装上的安全预防措施。

### 在家里

尽管许多孕妇担心清洁产品带来的危害，但事实上它们是相对无害的。然而，漂白剂不应与其他清洁剂混合使用，如果可能的话，应避免清洗烤箱。农药和杀虫剂——即使是有机农药——也会导致出生缺陷、妊娠并发症和流产。如果可能的话，应该完全避免接触，特别是在怀孕的前3个月。长期接触油漆化学品也可能增加流产和出生缺陷的风险，虽然目前还没有确凿的证据表明染发剂会伤害胎儿，但仍需确保尽可能减少接触这类化学品。相较于全头染发，挑染或局部染色是更好的选择；植物染发剂也是不错的替代方案。

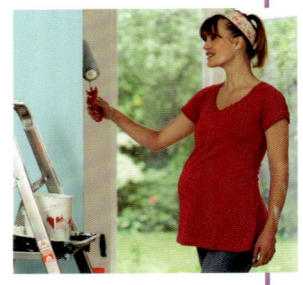

### 药物

怀孕期间服用的任何处方药、非处方药、草药或保健药物都可以通过胎盘到达胎儿。孕妇不可能完全避免服用药物，但可以遵循医生建议，在怀孕期间使用安全的药物。应警惕使用非处方药，因为这些药物可能含有多种致畸成分。

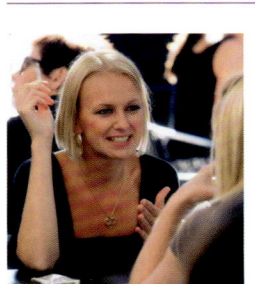

### 吸烟

怀孕期间吸烟对母亲和胎儿均有害。吸烟与许多问题有关，包括流产、早产、低出生体重、婴儿猝死综合征和新生儿呼吸疾病。

# 物理危害

　　怀孕期间，女性的身体通常为胎儿提供一个安全的保护伞，但仍应特别注意避免物理伤害。一些女性可能会发现，重心改变和韧带松弛会使扭伤和拉伤等损伤更容易发生。此时，建议格外注意安全，并采取合理的预防措施，如穿支撑性平底鞋、避免运动和其他危险活动，并在驾驶时系安全带。在遭遇严重跌倒、事故或其他伤害后，应立即寻求医疗建议。

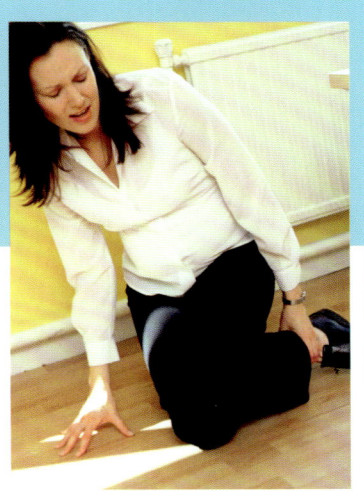

### 旅行

　　旅行带来两大风险——传染病和交通事故。为了降低风险，应仔细研究目的地，并咨询医生有关疫苗接种和其他疾病防护措施的意见。应检查供水安全，并注意食品卫生。孕妇的腿部有患静脉血栓的风险，因此应该避免在飞行中长时间坐着。

### 安全带

　　佩戴座椅安全带时，安全腰带应戴在隆起的腹部下方，挎在髋骨上，斜挎带在隆起的腹部的侧方。

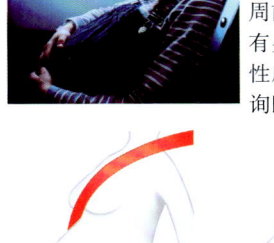

### 飞行

　　大多数航空公司允许孕妇35周前乘坐飞机。有身体状况的女性应在飞行前咨询医生。

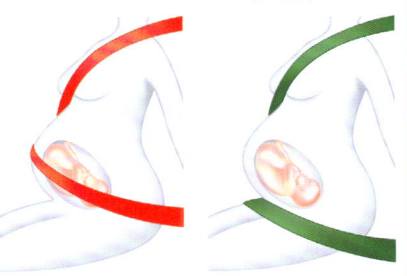

错误的　　　　正确的

### 事故和跌倒

　　怀孕期间，绊倒和跌倒很常见。重心的移动改变了平衡，关节和韧带变得松弛，许多女性会出现头晕症状。如果跌倒或磕碰后出现流血、疼痛或胎动减少，应立即就医。

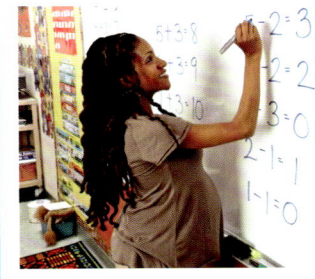

### 工作环境

　　大多数妇女在怀孕期间继续工作，几乎没有调整，但雇主有义务确保她们不接触有害物质或从事过度的体力劳动。一些雇主可能会允许怀孕员工缩短工作时间，多休息，减少站立时间，并为她们提供支持性座位。

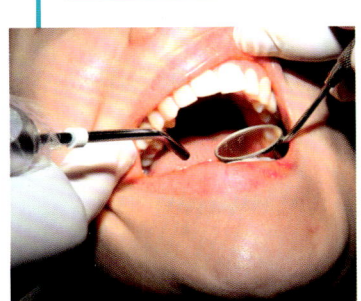

### 牙科护理

　　良好的口腔卫生在怀孕期间尤为重要。激素变化会增加牙龈疾病的风险，这反过来又会增加早产的概率。大多数牙科治疗都可以在怀孕期间安全进行，但牙医应该知道女性是否怀孕，因为怀孕期间最好避免进行某些手术和治疗，如X线照射和使用某些抗生素。

### 压力

　　压力大会导致心率加快、血压升高和激素分泌增加。有限的资料表明，过大的压力，特别是在怀孕早期，与早产、低出生体重，甚至流产或死胎有关。每日应保持精神放松、规律的锻炼、健康的饮食和充足的睡眠。

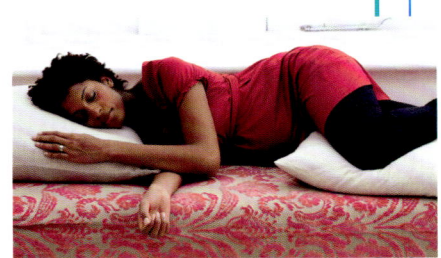

### 辐射

　　X射线会损害正在发育的胎儿，因此，如果女性认为自己可能怀孕了，应该告知医生。如果需要进行胸部或腹部X射线检查、CT扫描或辐射检查，必须权衡利弊。大多数科学家认为，超声波或电脑、移动电话或天线塔、电线和机场安检设备产生的电磁场风险很小。

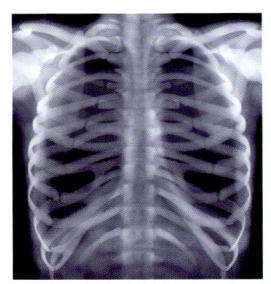

### 高体温

　　怀孕前3个月体温升高与胎儿脊柱畸形的风险增加有关。避免桑拿和热水盆浴——仅仅10～20分钟的暴露就会使体温上升到危险水平。热水澡不会造成同样的危险，因为上半身暴露在冷空气中，并且水温会逐渐冷却。

### 睡眠

　　孕妇很难找到一个舒适的睡姿，尤其是在怀孕后期，应该避免仰卧，因为子宫会压迫静脉血管。从床上爬起来甚至更困难。这个过程应该缓慢进行，以避免头晕、腹部肌肉紧张或加重背部疼痛。

# 饮食和锻炼

饮食和锻炼对怀孕期间的整体健康起着重要的作用。健康饮食和定期锻炼有助于胎儿健康成长和发育，并能确保母亲的身体处于最佳状态，为分娩做好准备。

## 体重增加

大多数孕妇在怀孕期间体重会增加10~13 kg。体重增加过多会增加并发症的风险，如先兆子痫和糖尿病，而体重增加不足则易发生早产和低出生体重。在怀孕前，体重也是必须考虑的一个重要因素。如果有任何担忧，助产士或医生可以建议合理的目标体重。

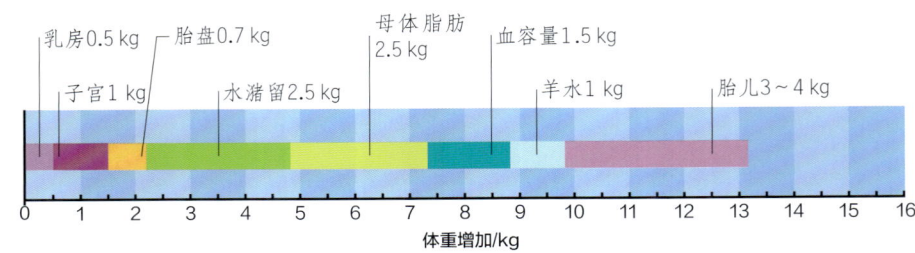

乳房0.5 kg　胎盘0.7 kg　母体脂肪2.5 kg　血容量1.5 kg
子宫1 kg　水潴留2.5 kg　羊水1 kg　胎儿3~4 kg

体重增加/kg

## 限制或避免

某些食物在正常情况下属于健康饮食，但在孕期可能会造成一定的危害，或者是因为它们携带高于平均值的毒素，或者是因为它们含有可能伤害胎儿的特殊物质或毒素。理想情况下，从女性开始尝试怀孕的那一刻起，就应该遵循孕期健康饮食的指导。然而，如果怀孕是计划外的，那么一旦确认，就应该尽早开始健康饮食。

### 软奶酪和乳制品

孕妇有可能从未经消毒的乳制品中感染李斯特菌，尤其是软奶酪和蓝纹奶酪，如布里奶酪、斯蒂尔顿奶酪和卡门贝尔奶酪。这种疾病可能导致流产、死胎或新生儿死亡。硬奶酪和白软干酪是安全和良好的钙来源。

### 酱和肝脏

所有肉酱和蔬菜酱都可能含有李斯特菌，不应食用。肝脏、香肠和肉酱含有高水平的维生素A（视黄醇），可能导致出生缺陷。高浓度复合维生素或含有维生素A的鱼肝油也应避免食用。

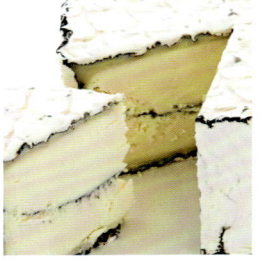

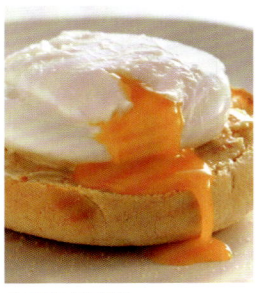

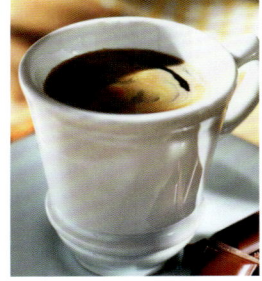

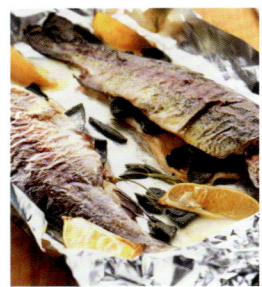

### 未煮熟的鸡蛋

生鸡蛋或半熟鸡蛋可能含有沙门氏菌，沙门氏菌是食物中毒的原因之一。鸡蛋应该煮熟，直到蛋黄变硬，而不是半熟，并且应该避免进食含有生鸡蛋的食物，比如自制的蛋黄酱或未煮熟的鸡蛋。

### 咖啡因和酒精

高剂量的咖啡因与低出生体重和流产有关，因此应该限制咖啡因的摄入。目前尚不确定酒精摄入量的安全水平，因此最好不要摄入。

### 油性鱼类

沙丁鱼、鲭鱼和其他富含油脂的鱼类应该作为健康饮食的一部分。但是这些鱼油中含有污染物，会对胎儿造成伤害，孕妇每周只能吃两份，而且应避免吃鲨鱼、马林鱼和旗鱼。

## 食品卫生

食物中毒是危险的，某些形式的食物中毒，如弓形虫病（见第88页），会带来特殊的危害。厨房表面应保持清洁，如厕后、准备食物前、处理生肉或家禽后以及进食前都应洗手。

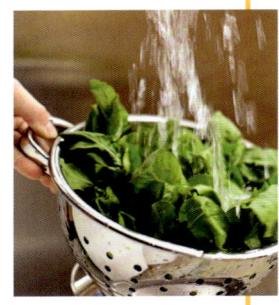

### 购物、储存和准备

不得食用超过保质期的食物，生食应该分开存放，所有种类的生肉都存放在冰箱底部，这样就不会滴落在其他食物上。处理生肉必须使用单独的砧板，沙拉、水果和蔬菜应洗净或去皮。

### 再加热食品

经过加热和冷却的食物更容易滋生有害的病菌。再加热的食物应该加热至少2分钟，直到它变得热气腾腾。在上桌之前，它必须保持滚烫，并立即食用。食物再加热不得超过1次。对于预煮的即食食品，遵循烹饪指南很重要。

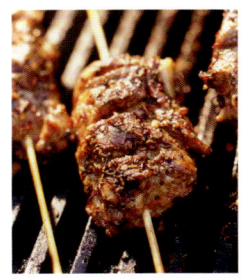

### 烹饪食物

未煮熟的肉、家禽和鱼可能含有导致食物中毒和其他疾病的细菌、病毒或寄生虫。冷冻食品应该解冻，在适当的时间用适当的温度煮熟后食用。

## 健康饮食

怀孕前和怀孕期间健康饮食有助于确保身体拥有健康怀孕所需的营养储备。主要食物的均衡摄入有助于孕期体重的增加保持在健康范围内。

### 营养

健康均衡的饮食包括大量未精制的富含碳水化合物的淀粉（土豆、全麦面包和全谷物），每天至少5份水果和蔬菜，以及足够的肉、鱼或其他优质蛋白质（鸡蛋、坚果或豆类）。牛奶和乳制品或其他含钙食物对正在成长的胎儿尤其重要。

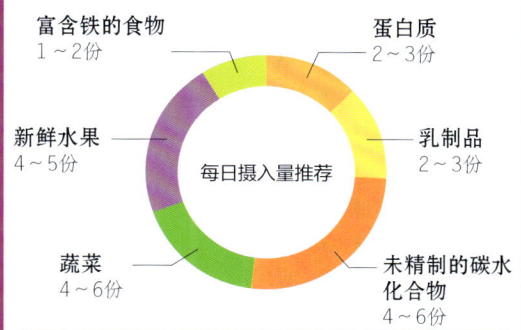

每日摄入量推荐

富含铁的食物
1～2份

蛋白质
2～3份

新鲜水果
4～5份

乳制品
2～3份

蔬菜
4～6份

未精制的碳水化合物
4～6份

### 营养补充物质

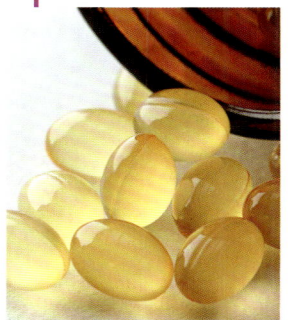

从停止避孕到孕早期结束，建议备孕女性每天服用400 mg叶酸。它可以帮助预防出生缺陷，如脊柱裂。一些女性可能被建议服用多种维生素、维生素D、深海鱼油或铁剂。

### 草本植物

大多数草药在烹饪时都是安全的，但要避免罗勒、鼠尾草、牛至和迷迭香茶的大量食用。避免使用薄荷，因为它会导致流产，也不要食用菊科植物和芦荟。在怀孕后期适量喝覆盆子叶茶有助于分娩。

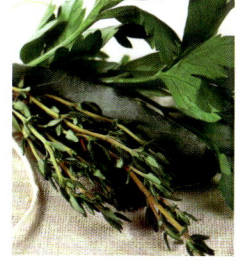

## 活动和锻炼

除非存在医学或妊娠相关的疾病，否则一般来讲，孕妇保持孕前的一些运动是安全的，任何可能造成损伤或撞击的活动例外。摔倒、震击或打击腹部都可能导致早产，建议有过流产史的妇女避免剧烈的运动和活动。如果有任何疑问，应咨询医生或助产士。

### 孕期健康运动

在怀孕期间，锻炼对身体有很多好处，让身体为分娩做好准备，可以保持健康、增强肌肉、促进血液循环，有助于预防静脉曲张、便秘和背痛。然而，剧烈运动可能更困难，疲劳和气喘的程度是很好的指标，就像之前的健康指标一样——不能因为妊娠而施行苛刻的规则。如果感到疼痛或头晕，应立即停止运动。

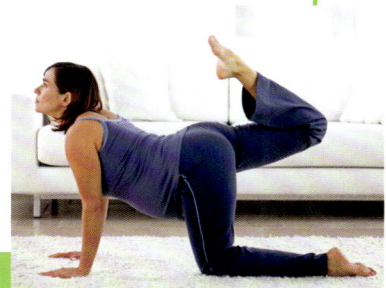

| 适当运动 | | |
| --- | --- | --- |
| 高风险 | 谨慎行事 | 推荐 |
| 最好避免涉及高强度的撞击、震动或氧气供应减少的活动，以及那些事故风险高的活动，特别是在第12周之后：<br>·骑马<br>·跳伞<br>·滑雪或滑冰<br>·跳水 | 随着妊娠的进展，一些活动变得更加困难。视自己的感觉而定，如出现症状就适可而止：<br>·网球<br>·跑步<br>·去健身房锻炼<br>·跳舞<br>·激烈的有氧健身操 | 随着体重的增加和重心的转移，非负重运动和轻柔、有节奏的运动是最适宜的：<br>·游泳<br>·骑自行车<br>·散步<br>·瑜伽（非仰卧位）<br>·太极 |

### 盆底运动

锻炼盆底有助于防止子宫下垂，并使肌肉在分娩时有力量。它可以降低产后大小便失禁或器官脱垂的风险。盆底运动（凯格尔运动）很简单，可以在任何场所进行。可以通过做中断排尿那样的动作来确认有关的肌肉，不要收紧腹部或臀部肌肉。收缩这些肌肉，数3下后放松，这样重复10次，每天3遍。可逐渐增加到收缩10秒，重复25次。

### 盆底肌肉

环绕阴道的肌肉形成一个吊带，支持着盆腔的器官（膀胱、子宫和肠）。

阴道

盆底肌肉

骨盆

肛门

### 分娩锻炼

分娩需要力量，母体越健康，分娩就越顺利。任何有规律的锻炼都是有帮助的——每周至少3次，每次半小时。深蹲可以帮助加强大腿肌肉，盘腿坐可以提高骨盆关节的灵活性。

### 性生活

怀孕期间发生性行为通常是安全的。可能需要调整体位以避免撞击，但胎儿将被安全地保护在羊水中，宫颈黏液栓也能防止感染。如果有流产、早产、出血或其他并发症的病史，医生应建议孕妇禁止性生活。

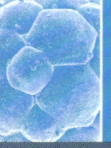
为快速生长期，胚胎从一个米粒大小成长到山莓大小，重要器官也相应地快速生长。孕妇的子宫达到西柚大小，腰部变粗，乳房变大。

## 第5周

两层的胚盘发育成三层的胚盘。外层（外胚层）形成神经管，以后将发育成大脑和脊髓。皮肤、头发、指（趾）甲和汗腺也由外胚层发育而来。中层（中胚层）发育成许多结构，包括心脏和骨骼。甲状腺、肺、肠和胰腺则由内层（内胚层）发育而来。早期胎盘（称为绒毛膜绒毛）开始发育并形成血管，但营养仍来自卵黄囊。此时妊娠试验可能呈阳性，甚至在女性意识到自己错过月经之前，她可能会出现恶心、腹胀、尿频和乳房刺痛等症状。

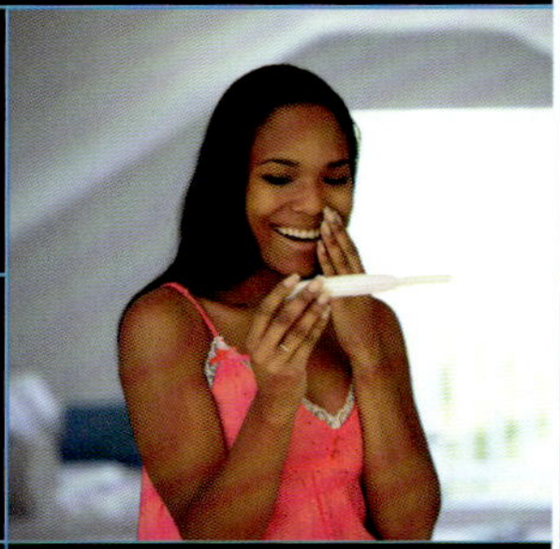

**妊娠试验**
药店买的妊娠试纸检测胚胎植入时产生的hCG。

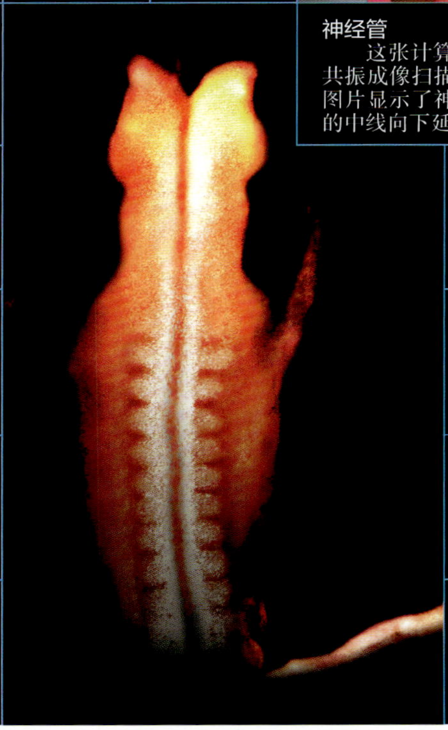

**神经管**
这张计算机生成的磁共振成像扫描图像合成的图片显示了神经管沿胚胎的中线向下延续。

## 第6周

胚胎长约4 mm，身体弯曲成C形。有一条原始的小尾巴，肢芽开始从躯干上长出。当眼睛形成时，脸上会出现黑点，头部两侧的小凹陷最终发育成耳朵。心脏是最先发育的器官，反映了胚胎在生长过程中不断增加的营养需求。两根管状组织先融合，然后再分化成几个独立的腔室。现在，胚胎的心跳在100~140次/min，将血液输送到全身。在超声检查时可看到心跳。胚胎的中枢神经系统与早期的肌肉建立了联系，这样胚胎就可以开始活动，但孕妇感觉不到，只有到孕晚期才能感觉到胎儿的活动。

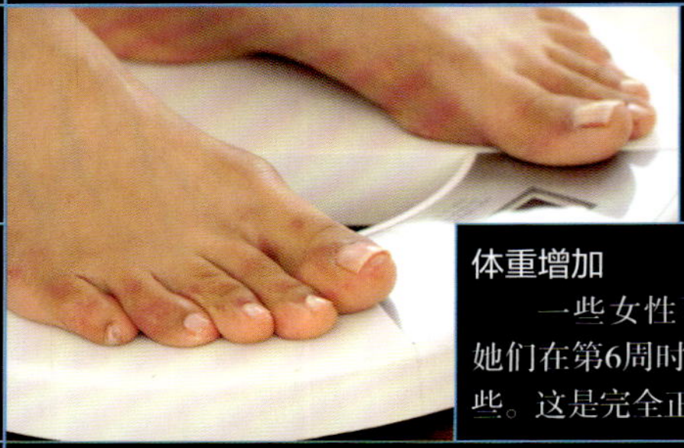

**体重增加**
一些女性可能会注意到她们在第6周时体重增加了一些。这是完全正常和健康的。

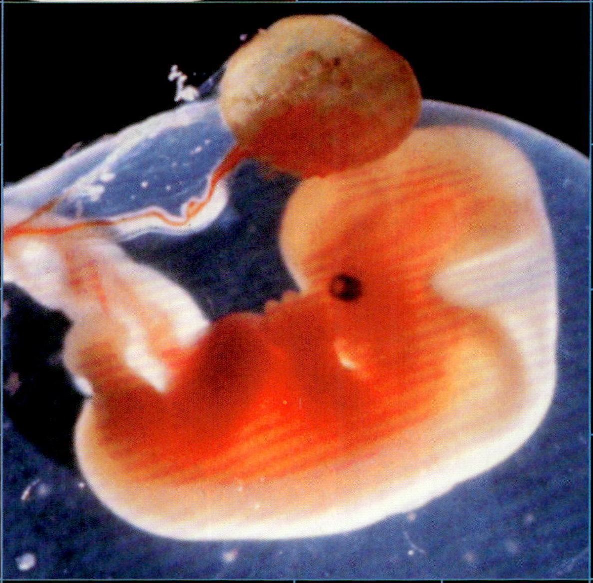

**第6周时的胚胎**
这个6周大的胚胎漂浮在充满液体的羊膜腔内。肢芽和眼睛清晰可见。

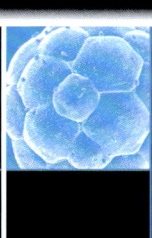

# 第7周

胚胎继续快速生长，长约8 mm，大约有芸豆大小。肢芽发育成桨状末端，手指和脚趾将从中形成。晶状体和视网膜在未发育完全的眼睛中形成，肝脏形成并开始产生红细胞。胎儿皮肤下的静脉变得明显。随着绒毛的发育并从母亲血液中获得氧气和营养，卵黄囊开始萎缩。孕妇此时可能感到腰部的衣服有点紧。饮食口味经常改变，一些孕妇可能特别反感某些食物。循环血量的增加可能会导致一些孕妇头痛。

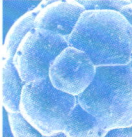

# 第8周

到第2个月底，胚胎长约1.4 cm，有山莓大小，所有主要器官都开始形成。原始尾巴开始消失，四肢变长，并发育出蹼状的手指和脚趾。独特的指纹已经形成。随着肘部的发育，手臂可以弯曲并能活动。大脑进一步发育成熟，心脏瓣膜形成，原始循环朝着正确的方向流动。肺部继续生长，气道发育并在咽喉后部连接。子宫现在有一个小西柚大小，可能压迫母体脊柱下部，有时会导致背痛。虽然别人还看不出已怀孕，但此时腰围增粗、乳房看起来更大。

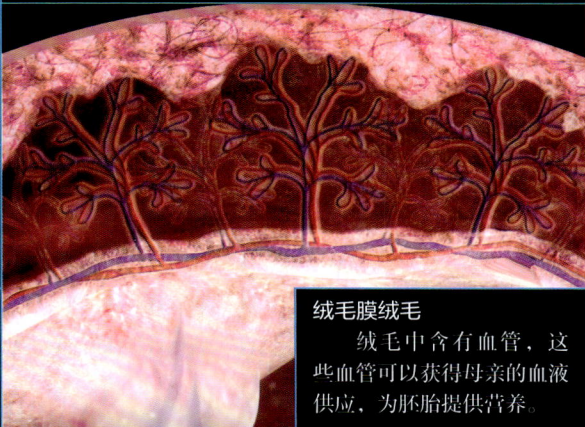

**绒毛膜绒毛**

绒毛中含有血管，这些血管可以获得母亲的血液供应，为胚胎提供营养。

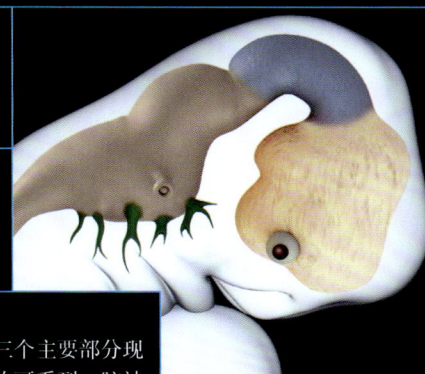

**大脑发育**

大脑的三个主要部分现在因其凸出均可看到，脑神经和感觉神经开始发育。

**气味和味道**

许多孕妇对特定的气味和味道变得更加敏感或厌恶。

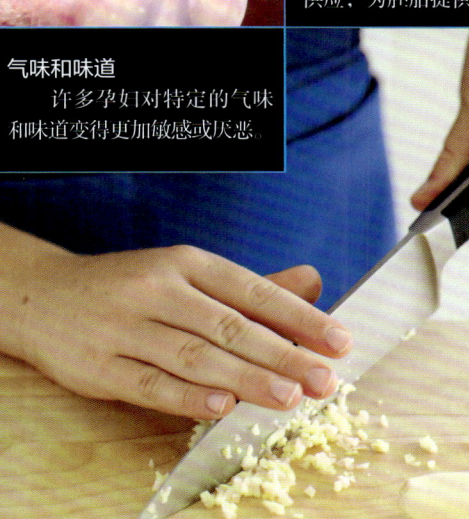

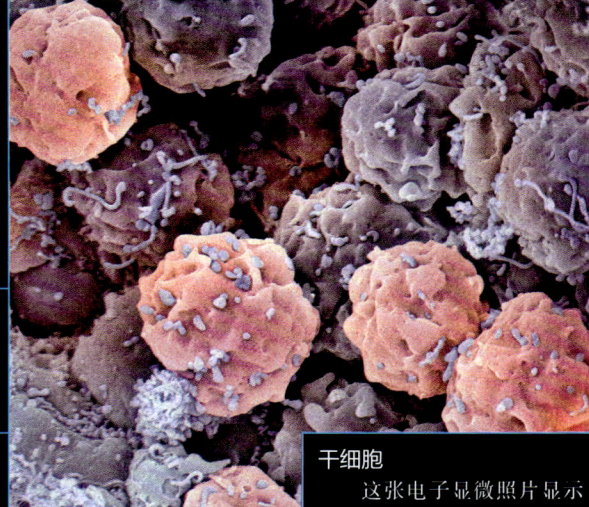

**干细胞**

这张电子显微照片显示了胎儿造血干细胞。这些细胞产生红细胞和各种白细胞。

# 第2个月 | 第5~8周
# 母亲和胚胎

在怀孕的这一阶段，许多母亲会感到不适，疲劳感增加，需要更频繁地排尿。这些常见的怀孕早期症状可能要到第12周后才会消失。有些女性的症状会持续更长时间。这些症状很多是由孕妇体内孕激素是支持早期胚胎生长发育的。在接下来的2周里，胚胎已发育出明显的人形。大脑的生长异常迅速，使整个头部占了身长的一半。到第8周末期，所有的器官系统都已形成——它们的结构完整，但体积较小，功能非常有限。

## 母亲

孕8周时的母亲
一些孕妇在早孕时可能感觉不到明显变化，而有些人身体上可能会出现强烈的反应。

**胃** 从第6周开始，恶心很常见。但通常在12周左右就会好转。孕激素可能使胃酸反流，孕妇有烧心的感觉。

**肠** 孕激素舒张肠道平滑肌，使肠道内代谢废物排出变慢，可引起便秘。

**子宫** 子宫略微增大，但仍保持在骨盆内。

❤ 66次/min
🩸 106/69 mmHg
🔵 4.33l

**400 mg**

孕妇应继续每天服用400 mg叶酸，直到孕12周。

身体中首先出现变化的是乳房。到了第2个月，乳头会变大，颜色会更深。在怀孕期间，它平均会增加5 cm和1.4 kg。

## 统计

## 胎儿

❤ 144次/min
📏 1.6cm
⚖ 1g

**1 cm**

胎儿在这一阶段迅速发育。在第6周和第8周之间的2周内，它的长度增加了1 cm。

8周后，心脏的发育已经完成，有全部4个腔室，并可见搏动。

在第2个月，胚胎对药物和其他毒素的影响最为敏感。母亲在这个阶段服用的某些药物可能导致出生缺陷，甚至会导致胎儿死亡。

胚胎已经开始呈现出更明显的人形。可以看到一些内部器官以及外部带有色素的耳朵、眼睛和肢芽。在此阶段胚胎生长较快，在随后的2周，胚胎长度增加1倍。

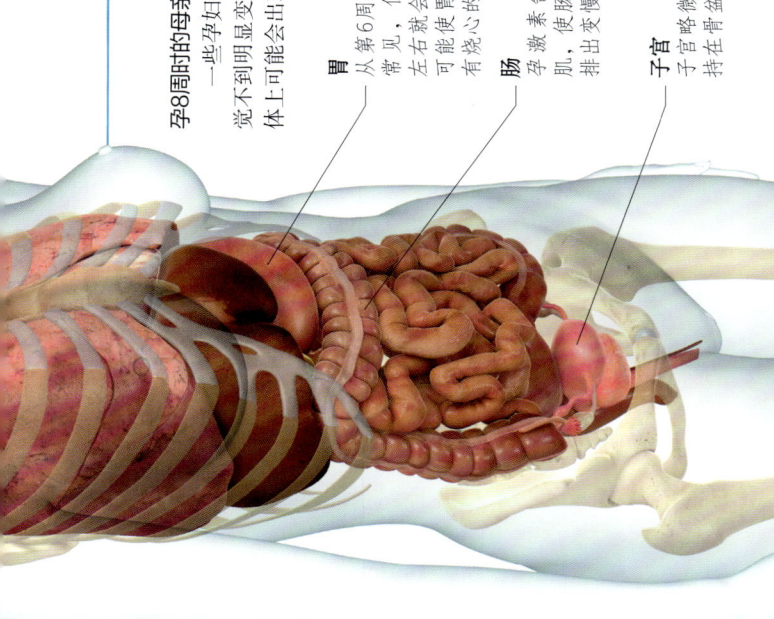

**6周**

**眼睛**

**腮弓** 这是下颌和颈部结构的前体

**胚胎** 胚胎悬浮在羊水中

**心脏** 心脏的发育儿平完成；循环建立，心脏开始跳动

**上肢肢芽** 上部的肢芽最终会发育成手臂

**卵黄囊** 最早的血细胞和毛细血管囊生于卵黄囊

**绒毛** 胎盘的主要结构是绒毛，在这个阶段，胎盘血管生长更快

**脐带** 这条细小的脐带还没有卷曲。上面的血管清晰可见

**体节** 体节发育成脊柱、躯干肌和皮肤

1 2 3 4 5 6 7 8 9 10 11 12 13 14 15 16 17 18 19 20 21 22 23 24 25 26 27 28 29 30 31 32 33 34 35 36 37 38 39 40

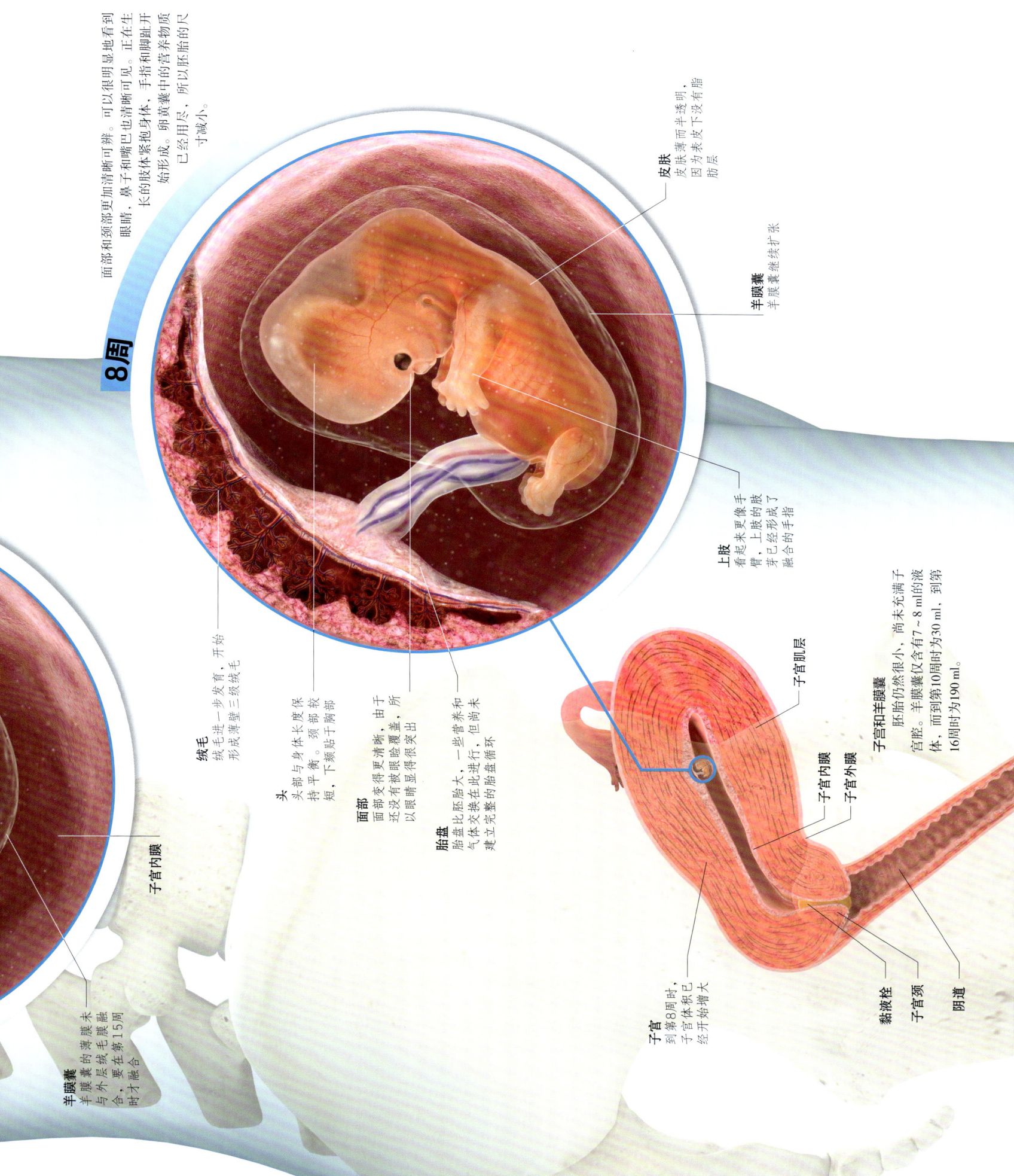

面部和颈部更加清晰可辨。可以很明显地看到眼睛。鼻子和嘴巴也清晰可见。正在生长的肢体紧抱住身体，手指和脚趾开始形成。卵黄囊中的营养物质已经用尽，所以胚胎的尺寸减小。

**8周**

**皮肤**
皮肤薄而半透明，因为表皮下没有脂肪层

**羊膜囊**
羊膜囊继续扩张

**羊膜囊**
羊膜囊的薄膜与绒毛膜外层要到第15周时才融合

**子宫内膜**

**绒毛**
绒毛进一步发育，开始形成有薄壁三级绒毛

**头部**
头部与身体长度保持平衡。颈部较短，下颌贴于胸部

**面部**
面部变得更清晰。由于还没有眼睑覆盖，所以眼睛显得很突出

**胎盘**
胎盘比胚胎大，气体交换在此进行，但尚未建立完整的胎盘循环

**子宫肌层**

**子宫内膜**

**子宫外膜**

**上肢**
上肢看起来更像手臂，上肢的肢芽已经形成了融合的手指

**子宫和羊膜囊**
胚胎仍然很小，尚未充满子宫腔。羊膜囊仅含有7～8 ml的液体，而到第10周时为30 mL，到第16周时为190 mL。

**子宫**
到第8周时，子宫体和已经开始增大

**黏液栓**

**子宫颈**

**阴道**

# 母亲的主要变化

## 妊娠试验

妊娠试验可检测人绒毛膜促性腺激素（hCG），这是一种在怀孕后产生的激素，在2周内可以在尿液中检测到。它含有 α 和 β 蛋白分子（亚基）， β 亚基是hCG特有的，也正是妊娠试验所检测的。妊娠试验非常敏感，甚至在下次月经来潮前几天就可以识别怀孕。

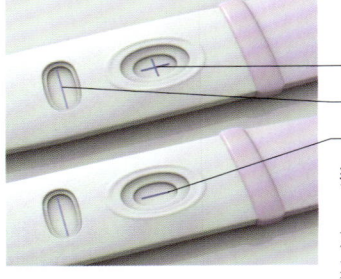

- 阳性结果
- 对照窗格
- 阴性结果

### 判读结果

在本测试中，一个窗格中显示蓝色加号，对照窗格中显示一条蓝线则为阳性。其他测试可能以不同的方式显示结果。

## 宫颈黏液栓

受精后，在激素的刺激下，宫颈黏液会改变黏稠度。大约4周后，它从稀薄的黏液变成稠厚的黏液栓，塞在宫颈管内，封住子宫的入口。这形成了一道屏障，防止任何感染从阴道上升到子宫。

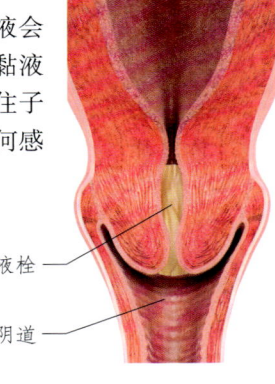

黏液栓

阴道

### 屏障

黏液栓在整个孕期都牢牢地固定在子宫颈上。分娩的早期迹象之一是在子宫颈开始缩短和打开时，黏液栓会排出来。

## 胎儿免疫耐受

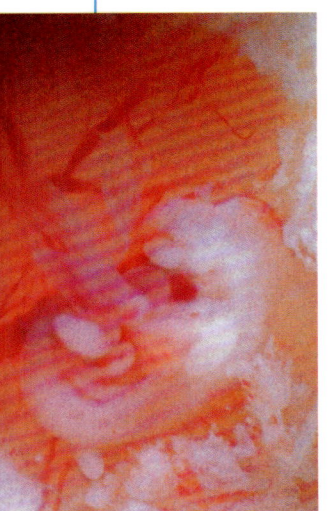

怀孕是一个微妙的平衡过程，大多数流产发生在前12周。母亲的免疫系统需要接受发育中的胚胎，否则胚胎将会被视为异物而遭到攻击；同时要保持对潜在危险的防御。保护胚胎免受母体免疫系统排斥的机制尚不完全清楚，但孕激素的作用至关重要。它形成一种阻滞性抗体，来清除胚胎产生的所有抗原（引发免疫反应的物质）；这也削弱了白细胞攻击异物的能力。

### 异物组织

一些子宫内膜中的白细胞天生比一般循环中的白细胞容受性更好，有助于保护发育中的胚胎。

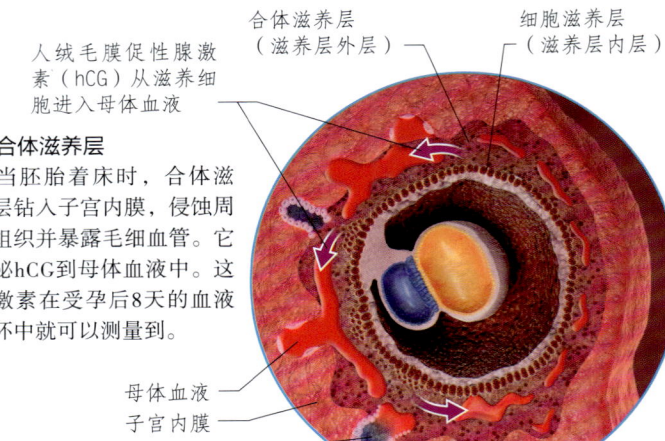

合体滋养层（滋养层外层）

细胞滋养层（滋养层内层）

人绒毛膜促性腺激素（hCG）从滋养细胞进入母体血液

### 1 合体滋养层

当胚胎着床时，合体滋养层钻入子宫内膜，侵蚀周围组织并暴露毛细血管。它分泌hCG到母体血液中。这种激素在受孕后8天的血液循环中就可以测量到。

母体血液

子宫内膜

母体毛细血管

### 激素循环

怀孕后，正常的月经周期终止。子宫内膜不再脱落，而是在3种主要激素的作用下发生一系列反应，使其可以接受胚胎着床并为胚胎提供营养。

**图例**

- ← 人绒毛膜促性腺激素（hCG）
- → 雌激素
- → 孕激素

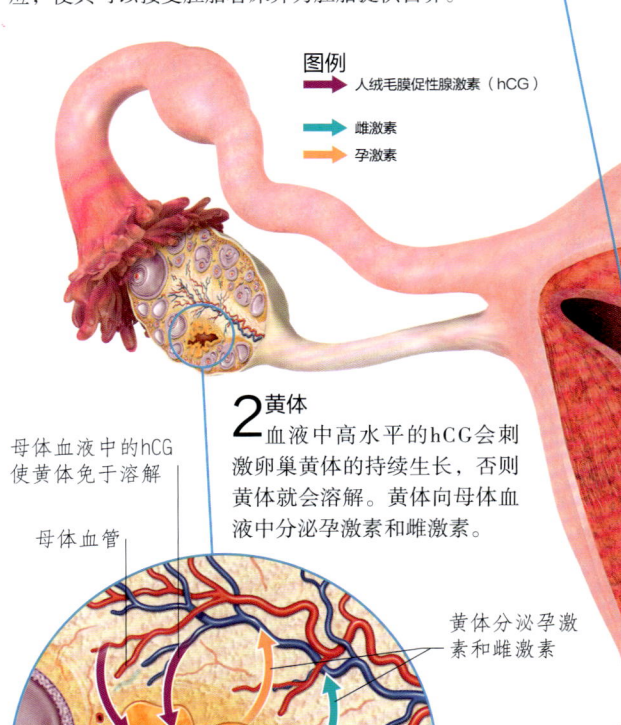

母体血液中的hCG使黄体免于溶解

母体血管

### 2 黄体

血液中高水平的hCG会刺激卵巢黄体的持续生长，否则黄体就会溶解。黄体向母体血液中分泌孕激素和雌激素。

黄体分泌孕激素和雌激素

黄体

## 激素变化

怀孕初期的关键激素之一是hCG，它是在胚胎着床于子宫内膜后分泌的。这种激素负责维持卵巢中的黄体功能，反过来后者又产生雌激素和孕激素，虽然量少但极其重要。尽管hCG在孕12周后下降，但下图显示，低水平的hCG仍然存在，这意味着妊娠试验在整个孕期都为阳性。孕12周后，胎盘接管雌激素和孕激素的分泌，并大量分泌这两种激素。直到孕28周左右，孕激素均维持在较高的水平，此后雌激素水平升高。

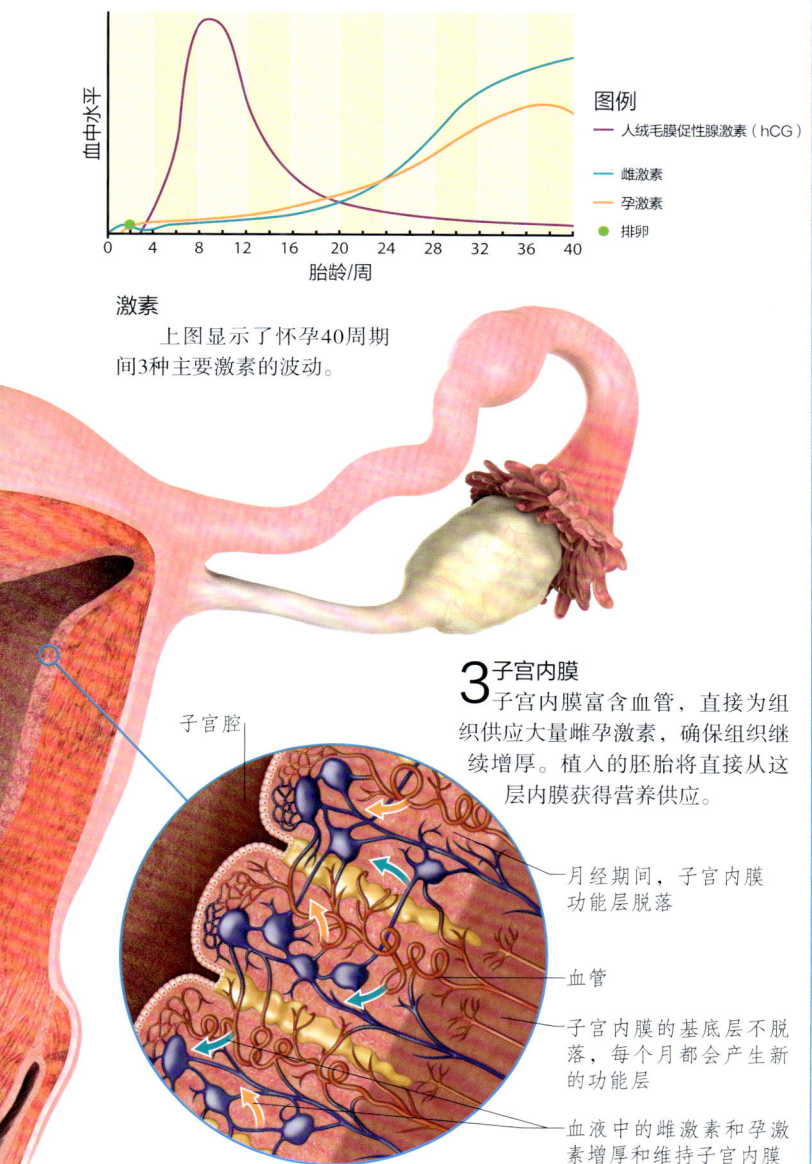

**图例**
— 人绒毛膜促性腺激素（hCG）
— 雌激素
— 孕激素
● 排卵

**激素**
上图显示了怀孕40周期间3种主要激素的波动。

**3 子宫内膜**
子宫内膜富含血管，直接为组织供应大量雌孕激素，确保组织继续增厚。植入的胚胎将直接从这层内膜获得营养供应。

子宫腔

月经期间，子宫内膜功能层脱落

血管

子宫内膜的基底层不脱落，每个月都会产生新的功能层

血液中的雌激素和孕激素增厚和维持子宫内膜

## 怀孕早期症状

怀孕早期很多症状实际上是由妊娠所必需的雌孕激素引起的副作用。每个人出现这些症状的时间和程度都有所不同。此外，没有任何两个孕妇怀孕的症状是相同的，而且对于同一种症状而言，可能一个孕妇比较严重而另外一个人却未必。许多症状会随着时间的推移而改善，这似乎与hCG水平有关，hCG水平在孕12周后自然下降。下表描述了最常见的早孕症状。

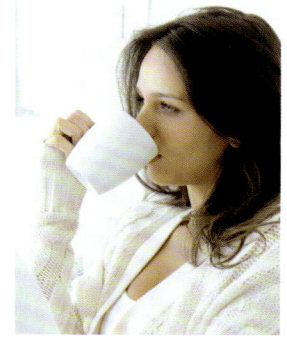

**缓解恶心**
孕妇晨吐非常普遍，而且影响大。有规律的饮食有助于缓解恶心，少量饮用舒缓的花草茶，尤其是薄荷茶或姜茶也能缓解恶心。

| 早期症状 | |
|---|---|
| **超月经期** | 女性的月经期应该在排卵后2周左右，除非发生受精；性行为发生在排卵期前后，则最有可能受精。此时做一次孕期检测，通常能够敏锐地检测到早期怀孕的迹象 |
| **乳房增大变软** | 乳房的变化在受孕后很快开始，包括乳房增大、敏感度和血管的增加。在早孕激素的影响下，导管系统首先增生，在怀孕后期腺体组织增加。随着怀孕的进展，在怀孕早期出现的乳房疼痛会逐步减轻 |
| **乏力** | 引起早孕期乏力的确切原因尚不清楚。不是所有妇女都有这种症状，通常会在孕12周后好转。乏力可能与早期激素变化和身体对妊娠的适应有关 |
| **尿频** | 孕早期，肾脏的血液流量增加，过滤能力提高，因此排尿次数可能会更加频繁。但过度的尿频或尿痛可能表明感染，需要治疗 |
| **恶心和呕吐** | 通常被称为"晨吐"，恶心和呕吐是典型早孕症状。它们可以在白天或夜晚的任何时间出现，并且可能会因某些食物或气味而加剧。通常情况下，这种症状表现为轻度，但在极少数情况下，会出现严重的妊娠剧吐 |
| **嘴里有金属味** | 可能会经历味觉的变化，如嘴里有金属味或特别偏爱某些食物。这些症状通常在怀孕期间消退或此后很快消退 |
| **点滴状出血和流血** | 点滴状出血可能发生在植入时，这可能与月经的时间相吻合，可能会被误认为是少量的月经。怀孕期间子宫颈会软化，这可能会导致性交后出现点滴状出血 |
| **便秘** | 孕激素可以防止子宫在足月前收缩，但它也抑制了所有平滑肌的收缩。所以引起消化缓慢，导致便秘 |

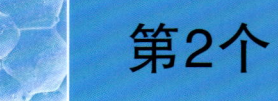

# 胚胎发育的关键

## 原胚层的发育

受精卵着床后，两层胚盘迅速转变为三层胚盘，随后形成一条称为原条的细胞带，第三层细胞层由此产生。这个三层的原胚层是每个机体形成的基础。外胚层形成上层，内胚层形成下层，中胚层是最后一层，夹在两者之间。它们代表了细胞沿不同的发育途径而进行首次简单分化。许多结构由全部三层胚层组成，尽管有些完全由单个生殖层形成。

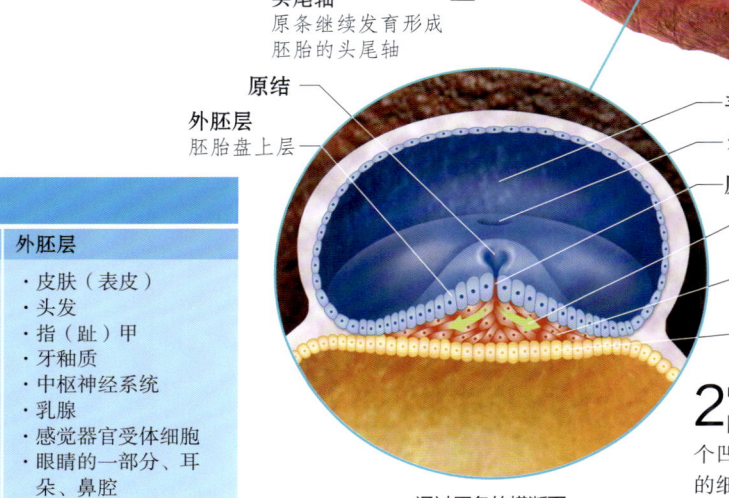

胚胎头端
胚盘

**1 原条形成**
在第5周，一条被称为原条的细胞带沿着胚盘表面形成并拉长。其头端为原结，向胚胎未来的头端方向生长。

横断面

头尾轴
原条继续发育形成胚胎的头尾轴

原结
外胚层
胚胎盘上层

羊膜囊
胚胎尾端
未来的嘴
原条
细胞在层间移动
中胚层
胚盘的中间层
内胚层
胚盘的下层

**2 中胚层的形成**
随着原条的发育扩展，其形成一个凹陷(原沟)，称为中胚层，原沟内的细胞在现有的内胚层和外胚层之间移动，形成胚盘的第三层。

通过原条的横断面

### 身体系统及其原胚芽

| 内胚层 | 中胚层 | 外胚层 |
|---|---|---|
| ·消化道 | ·皮肤（真皮） | ·皮肤（表皮） |
| ·呼吸道 | ·骨骼 | ·头发 |
| ·泌尿道 | ·肌肉 | ·指（趾）甲 |
| ·肝脏腺体，如甲状腺和胰腺 | ·软骨 | ·牙釉质 |
| ·生殖道 | ·结缔组织 | ·中枢神经系统 |
| | ·心脏 | ·乳腺 |
| | ·血细胞和血管 | ·感觉器官受体细胞 |
| | ·淋巴细胞和淋巴管 | ·眼睛的一部分、耳朵、鼻腔 |
| | ·肾脏和输尿管 | |

## 胚胎皱褶

怀孕第5周结束时，胚胎完全分化为扁平的三层胚折叠盘，然后胚胎经历复杂的三维折叠，从头端到尾端，从一侧到另一侧，这形成了早期人类胚胎的形状。胚胎褶皱形成一个封闭的原始肠腔，从胚胎头端的前肠延伸到中肠，中肠在这个阶段与未来的卵黄囊相连，然后终止于尾端的后肠。中肠和卵黄囊之间的连接带逐渐变窄，直到卵黄囊在脐带部位进入胚胎。早期胎盘的连接柄发育成脐带。一根小管状结构（尿囊）从后肠发育出来，并伸入连接柄，最终连接到膀胱。在发育的早期阶段，随着最基本的身体部位逐渐被规划完毕，许多物种的胚胎看起来形态相似。

**折叠着的6周大小的胚胎**
在第6周时，胚胎有了清晰可辨认的形状。通过半透明的皮肤可以看到心脏和肝脏——心脏在中间，肝脏在它的右边。

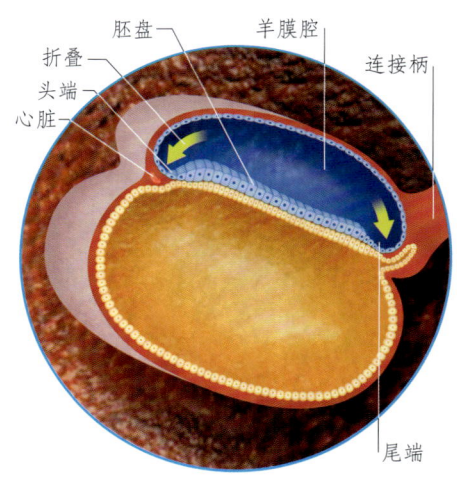

胚盘
折叠
头端
心脏
羊膜腔
连接柄
尾端

**1 第31天**
胚盘的头端和尾端的快速生长导致胚胎开始形成褶皱。原始心脏最初位于头端，在靠近头端的地方形成一个小凸起，是最早发育的器官之一。

## 神经管形成

神经管将形成由大脑和脊髓组成的中枢神经系统。它的发育始于脊索的出现，脊索是沿着胚胎背面延伸并凝固的一列细胞。脊索上方的外胚层细胞下沉形成凹陷，凹陷边缘融合成管状结构。该管状结构在中央形成，然后沿着胚胎的长轴向外伸展，最后于怀孕第38天时在胚胎的顶端闭合，并在2天后在脊柱底部闭合。当胚胎折叠时，神经管呈"C"形，直径不均匀，但在头端出现扩张，将前脑、中脑和后脑识别为与脊髓不同的分区。

### 干细胞

人类干细胞有可能发展成体内任何类型的细胞。这一功能通常在细胞沿着特定的途径发展后丧失，例如，发育成皮肤细胞、神经细胞或肌肉纤维。脐带血富含胎儿干细胞，这些细胞为个体提供了精确的基因匹配，并且它们可以被培养成任何类型的细胞，所以在将来疾病的治疗方面有很大的潜能。

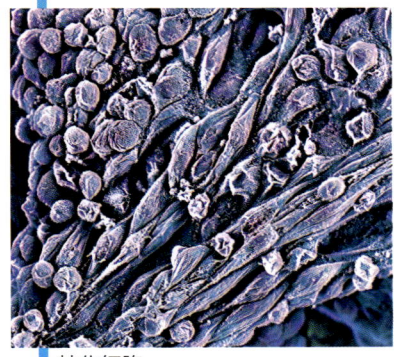

**特化细胞**

这张电子显微照片显示了胚胎干细胞，它们的特化能力使它们成为科学研究的焦点。

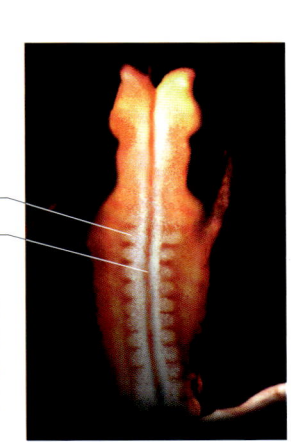

体节
神经管

**体节**

中胚层节段被浓缩成成对的体节。在怀孕第5周首次形成，每天形成3或4对，从头部开始，直到第6周形成42对。

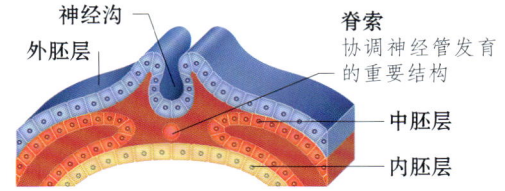

神经沟
外胚层
脊索　协调神经管发育的重要结构
中胚层
内胚层

**1 神经沟的形成**
实心脊索源自中胚层。正上方的外胚层细胞下沉形成神经沟。

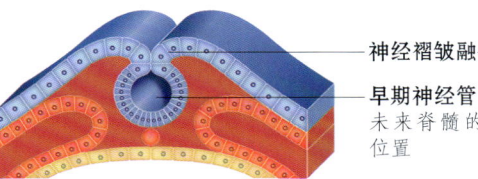

神经褶皱融合
早期神经管　未来脊髓的位置

**2 神经褶皱融合**
随着神经沟的加深，其边缘（神经褶）逐渐融合在一起，形成早期的神经管。

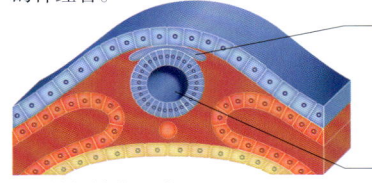

神经嵴　特化的细胞将迁移，以引发无数的组织结构发育
神经管　神经褶皱融合，神经管形成

**3 神经管的形成**
神经褶皱相遇、融合，最后从上覆的外胚层脱离。融合失败会导致脊柱裂。

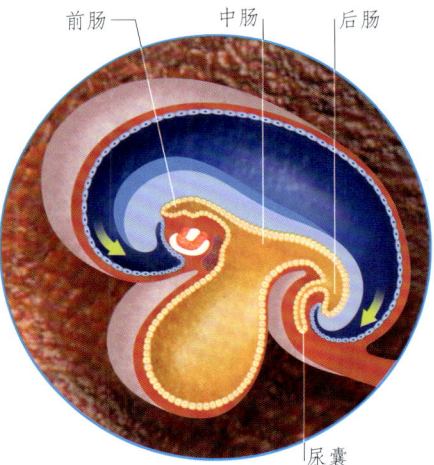

前肠　中肠　后肠

尿囊

**2 第38天**
当胚胎变长时，头部迅速膨胀，导致其在心脏隆起处卷曲。在胚胎内，神经嵴细胞向外扩散，形成眼睛、皮肤、神经和肾上腺的组成部分。

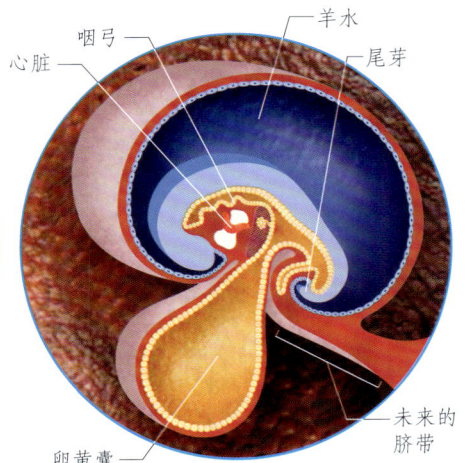

羊水
咽弓
尾芽
心脏

卵黄囊
未来的脐带

**3 第42天**
羊膜腔现在几乎完全包围了胚胎。随着头部继续扩张，尾芽将逐渐退化，在未来的颈部和下颌区域开始形成咽弓组织。

### 人类的尾巴

人类尾巴罕见，其起源尚不完全清楚。与真正的尾巴不同，其内部没有骨头，仅含有一长条皮肤和不同数量的神经组织，从脊柱的最末端伸出。这种情况通常与包绕脊髓的脊柱下段闭合失败有关。

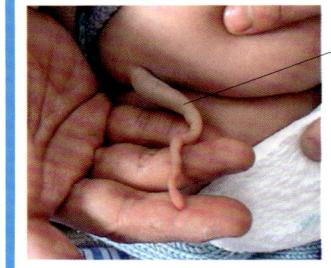

软尾

**退化痕迹**
人类的尾巴通常很短，而这张图片显示了一条超长人类尾巴的罕见病例。

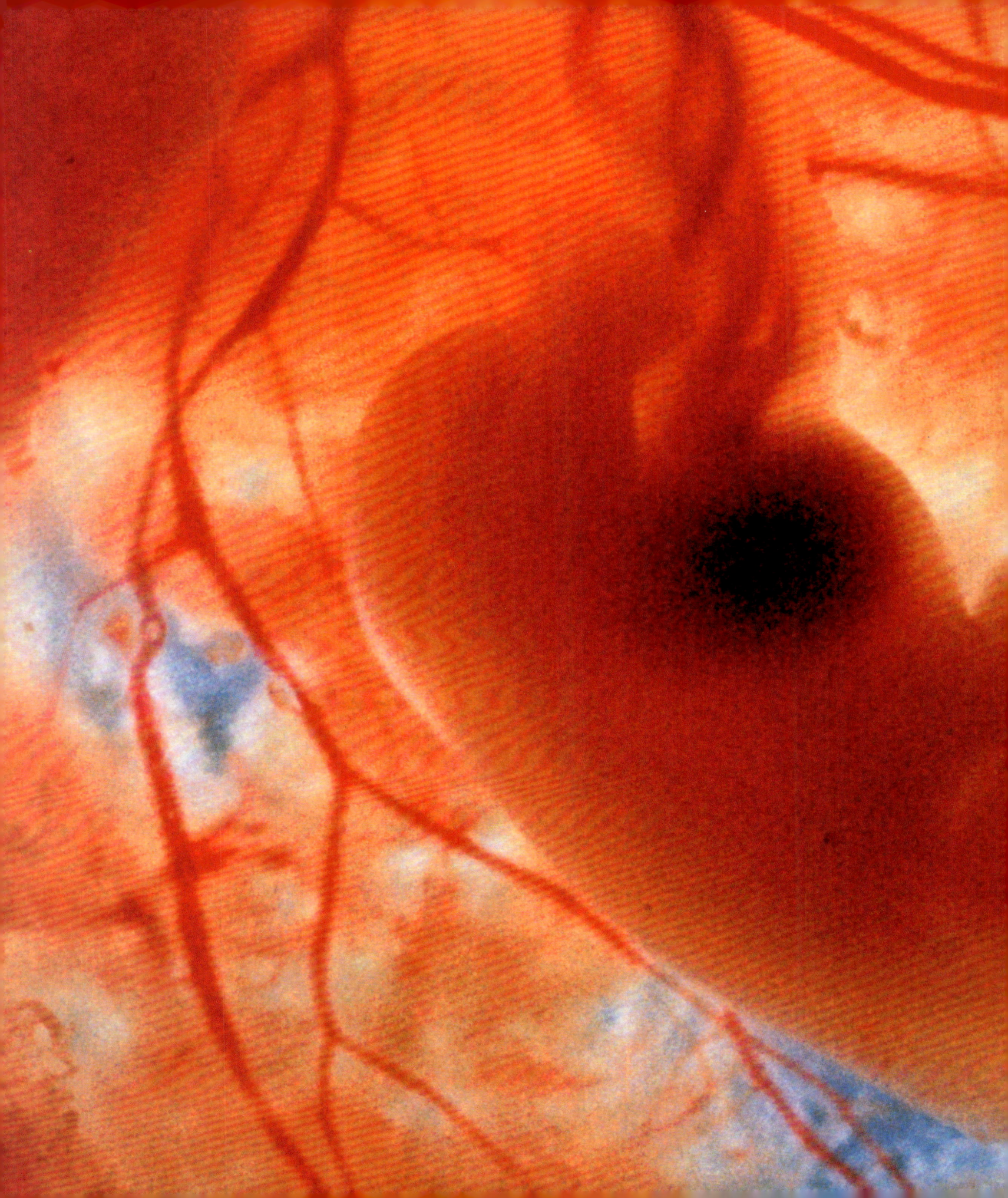

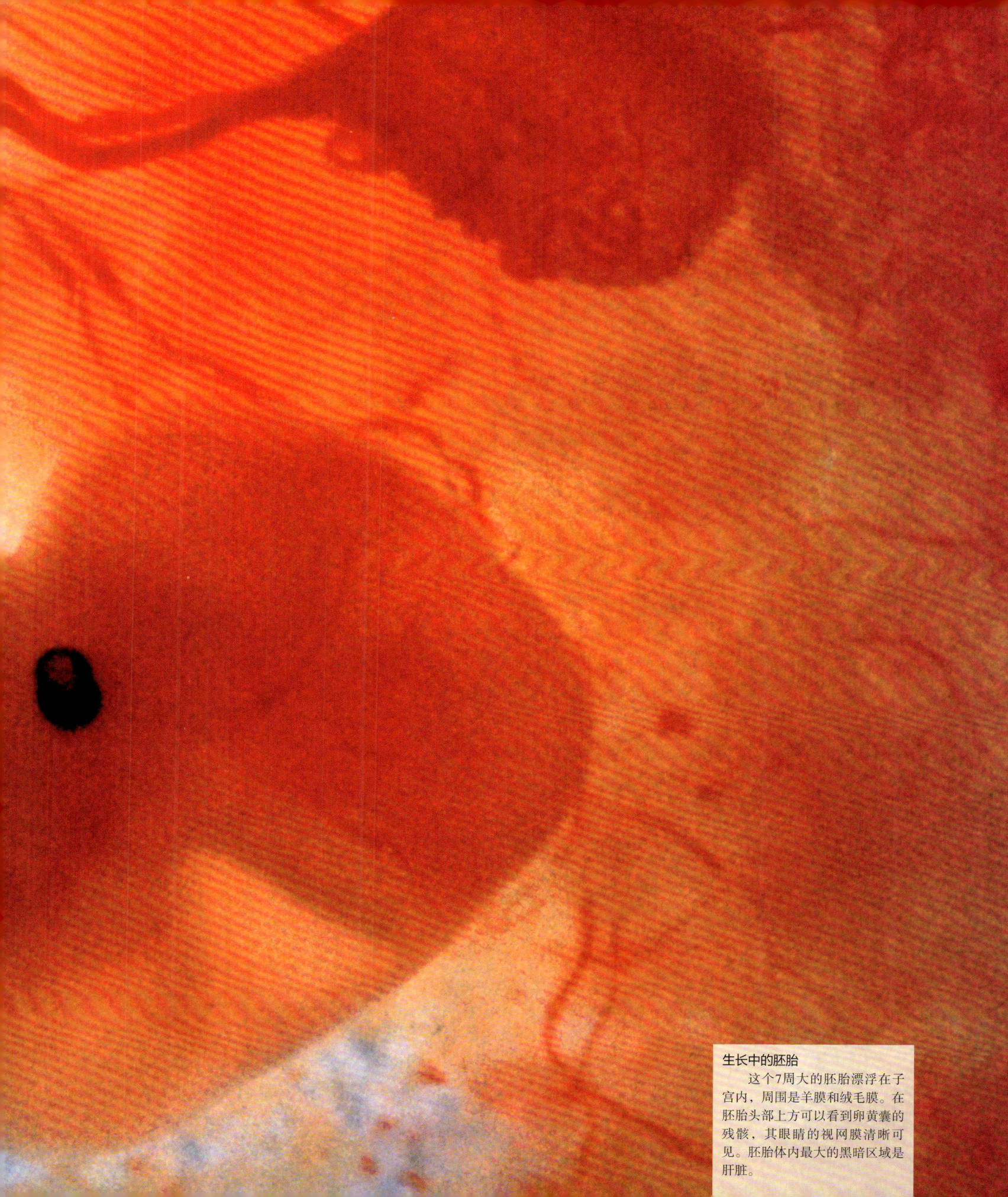

**生长中的胚胎**

　　这个7周大的胚胎漂浮在子宫内，周围是羊膜和绒毛膜。在胚胎头部上方可以看到卵黄囊的残骸，其眼睛的视网膜清晰可见。胚胎体内最大的黑暗区域是肝脏。

# 胚胎发育的关键

## 滋养胚胎

最初，胚胎从卵黄囊中获得营养，并通过简单的扩散排出代谢物。但营养很快就不够了，于是在母体和胎儿之间建立了胎盘连接。外部滋养层侵入子宫内膜，侵蚀母体毛细血管，在未成熟的胎盘中形成血液池。胎盘组织生出指状突起（即绒毛），使接触血液的面积达到最大。它们变得更多更纤细，而且到第3周末期，其内包含了简单的胎儿毛细血管。1周后，早期胎盘围绕着整个胚胎，但随着脐带附着于成熟的胎盘中心，较远处的绒毛消失了。此时的营养交换仍然受到限制，直到第10周建立了真正的循环，三级绒毛充满胎儿血液。

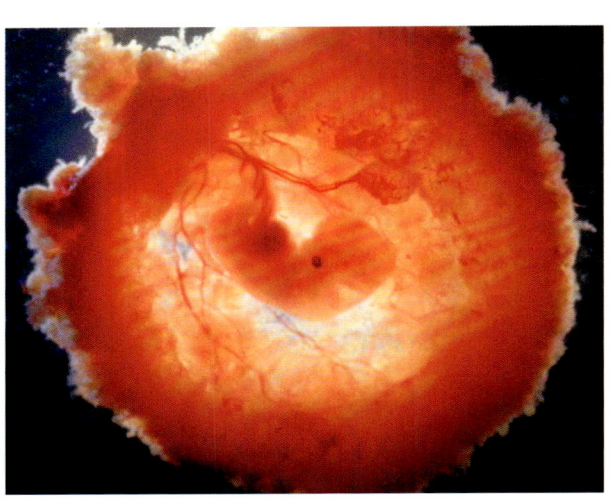

**绒毛膜**

囊胚的外壁叫作绒毛膜，绒毛膜在第8周后开始与羊膜囊融合（这个过程可能持续到孕15周），这在胎儿周围形成了双层膜。这些膜在分娩过程中破裂。

### 卵黄囊功能

卵黄囊是胚胎外部的一个结构，参与照顾及维护未成熟胎儿。在妊娠早期，当胎儿转运营养的能力有限时，卵黄囊在通过简单的扩散提供营养方面起着关键作用。此外，它具有与肝脏类似的功能。卵黄囊壁内首次出现的简单毛细血管和未成熟的携氧血细胞均在此处形成。随着胎盘开始发挥作用，卵黄囊逐渐缩小，到妊娠末期就消失了。

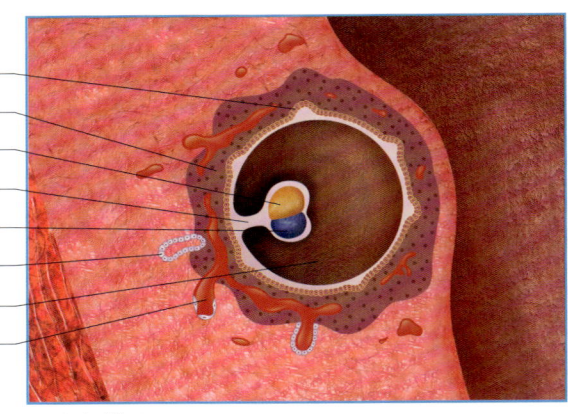

**初级绒毛膜绒毛**
滋养层内层形成突起

**外层滋养层**

**卵黄囊**

**连接柄**

**羊膜囊**

**子宫内膜腺体**

**绒毛膜囊**

**侵蚀**
来自子宫内膜毛细血管的母体血液充满子宫内膜腺体

**1 初级绒毛**
到第26天，外部滋养层在入侵母体组织时形成简单的叶状结构。母体血液渗入子宫内膜腺体。

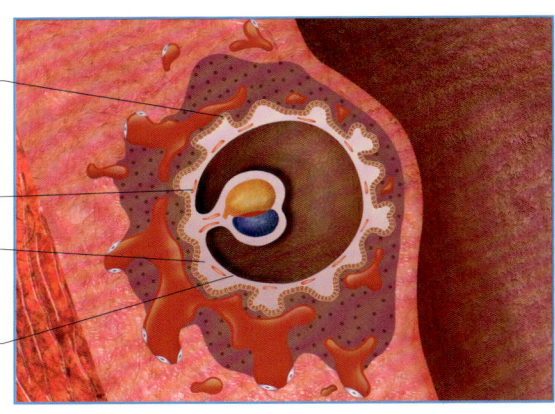

**次级绒毛**
突起扩大以形成指状突起物

**血管形成**
早期血管开始在连接组织内形成

**连接组织**
在次级绒毛内形成核心

**绒毛膜囊壁**
由两层滋养层和连接组织形成

**2 次级绒毛**
到第28天，随着毛细血管壁的溶解，小的母血池形成。营养交换的母体屏障不复存在。

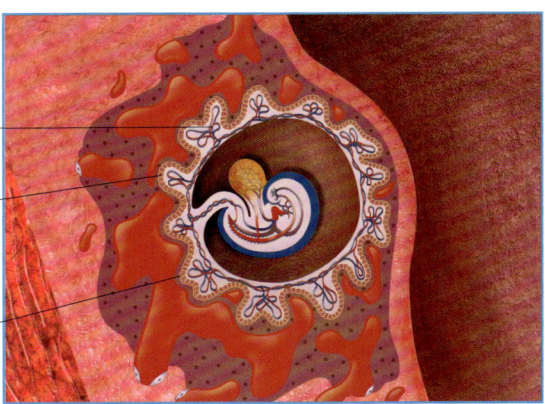

**血管**
在绒毛内形成血管网，把连接柄和胚胎连接起来

**屏障**
滋养层内层防止母体血液和胎儿血液混合

**扩散**
绒毛的发育为营养物质和氧气的扩散创造了更大的表面

**3 三级绒毛**
进一步的分支细化了绒毛的结构，形成三级绒毛。这些绒毛突入母亲血液的血池中。胎儿毛细血管尚未生长，因此营养的转运仍不足。

## 羊水

　　羊水保护胎儿免受创伤，并为其提供生长和活动的空间。它有助于胎儿肺部发育，并让胎儿保持恒定的温度。起初，它类似于胎儿循环中的血浆，但当胎儿的肾脏开始产生尿液后，尿液就会进入羊水。妊娠末期时，羊水进一步浓缩，与尿液相似。羊水被胎儿吞咽并在肠内吸收，使羊水循环。随着怀孕的进展，羊水量稳步增加，到孕32周时最多，达到1 000 ml，甚至可能高达2 000 ml。临近预产期，胎儿通过吞咽和产生尿液每天可替换500～1 000 ml的羊水。

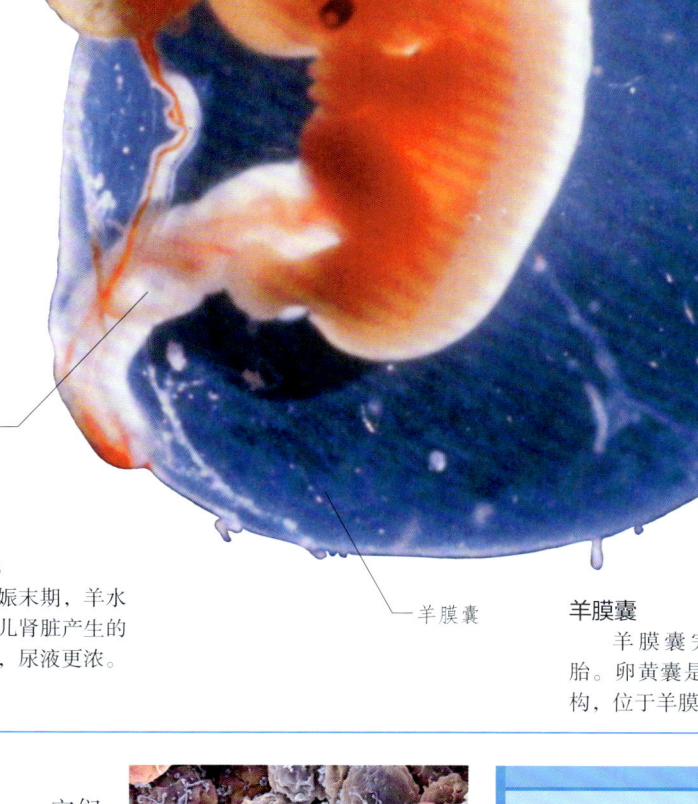

卵黄囊

脐带

羊膜囊

**羊膜囊**
　　羊膜囊完全包裹着胚胎。卵黄囊是一个暂时的结构，位于羊膜囊之外。

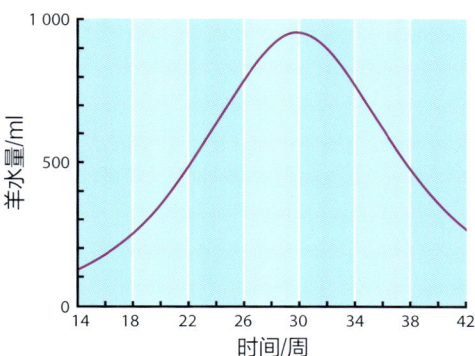

纵轴：羊水量/ml　横轴：时间/周

**羊水量变化**
　　临近妊娠末期，羊水量减少，胎儿肾脏产生的尿液量减少，尿液更浓。

## 血液的发育

　　从第31天开始，原始的红细胞出现在卵黄囊壁上——它们在血岛内生成，周围有毛细血管包绕。最早的原始红细胞含有胚胎血红蛋白，与成熟红细胞不同，它们含有一个中央核。到第74天，胎儿肝脏将接替卵黄囊生成血细胞。与最初的原始红细胞不同，胎儿肝脏中产生的细胞可以分化为各种血液成分。妊娠末期，骨髓中也会产生血细胞。

**胎儿血细胞**
　　这张电子显微照片显示了一种干细胞。在胎儿体内，它会生成红细胞或任何类型的白细胞。

**血细胞**
　　肝脏中的血细胞在孕37天开始产生。最早于孕10周，骨髓也可生成一些血细胞，但直到胎儿出生后，肝脏仍然是血细胞主要的生成器官。红细胞的生成量较高。每个胎儿红细胞只能存活60天，是成人的一半。胚胎需要铁、叶酸和维生素B$_{12}$来产生足够的红细胞。

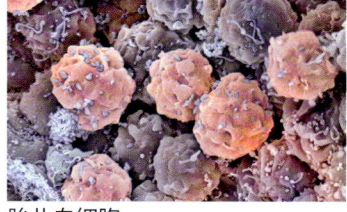

白细胞

红细胞

**细胞类型**
　　胎儿红细胞与成人红细胞类型相似，但血红蛋白对氧的亲和力更高。

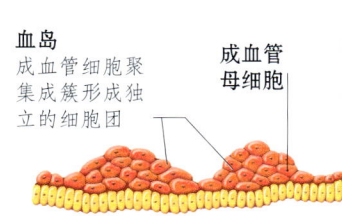

**血岛**
成血管细胞聚集成簇形成独立的细胞团

**成血管母细胞**

**空腔的形成**
血岛内部形成空腔

**血管腔**
空腔生长并融合形成血管腔

**血细胞**
血管腔内膜形成细胞

**1 血岛**
出现在卵黄囊和连接柄中。内部细胞形成原始红细胞，而外部细胞形成毛细血管壁。

**2 空腔生成**
毛细血管壁和早期红细胞之间的分化始于血池内部空腔的出现。

**3 血管形成**
一开始形成的血细胞几乎完全是原始红细胞。在第3周结束时，一个简单的毛细血管网就已经形成。

# 胚胎发育的关键

## 器官形成

　　器官形成是胚胎快速发育的过程，在这个过程结束时，主要器官和外部结构均已形成。此过程从孕6周持续至孕10周。不同的系统同时发育。呼吸系统从前肠的外袋中分化出来形成肺，而消化系统生成肠、肝、胆囊和胰腺。第一个功能完整的系统是心血管系统，包括心脏和一个简单的循环，并随着胚胎的发育不断重塑。

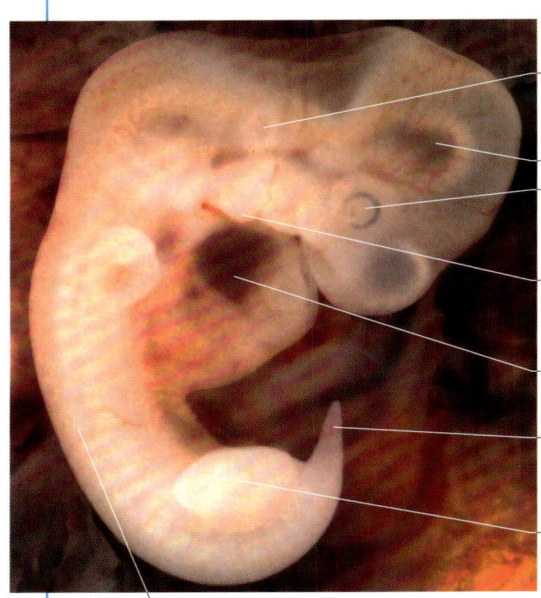

**耳朵**
表现为一个浅的凹陷，这是耳朵的最终位置

**脑**
大脑的快速发育引起头部屈曲

**眼睛**
可看到晶状体的前体，眼睑发育并盖住眼睛

**咽弓**
这5个独特的隆起生成了胎儿很多头部和颈部结构

**心脏**
黑暗区域清楚地显示了心脏的位置

**尾巴**
这不是真正意义上的尾巴，而是覆盖脊髓的皮肤延伸

**肢芽**
腿部发育的迹象很明显，尽管它和真正的腿一点也不像

**体节**
沿神经管分布的体节分化出皮肤、肌肉和脊椎

**早期身体结构**
这个7周大的胚胎处于器官形成的中期，身体系统的发育超越了胚胎的生长。

## 肺的发育

　　肺从怀孕第50天开始发育，持续到婴儿早期。初级气管发育出两个分支，它们再依次分出更细的分支。最初的分支模式对所有胚胎都相同，但最终的发育是独特的。到第18周，已经发生了14次分支，并形成了呼吸树，但细支气管太大，壁太厚，无法进行气体交换（呼吸）。直到孕38周才出现适合气体交换的薄壁原始肺泡（见第152～153页）。

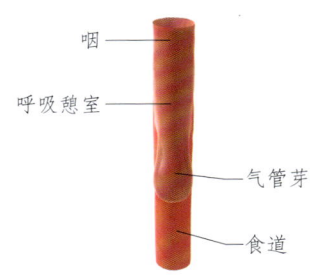

咽
呼吸憩室
气管芽
食道

**1 气管芽**
气管发育的第一个迹象是从食道上长出一个袋状物，向外向下突出。

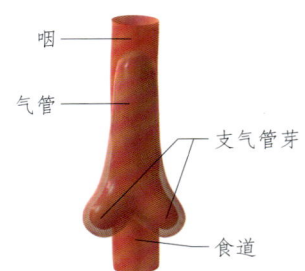

咽
气管
支气管芽
食道

**2 支气管芽**
第56天，气管充分延长后，就分出两个支气管芽；每个都将形成一个肺。

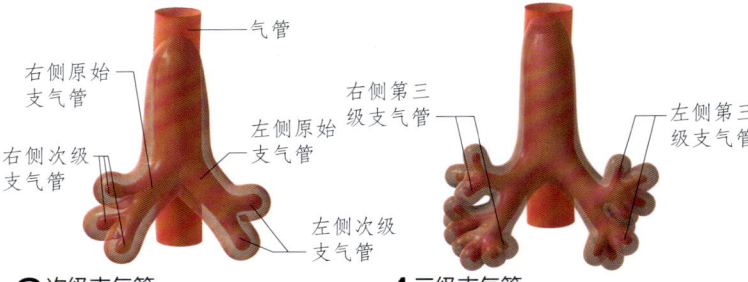

气管
右侧原始支气管
右侧次级支气管
左侧原始支气管
左侧次级支气管

**3 次级支气管**
支气管芽以特殊的方式发出分支。右芽进行3次分支，而左侧进行2次分支。

右侧第三级支气管
左侧第三级支气管

**4 三级支气管**
到第70天，进行第三级分支。右侧形成10个肺叶，左侧形成8个肺叶。

## 消化系统

　　开始时消化系统仅仅是连接嘴和肛门的一条简单管道，在第6周，部分结构逐渐特化，胃会首先形成。在第9周，肠道变长以至于无法被腹部容纳而被挤入脐带。并在这里逆时针旋转90°，然后在第12周结束时返回腹腔。小肠和大肠在第14周达到最终位置。到第17周时，由于胎儿会有规律地吞咽，所以羊水进入消化道。虽然消化道在怀孕中期才可运动，但肠道中的绒毛已经能够吸收羊水。

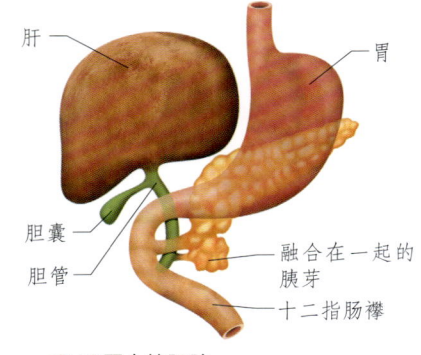

胃
肝
胆囊
腹侧胰芽
背侧胰芽
胆管
十二指肠襻

**1 9周大的胚胎**
在消化道主管上分支发育出专门的结构。早期胰腺由两个独立的胰芽组成。

肝
胃
胆囊
胆管
融合在一起的胰芽
十二指肠襻

**2 10周大的胚胎**
两个独立的胰芽融合，连接胆囊和十二指肠的胆管也变长了。

## 心脏的发育

　　心脏发育较早，便于营养供应以支持胚胎发育。它是第一个完全发挥功能的系统。心脏从第50天开始跳动，2~3天后开始血液循环。在脐带进入胚胎身体处的上方出现一个心隆起，当两个薄壁的管腔从头到尾融合后，心脏在此处形成。随着最终心脏结构的出现，胚胎循环开始。心脏结构的回路和重构快速进行，并在第10周末期完成。胎儿的心脏内层有一种叫作心内膜的特殊组织，而心脏的肌肉组织（心肌）有独特的功能，可以以其内在节律自发收缩。

### 心脏腔室的划分

　　心脏有左、右上腔（心房）和两个下腔（心室），它们从静脉血管网中收集血液，并将血液从心脏中排出。心房和心室被隔膜隔开，隔膜向心脏的中心（心内膜垫）生长。一个单向的膜瓣控制从每个心房到相应心室的血流。两个心室是分开的，但两个心房通过卵圆孔连通，允许含氧血液通过。

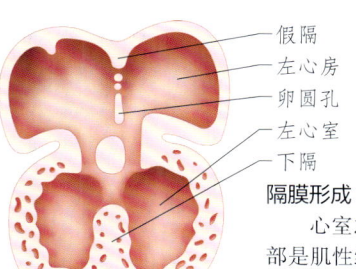

- 假隔
- 左心房
- 卵圆孔
- 左心室
- 下隔

**隔膜形成**
　　心室之间的隔膜全部是肌性组织，但其上部薄弱部分除外，它不像肌性部分那样收缩。

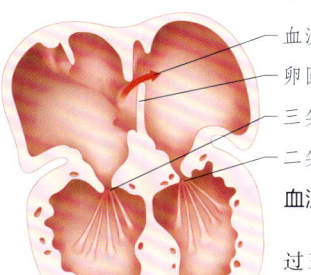

- 血流
- 卵圆孔
- 三尖瓣瓣膜
- 二尖瓣瓣膜

**血流**
　　血液从右心房通过三尖瓣或卵圆孔到达左心房。左心房将血液输送到左心室。

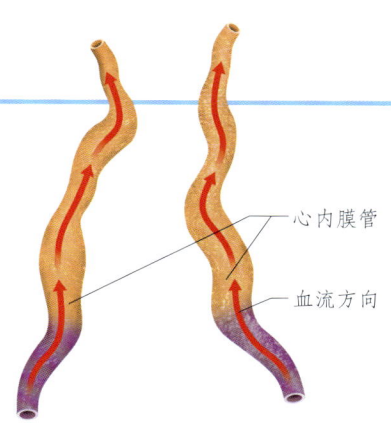

- 心内膜管
- 血流方向

**1 心内膜管**
在发育早期，两个独立且平行的管子向胚胎头部输送血液。

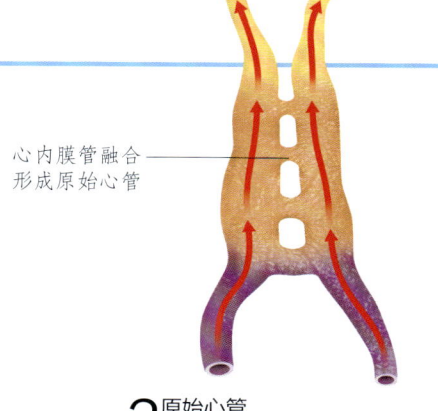

心内膜管融合形成原始心管

**2 原始心管**
心内膜管自基底部向上相互融合，最终在怀孕第50天形成一个原始心管。

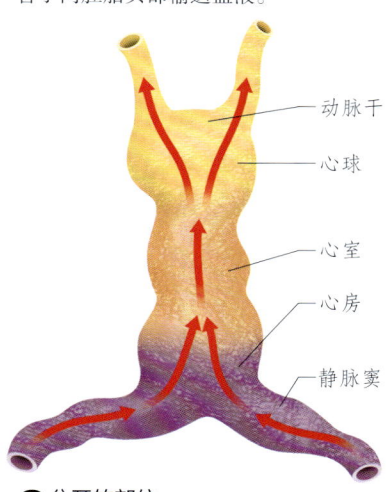

- 动脉干
- 心球
- 心室
- 心房
- 静脉窦

**3 分开的部位**
心胶质细胞和心肌细胞围绕着心内膜管，同时细微的收缩划分出各个独立的部分。

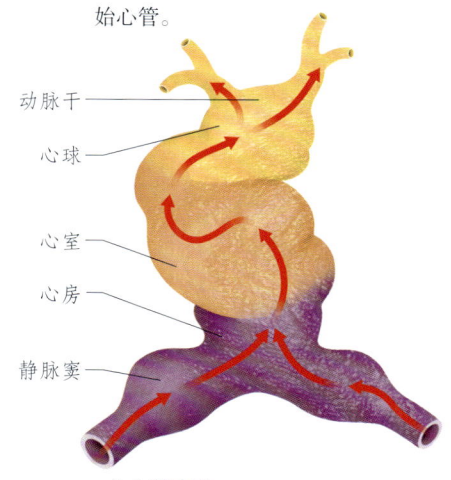

- 动脉干
- 心球
- 心室
- 心房
- 静脉窦

**4 心管弯曲**
在第51天，跳动的心管伸长并向右弯曲形成螺旋，基本的血液循环就建立了。

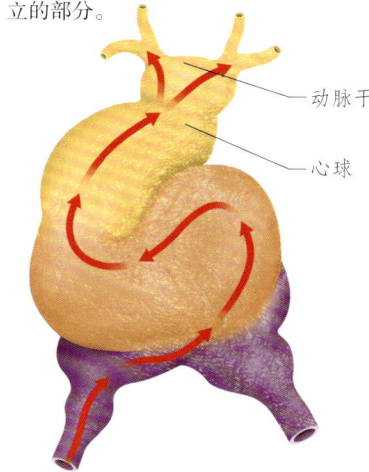

- 动脉干
- 心球

**5 "S"形结构**
到了第53天，心管螺旋形成一个"S"形，使心脏的四个心室位于正确位置。

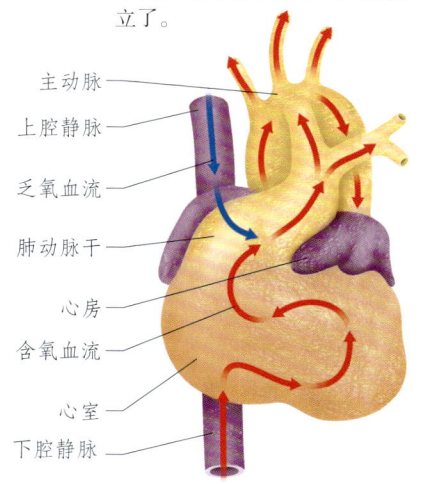

- 主动脉
- 上腔静脉
- 乏氧血流
- 肺动脉干
- 心房
- 含氧血流
- 心室
- 下腔静脉

**6 腔室的最终位置**
到第84天，心脏的四个腔室已经完全分离，到第91天，心脏瓣膜已经就位。

这个月胚胎变成胎儿。他已具有清晰可辨的人形，并且可活跃地运动。至孕早期末，妊娠已比较稳固，流产的风险大大降低，许多女性选择这时向外界宣布怀孕的消息。

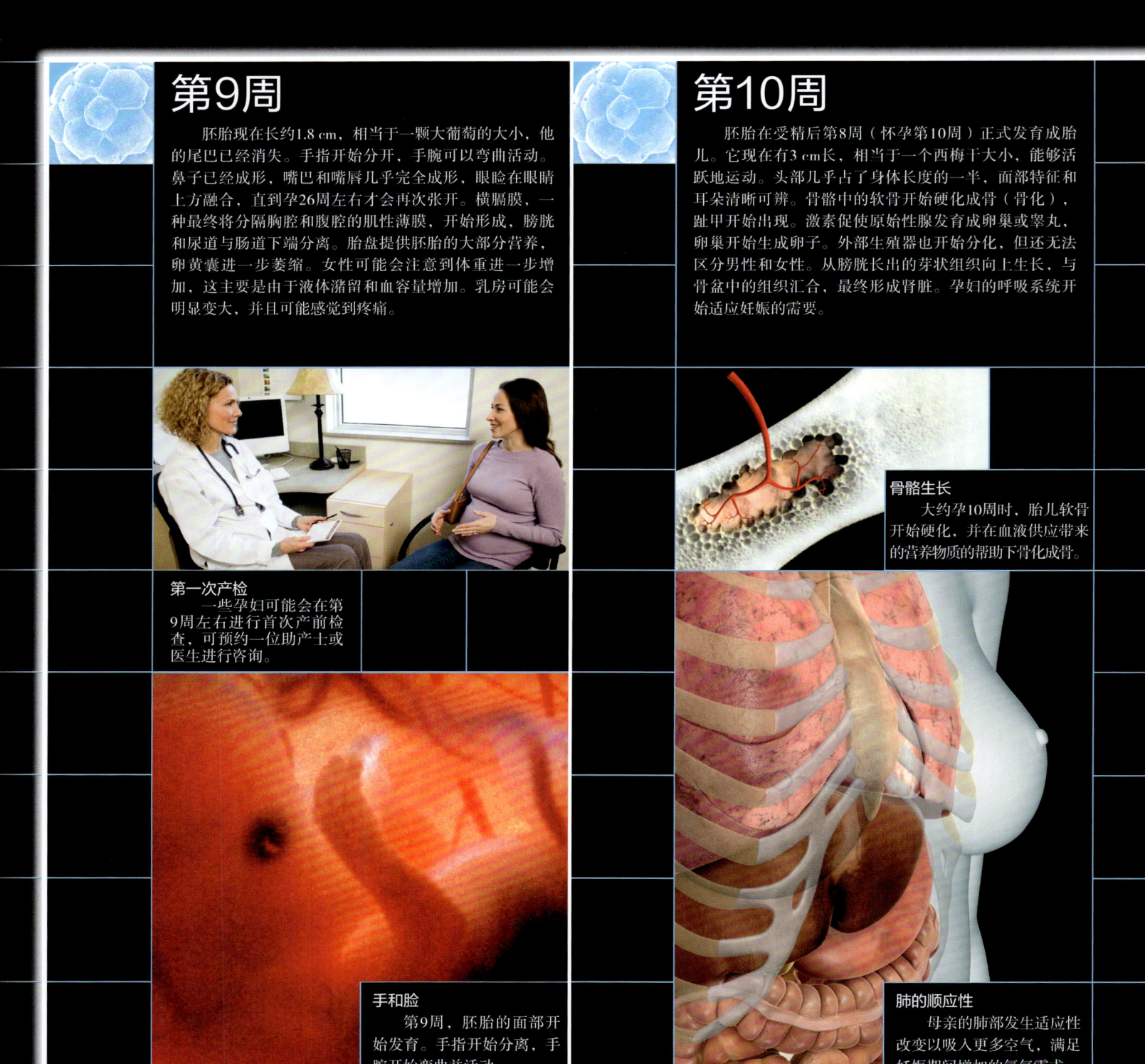

## 第9周

胚胎现在长约1.8 cm，相当于一颗大葡萄的大小，他的尾巴已经消失。手指开始分开，手腕可以弯曲活动。鼻子已经成形，嘴巴和嘴唇几乎完全成形，眼睑在眼睛上方融合，直到孕26周左右才会再次张开。横膈膜，一种最终将分隔胸腔和腹腔的肌性薄膜，开始形成，膀胱和尿道与肠道下端分离。胎盘提供胚胎的大部分营养，卵黄囊进一步萎缩。女性可能会注意到体重进一步增加，这主要是由于液体潴留和血容量增加。乳房可能会明显变大，并且可能感觉到疼痛。

**第一次产检**
一些孕妇可能会在第9周左右进行首次产前检查，可预约一位助产士或医生进行咨询。

**手和脸**
第9周，胚胎的面部开始发育。手指开始分离，手腕开始弯曲并活动。

## 第10周

胚胎在受精后第8周（怀孕第10周）正式发育成胎儿。它现在有3 cm长，相当于一个西梅干大小，能够活跃地运动。头部几乎占了身体长度的一半，面部特征和耳朵清晰可辨。骨骼中的软骨开始硬化成骨（骨化），趾甲开始出现。激素促使原始性腺发育成卵巢或睾丸，卵巢开始生成卵子。外部生殖器也开始分化，但还无法区分男性和女性。从膀胱长出的芽状组织向上生长，与骨盆中的组织汇合，最终形成肾脏。孕妇的呼吸系统开始适应妊娠的需要。

**骨骼生长**
大约孕10周时，胎儿软骨开始硬化，并在血液供应带来的营养物质的帮助下骨化成骨。

**肺的顺应性**
母亲的肺部发生适应性改变以吸入更多空气，满足妊娠期间增加的氧气需求。

## 第11周

　　胎儿现在长约5 cm，大约有一个李子大小。他可以张嘴闭嘴，能够打哈欠和吞咽。在下颌上有细小的齿芽形成，手指和脚趾的蹼开始消失，皮肤变厚，不再像以前那样半透明。心跳加快，达到120~160次/min，血液在胎儿体内快速循环。孕妇的腹部稍微突出，而且由于心肺的负荷增加，孕妇可能出现劳累性呼吸困难。此时增大的子宫向上移出骨盆，减轻了对膀胱的压迫，因此尿频症状减轻，但已存在的静脉曲张或痔疮可能会加重，也可能再次出现。

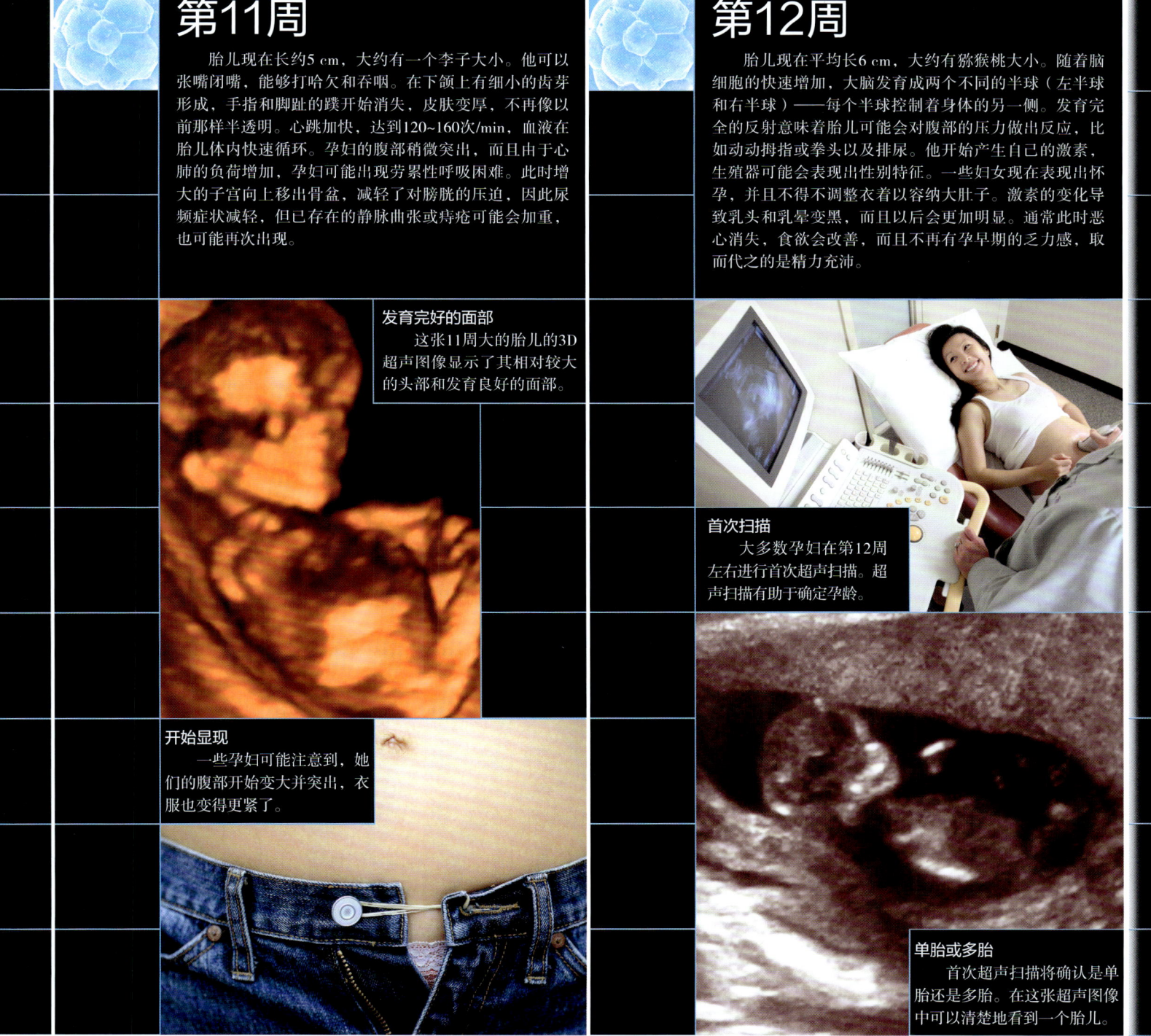

**发育完好的面部**
　　这张11周大的胎儿的3D超声图像显示了其相对较大的头部和发育良好的面部。

**开始显现**
　　一些孕妇可能注意到，她们的腹部开始变大并突出，衣服也变得更紧了。

## 第12周

　　胎儿现在在平均长6 cm，大约有猕猴桃大小。随着脑细胞的快速增加，大脑发育成两个不同的半球（左半球和右半球）——每个半球控制着身体的另一侧。发育完全的反射意味着胎儿可能会对腹部的压力做出反应，比如动动拇指或拳头以及排尿。他开始产生自己的激素，生殖器可能会表现出性别特征。一些妇女现在表现出怀孕，并且不得不调整衣着以容纳大肚子。激素的变化导致乳头和乳晕变黑，而且以后会更加明显。通常此时恶心消失，食欲会改善，而且不再有孕早期的乏力感，取而代之的是精力充沛。

**首次扫描**
　　大多数孕妇在第12周左右进行首次超声扫描。超声扫描有助于确定孕龄。

**单胎或多胎**
　　首次超声扫描将确认是单胎还是多胎。在这张超声图像中可以清楚地看到一个胎儿。

# 第3个月 | 第9~12周
## 母亲和胎儿

怀孕早期的症状，如疲劳和恶心，通常在本月达到高峰，这可能是高水平的hCG所致。在这个月，胚胎期结束，胎儿期开始。此时的胎盘远远大于胎儿，完全能够满足胎儿对氧气和营养物质的需求，并排出代谢产物和二氧化碳。在这个月里，能量直接参与基本器官结构的发育。随着眼睛的形成，下巴和颈部的拉长，面部更清晰可辨了，耳朵也移到了其最终的位置。颈部仍然相对较短，胎儿呈曲屈体位，头贴于胸前，大脑快速生长，头部占据了整个头臀长度的一半，而且在3周内胎儿身长增加一倍。

**母亲**
🫀 66次/min
🩸 105/68 mmHg
🅰 4.4 l

**27 ml**

怀孕第12周的羊水量约为27 ml，到第34周将达到约946 ml的峰值。

高水平的孕激素可导致一些女性长斑或痤疮。怀孕初期的不适感通常在第3个月达到顶峰，然后缓解。

**孕12周的母亲**
由于可预见的需求增长，母亲呼吸更深，吸收营养更有效，循环系统将更多的血液输送到胎盘。

**胃**
孕12周时，hCG达到峰值，导致许多孕妇恶心和吐出

**肠**
孕激素水平升高会减缓肠道蠕动，导致便秘。高纤维饮食和大量饮水可以缓解这些症状

**子宫**
子宫开始增大，并稍前倾。在盆腔上缘可以摸到子宫

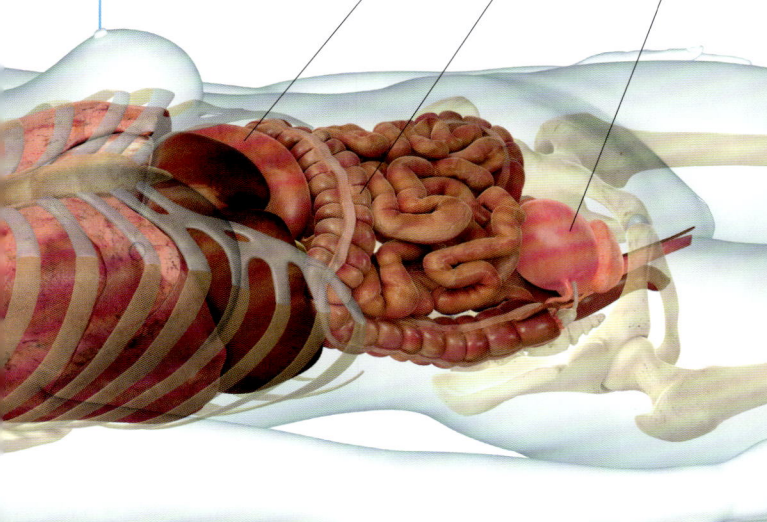

**腿**
腿的发育不如胳膊的，脚趾还没有完全分离

## 统计

1 2 3 4 5 6 7 8 9 10 11 12 13 14 15 16 17 18 19 20 21 22 23 24 25 26 27 28 29 30 31 32 33 34 35 36 37 38 39 40

**胎儿**
🫀 175次/min
🔽 5.4 cm
⚖ 14 g

胚胎期在怀孕第10周结束，胚胎成为胎儿。出现器官生长的早期征象标志着胎儿期的开始。

在孕12周左右可通过超声测量胎儿长度（称为头臀径），此方法可以准确地确定怀孕日期。

超声波扫描将显示胎儿的心跳和四肢。在这个阶段还可以看到单单的躯干和肢体运动，开始有存咽动作，胃和膀胱中可见液体。

在孕10周时，胎盘效率提高，以支持快速生长的胎儿的需求。胎儿的小肠在第11~12周时被挤入脐带底部。它在第11~12周时重新进入腹腔，同时发生旋转（见第122页）。

**头部**
头部占胎儿总长度的一半，这反映了在其他器官和身体系统成熟之前大脑需要先发育

**耳朵**
耳朵在下颌轮廓限低的位置，但在随后的第2~3周会上升到最终位置

**颈部**
颈部仍然很短，迫使头部朝向胸部，从而使胎儿呈蜷缩状

**10周**

**绒毛膜绒毛**
胎盘内开始出现发育好的三级绒毛，有助子宫素的转运

**脐带**
胎儿运动导致脐带盘绕

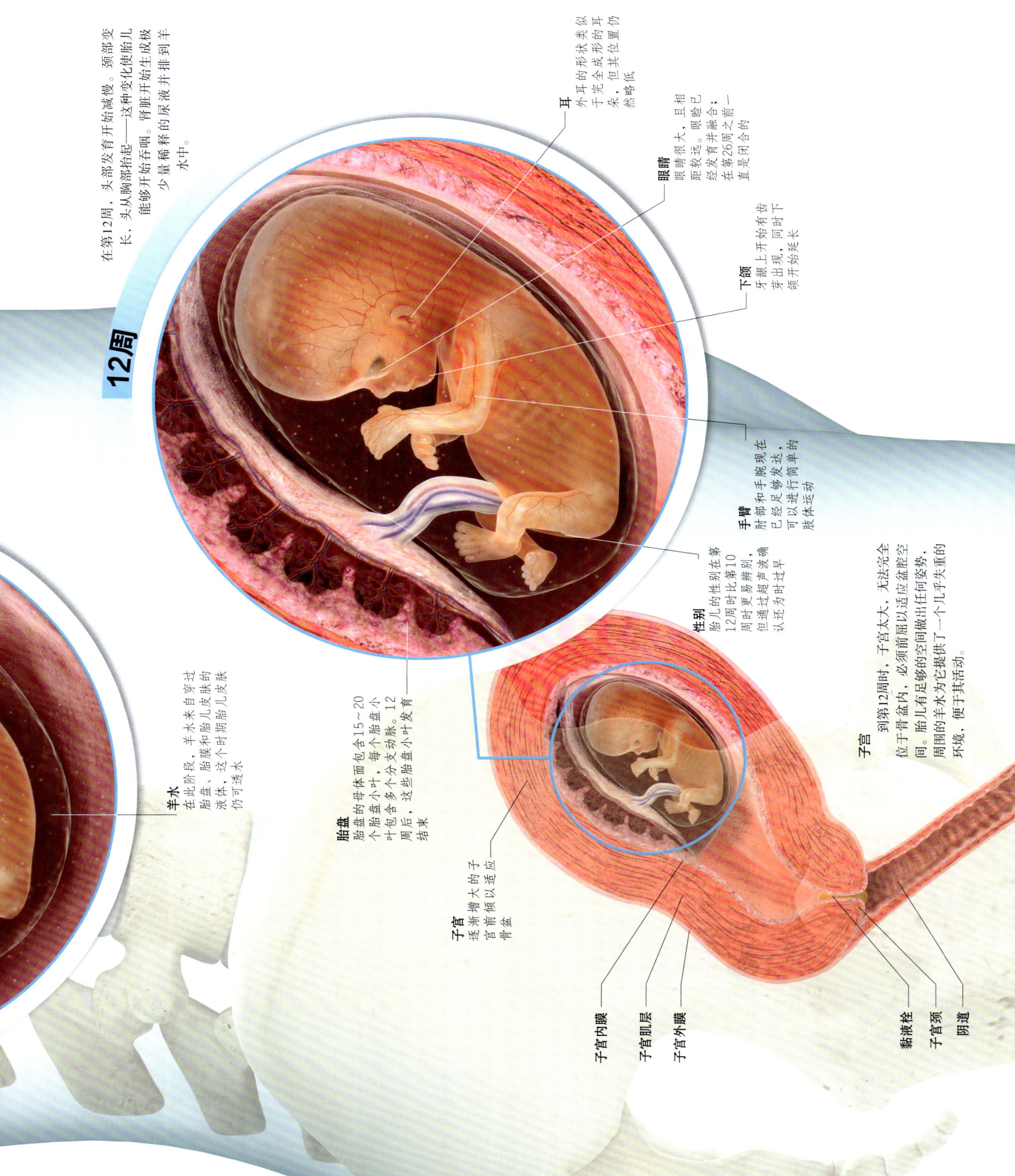

**耳**
外耳的形状类似耳朵，但其位置仍然略低。

**眼睛**
眼睛很大，且相距较远。眼睑已经发育并且在第26周之前一直是闭合的。

在第12周，头部发育开始减慢。颈部变长，头部开始拾起——这种变化使胎儿能够开始吞咽。肾脏开始生成极少量稀释的尿液并排到羊水中。

**下颌**
牙龈上开始有牙芽出现，同时下颌开始延长。

## 12周

**手臂**
肘部和手腕现在已经足够发达，可以进行简单的肢体运动。

**性别**
胎儿的性别在第10周时比第12周时更易辨别，但通过超声波确认还为时过早。

**胎盘**
胎盘的母体面包含15～20个胎盘小叶，每个胎盘小叶又包含多个分支动脉。12周后，这些胎盘小叶发育结束。

**羊水**
在此阶段，羊水来自穿过胎盘、胎膜和胎儿皮肤的液体，这个时期胎儿皮肤仍可透水。

**子宫**
逐渐增大的子宫逐渐倾斜以适应子宫骨盆。

**子宫**
到第12周时，子宫太大，无法完全位于骨盆内，必须前屈以适应盆腔空间。胎儿有足够的空间做出任何姿势，周围的羊水为它提供了一个几乎失去重力的环境，便于其活动。

子宫内膜

子宫肌层

子宫外膜

黏液栓

子宫颈

阴道

# 母亲的主要变化

## 孕早期产前保健

在第一次就诊时，助产士提供有关怀孕、产检和生活方式的建议，包括疾病筛查和饮食建议。拒绝检查应说明原因。此时可以提出任何问题并讨论个人产检计划。无论是在医院还是在社区产检，产检都应该定期进行。产检内容应记录在孕妇个人档案内。

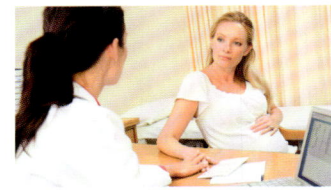

### 咨询助产士
与助产士的第一次会面应该在孕12周之前，因为这样才有足够的时间讨论未来的计划。

### 产前检查（怀孕早期和中期）

每次产前检查都会进行一些常规检查和化验，以确保一切正常，并确定是否需要额外的护理或医疗处理

| 时间 | 产检内容 |
| --- | --- |
| 第11~14周 | 进行第一次超声检查，确定怀孕日期。很多医院提供唐氏综合征的筛查 |
| 第16周 | 看首次产检时的血化验报告。测量血压，并检查尿液中的蛋白质含量，以排除感染的可能性 |
| 第18~20周 | 超声扫描检查胎盘和胎儿发育状况。如果胎盘处于低位（见第139页），将在第32周时进行复查 |
| 第20周 | 通常会安排与医疗团队会面，最终确定妊娠计划或讨论超声检查结果 |
| 第24周 | 如果是第一次怀孕，本次与助产士的会面是做常规检查，包括血压，并测量子宫的高度 |

## 怀孕期间常见问题

有些孕妇可能会因为没有胎动而担忧，这大可不必，因为个体差异很大（见第138页）。恶心和呕吐是正常的，可能会持续到第20周；烧心会持续更长时间。子宫增大、韧带和关节松动引起的一些不适也很常见，但如果疼痛非常严重，应通知助产士。阴道有分泌物是正常的，但不应有瘙痒、异味或流血。小便更频繁但不应该感到疼痛。

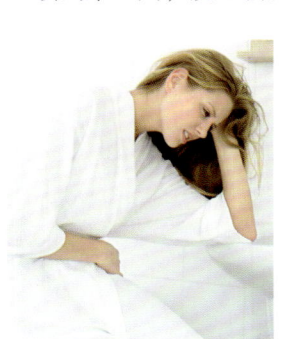

### 子宫疼痛
在早期阶段，偶尔的不适是很常见的，但若出现持续的疼痛、出血或阴道流液应进行检查。

## 肺适应

在怀孕早期，肺快速发生适应性改变，以满足预期的对氧的需求。起初，孕妇会感到呼吸短促，但这些变化实际上会让肺部工作更有效。深呼吸可以增加氧气的吸收并排出更多二氧化碳，这是通过改变肋骨位置和横膈的高度，而不是通过改变肺的结构来实现的。当横膈上抬时，不参与气体交换的残气量减少，从而使通过正常呼吸就可吸入的潮气量增加。

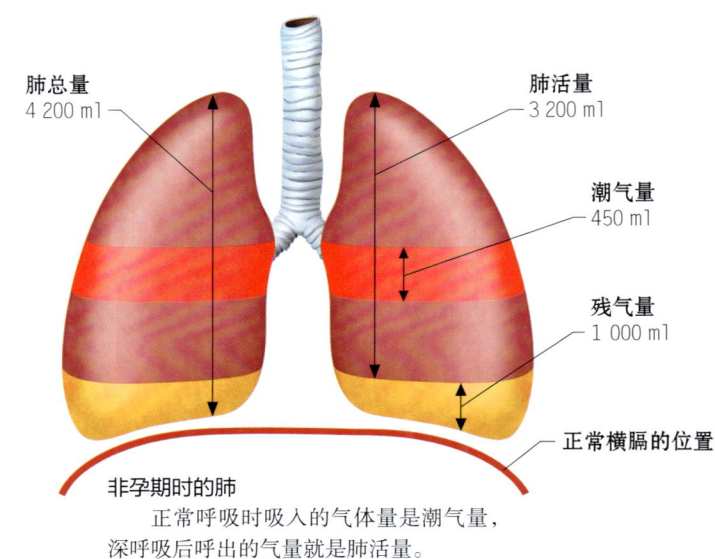

肺总量
4 200 ml

肺活量
3 200 ml

潮气量
450 ml

残气量
1 000 ml

正常横膈的位置

非孕期时的肺
正常呼吸时吸入的气体量是潮气量，深呼吸后呼出的气量就是肺活量。

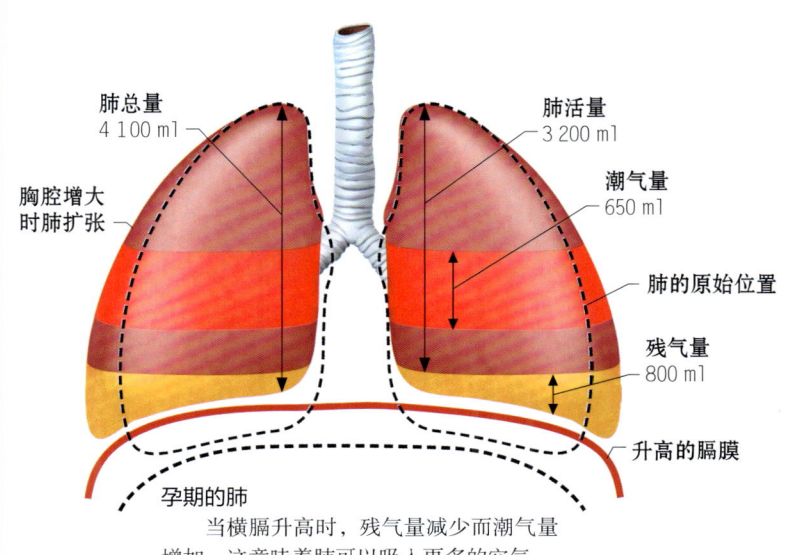

肺总量
4 100 ml

肺活量
3 200 ml

胸腔增大时肺扩张

潮气量
650 ml

肺的原始位置

残气量
800 ml

升高的膈膜

孕期的肺
当横膈升高时，残气量减少而潮气量增加，这意味着肺可以吸入更多的空气。

## 免疫传递

对胎儿以及婴儿出生后的保护，依赖于母亲通过胎盘传递的免疫。在怀孕期间，母亲的免疫系统对抗大部分病毒感染。出生后，通过胎盘从母体传递的G型免疫球蛋白（IgG）为婴儿提供免疫力。母乳喂养可以将A型免疫球蛋白（IgA）传递给婴儿，使其获得额外的保护。然而，并不是所有的抗体都能传递给胎儿。M型免疫球蛋白（IgM）抗体是在病毒感染的早期产生的，因为太大而无法穿过胎盘。

### 保护胎儿

IgG抗体为胎儿提供早期免疫保护，直到他能够用自己的抗体保护自己，通常直到孕20周胎儿才有自己的抗体。

脐带充当母亲和胎儿之间抗体的传递通道。

IgG通过脐动脉进入胎儿体内

含有抗体的母体血液在绒毛间隙聚集

IgM抗体

母体动脉

母体静脉

子宫内膜

IgG抗体

母体血流

IgG扩散通过胎盘屏障

脐动脉

胎儿血流

IgM过大，无法进入胎儿血液

脐静脉

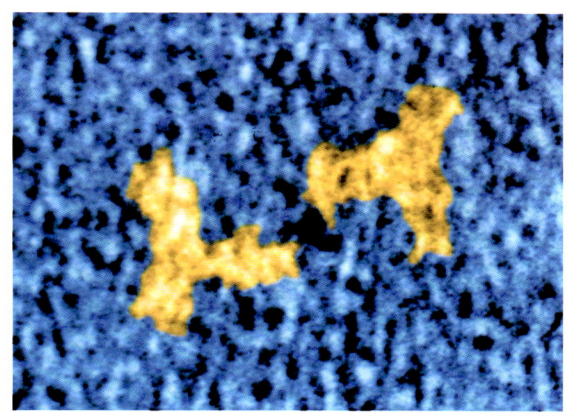

### 免疫球蛋白G（IgG）

这张彩色电子显微照片显示了IgG抗体的Y形结构。它们是含量最多的抗体，存在于所有体液中，也是唯一能够通过胎盘的抗体。

### 穿透胎盘

小的IgG抗体可以通过胎盘屏障，但大的IgM抗体却不能。这样也有好处，因为如果胎儿的血型与母亲的血型不同，IgM抗体将会攻击胎儿。

## 鼻塞

鼻塞（妊娠鼻炎）是怀孕期间常见的一种症状，尽管尚不清楚其发生原因。1/5的孕妇会出现这种现象，虽然它经常与过敏性鼻炎相混淆，但它不是一种过敏反应。鼻塞可以在孕期的任何时间发生，但在分娩后1～2周就会缓解。虽然没有有效的治疗方法，但一些简单的措施，如抬高床头、体育锻炼和生理盐水冲洗，都能有所帮助。医生将鉴别妊娠鼻炎和鼻窦感染，后者需要抗生素治疗。

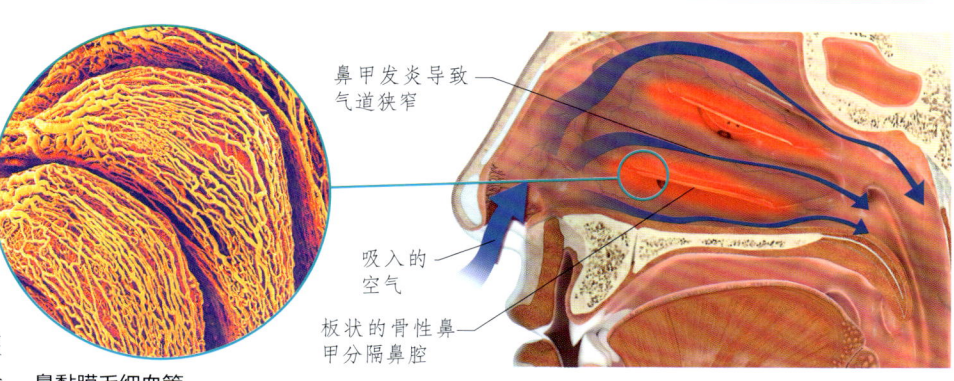

鼻甲发炎导致气道狭窄

吸入的空气

板状的骨性鼻甲分隔鼻腔

### 鼻黏膜毛细血管

鼻腔黏膜有大量的毛细血管，用来温暖进入的空气。刺激黏膜可导致毛细血管充血，从而加剧妊娠鼻炎。

### 气流受限

过多的黏液产生和对鼻腔黏膜的刺激都会导致气流受限。为了增加气流，可能需要用生理盐水冲洗。

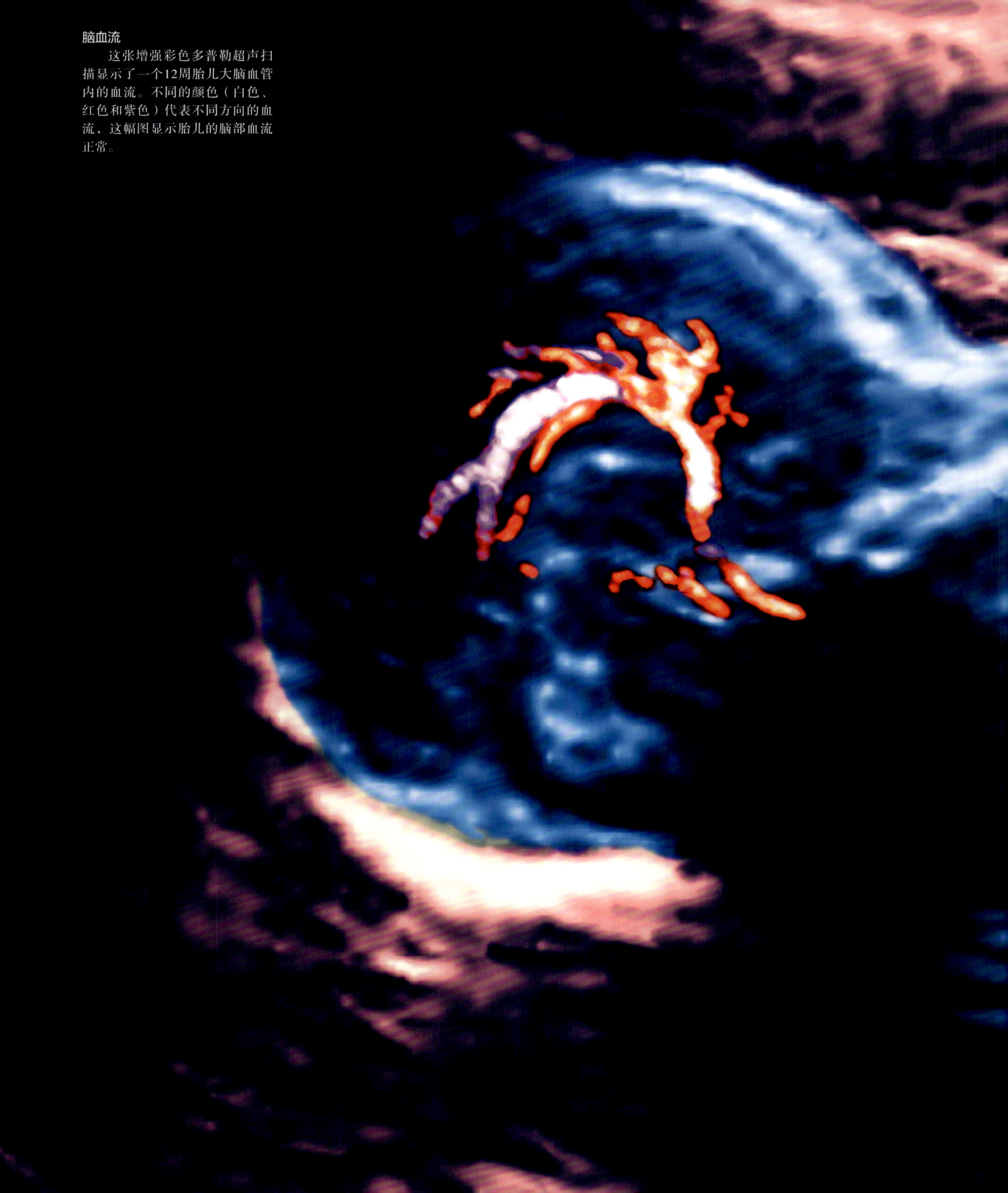

**脑血流**

这张增强彩色多普勒超声扫描显示了一个12周胎儿大脑血管内的血流。不同的颜色（白色、红色和紫色）代表不同方向的血流，这幅图显示胎儿的脑部血流正常。

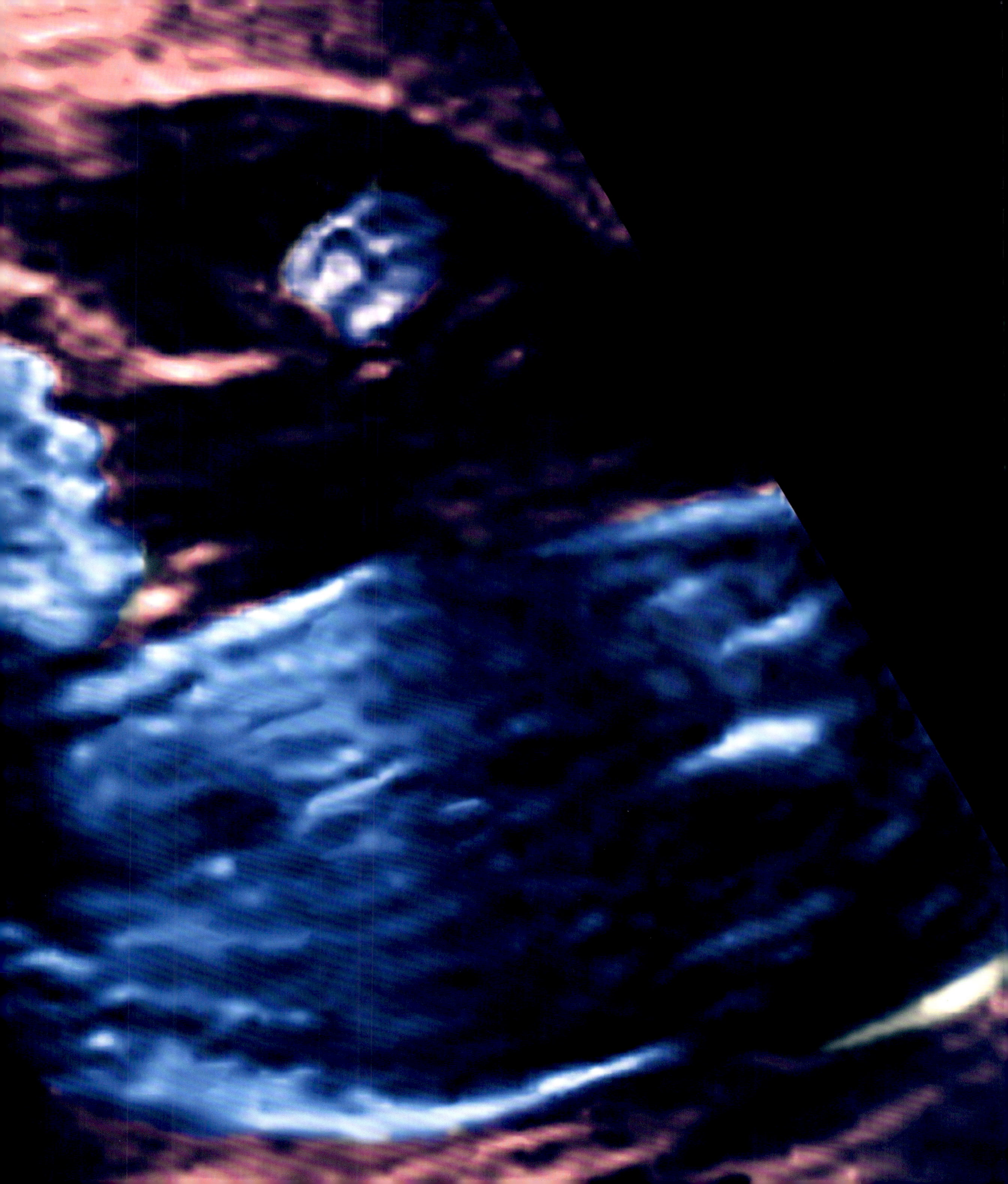

# 胎儿发育的关键

## 发育中的胎盘

随着胎盘表面积的不断增大及母–胎循环屏障变薄，胎盘的结构渐趋成熟。母亲的动脉血管壁受胎儿细胞的侵蚀，结构弱化，血管扩张，阻力下降，从而使母亲血流不断进入绒毛间隙。从胎儿方面而言，绒毛分支形成三级绒毛浸入母血中。在第9周，绒毛变长，到第16周达到最大长度。为了满足胎儿不断生长的需要，胎盘的发育一直持续到孕中期。为了进一步改善营养和氧气供给，在孕24周以后绒毛壁开始变薄，纤细的分支出现。

## 脐带

脐带使胎儿的血液（通过两根脐动脉）循环到胎盘，然后将营养物质和氧气带回给胎儿（通过一根宽的脐静脉）。正常情况下，动脉，而非静脉携带氧气。然而，静脉是将血液带回心脏，而动脉将血液带离心脏，脐带血因此得名。由于胎儿的活动，脐带逐渐卷曲。这是一种保护机制，与脐带表面的果冻状覆盖物（被称为沃顿胶质）共同作用，防止脐带扭结。

### 胎儿生命线

这张照片拍摄于子宫内部，显示了一段卷曲的脐带中的血管。

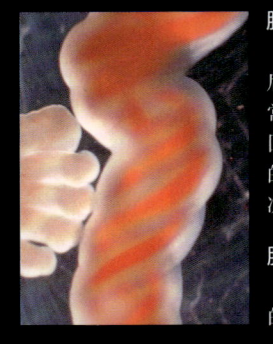

**叶状绒毛膜**
绒毛的叶状结构为气体交换提供了更大的面积

**平滑绒毛膜**
叶状绒毛结构退化形成囊状向子宫腔内突出

**子宫腔**

**黏液栓**

### 重要的营养物质

在整个怀孕期间，胎儿完全依赖脐带来获取营养和氧气，并排出代谢物和二氧化碳。

母体血管

氧气和营养物质弥散进入胎儿血流

绒毛间隙中的母体血池

胎儿排泄物返回母体血液

脐静脉携带含氧血液

脐动脉携带低氧血液

血液流向胎儿

血液从胎儿侧流出

### 气体交换

母亲和胎儿的血液交换发生在绒毛间隙。绒毛是胎儿的一部分，伸入母体血液循环。气体从母体血液进入绒毛的血液循环，代谢产物从相反方向弥散。

## 双胞胎

异卵双胞胎来源于两个卵子，因此其可能是同性或异性。异卵双胎占全部双胞胎的92%，而单个受精卵分裂成两个同性个体（同卵双胎）则较为少见。分裂的时间决定了产生一个还是两个胎盘（绒毛膜）及一个还是两个羊膜囊（羊膜）。

### 在第1~3天分裂

如果一个受精卵在这个时间分裂成两个胎儿，则为两个独立胎儿。由于他们不共用一个胎盘，他们的血液循环各自独立。他们没有相关缠绕的风险。

**羊膜囊分离**

**胎盘分离**

### 在第4~8天分裂

两个胎儿在各自分开的羊膜囊（双羊膜囊）中发育，所以他们不会相互缠绕，但他们的血液循环可通过融合的胎盘相互交通（单绒毛膜）。如果一个胎儿接收的供血过多就会产生问题（见下文）。

**羊膜囊分离**

**共用胎盘**

### 在第8~13天分裂

这种情况没有分隔胎儿的羊膜（单羊膜囊），其共用一个胎盘（单绒毛膜）。胎儿共用一个胎盘可使血液循环不平衡，易产生双胎输血综合征。

**共用羊膜囊**

**共用胎盘**

### 在第13~15天分裂

在第13~15天分裂可形成连体婴儿。他们可能在头部、胸部或腹部相连。复杂的循环系统及在不同层次共享器官可能使分离手术产生严重的并发症。

**共用羊膜囊**

**共用胎盘**

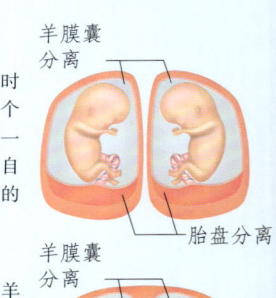
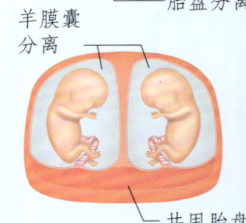
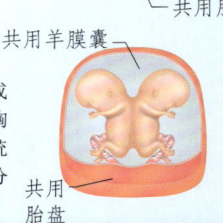

## 第一次超声检查

首次超声检查通常在怀孕第11~14周进行。这是确定怀孕日期和分娩日期的最佳时间。通过测量胎儿的顶臀径来确定胎龄。孕11~14周的所有胎儿大小是一致的，在中孕期以后胎儿的大小会有差异。在首次检查时，可以看见胎儿的手部及脚部，并可以看见胃及膀胱中的液体及胎儿心跳。如果是多胎妊娠，在这个阶段可以最准确地确定羊膜囊和胎盘的数量。

### 颈项透明层厚度筛查

颈项透明层厚度筛查在第11周至第13周末期进行。它可以识别妊娠唐氏综合征风险。患有唐氏综合征的胎儿颈部的液体量可能会增加，这一特征与母亲的年龄相结合，可预估唐氏综合征的风险。这项检查可以识别大约7/10的唐氏综合征患儿。最近，为了得到更准确的估计，已将血液激素水平纳入其中。联合应用这两项检测可识别9/10的唐氏综合征患儿。

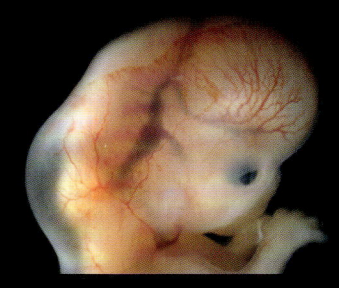

**颈项液体过多**

在子宫内拍摄的胎儿，在最左侧可见过多的颈项液体。所有的胎儿都会在颈部有一些液体，但这个胎儿由于一些遗传或结构的因素或没有明显原因，其颈项液体的量过多。

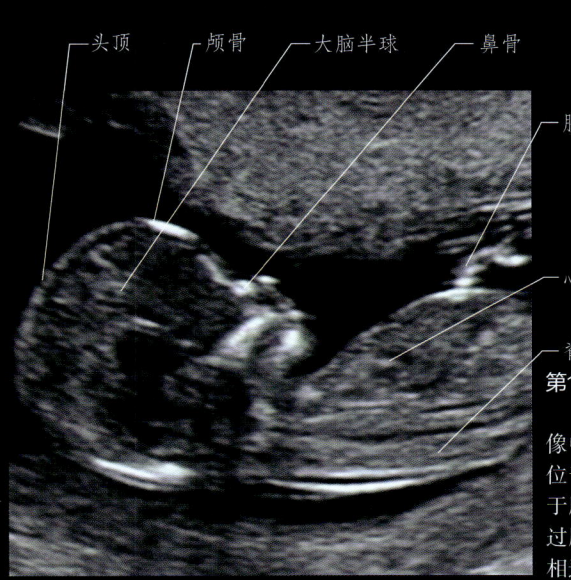

头顶　颅骨　大脑半球　鼻骨

脐带

心脏

脊柱

**第12周的超声检查**

在这张超声影像中，胎儿的头部位于左侧。胎盘位于胎儿的上部，通过脐带与胎儿腹部相连。

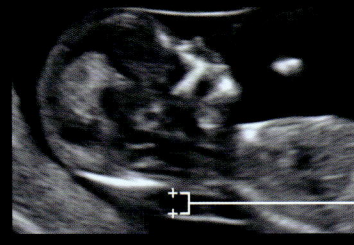

**正常影像**

图中的胎儿其下面的羊膜清晰可见，其颈项透明带的最宽处可清楚地测量（白色指示）。

**正常颈褶**
如图所示，正常的颈项透明层厚度通常为1~3 mm

**颈项液体增加的影像**

如果颈项液体超过正常值，健康专家就会与家长讨论可能的并发症。

**颈项厚度增加**
这个胎儿颈项透明层厚度超过3.5 mm

---

## 绒毛膜绒毛取样

如果胎儿有遗传或染色体疾病的高患病风险，可在第10~15周后通过绒毛膜取样（CVS）检查胎儿的遗传物质（核型），此时通常首选羊膜腔穿刺术。胎盘中的遗传物质几乎总是与胎儿中的相同。在超声引导下，注射器的细针穿过腹部进入胎盘，取出少量胎盘组织并送去分析。有时，必须用细管穿过宫颈并用轻柔的吸力来采集标本。约1%的孕妇在CVS或羊膜腔穿刺术后会流产。

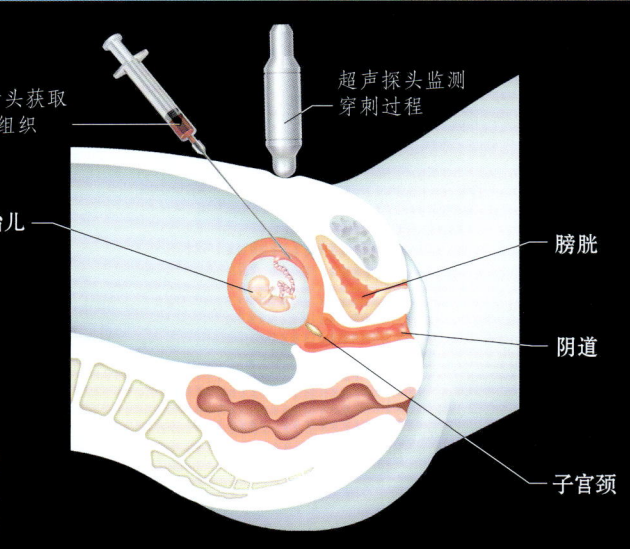

注射器及针头获取30 mg绒毛组织

超声探头监测穿刺过程

胎儿

膀胱

阴道

子宫颈

**经腹穿刺步骤**

在这里，一根细针正穿过腹壁（经腹途径），在脐带连接部位获取细胞。超声引导可以确保穿刺的安全性及穿刺部位的准确性。

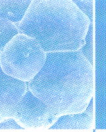

# 胎儿发育的关键

## 早期大脑发育

胎儿的大脑整个孕期都在发育。到第3个月,主要的变化都已经发生。丘脑现在是大脑中最大的组成部分,充当大脑半球的交通站。成对的丘脑下面是下丘脑,它控制心率等器官功能。下丘脑下方是第三脑室,其中充满由位于两侧侧脑室中脉络丛产生的脑脊液。尽管大脑半球在这个时期其表面仍是光滑的,但其生长却非常迅速,直到怀孕中晚期才达到熟悉的沟回状外观。这只是大脑发育的开始,与其他胚胎系统不同,大脑在整个孕期都在发生重大变化。

### 头部切面图

尽管胎儿小到可以被容纳在一个手掌中,但其发育却非常迅速。相对较大的头部表明其内部生长非常旺盛,但大脑仍需要发育成其特有的沟回状外观。

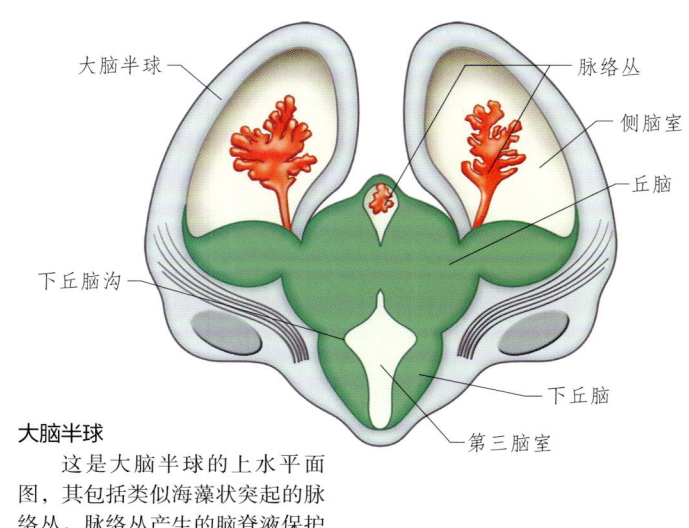

**大脑半球** — 脉络丛
**下丘脑沟** — 侧脑室
— 丘脑
— 下丘脑
— 第三脑室

**大脑半球**

这是大脑半球的上水平面图,其包括类似海藻状突起的脉络丛。脉络丛产生的脑脊液保护大脑及脊髓。

## 垂体的形成

脑垂体由两个部分组成:神经组织的下壁(漏斗管)及靠近口腔形成部位的上部凸起(颅口腔囊)。由于其胚胎起源各不相同,腺垂体(垂体前叶)与神经垂体(垂体后叶)的功能各自不同,各自产生不同的激素。神经垂体通过垂体柄连接到下丘脑,并从中接收神经递质,调节催产素和抗利尿激素的释放。腺垂体分泌神经递质 β 内啡肽及7种通过负反馈机制调控的激素:生长激素、黄体生成素、卵泡刺激素、催乳素、促肾上腺皮质激素、促甲状腺激素和促黑素细胞激素。

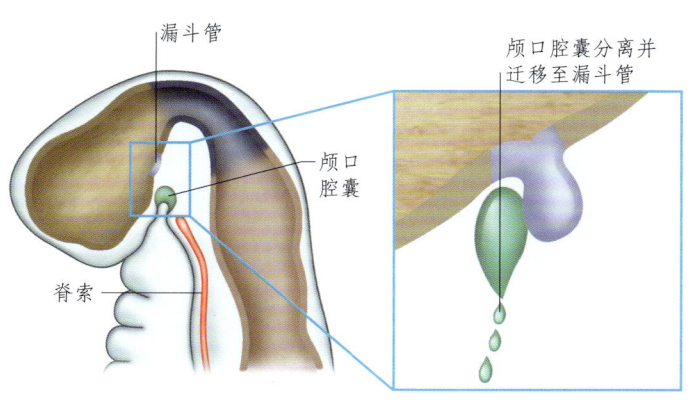

漏斗管
颅口腔囊分离并迁移至漏斗管
腺垂体  神经垂体
颅口腔囊
脊索

**1 胚胎学位置**
脑垂体由两叶构成,每一叶来源于不同的原始区域:颅口腔囊和漏斗管。

**2 早期迁移**
在向上的过程中,颅口腔囊从最初的胚胎位置,即咽喉后部分离出来。

**3 最终定位**
最后垂体两叶相互连接,定位在成人的位置,并由骨质包绕与下丘脑连接。

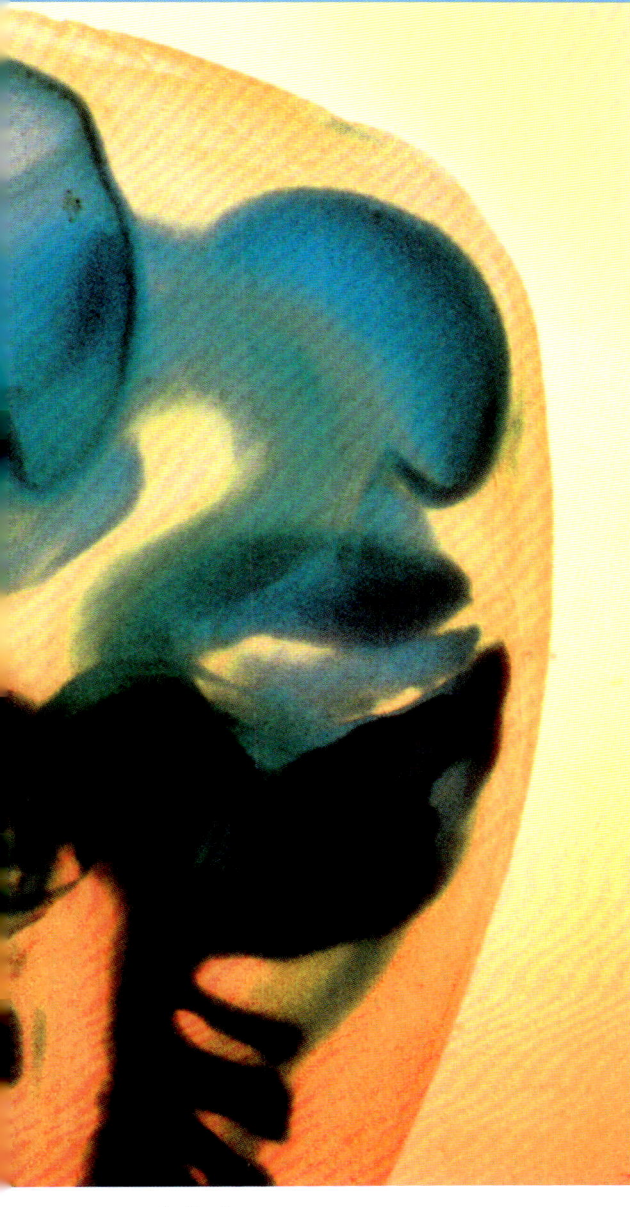

## 耳的发育

耳朵由三部分组成：内耳、中耳和外耳（可见或外露的部分）。外耳由皮肤上的6个小突起形成（见第150页），并通过鼓膜与中耳相连。声音通过中耳的听小骨可放大20倍传递到内耳。这些听小骨都有描述其形状的拉丁名称：锤骨、砧骨和镫骨。内耳中的毛细胞在受到声音的刺激后可改变其长度。这种变化可转换为神经冲动并传递到大脑。

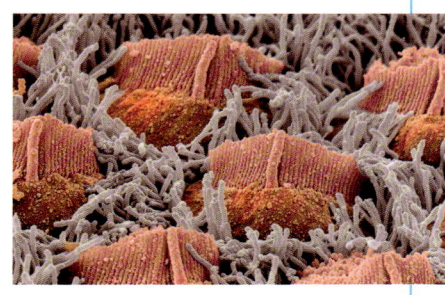

**内耳毛细胞**
这张电子显微照片显示了内耳耳蜗中的毛细胞（粉红色）。胎儿期其周围附有微绒毛（灰色），到成年后吸收。

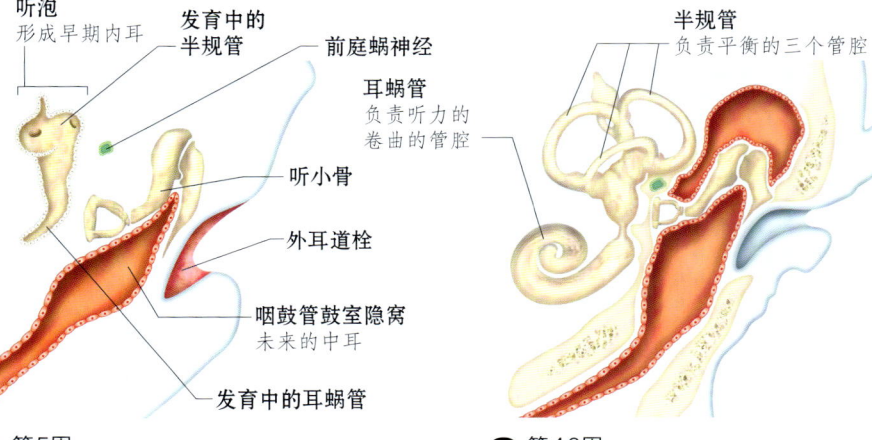

**听泡**
形成早期内耳

**发育中的半规管**

**前庭蜗神经**

**耳蜗管**
负责听力的卷曲的管腔

**听小骨**

**外耳道栓**

**咽鼓管鼓室隐窝**
未来的中耳

**发育中的耳蜗管**

**半规管**
负责平衡的三个管腔

**1 第5周**
耳的三部分，内耳、中耳、外耳由完整且分开的三部分慢慢融合到一起。

**2 第40周**
内耳不仅在盘绕的耳蜗内处理声音，而且还通过三个充满液体的半规管判断头部位置和运动。

## 眼睛发育

在怀孕第6周，视窝内陷形成空心的晶状体。来源于前脑的视杯包绕原始晶状体。在接下来的2周内，晶状体纤维逐渐增多，使晶状体更坚固。为了适应这种快速的变化，视柄为晶状体供血（出生后无血管）。在这个阶段，眼睛是睁开的。在怀孕第6周，眼睑出现，然后在第8周融合，直到第26～27周才重新睁开。形成眼泪的泪腺润滑眼睛，但直到产后第6周才具备完全功能。在这个阶段，视网膜结构非常简单，但在分娩时其会分化成不同层次。视柄会在第8周后变成视神经。

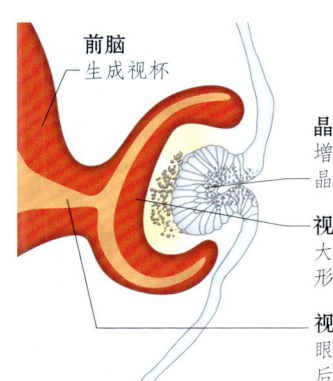

**前脑**
生成视杯

**晶状体板**
增厚的外胚层是晶状体的前身

**视杯**
大部分视杯形成视网膜

**视柄**
眼睛完全形成后成为视神经

**视网膜色素层**
滋养视网膜神经细胞

**视网膜神经层**
由脑细胞形成

**晶状体纤维**
晶状体壁上的细胞延长形成晶状体纤维

**晶状体泡**
晶状体盘分离，形成实心球形晶状体

**1 第46天**
已经形成眼样结构。视杯几乎包绕了晶状体板，将其与皮肤表面分开形成独立的晶状体。

**2 第47天**
中空的晶状体泡随着晶状体纤维的增多而闭合。中空的视柄结构现在包含神经纤维，具有视神经功能。

# 骨骼系统

骨骼保护和支持发育中的胎儿。它最初由软骨组成，但慢慢以不同的速度硬化延伸成骨骼，以适应胎儿的快速生长。

## 发育中的骨骼

骨骼由中胚层发育而来。硬骨由两种不同的方式形成，大多数先形成软骨框架，后来通过骨化过程形成硬骨。颅骨的扁平骨没有形成软骨的阶段，直接由中胚层骨化形成。骨骼的大部分由软骨细胞形成软骨骨架。每块硬骨最后的塑形都通过一个连续的成骨过程，钙盐通过成骨细胞沉积，随后通过成骨细胞对骨质的再吸收来进行重塑。

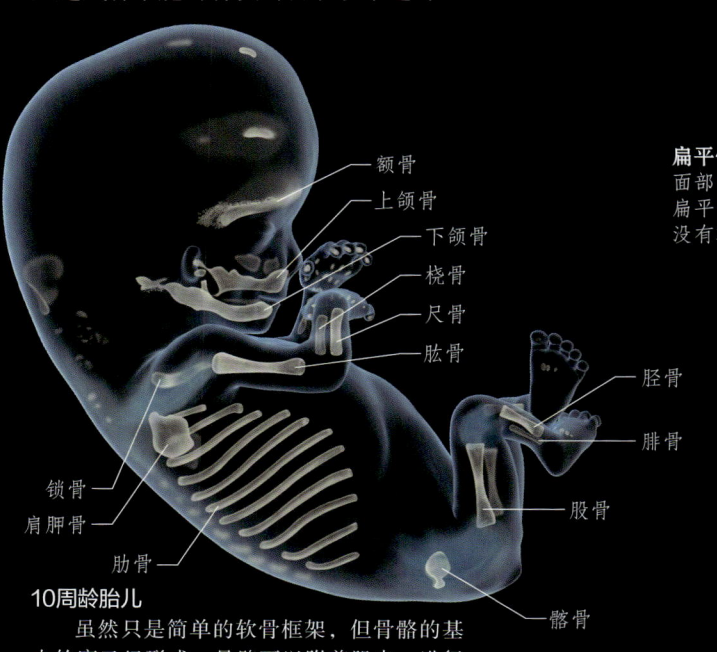

**额骨**
**上颌骨**
**下颌骨**
**桡骨**
**尺骨**
**肱骨**
**胫骨**
**腓骨**
**锁骨**
**肩胛骨**
**肋骨**
**股骨**
**髂骨**

**10周龄胎儿**
虽然只是简单的软骨框架，但骨骼的基本轮廓已经形成。骨骼可以附着肌肉，进行简单的运动。

**上颌骨**

**下颌骨**

**扁平骨**
面部骨骼和额骨被称为扁平骨；这些骨的形成没有软骨的存在

**长骨**
所有的肢体骨和肢带骨都被称为长骨；这些骨来源于软骨骨质

**17周龄胎儿**
胎儿的骨骼和关节已经可以支撑胎儿完成全幅度的活动。这个时期母亲可以感觉到胎动。

**中轴骨**
脊椎骨和肋骨是中轴骨；骨组织来源于软骨基质

**肋骨**

## 长骨

除锁骨外，所有长骨都以相同的方式形成，即通过成骨细胞沉积钙盐的骨化过程。这些骨的骨化过程在整个孕期的时间点都是不同的，有些硬骨（如胸骨）直到出生后才完全骨化。在初级骨化中，骨沿着轴线从中心开始骨化，两端仍保持为软骨。甚至在出生后的二次骨化开始，骨的两端仍保持为软骨。为了维持儿童的生长发育，长骨的完全骨化直到20岁才完成。

**软骨骨骺**

**次级骨化中心**
出生后和青春期出现在骨骺内

**骨组织**
替代软骨

**骨骺**
长骨的末端

**骨干**
长骨的主干

**滋养动脉**

**初级骨化中心**

**骨领**
环绕骨干，加强骨骼

**血管网**
确保骨骼获得生长所需的营养

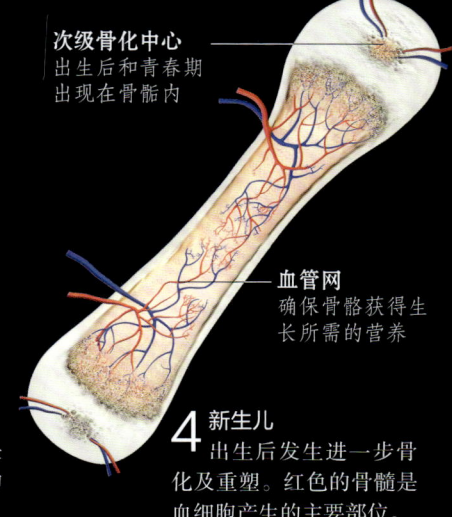

**1** 7周龄胎儿
在主干的中心（骨干），软骨细胞产生胶原蛋白，随后在这个部位钙盐沉积形成硬骨。

**2** 10周龄胎儿
随着血液供应的到来，软骨细胞被成骨细胞取代，骨化的过程慢慢开始。

**3** 12周龄胎儿
最先骨化的部分是骨领，骨领依照骨干的长度及厚度包绕骨干，加强硬骨。

**4** 新生儿
出生后发生进一步骨化及重塑。红色的骨髓是血细胞产生的主要部位。

## 扁平骨

面部和头部的扁平骨是由中胚层细胞直接转化为成骨细胞而产生的，没有中间的软骨阶段，这被称为膜内骨化。颅骨之间的间隙（囟门）保持开放状态，以适应脑部因发育而增大的体积。颅骨间的缝隙还能压缩头部体积，便于分娩时的胎头下降。

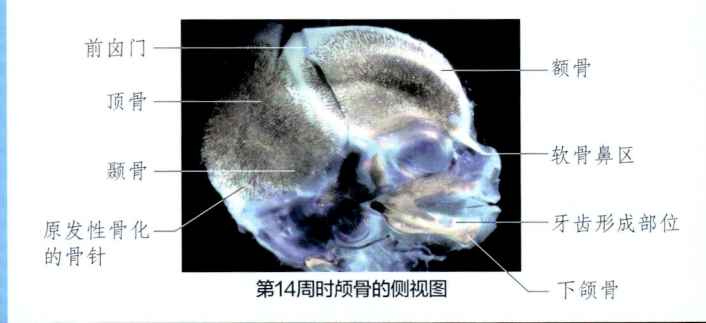

前囟门　　额骨
顶骨　　软骨鼻区
颞骨　　牙齿形成部位
原发性骨化　　下颌骨
的骨针

第14周时颅骨的侧视图

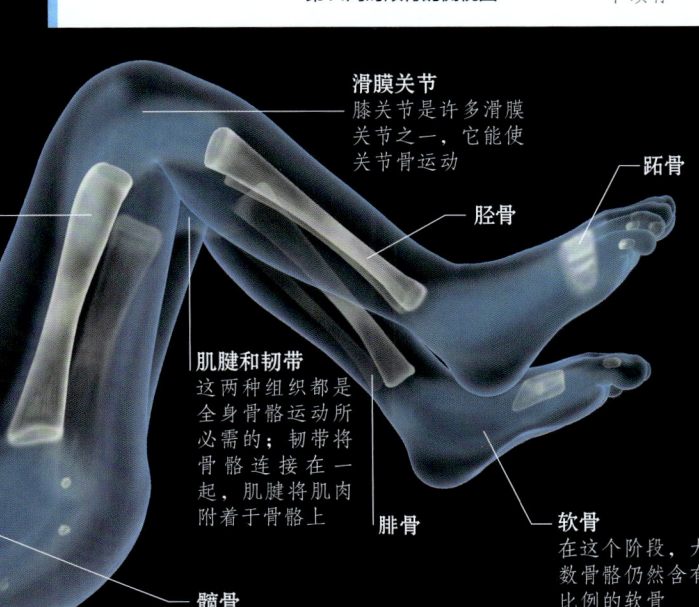

指骨

尺骨
桡骨

股骨

髋骨

滑膜关节
膝关节是许多滑膜关节之一，它能使关节骨运动

肌腱和韧带
这两种组织都是全身骨骼运动所必需的；韧带将骨骼连接在一起，肌腱将肌肉附着于骨骼上

跖骨
胫骨
腓骨
软骨
在这个阶段，大多数骨骼仍然含有高比例的软骨

## 脊柱发育

脊髓和脊椎的发育紧密相连。每一个体节（见第99页）都会有皮肌节生成皮肤及躯干肌肉，生骨节形成脊椎骨。体节通过重构分裂为两部分以适应脊神经从脊髓中的发育。后来，相邻体节的上下各半相互融合，并最终发育成脊椎。

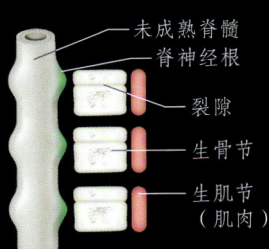

未成熟脊髓
脊神经根
裂隙
生骨节
生肌节
（肌肉）

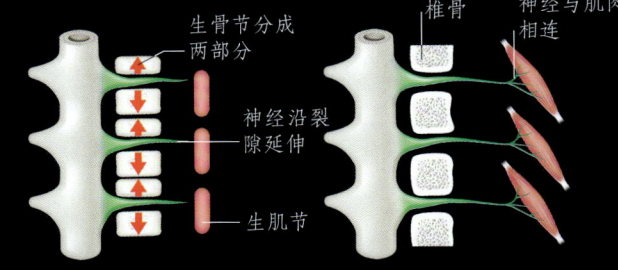

生骨节分成两部分
神经沿裂隙延伸
生肌节
椎骨
神经与肌肉相连

### 1 生骨节形成
随着神经根从未成熟脊髓生成，每个生骨节分开形成两部分。在分开的地方形成裂隙。

### 2 生骨节分离
生骨节分离裂隙从生骨节的中央逐渐形成一个通道，神经根从中间穿过，与相应的生肌节（肌肉）相连。

### 3 脊椎融合
相邻硬骨的上下部分相互生长并融合形成脊椎的骨质。脊神经控制相应的肌肉。

## 滑膜关节

身体中的大多数关节是滑膜型关节。滑膜关节的结构可以保证骨头进行大范围的运动。在滑膜关节中，骨头的顶端由软骨保护，并由充满液体的滑囊隔开。在活动时可以避免硬骨质的直接接触从而避免骨接触面的破坏。到第15周时，所有的滑膜关节都已形成，足以让胎儿进行全方位的运动。

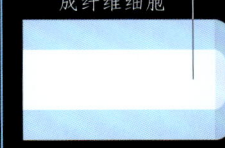

结缔组织包含成纤维细胞

### 1 未分化阶段
初期的发育包括部分软骨骨架转化（分化）成含有成纤维细胞的结缔组织。

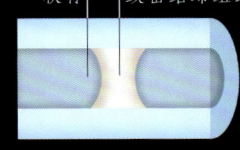

软骨　致密结缔组织

### 2 组织分化
成纤维细胞形成一层致密的结缔组织，致密结缔组织形成关节并刺激末端的进一步软骨化。

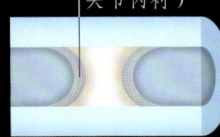

关节软骨（未来关节内衬）

### 3 进一步分化
关节软骨形成，但直到致密结缔组织转变为充满液体的滑膜关节前，仍不能进行关节运动。

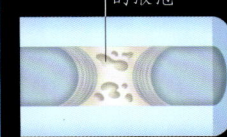

结缔组织中的液泡

### 4 滑膜腔形成
液泡在致密的结缔组织中形成，并不断融合形成充满液体的滑膜腔。连接骨骼的韧带也开始出现。

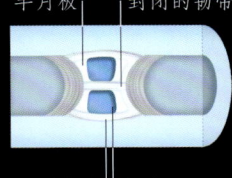

半月板　封闭的韧带

### 5 完整关节
关节由保护韧带包裹封闭，这意味着关节可以进行全幅度的运动。

关节囊　滑膜腔

## 肌肉发育

人体内有三种类型的肌肉：心肌、骨骼肌（随意肌）和平滑肌（非随意肌）。躯干及四肢的骨骼肌、横膈、舌头的发育来源于体节，类似于脊椎骨。每个体节都有生肌节，肌肉即从生肌节发育而来。这些部分都有脊神经分布，用以控制肌肉的随意运动。从怀孕的第7周开始，肌肉自将来发育为脊柱的侧方慢慢出现，并逐渐延伸至躯干及肢芽部位。

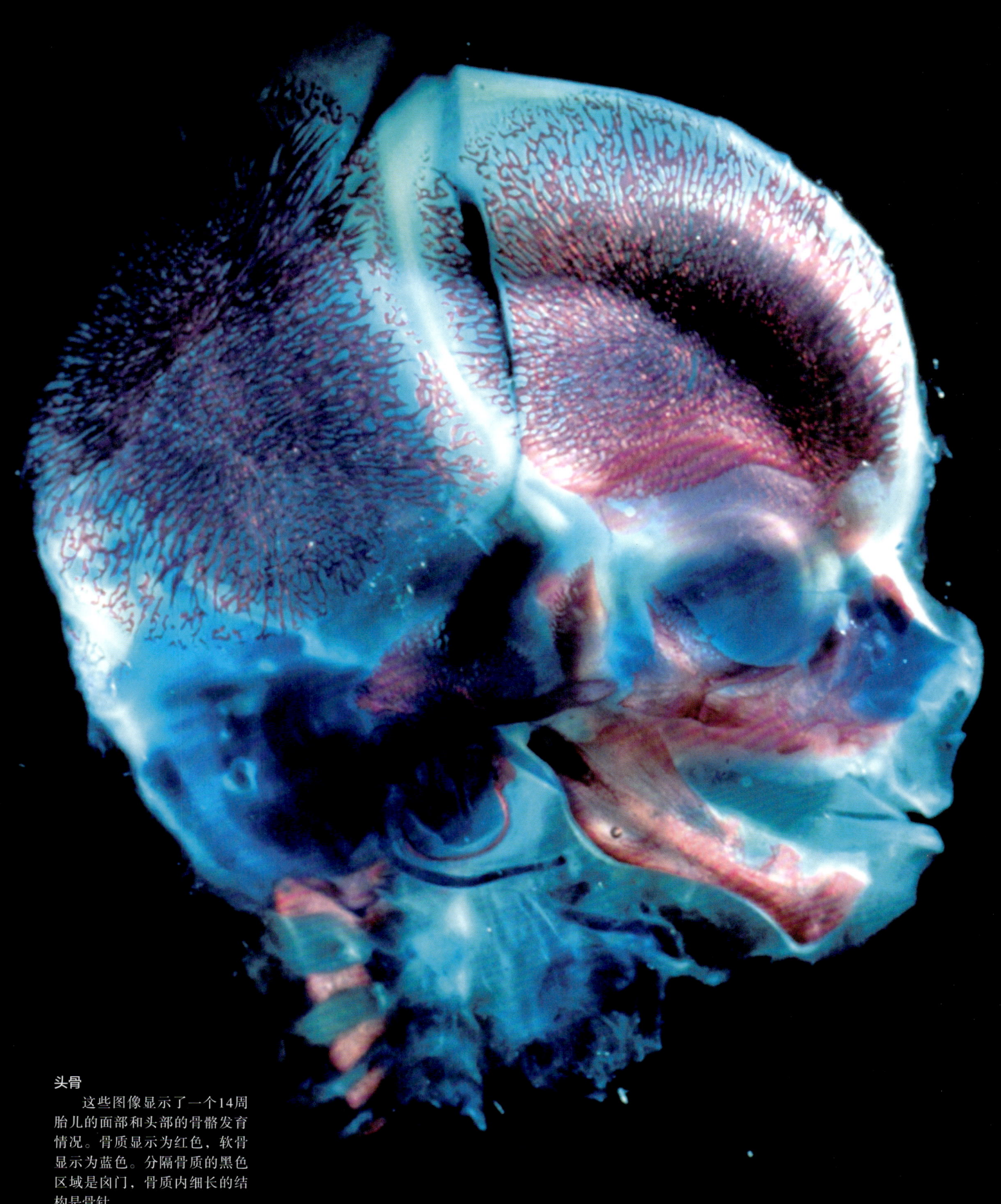

**头骨**

这些图像显示了一个14周胎儿的面部和头部的骨骼发育情况。骨质显示为红色，软骨显示为蓝色。分隔骨质的黑色区域是囟门，骨质内细长的结构是骨针。

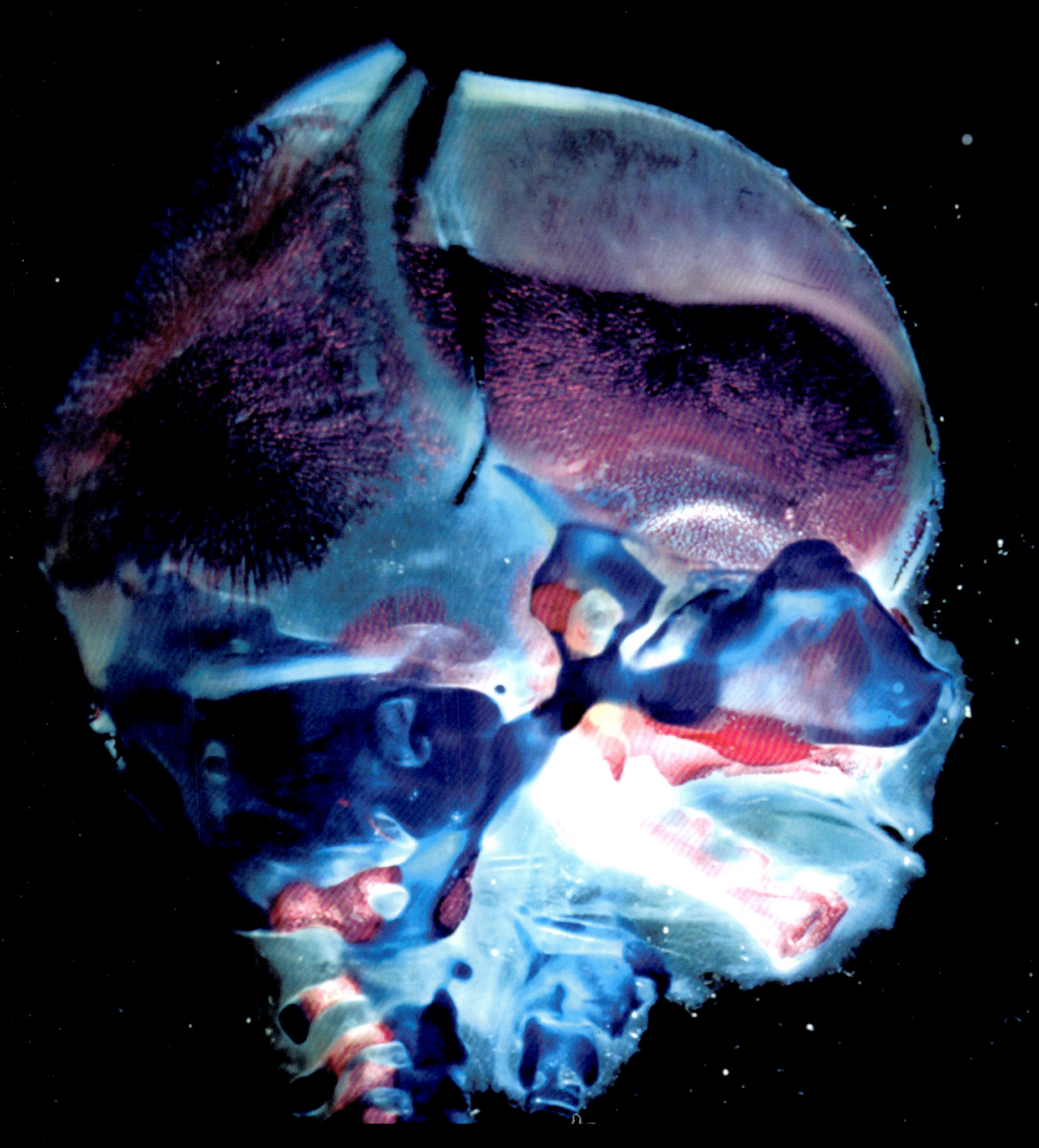

# 胎儿发育的关键

## 四肢形成

怀孕第10周，所有的四肢关节都已经形成，可以进行简单的运动。关节可屈可伸，手可以贴近脸部。上肢的发育比下肢的发育稍早。四肢的发育遵循相同的发育模式，即都从一个肢芽开始，并伴随连续的、程序性的细胞生长及凋亡。肢芽不断延伸，柔软的软骨样骨质在组织内形成。这些软骨样组织不断变硬，每块骨头从中心向外骨化（见第118～119页）。很容易通过薄而透明的皮肤看到四肢的血管，因为在这个阶段几乎没有脂肪层覆盖。

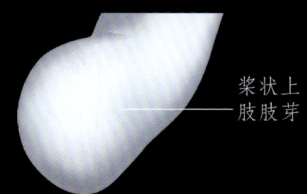

桨状上肢肢芽

**1 手盘**
6周时上肢从一个简单的宽而短的表面凸起开始发育。肢芽的末端发育出光滑的桨状手盘。

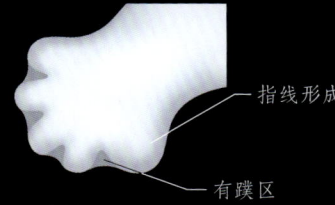

指线形成

有蹼区

**2 指线**
五个短凸起出现在手盘边缘，形成手指。大约1周后，脚趾的发育遵循同样的模式。

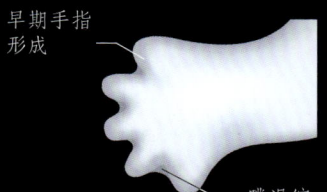

早期手指形成

蹼退缩

**3 早期手指**
凸起不断延长，手指之间的细胞死亡并消失。这个过程产生的结果是手指之间的蹼逐渐减少。

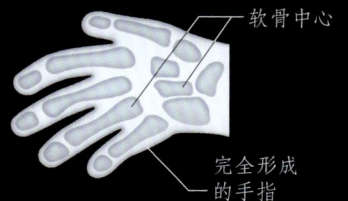

软骨中心

完全形成的手指

**4 分开的手指**
到第8周结束时，所有手指都是分开的，但在第18周之前，手指覆盖的皮肤还非常薄，由遗传性状决定的指纹还未完全发育。

心脏
肝
肾
胃
肠
脐带
膀胱
足
脊柱

### 内部结构
在显微镜下，这张由胚胎而来的切片显示了主要器官。胎儿的颈部短，下颌仍与胸部贴在一起。尽管在这张照片中胎儿可能看起来是男性，但要准确辨别胎儿的性别还为时过早。

## 发育中的肠

肠管继续延长并分化成不同的部分（见第104页）。小肠由于其长度过长而不能完全容纳在胎儿的腹腔，在脐带根部向脐带内突出。肠管从脐带汲取血供，并在脐带中旋转，在返回腹腔时完成旋转。然后，肠管在正确的位置固定，这个过程从第8周延续到第12周。肠道此时还没有功能，胎儿无法吞咽羊水。

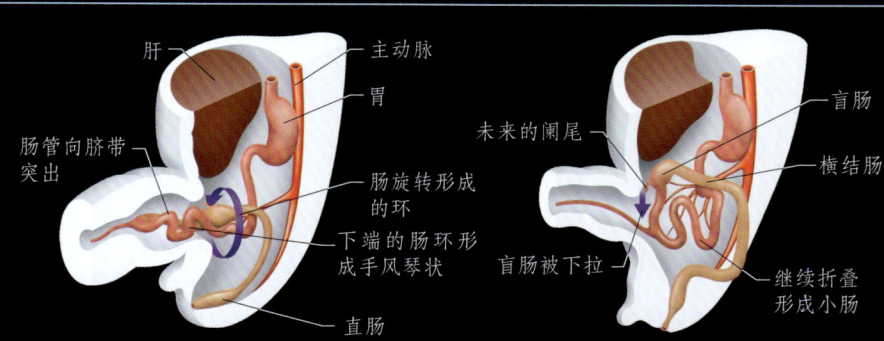

肝
主动脉
胃
肠管向脐带突出
肠旋转形成的环
下端的肠环形成手风琴状
直肠

**1 肠管旋转**
简单的肠管在脐带底部以逆时针方向向外旋转90°。

盲肠
未来的阑尾
横结肠
盲肠被下拉
继续折叠形成小肠

**2 肠管退缩回腹腔**
肠环缩回腹腔，逆时针旋转180°。盲肠将其往下牵引形成升结肠。

## 泌尿系统

起初，膀胱和下肠（直肠）从同一地方开口，称泄殖腔。随后分隔成两部分，将肠和膀胱分开。在第5周时，两侧的输尿管芽从膀胱向上延伸与原肾融合。在随后的4周，两侧的肾脏随着发育成熟缓慢上升，并在向上的过程中延长输尿管。肾内输尿管的分支形成集合系统，过滤后的尿液通过该系统。这一过程要到第32周后才能完成，可以形成200万个分叉。

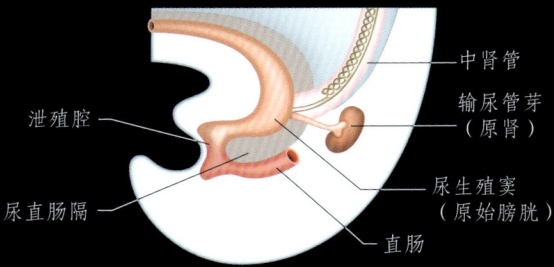

- 中肾管
- 输尿管芽（原肾）
- 泄殖腔
- 尿直肠隔
- 尿生殖窦（原始膀胱）
- 直肠

### 1 泄殖腔分隔
尿直肠隔向下移动至泄殖腔膜以分离膀胱（及将膀胱连接至外部的未成形管道——尿道）和直肠。

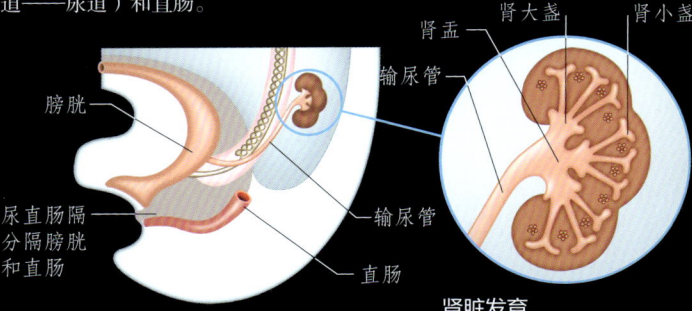

- 肾盂
- 肾大盏
- 肾小盏
- 膀胱
- 输尿管
- 尿直肠隔分隔膀胱和直肠
- 输尿管
- 直肠

### 2 膀胱和直肠形成
分离的过程在第7周前完成。直肠由于临时的薄膜覆盖仍未开口，但这层膜将在接下来的10天内消失。

### 肾脏发育
输尿管的分支形成肾大盏，并进一步分为肾小盏。这些分叉进一步收集肾组织中的尿液。

### 淋巴系统
当组织液从血液中漏出以滋养体细胞时，组织中多余的液体（淋巴液）需要返回循环。这个过程通过一系列囊化及随后发育形成的管状结构来完成，统称淋巴系统。这一系统的发育与胚胎血管的发育同步。在第5周，淋巴系统由一对淋巴囊形成，这些淋巴囊会清除上半身多余的淋巴液。在随后的时间，清除下半身淋巴液的四个淋巴囊形成。随后这些淋巴之间形成的连接及改变使大部分的淋巴液汇入上半身的胸导管，最后进入锁骨下静脉（颈部左侧的一条静脉）。

## 生殖器官

无论是男性还是女性，泌尿系统的发育都与内部生殖器官的形成密切相关。卵黄囊中的生殖细胞在第6周进入靠近胚脊柱的尿生殖嵴上。这些细胞刺激卵巢（雌性）或睾丸（雄性）的形成。在尿生殖嵴附近，形成了一对新的管腔（米勒管），这在男性身上会消失，在女性身上会发展成输卵管、子宫和阴道上部。男性或女性的性别分化由Y染色体上的基因决定。没有这些基因则发育为女性，而具有这些基因则发育成男性。

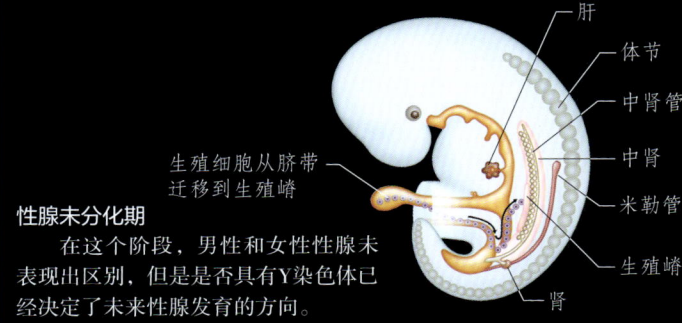

- 肝
- 体节
- 中肾管
- 中肾
- 米勒管
- 生殖嵴
- 生殖细胞从脐带迁移到生殖嵴
- 肾

### 性腺未分化期
在这个阶段，男性和女性性腺未表现出区别，但是是否具有Y染色体已经决定了未来性腺发育的方向。

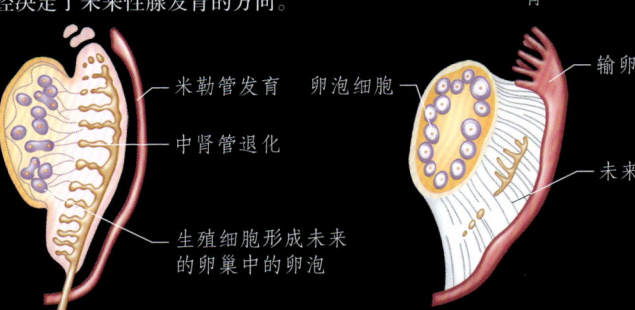

- 米勒管发育
- 中肾管退化
- 生殖细胞形成未来的卵巢中的卵泡
- 卵泡细胞
- 输卵管伞
- 未来韧带

### 早期女性生殖器官
在缺乏Y染色体的情况下，未分化的性腺发育为女性生殖腺，形成包含数百万休眠的卵细胞，直到青春期才进一步发育成熟。

### 发育中的女性生殖器官
米勒管的上部形成了输卵管的伞端。它的下部将构成输卵管的其余部分、子宫和阴道上段。

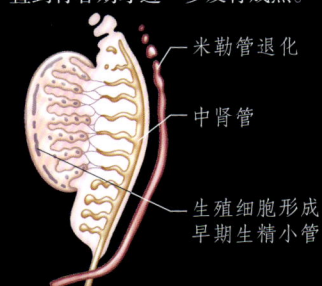

- 米勒管退化
- 中肾管
- 生殖细胞形成早期生精小管

### 早期男性生殖器官
在每个睾丸中，生殖干细胞形成支持细胞，滋养发育中的精子。性腺中的间质细胞产生睾酮，刺激男性化发育。

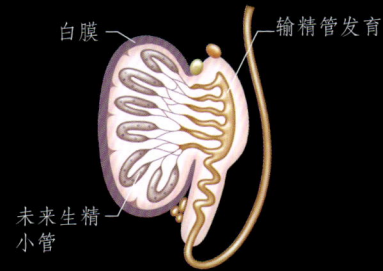

- 白膜
- 输精管发育
- 未来生精小管

### 发育中的男性生殖器官
米勒管现在是睾丸顶部的一个微小残余。中肾管通过曲精小管和输精管将睾丸和尿道连接起来。

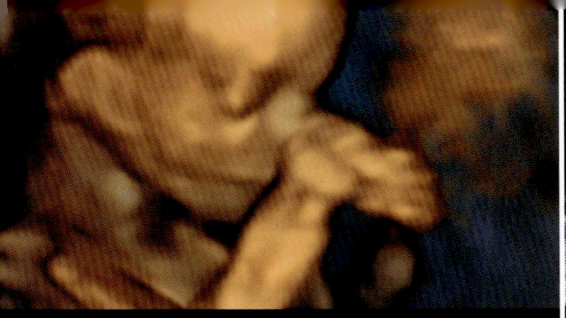

这张三维超声扫描图像显示一个13周大的胎儿用手触摸面部。他的所有关节都已形成，可开展一系列的运动。

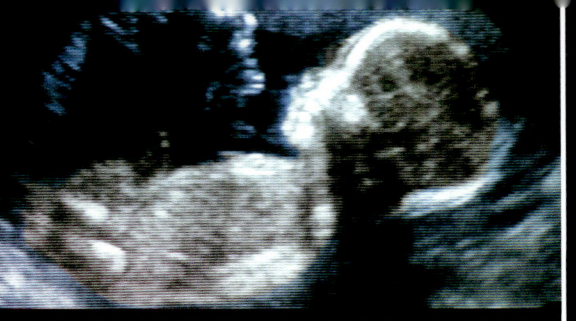

这张二维超声扫描图像显示了子宫内的一个20周大的胎儿，在这个时候进行超声检查以监测胎儿的生长发育状况。

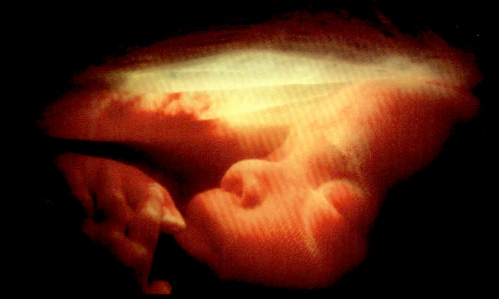

这张图显示的是一个胎龄5个月的胎儿面部发育特征。胎儿的眼睑持续融合直至孕晚期。

# 孕中期
# 第4～6个月 ｜ 第13～26周

**孕中期是胎儿持续生长发育的时期。此时机体所有的系统都已形成，但胎儿还没有独立生存的能力。**

孕早期的不适症状，如晨吐和疲劳，自孕中期开始缓解。逐渐增加的血容量和加快的循环让孕妇焕发出健康的光彩。第4个月时，宫底上升超过盆腔，使妊娠看起来更明显。此后，子宫底部以每周约1 cm的速度持续升高。这种测量可以很好地估计孕周，例如，怀孕第20周时，宫底高度约为20 cm。通常在怀孕第5个月，孕妇第一次感觉到胎动。但是经产妇的胎动感觉可能要更早。在怀孕中期，胎儿的体形可以增加3倍，体重将增加约30倍。在怀孕中期的前半段，胎儿大脑和神经系统仍处于发育的关键时期。在孕中期的后半段，胎儿躯干和四肢快速生长，而头部的生长速度相对较慢。因此，在孕中期结束时，胎儿的整体比例与成人接近。

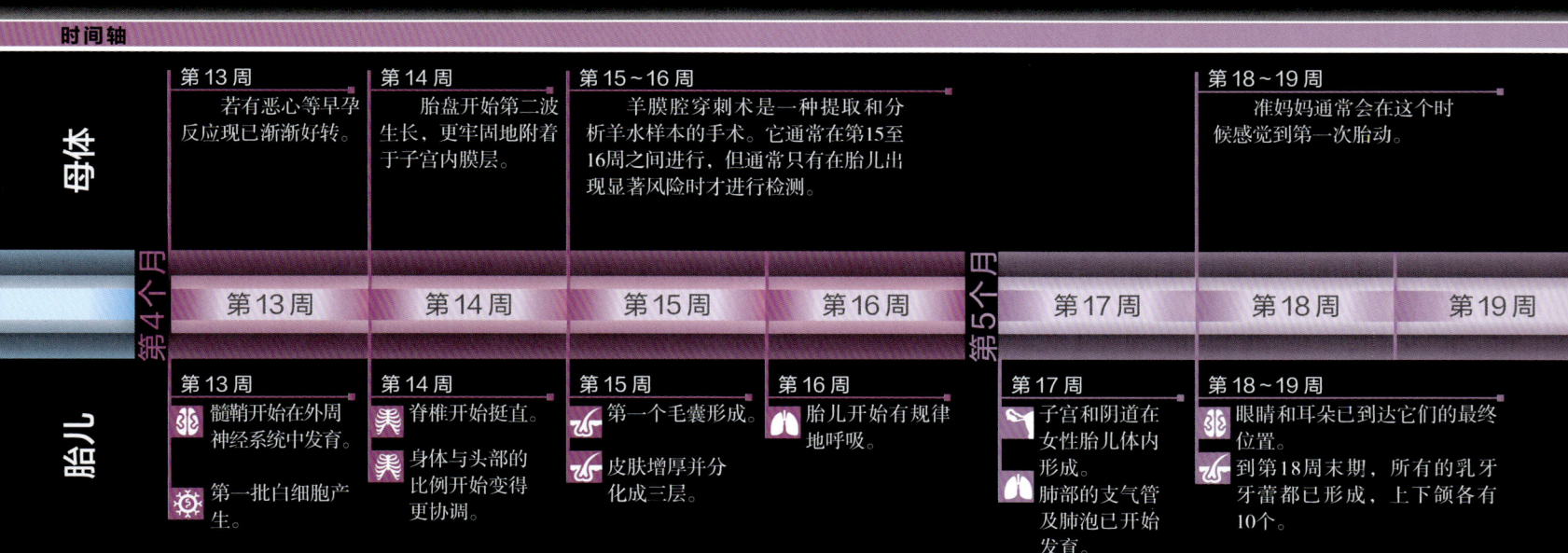

**时间轴**

**母体**

**第13周** 若有恶心等早孕反应现已渐渐好转。

**第14周** 胎盘开始第二波生长，更牢固地附着于子宫内膜层。

**第15～16周** 羊膜腔穿刺术是一种提取和分析羊水样本的手术。它通常在第15至16周之间进行，但通常只有在胎儿出现显著风险时才进行检测。

**第18～19周** 准妈妈通常会在这个时候感觉到第一次胎动。

**第4个月** 第13周 ｜ 第14周 ｜ 第15周 ｜ 第16周 ｜ **第5个月** 第17周 ｜ 第18周 ｜ 第19周

**胎儿**

**第13周** 髓鞘开始在外周神经系统中发育。第一批白细胞产生。

**第14周** 脊椎开始挺直。身体与头部的比例开始变得更协调。

**第15周** 第一个毛囊形成。皮肤增厚并分化成三层。

**第16周** 胎儿开始有规律地呼吸。

**第17周** 子宫和阴道在女性胎儿体内形成。肺部的支气管及肺泡已开始发育。

**第18～19周** 眼睛和耳朵已到达它们的最终位置。到第18周末期，所有的乳牙牙蕾都已形成，上下颌各有10个。

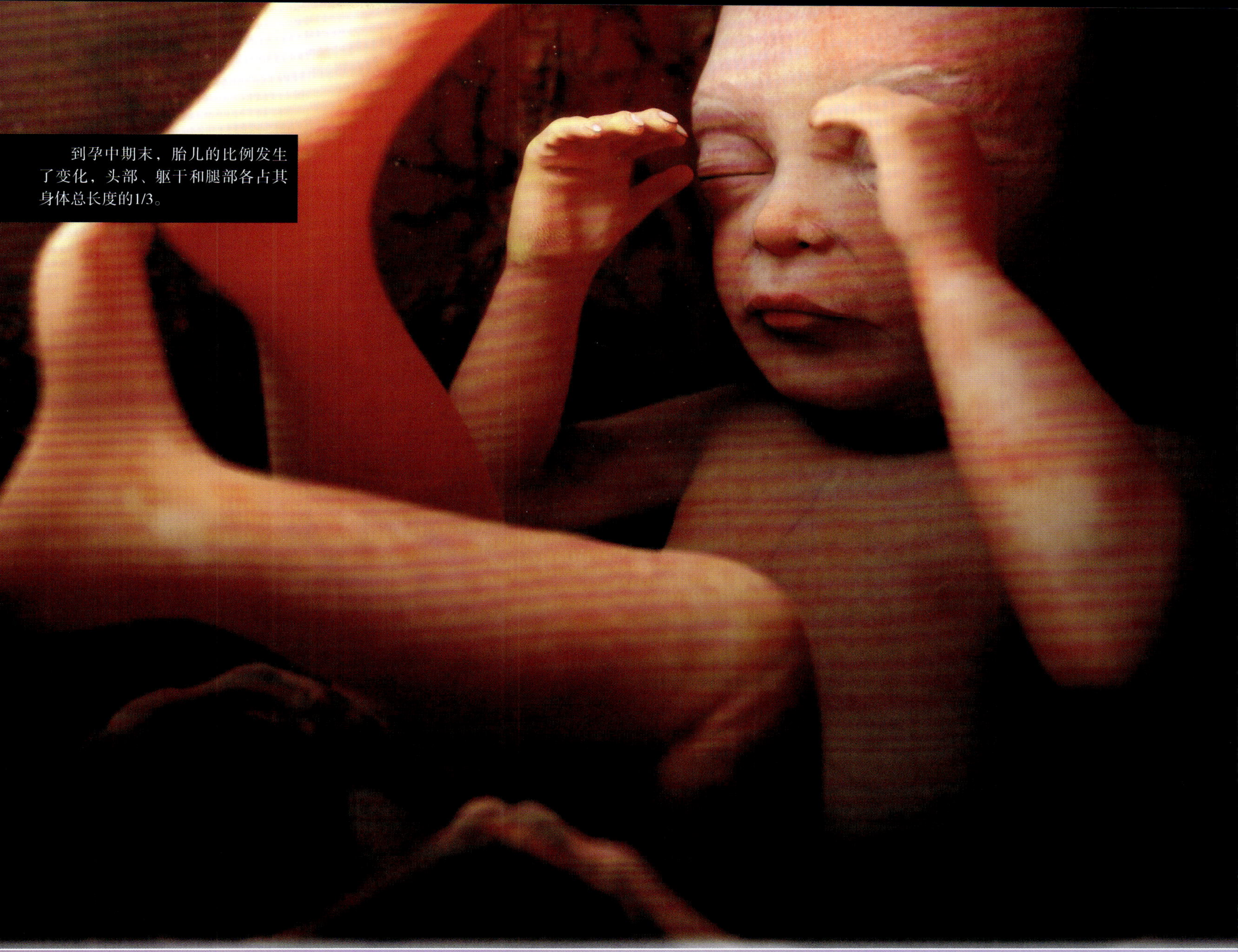

到孕中期末，胎儿的比例发生了变化，头部、躯干和腿部各占其身体总长度的1/3。

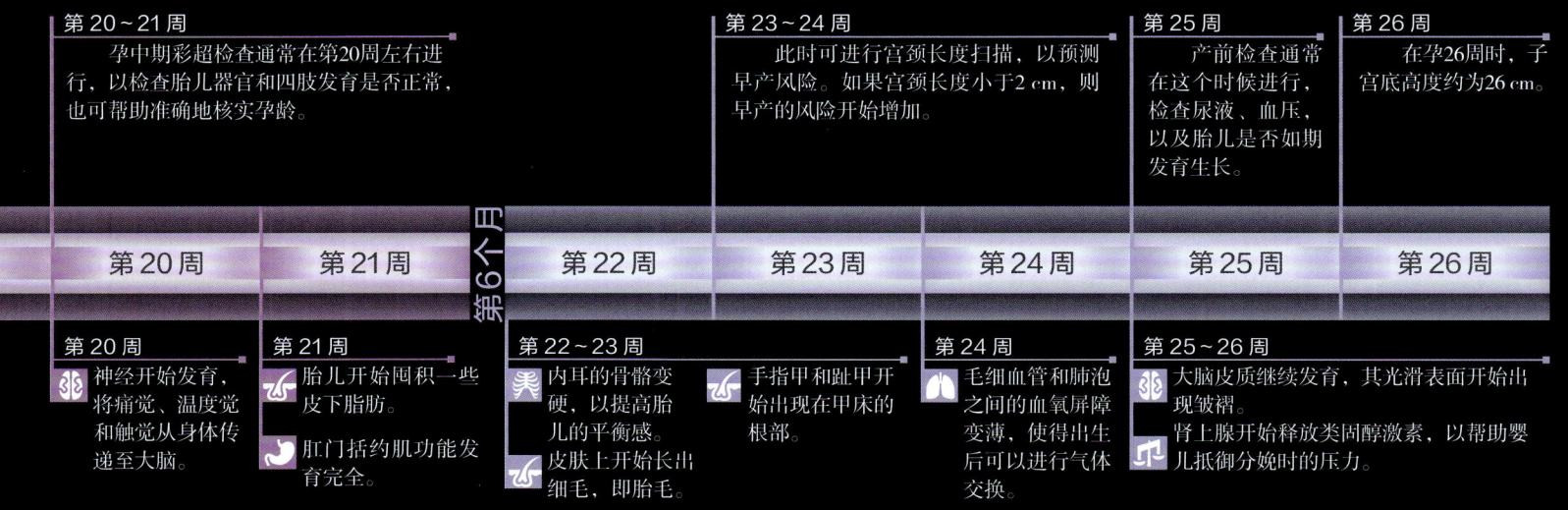

| 第20~21周 | | | 第23~24周 | | 第25周 | 第26周 |
|---|---|---|---|---|---|---|
| 孕中期彩超检查通常在第20周左右进行，以检查胎儿器官和四肢发育是否正常，也可帮助准确地核实孕龄。 | | | 此时可进行宫颈长度扫描，以预测早产风险。如果宫颈长度小于2 cm，则早产的风险开始增加。 | | 产前检查通常在这个时候进行，检查尿液、血压，以及胎儿是否如期发育生长。 | 在孕26周时，子宫底高度约为26 cm。 |

第6个月

| 第20周 | 第21周 | 第22周 | 第23周 | 第24周 | 第25周 | 第26周 |
|---|---|---|---|---|---|---|

| 第20周 | 第21周 | 第22~23周 | | 第24周 | 第25~26周 |
|---|---|---|---|---|---|
| 神经开始发育，将痛觉、温度觉和触觉从身体传递至大脑。 | 胎儿开始囤积一些皮下脂肪。<br><br>肛门括约肌功能发育完全。 | 内耳的骨骼变硬，以提高胎儿的平衡感。<br><br>皮肤上开始长出细毛，即胎毛。 | 手指甲和趾甲开始出现在甲床的根部。 | 毛细血管和肺泡之间的血氧屏障变薄，使得出生后可以进行气体交换。 | 大脑皮质继续发育，其光滑表面开始出现皱褶。<br><br>肾上腺开始释放类固醇激素，以帮助婴儿抵御分娩时的压力。 |

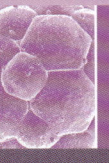
第4个月标志着孕中期的开始。子宫已经增大到盆腔顶部，可以在耻骨联合上方触及，这意味着妊娠开始"显怀"。

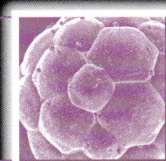

## 第13周

一些早孕症状，如晨吐，正在改善，但其他症状，如便秘和消化不良可能又会出现。胎儿开始出现汗腺，且能在头皮上看见头发。胎儿的颈部轮廓清晰，下腭较前挺直。头部看起来比身体大，相当于头臀长度的一半。上肢的长度与躯干成比例，但下肢看上去很小。肌肉和神经系统已经发育，胎儿可以完成不协调的肢体运动。脊髓延长至整条椎管，大脑和周围神经系统中的神经细胞正在增加并不断迁移至适当的位置。此外，神经纤维也慢慢地被脂肪髓鞘包裹。

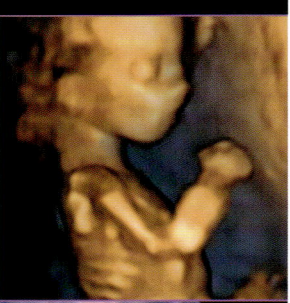

**颈部的形成**
这张孕13周胎儿的三维超声显示胎儿伸长颈部，并且下巴不再靠在胸前。

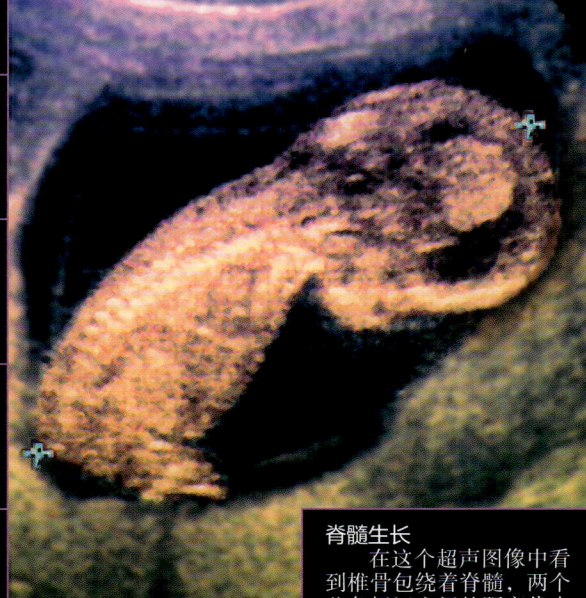

**脊髓生长**
在这个超声图像中看到椎骨包绕着脊髓，两个蓝色标记之间的距离代表了顶臀径的长度。

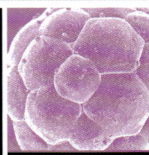

## 第14周

母体血流量和血容量的变化通常会让准妈妈容光焕发，再加上腹部的隆起，显露出怀孕的体态。胎儿现在正在快速生长，在接下来的3周内，它将增长1倍，脂肪和葡萄糖是该阶段的主要能量来源。最终，胎儿身体长度超过头的长度。胎盘仍然充当肾脏来控制液体平衡，但胎儿的泌尿系统已经发育，可以产生少量而稀释的尿液。膀胱每30分钟就会充盈和收缩一次，但它只能保存少量的，约小于一茶匙的液体。微小的趾甲开始在甲床上生长。

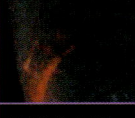

**快速生长期**
这张照片显示了增大的肝脏（暗块），肝脏产生红细胞，使胎儿快速生长。

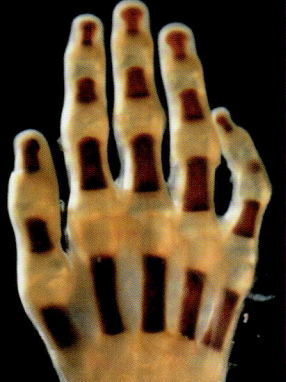

**胎儿手骨**
在这次扫描中，红色区域代表硬骨正在指骨及掌骨中形成。

# 第15周

　　胎儿生长加快，从母亲的血液中获取氨基酸以供给肌肉和器官发育。胎儿汲取羊水时可以尝到母亲膳食的味道。肺部扩张并产生少量黏液。这时已可以看出外生殖器，因此可以从超声图像上辨别性别。在这个月，数十万个卵泡在女性胎儿的卵巢内形成。同时，卵巢从腹部向下移动至盆腔。脐带不断增粗增长，因为它们要从胎盘运送越来越多的含氧血和营养物质给胎儿，并把低氧血和代谢废物运回母体。

# 第16周

　　胎儿的面部看起来明显具有人的特征，眼睛处于正前方，耳朵逐渐移动到最终位置。甲状腺从舌根进入颈部。此时胎儿几乎与胎盘大小一致，随着流向胎儿的血液增加，第二波胎盘生长将其牢牢地附着于子宫上。孕妇需要接受一系列筛查，包括羊膜腔穿刺术，它通过采集羊水来分析胎儿细胞。这项检查可以从孕15周开始，但通常在第15~16周进行。它通常只针对一些胎儿染色体异常（如唐氏综合征）风险偏高的孕妇。

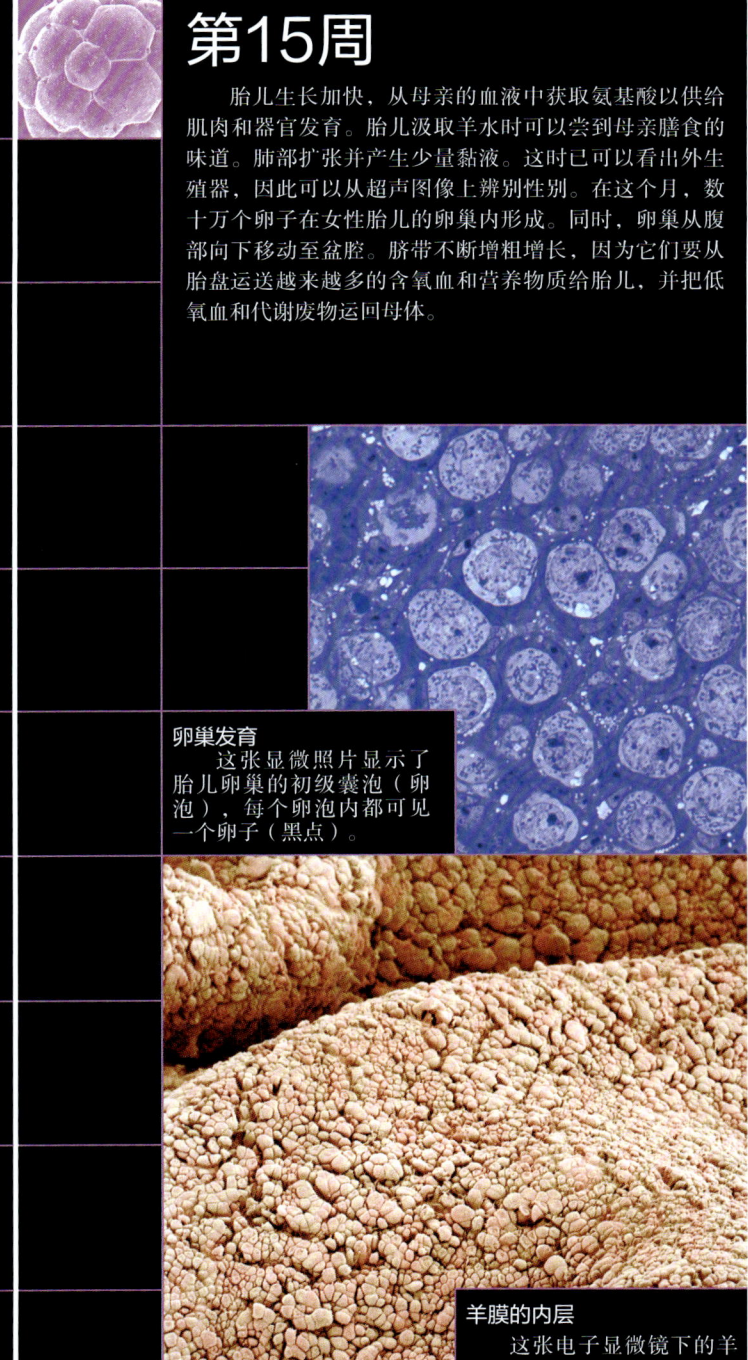

**卵巢发育**
　　这张显微照片显示了胎儿卵巢的初级囊泡（卵泡），每个卵泡内都可见一个卵子（黑点）。

**羊膜的内层**
　　这张电子显微镜下的羊膜囊表面扫描图显示了包绕羊水的细胞。

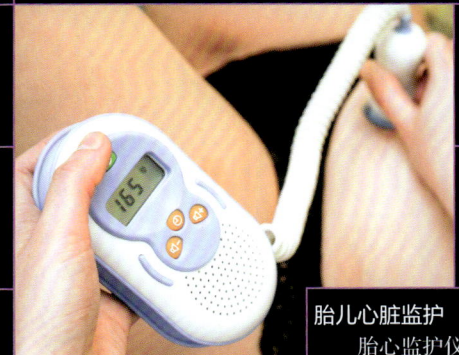

**胎儿心脏监护**
　　胎心监护仪可容易地评估胎儿心跳的频率。在这张照片中，显示胎心率是165次/min。

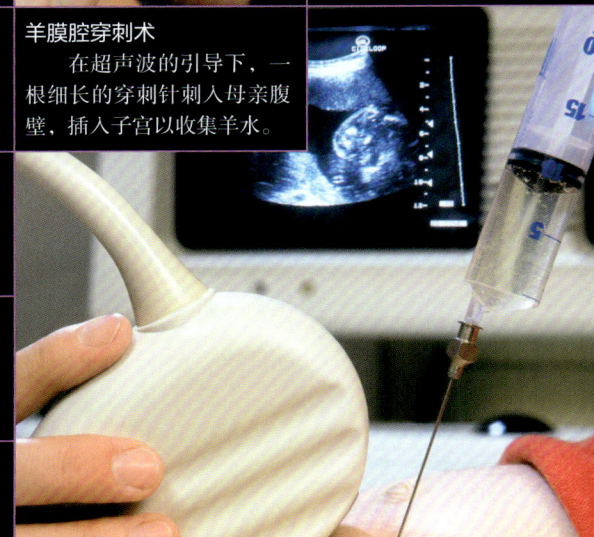

**羊膜腔穿刺术**
　　在超声波的引导下，一根细长的穿刺针刺入母亲腹壁，插入子宫以收集羊水。

# 第4个月 | 第13~16周
## 母亲和胎儿

怀孕的第4个月标志着孕中期的开始。怀孕的早期症状，如疲倦、恶心，通常开始好转，孕妇开始"显怀"，并常感觉处于最佳的健康状态，表现出"容光焕发"的样子。本月可能会进行多项筛查，以确定胎儿是否在发育异常的风险。如果存在高风险，则可以在本月底进行羊膜腔穿刺术，以检测唐氏综合征等异常情况。这个阶段胎儿仍在快速生长，细绒毛（胎毛）开始覆盖皮肤。胎儿开始产生少量尿液，尿液自尿道排入人羊水。胎儿的面部继续发育，其比例开始更接近成人。

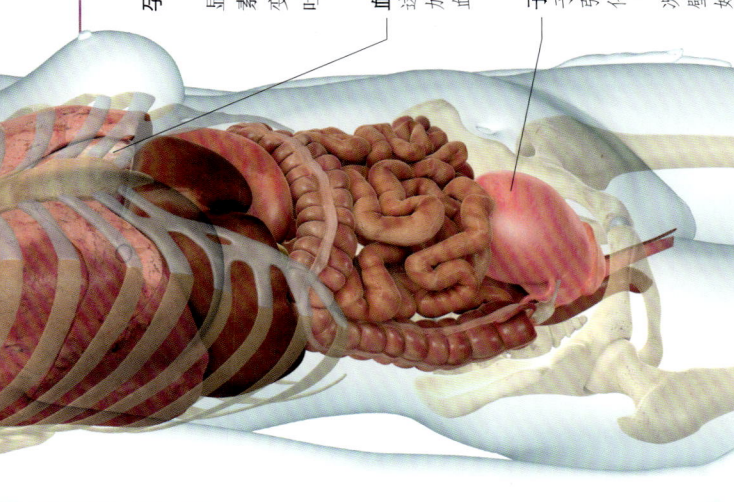

### 母亲

孕16周时的母亲

- 68次/min
- 104/66 mmHg
- 4.5l

**30%**

本月，血液中的人绒毛膜促性腺激素（hCG）水平下降约30。

在这个月怀孕的迹象开始明显，这取决于母亲的体重和体形的变化。

流至皮肤的血液增多，导致特有的妊娠潮红。

在这个月母亲产生的激素水平上升。这种变化可使孕早期常见的晨吐症状好转。

**血容量和血压**
这个月母亲血容量显著增加，而血压略有下降，之后血压继续上升，直到分娩。

**子宫增大**
子宫开始增大并进入腹腔，引起腹壁拉伸以适应这种变化。"腹部的膨胀"。这通常出现妊娠较晚，但作为第一种情况通常会妊娠时显出结果，这时可产生妊娠纹。

### 统计

### 胎儿

- 158次/min
- 12 cm
- 100 g

**100%**

在怀孕的第4个月，胎儿的大小增加了1倍。

**30分钟**

胎儿膀胱每30分钟排空1次，向羊水中排出少量尿液。

在第4个月时，可以用手持式多普勒超声机所到胎儿的心跳。胎儿的心率是母亲心率的2倍多。

1 2 3 4 5 6 7 8 9 10 11 12 **13 14 15 16** 17 18 19 20 21 22 23 24 25 26 27 28 29 30 31 32 33 34 35 36 37 38 39 40

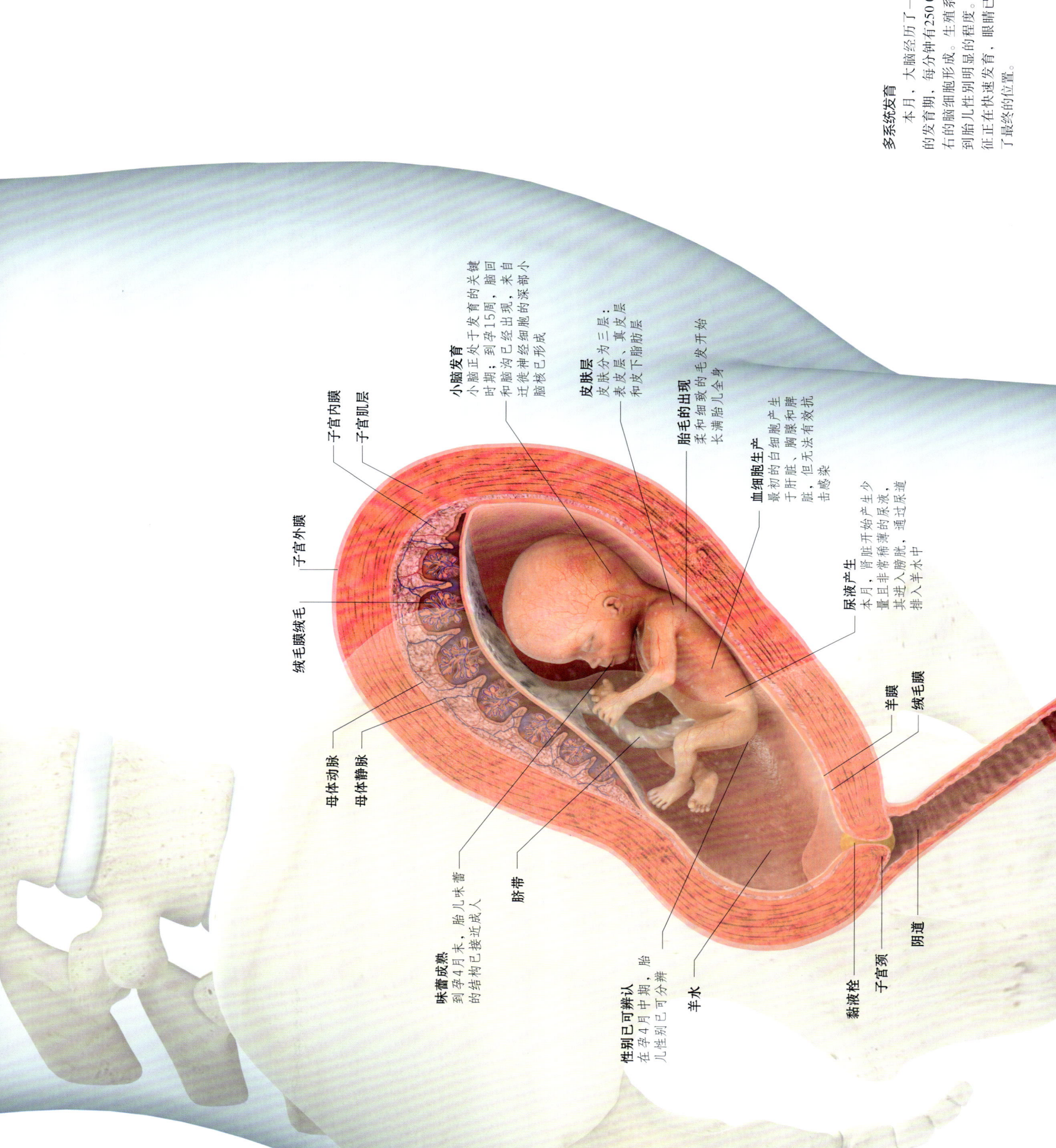

**多系统发育**

本月,大脑经历了一个关键的发育期,每分钟有250 000个左右的脑细胞形成。生殖系统发育到胎儿性别明显形成的程度。面部特征正在快速发育,眼睛已经移到了最终的位置。

**小脑发育**
小脑正处于发育的关键时期:到孕15周,来自和脑沟已经出现的深部小迁徙神经细胞形成脑核已形成

**皮肤层**
皮肤分为三层:表皮层、真皮层和皮下脂肪层

**胎毛的出现**
柔和细致的毛发开始长满胎儿全身

**血细胞生产**
最初的白细胞产生于肝脏、胸腺和脾脏,但无法有效抵击感染

**尿液产生**
本月,肾脏开始产生量且非常稀薄的尿液,其进入膀胱,通过尿道排入羊水中

子宫内膜
子宫肌层

子宫外膜

绒毛膜绒毛

母体动脉
母体静脉

**味蕾成熟**
到孕4月末,胎儿味蕾的结构已接近成人

**性别已可辨认**
在孕4月中期,胎儿性别已可分辨

脐带

羊水

黏液栓
子宫颈
阴道

羊膜
绒毛膜

# 母亲的主要变化

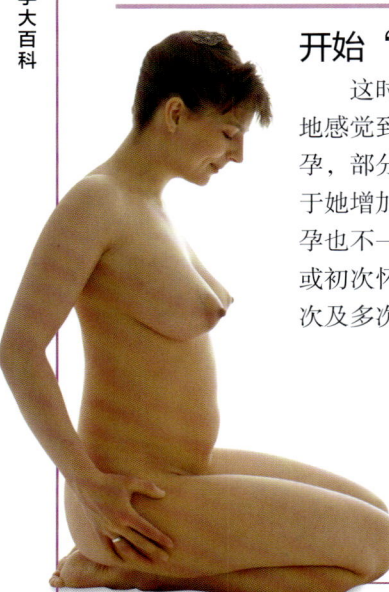

### 开始"显怀"

这时宫底上升超出盆腔，腹部检查时可轻易地感觉到。一个女人在这个阶段是否看起来像怀孕，部分取决于她的身高和身材，另一部分取决于她增加的体重。即使是同一个妇女，每一次怀孕也不一样。然而，一般来说，身材较高、超重或初次怀孕的妇女要比身材矮小、体形苗条或二次及多次怀孕的妇女显怀的时间晚。

**明显隆起**

虽然腹部隆起并不明显，而且可轻易地被宽松的衣服掩盖，但是腰围已明显地变粗，乳房也不断增大。

### 晨吐缓解

大约70%的女性会出现孕吐，孕吐症状在怀孕三个月后开始缓解，通常在怀孕第14周时消失。仅少数孕妇妊娠反应持续整个孕期，其确切原因尚不清楚，但与低血糖、胆汁分泌增加及某些激素水平升高有关，即雌激素和人绒毛膜促性腺激素（hCG）。

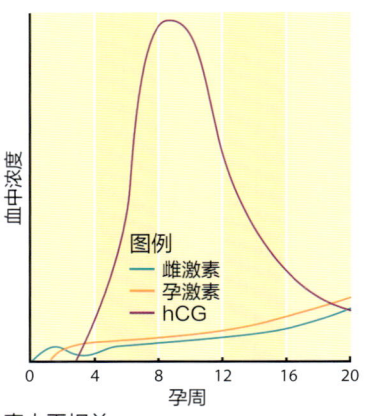

图例
雌激素
孕激素
hCG

**与激素水平相关**

血液中人绒毛膜促性腺激素（hCG）的水平在第12周已经显著下降，这可能就是晨吐反应缓解的原因。

### 妊娠期潮红

怀孕期的"容光焕发"大约始于第4个月，源于血液循环量的增加和血管的扩张。这将使更多的血液流向皮肤，使孕妇看起来容光焕发。血管扩张是由孕期孕激素水平升高引起的。虽然孕期血容量增加45%，但血中血细胞比容仅上升了20%。大部分增加的血容量是由于液体潴留。这种血液的稀释会导致血红蛋白水平下降。许多孕妇因此被诊断为贫血，并予以铁剂治疗。现在医生们意识到，怀孕期间血液稀释是正常现象，铁剂不再是常规处方。

皮肤正常温度

血管携带正常血液量

除非运动，否则腺体产生的汗液极少

**正常血管宽度**

正常情况下，流向体表的血液取决于室温、运动和生活方式等因素（如酒精摄入量）。

出汗，皮肤是潮红的

随着血容量的增加，更多的血液通过扩张的血管

汗腺更活跃以抵御高温

**扩张的血管**

怀孕期间，由于血容量的增加和血管的扩张，导致流向皮肤的血液增多。

### 血压变化

血压下降持续到孕中期，之后又开始升高。体位对血压的影响显著。当孕妇躺下时，增大的子宫压迫腹腔后部的大静脉，不论孕妇是坐、平卧还是侧卧，都会影响血压。所以每次量血压时孕妇的体位应相同，这样可以正确地比较每次的测量值。

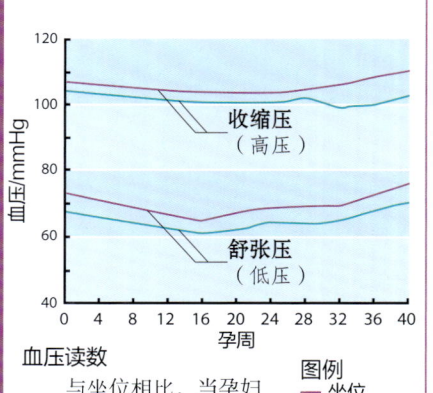

收缩压（高压）

舒张压（低压）

**血压读数**

与坐位相比，当孕妇仰卧位时，收缩压（高压）和舒张压（低压）读数都会降低。无论哪种体位，测量血压时袖带与心脏应在同一水平位。

图例
坐位
仰卧位

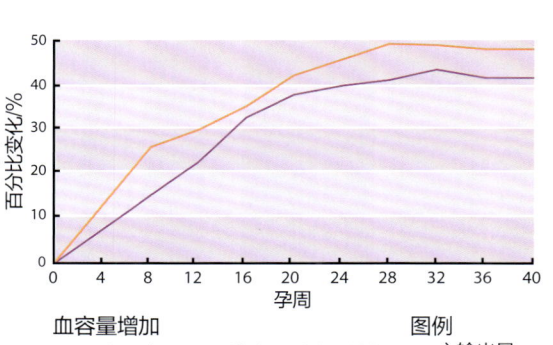

**血容量增加**

总血容量和心输出量从怀孕早期开始上升，约32周时达顶峰。

图例
心输出量
总血容量

# 胎儿发育的关键

### 疾病筛查

通常在第4个月会进行各种筛查，以评估胎儿发育情况。虽然一些异常可以通过超声扫描来识别，但其他异常只能通过血液检查和创伤更大的检查（如羊膜腔穿刺术）来鉴别（见下文）。是否进行筛查是个人的意愿。但在做出决定之前，尽可能多地获取相关风险和收益方面的信息是非常重要的。讨论高风险结果的影响是决策过程的一部分。遗传顾问、医生和其他专业人员可以帮助父母做出决定。

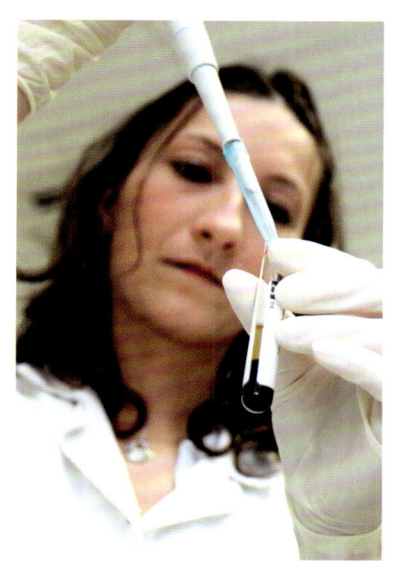

**分析血液样本**

通过测量血液中不同胎盘激素的水平，可以检测唐氏综合征和其他几种胎儿异常。

---

**唐氏综合征筛查试验**

许多用于预测唐氏综合征风险的检测方法，均可衡量血液中各种激素和蛋白质的水平。检验的"假阳性"结果显示胎儿患唐氏综合征的风险性极高，但是随后的诊断检验会证明这个结果是错的

| 筛选方法 | 孕周 | 检出率/% | 假阳性率/% |
|---|---|---|---|
| 四联法 | 15 ~ 20 | 80 | 3 |
| 联合法 | 11 ~ 14 | 85 | 2 |
| 综合法 | 11 ~ 13<br>15 ~ 22 | 85 | 1 |
| 无创产前检查 | 从孕10周开始 | 99 | 0.2 |

---

**超声探头**

超声确认安全穿刺点，并在收集羊水过程中引导操作者

**羊水**

取样后，羊水被送去化验。可能需要2周才能出结果

**注射器**

**羊膜囊**

穿刺孔迅速复原，羊水很快被补充

**胎盘**

**子宫**

穿刺针穿透子宫的肌肉壁

**脐带**

**耻骨**

**膀胱**

**黏液栓**

**阴道**

**子宫颈**

### 羊膜腔穿刺术

这是一个从子宫中取出少量羊水样本，然后在实验室进行分析的过程。一根细长的针刺入腹壁，超声传感器用于确保穿刺针被引导到正确的位置。从包绕胎儿的羊膜囊内抽取约4茶匙或20 ml羊水。羊水中含有活的胎儿皮肤细胞，用以分析细胞内的遗传物质。羊膜腔穿刺术可在孕15周进行，但通常在第15~16周进行。这种方法通常只适用于胎儿染色体异常（如唐氏综合征）风险较高的孕妇（见第237页）。羊膜腔穿刺术可以准确识别胎儿细胞中的染色体数目，也可以确定胎儿性别。在妊娠晚期，羊膜腔穿刺术可以预测胎儿肺部成熟度并诊断感染状况。

**抽取羊水**

穿刺过程中，必须非常小心以确保穿刺针未伤到胎儿重要结构，包括胎盘。超声用于引导穿刺针到达安全的地方抽取羊水。

# 第4个月

## 大脑发育

到了第4个月，大脑就相当于芸豆大小，但与身体的其他部分相比已是相当大了。脑细胞来源于排列在神经管腔中央的细胞。这个阶段，脑细胞以惊人的速度（每分钟10万~25万）分化，并从神经管迁移到不断增大的大脑。胎儿每次运动，都有电信息从肌肉传递到发育中的大脑，这有利于刺激小脑（控制体位和运动）和大脑半球运动皮质区的发育，这些皮质区参与了未来自主肌肉运动的启动。

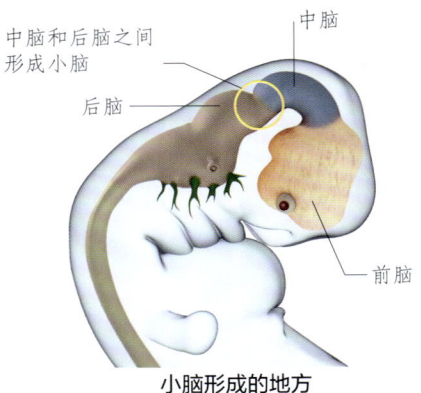

中脑和后脑之间形成小脑
后脑
中脑
前脑

**小脑形成的地方**

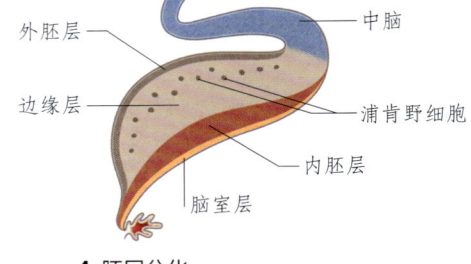

外胚层
中脑
边缘层
浦肯野细胞
内胚层
脑室层

**1 胚层分化**
到孕12周时，快速增殖的脑细胞，包括参与调节肌肉运动的浦肯野细胞，移动至表面以形成灰质的外胚层。

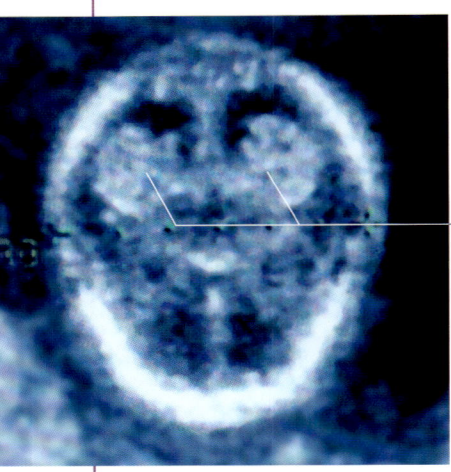

脉络丛
浸润神经系统的脑脊液来自脉络丛

**孕13周时胎儿大脑**
这张孕13周胎儿大脑的超声图像显示了左右大脑半球的脉络丛。上面的暗区是充满液体的侧脑室。

中脑
原裂
脑细胞从内部生发层向外迁移
内胚层
脉络丛
脑室层

**2 原裂的形成**
到孕13周时，小脑开始自行折叠，形成一条大裂缝。发育中的脑细胞继续从内胚层向外移动。

灰质
白质
脑细胞从外胚层向内迁移
小脑深部核团，由迁移神经元形成
脉络丛

**3 裂和脊的形成**
到孕15周时，小脑产生更多褶皱。这些脑回中包含大量参与胎儿运动的特殊细胞。

---

### 尿液的产生

胎儿肾脏在怀孕的第4个月初开始产生少量尿液。微小的膀胱只能储存几毫升的液体。如下图所示，稀薄的尿液定期排放到羊水中。随着妊娠的推进，尿液的产生量越来越大，浓度也越来越高。胎儿吞咽羊水，然后通过排尿将羊水再循环。

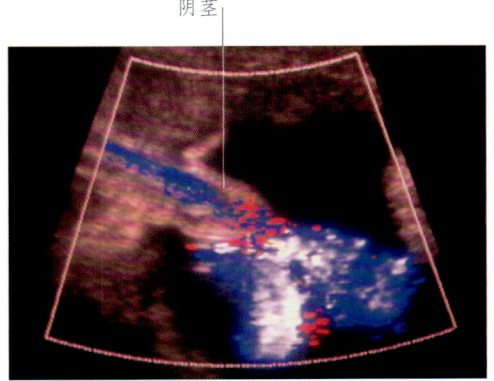

阴茎

**尿液正排入羊水**
此多普勒超声扫描显示，一名男胎（左侧）正通过阴茎排出尿液（蓝色、白色和红色突出显示），尿液排入羊水。

## 泌尿系统发育

在怀孕第4周初期，泌尿系统开始在胚胎的盆腔下部发育。肾脏在第5周开始形成。在第5周至第4个月期间，肾脏位置发生显著改变，从盆腔转移至腹部。在怀孕第4个月，肾脏能够产生尿液，尿液从肾脏排出，沿着输尿管至膀胱，最后通过尿道排出。在第6个月前，女性胎儿阴道入口和尿道开口部分结构是相同的。

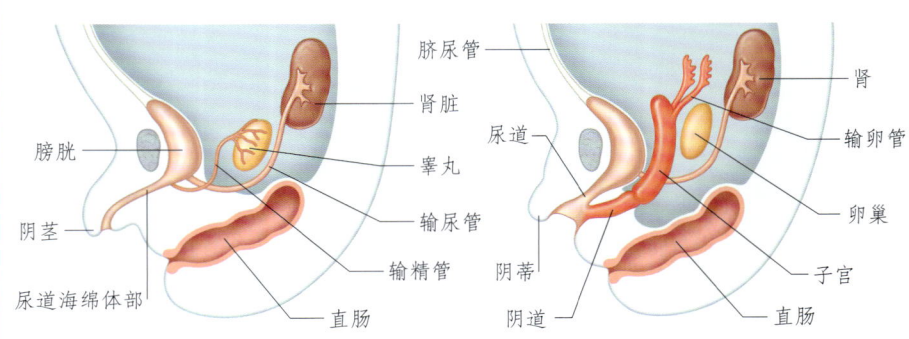

脐尿管
肾脏
膀胱
睾丸
阴茎
输尿管
输精管
尿道海绵体部
直肠

**孕14周时的男胎**
男胎的生殖系统和泌尿系统发育是紧密相连的，这是由于两个系统都使用阴茎这同一出口。

肾
尿道
输卵管
卵巢
阴蒂
子宫
阴道
直肠

**孕14周时的女胎**
女胎的泌尿和生殖系统是分开的。在阴道板前方，由泌尿生殖窦处的膀胱演化形成较短的尿道。

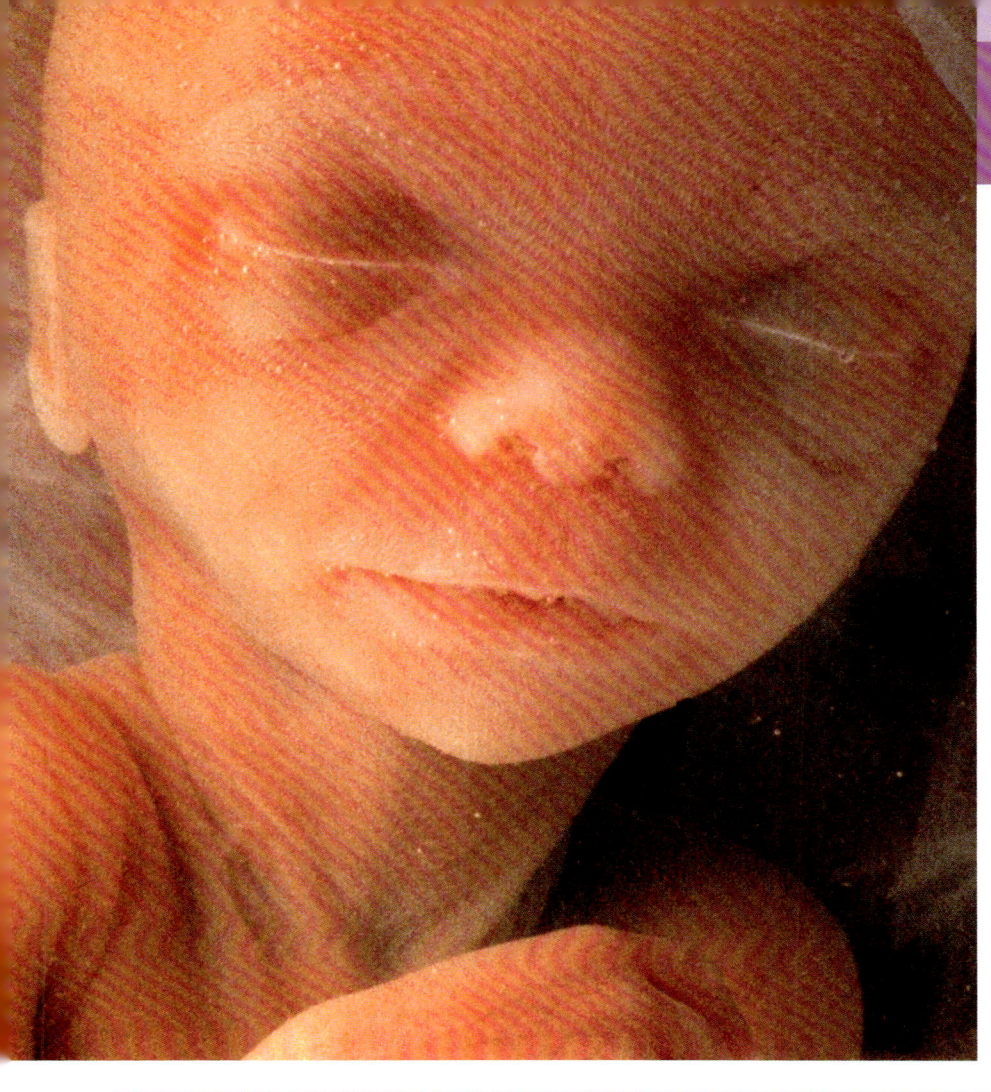

## 外观变化

　　此时胎儿生长迅速，面部特征发育很快。尽管胎儿仍有着相对较大、隆起的前额，但眼睛已经从头部两侧移向前方。这极大地改变了其面部外观，尽管眼睑尚未完全发育并保持融合，但胎儿开始具有明显的人类特征。外耳已经形成，并有一个纽扣样的鼻子。手臂、手腕、手和手指比小腿、脚掌和脚趾发育得更快。由于有许多清晰可见的微小血管，加上皮肤很薄，所以看上去呈红色。

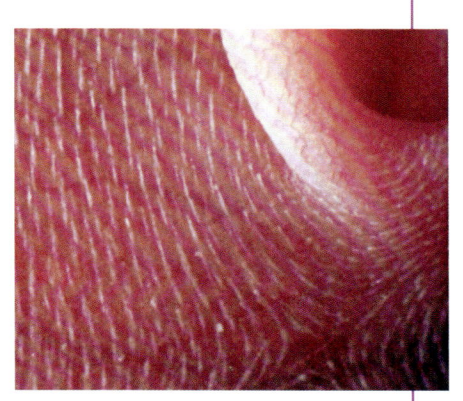

**五官的发育**
　　这张在子宫内拍摄的照片显示了4个月大的胎儿融合的眼睑。脐带漂浮在后面。

**胎毛**
　　4个月大的胎儿娇嫩的皮肤上覆盖着细小的胎毛，甚至发育中的耳垂上也有胎毛。

## 生殖器的形成

　　在胚胎发育早期，男性和女性的生殖器看起来相同——这称为未分化阶段。胎儿的性别要到怀孕第4个月才能准确判断。在男性中，2个隆起（阴唇阴囊隆起）沿中线融合形成阴囊，圆形隆起（生殖结节）延长形成阴茎。在女性中，阴唇阴囊隆起分开，围绕阴道入口形成阴唇。

**1 未分化阶段早期**
生殖器结节和阴唇阴囊隆起出现在孕4周左右，男性及女性胎儿外观是相似的。

**2 未分化阶段晚期**
6周后，发育中的肛门与泌尿生殖膜形成了一个分隔。

**3 孕14周**
在怀孕第4个月中期，外生殖器的性别变得明显。泌尿生殖膜在男胎中融合，在女胎中则形成处女膜。

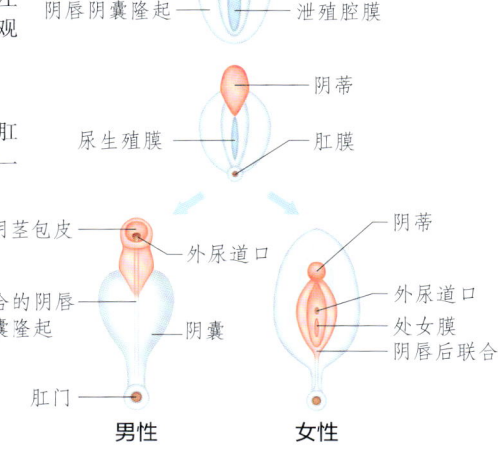

生殖结节
泌尿生殖褶
阴唇阴囊隆起
泄殖腔膜
阴蒂
尿生殖膜
肛膜
阴茎包皮
外尿道口
融合的阴唇阴囊隆起
阴囊
肛门
阴蒂
外尿道口
处女膜
阴唇后联合
**男性** **女性**

## 子宫的形成

　　子宫和宫颈由米勒管的融合端形成。到第4个月，2个融合管之间的分隔完全消失，留下一根中空、肌性管道——子宫。阴道的形成源于阴道板，即一个扁平、圆形的细胞集合体。它们增粗并向下生长，形成一个实心柱状体。大约孕16周，这一结构形成空腔，之后阴道完全形成。

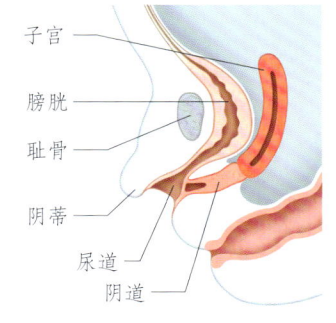

子宫
膀胱
耻骨
阴蒂
尿道
阴道

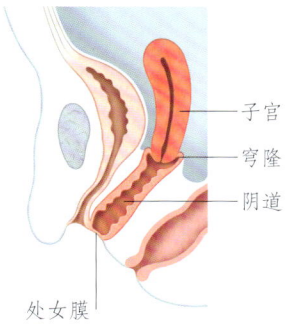

子宫
穹隆
阴道
处女膜

**1 孕14周时的子宫**
子宫形成一个长管，阴道开始形成空腔。在孕14周时，阴道的下部开口于尿道的开口，但是它们很快发育形成各自的入口。

**2 新生儿的子宫**
子宫在盆腔中自然地略微前倾前屈。阴道下端由一层不完整的薄膜保护，称为处女膜。

133

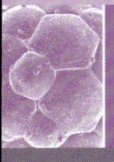
在怀孕的第5个月，胎儿的身长快速增大，体重也迅速增加。不断增长的子宫使怀孕看起来更加明显，母亲可能会更加容易感知到子宫内生命的成长。

## 第17周

现在，胎儿第一次长得比吸附于子宫内膜上的胎盘大，且比例在不断变化。尽管头部、手和脚对于身体来说仍然太大，但腿部和躯干继续以不同的速度增长，身体比例渐趋于正常。神经系统快速发育，开始在神经周围形成髓鞘，这个过程在之后的胎儿期及儿童早期继续进行，称之为髓鞘化。髓鞘化有助于加快电信号在机体和大脑之间的传递速度。这时胎儿可以手舞足蹈，并随着继续髓鞘化，肢体运动渐渐变得协调。

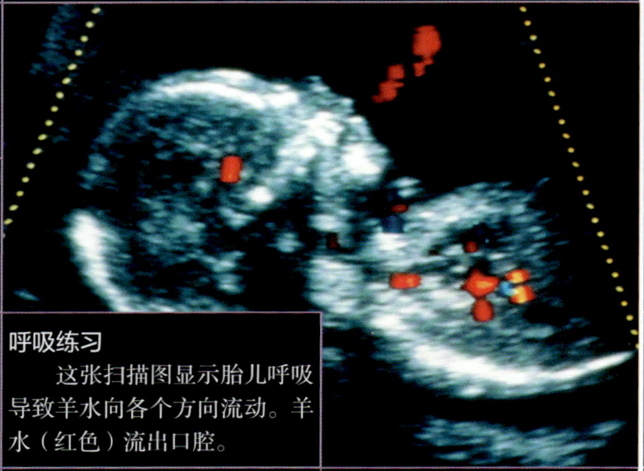

**呼吸练习**
这张扫描图显示胎儿呼吸导致羊水向各个方向流动。羊水（红色）流出口腔。

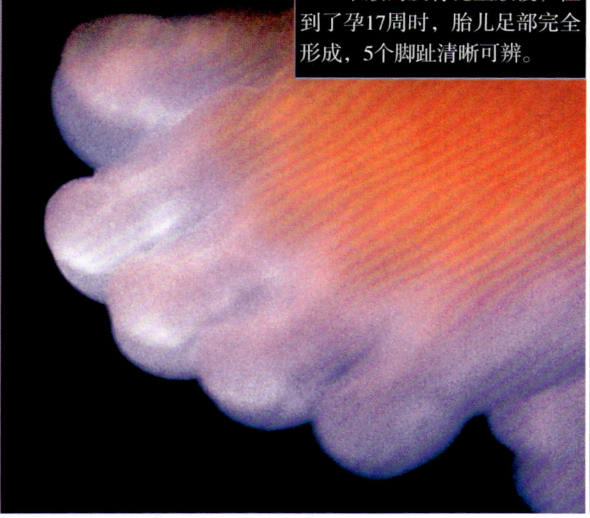

**下肢发育**
下肢的发育比上肢慢，但到了孕17周时，胎儿足部完全形成，5个脚趾清晰可辨。

## 第18周

一些孕妇注意到面部和腹部的皮肤色素变化。这些变化是由怀孕期间产生的激素引起的，分娩后会逐渐消退。随着怀孕的进展，母亲的乳房越来越大，乳头颜色变得更深且更为突出。乳头周围可能出现有分泌作用的小结节，称为"蒙氏结节"，并且可能看到大的静脉。胎儿的五官完全形成，并可见面部表情，如微笑、扮鬼脸和皱眉。胎儿有规律地吞咽羊水，并剧烈地打嗝，以至于母亲都能感觉到。胎儿的皮肤是透明的，薄如纸，手指尖皮肤起皱形成指纹。

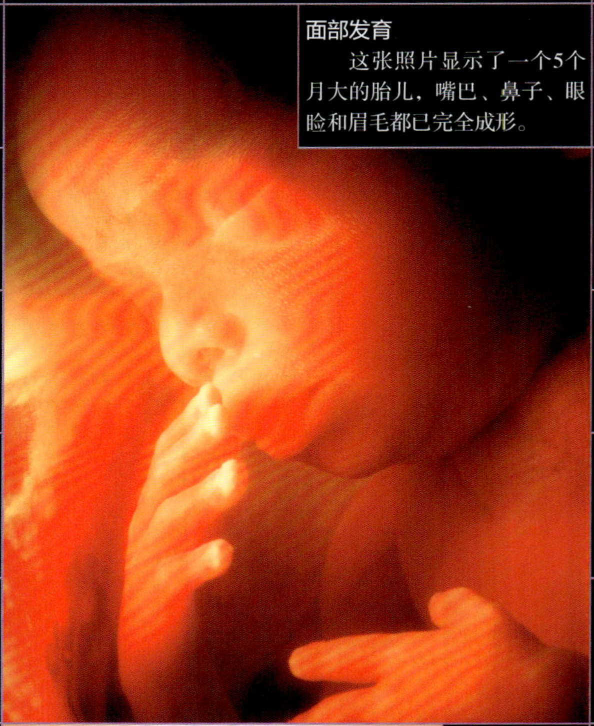

**面部发育**
这张照片显示了一个5个月大的胎儿，嘴巴、鼻子、眼睑和眉毛都已完全成形。

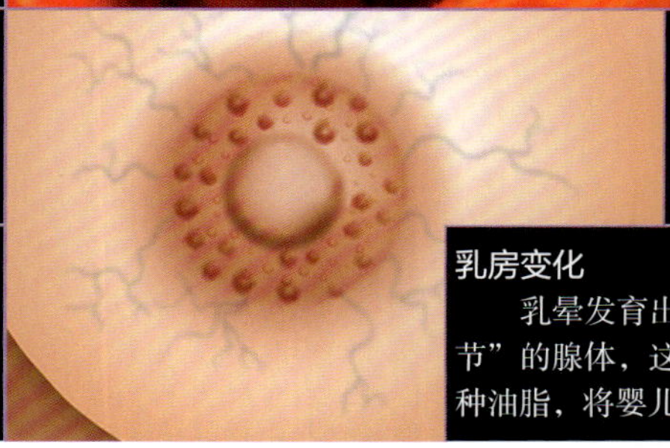

**乳房变化**
乳晕发育出称为"蒙氏结节"的腺体，这些腺体分泌一种油脂，将婴儿吸引到乳头。

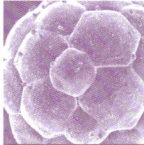

# 第19周

到第19周末期，所有的乳牙牙蕾形成——上颚有10个，下颚有10个。这些小牙蕾静静地躺在牙龈下，直到出生后一段时间才萌出。胎儿的眉毛和发际变得清晰可见，但眼睑仍牢牢地闭合在一起，以保护发育中娇弱的眼睛。胎儿继续快速生长，子宫底每周向上生长约1 cm。现阶段子宫底几乎与母亲的肚脐齐平。胎儿一些部位的软骨开始变硬形成骨区。这一过程被称为"骨化"，其在出生后继续进行，以帮助儿童成长。

**发育中的牙蕾**
乳牙的牙蕾开始像一颗真正的牙齿。发育中的成年牙胚可以在左上方看到。

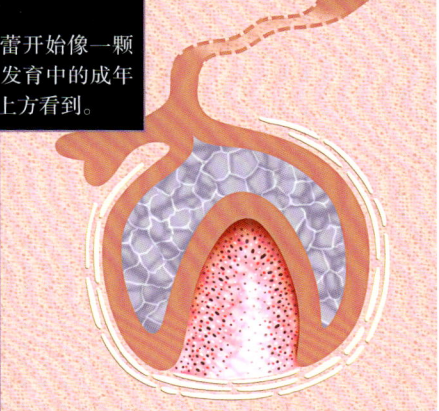

**腹部凸起**
怀孕接近中期，子宫底以惊人的速度向上生长。

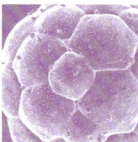

# 第20周

在怀孕第18~20周，进行孕中期超声扫描以检查胎儿的四肢和器官是否发育正常。外生殖器此时清晰可见，胎儿的性别在超声波扫描中变得更加明显。女胎的卵巢从腹部进入盆腔。男胎的睾丸也正在下降中，但还没有进入阴囊。由于神经系统的发育，胎儿与环境相互作用的能力正在增强。令人惊讶的是，胎儿已经可以感知到许多声音和味道，传递痛觉、温度觉和触觉的神经通路也开始发育，尝试性的意识感觉已存在。

**孕中期筛查**
孕20周的超声波扫描检查胎儿的主要器官和身体系统，以确定其发育是否正常。

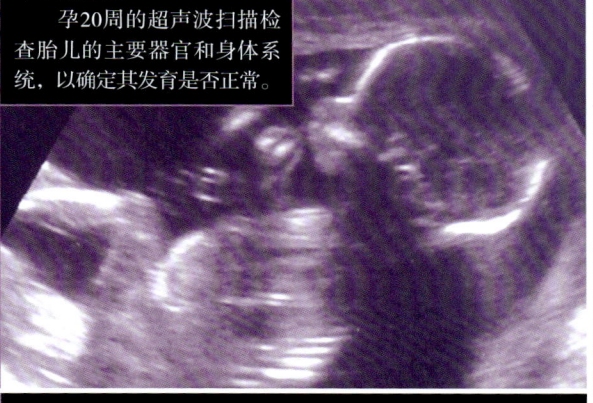

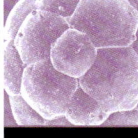

# 第21周

胎儿在稳定生长，脂肪沉积在皮下。虽然皮肤仍然是粉红色且有皱褶，但它已发育成2层，并且透明度下降、掌纹和指纹较明显。少量胎粪（一种黑绿色的固体物质，由肠腔细胞和吞咽羊水后产生的废物组成）通过肠腔排出。约第21周时，肛门括约肌开始具备功能。

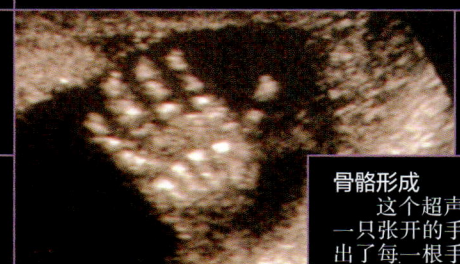

**骨骼形成**
这个超声扫描显示了一只张开的手。高亮处突出了每一根手指中的骨骼（白色）都正在形成。

# 第5个月 | 第17～21周

## 母亲和胎儿

母亲通常在这个月开始感觉到胎儿的活动——称为胎动，并开始注意到皮肤色素沉着的变化，例如从肚脐向下延伸到耻骨的黑线（黑中线）和双侧脸颊上的褐色斑点（黄褐斑）。这些色素的变化都被认为是激素作用的结果，通常在分娩后变淡或消失。母亲的乳房变大，乳头和周围的乳晕变深。孕中期筛查在孕20周时进行，可以检测胎儿一些重大畸形和胎盘的位置，并显示胎儿的性别。胎动开始变得有规律，胎儿开始会打嗝。胎儿层开始使神经纤维绝缘，使胎儿运动得更快、更协调。

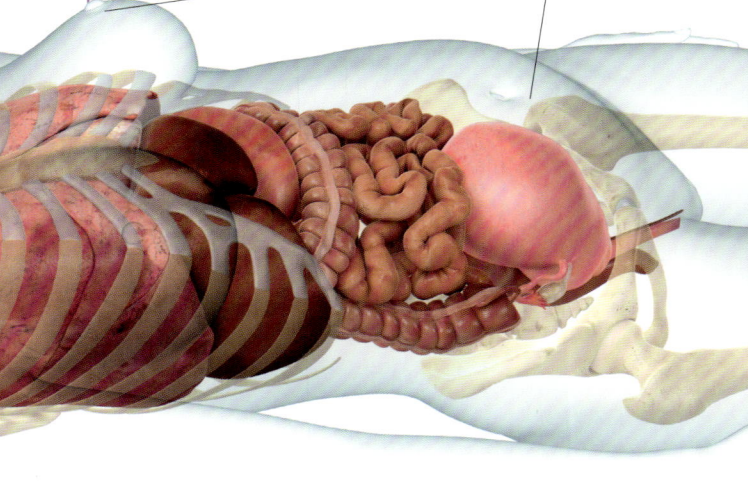

| 1 | 2 | 3 | 4 | 5 | 6 | 7 | 8 | 9 | 10 | 11 | 12 | 13 | 14 | 15 | 16 | 17 | 18 | 19 | 20 | 21 | 22 | 23 | 24 | 25 | 26 | 27 | 28 | 29 | 30 | 31 | 32 | 33 | 34 | 35 | 36 | 37 | 38 | 39 | 40 |

### 孕21周时的母亲

在这个月里，母亲通常第一次感觉到胎动。母亲的乳房明显变大，为哺乳期做准备。

### 乳房变化

乳头和乳晕的颜色逐渐加深，小突起样的润滑小腺体出现在乳晕周围。

### 黑色素生成

黑色素生成也会导致肚脐和下腹之间出现一条细褐色线。脸上也会出现褐色斑，有时被称为妊娠"面具"。

## 母亲

- ♥ 72次/min
- 🩺 105/69 mmHg
- 🩸 4.6l

### 20%

母亲的血液容量比怀孕前增加20%。

第一次被母亲感觉到的胎儿运动称为胎动，通常发生在本月。

从第5个月开始，子宫底部以每周1cm的速度上升。

## 统计

## 胎儿

- ♥ 150次/min
- 📏 26 cm
- ⚖ 350 g

### 50:50

在怀孕期间，胎儿的重量首次与胎盘重量相同。

### 90%

胎儿体内含水量为90%。在出生时这一比例降至70%。成年后降至60%。

孕中期的超声筛查项目检查胎儿是否有任何重大畸形，并按预期生长。并检测是否有身体缺陷。胎儿的性别现在扫描图像中已清晰可辨。

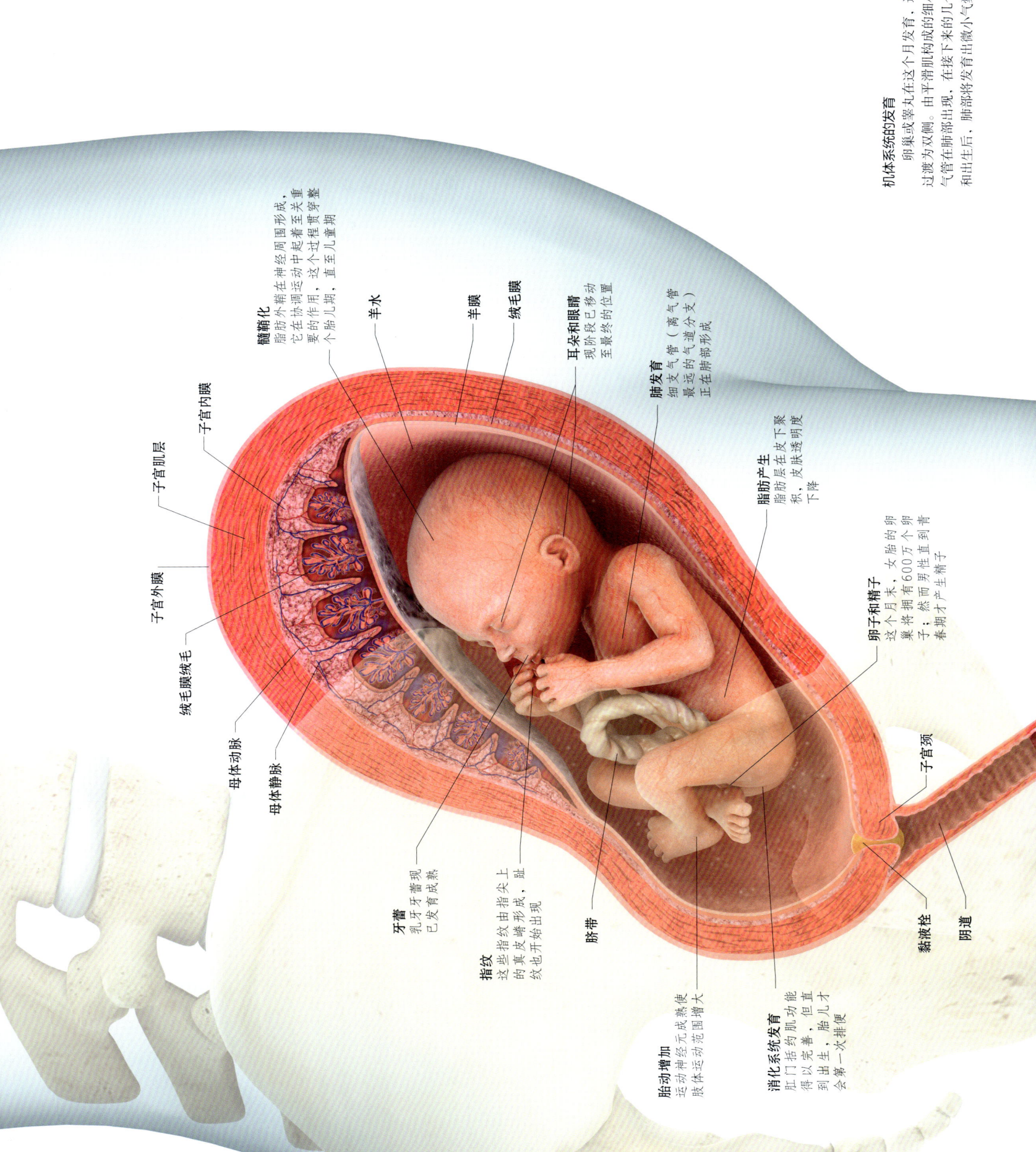

**机体系统的发育**
卵巢或睾丸在这个月发育，逐渐过渡为双侧。由平滑肌构成的细小支气管在肺部出现，在接下来的几个月和出生后，肺部将发育出微小气囊。

**髓鞘化**
脂肪外鞘在神经中起着调整运动的作用，这个过程要贯穿整个胎儿期，直至儿童期

羊水

羊膜

绒毛膜

**耳朵和眼睛**
现阶段已移动至最终形成的位置

**肺发育**
细支气管（离气管最远段的气道分支）正在肺部形成

**脂肪产生**
脂肪层在皮下聚积，皮肤透明度下降

**卵子和精子**
这个月末，女胎的卵巢将拥有600万个卵子；然而男性直到青春期才产生精子

子宫颈

黏液栓

阴道

脐带

**消化系统发育**
肛门括约肌功能得以完善，但直到出生，胎儿才会第一次排便

**胎动增加**
运动神经元成熟使肢体运动范围增大

**指纹**
这些指纹由指尖上的真皮嵴形成，证纹也开始出现

**牙蕾**
乳牙牙蕾现已发育成熟

子宫内膜

子宫肌层

子宫外膜

绒毛膜绒毛

母体动脉

母体静脉

# 母亲的主要变化

## 胎动

孕妇第一次感觉到的胎儿运动，称为胎动。有时将其比作颤动感。胎动出现是妊娠的一个重要节点，通常发生在怀孕第5个月。初产妇常常将胎动误认为是肠胀气。通常经产妇感觉到胎动的时间要早于初产妇，比她们怀第一个孩子时要早，可能是因为她们有所期待，或者是子宫壁比之前略薄，使胎动更容易被察觉。

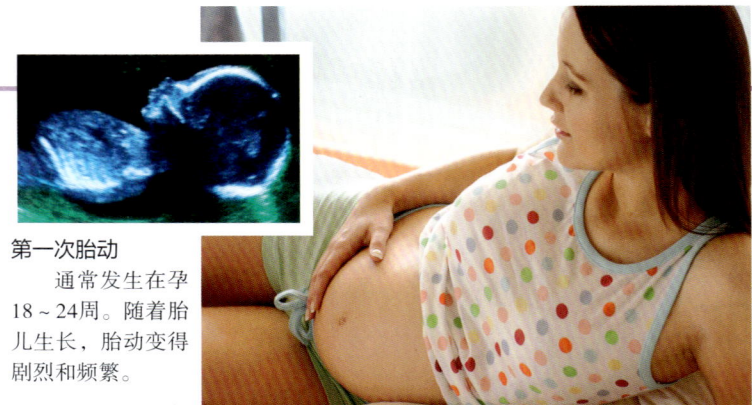

**第一次胎动**
通常发生在孕18～24周。随着胎儿生长，胎动变得剧烈和频繁。

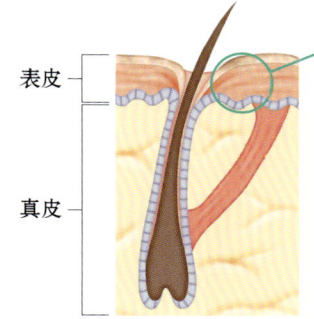

**皮肤表面**
深色斑点出现在皮肤表面

**角质细胞**
角质细胞包含一些由黑色素细胞活性所决定的黑色素颗粒

**表皮**

**真皮**

**黑色素生成**
皮肤色素的变化被认为是由雌激素和孕激素水平升高，导致色素细胞（黑色素细胞）的刺激增加引起的。由于不是所有的皮肤细胞都能同样地吸收色素，因此形成色斑。

**黑色素细胞**
黑色素生成细胞释放黑色素小体，这时黑色素细胞比正常情况下更活跃，所以其上方表皮颜色通常要更深一些

**黑素体**
含有黑色素的细胞体释放黑素颗粒：那些颗粒分散在表面皮肤（角质细胞）中

## 皮肤色素变化

孕期激素变化会影响皮肤色素沉着，通常在第5个月时会变得明显。孕妇的肚皮上可能会形成一条从下腹到肚脐甚至更高的黑色素细线，被称为黑中线。一些孕妇脸上也出现了不规则的褐色斑块，被称为黄褐斑。这些斑块可影响到脸颊、鼻子、前额或上唇。婴儿出生后，色素的变化通常会消退和消失。

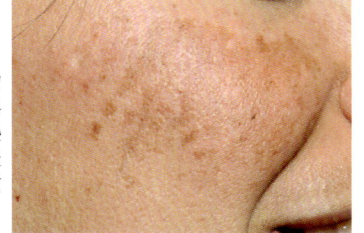

**黄褐斑**
脸上的褐色斑点有时被称为"妊娠面具"。

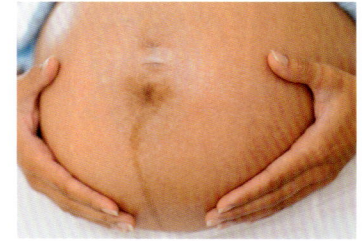

**黑线**
Linea nigra这个词在拉丁语中意为"黑线"。高达75%的孕妇会长黑线。

## 乳房变化

随着雌激素水平的升高，乳房在怀孕早期开始发生变化。到第5个月，乳房明显增大。与此同时，乳房日益变软，乳头变大，周围的乳晕变深，皮肤下的静脉看起来更清晰。乳晕出现小的、有润滑作用的腺体，称为"蒙氏结节"，通常可见为小的突起。在孕中期，乳房会产生一些乳汁，称之为初乳。这种乳汁会从乳头中溢出。

**大小和颜色**
孕期乳房继续增大，为哺乳做准备。乳头和乳晕逐渐加深。

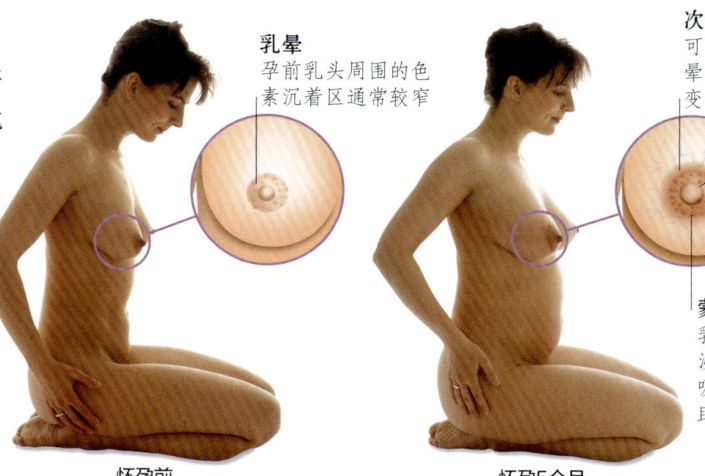

**乳晕**
孕前乳头周围的色素沉着区通常较窄

**次级乳晕**
可能形成苍白的次级乳晕，周围的静脉也可能变得更明显

**乳头和乳晕**
到了第5个月，乳头变得更大，乳晕着色更深

**蒙氏结节**
乳晕内的小腺体分泌润滑油，将婴儿吸引到乳头，并有助于防止感染

**怀孕前**

**怀孕5个月**

# 胎儿发育的关键

## 孕中期筛查

怀孕第5个月时，胎儿的器官和主要身体系统发育良好。孕中期筛查常在孕20周时进行，检查胎儿发育是否正常，并检测主要的结构是否异常。重要的检查包括确保胎儿的心脏为四个腔并且跳动正常，同时检查腹部以确保皮肤覆盖完整，内脏无外露。由于胎儿在不停地运动，一次扫描不一定能够筛查到每个器官，因此母亲可能需要往返做进一步检查。

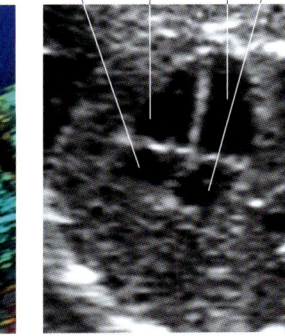

检查脊椎
扫描检查头骨是否完整　检查脊椎以发现脊柱裂

右心房　右心室　左心室　左心房

**检查脊椎**
检查脊椎的位置和宽度可以确定一些发育缺陷，包括脊柱裂。

**心脏发育**
通常心脏是需要重点评估的器官，以确保四个腔室发育正常。

### 确定性别

精子使卵子受精后，胎儿的性别就固定了。孕12周时，胎儿生殖系统已发育得相当完善，但在孕20周左右的孕中期筛查之前，胎儿性别通常不明显。在女胎卵巢中已含有数百万个卵子，阴道开始发育为空腔。男性胎儿的睾丸位于腹腔内，但尚未移动到阴囊。阴囊在阴茎根部形成一个固定袋状物，这在扫描图像中通常更明显。骨盆的形状也有助于鉴定性别。

#### 旧时传说

民间传说中所谓的"自然"判断胎儿性别的方法包括在孕妇腹部上方悬挂一枚金戒指。如果戒指呈圆周摆动，则该孕妇怀的是男孩；如果戒指前后摆动，则怀的是女孩。然而，这些方法的准确性与随机抛硬币相同，毫无科学依据。

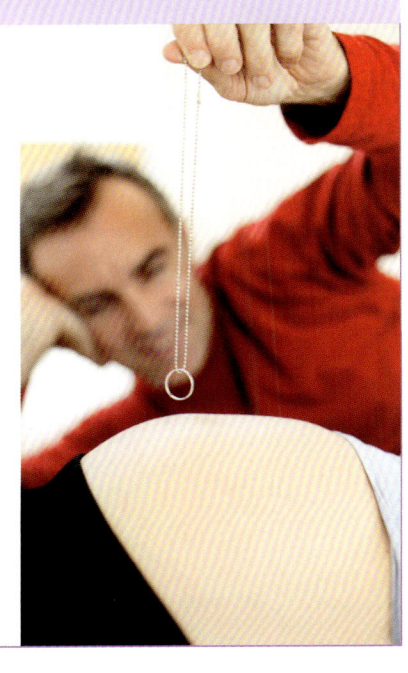

### 孕中期筛查可以检测到的缺陷

孕中期筛查通常为胎儿排畸检查，可以检测胎儿或母体的主要异常。以下表格显示了一些较易通过B超筛查发现的缺陷

| 缺陷名称 | 检测率/% |
|---|---|
| 无脑畸形（头顶缺失） | 99 |
| 严重肢体异常（四肢缺失或过于短小） | 90 |
| 脊柱裂（开放性脊髓） | 90 |
| 严重肾脏问题（肾脏缺失或异常） | 85 |
| 唇腭裂（上唇开口或口腔顶部裂开） | 75 |
| 脑积水（脑内液体过多） | 60 |
| 严重心脏问题（心室、瓣膜或血管缺陷） | 25 |

## 胎盘定位

在孕中期筛查期间，超声图像显示胎盘是否附着在子宫前壁或宫底部，是否为低置胎盘（位置靠近子宫颈）。随着子宫的增大，低置胎盘通常上移而远离子宫颈。无论如何，低置胎盘的孕妇在孕32周时应再行扫描检查，以确保其位置不会影响阴道分娩。

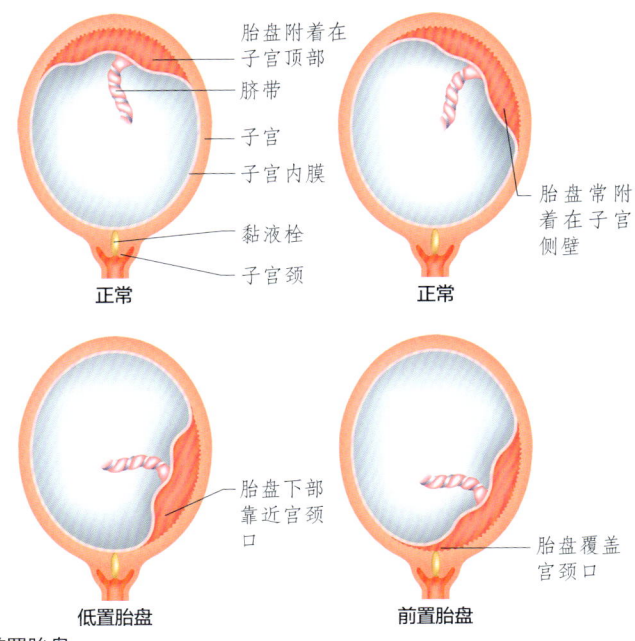

胎盘附着在子宫顶部
脐带
子宫
子宫内膜
黏液栓
子宫颈
胎盘常附着在子宫侧壁

正常　　正常

胎盘下部靠近宫颈口
胎盘覆盖宫颈口

低置胎盘　　前置胎盘

## 前置胎盘

胎盘覆盖宫颈或距宫颈2.5 cm以内的胎盘被称为前置胎盘（见第228页）。如果胎盘始终处于这个位置，则须实施剖宫产术分娩。

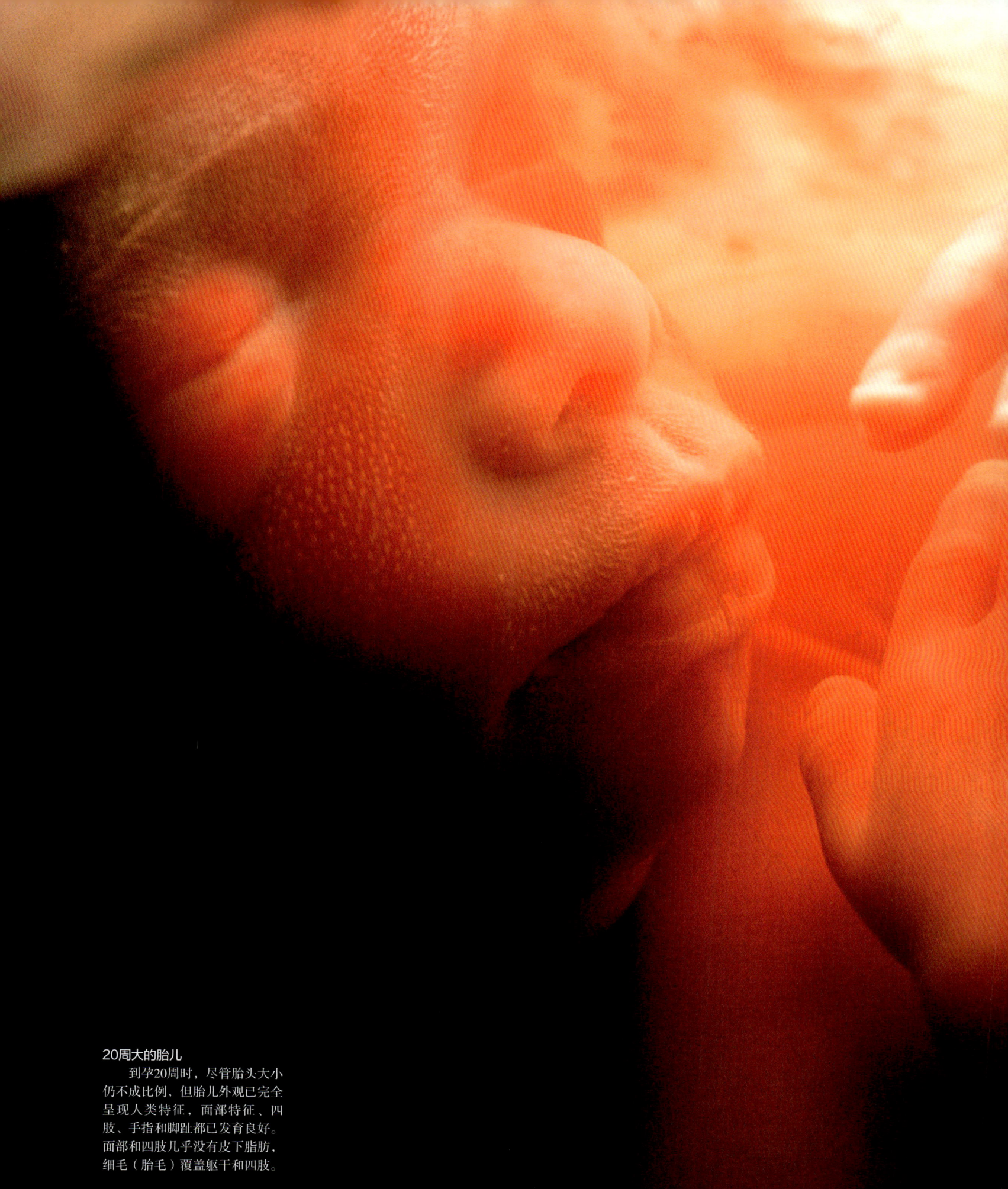

20周大的胎儿

　　到孕20周时，尽管胎头大小仍不成比例，但胎儿外观已完全呈现人类特征，面部特征、四肢、手指和脚趾都已发育良好。面部和四肢几乎没有皮下脂肪，细毛（胎毛）覆盖躯干和四肢。

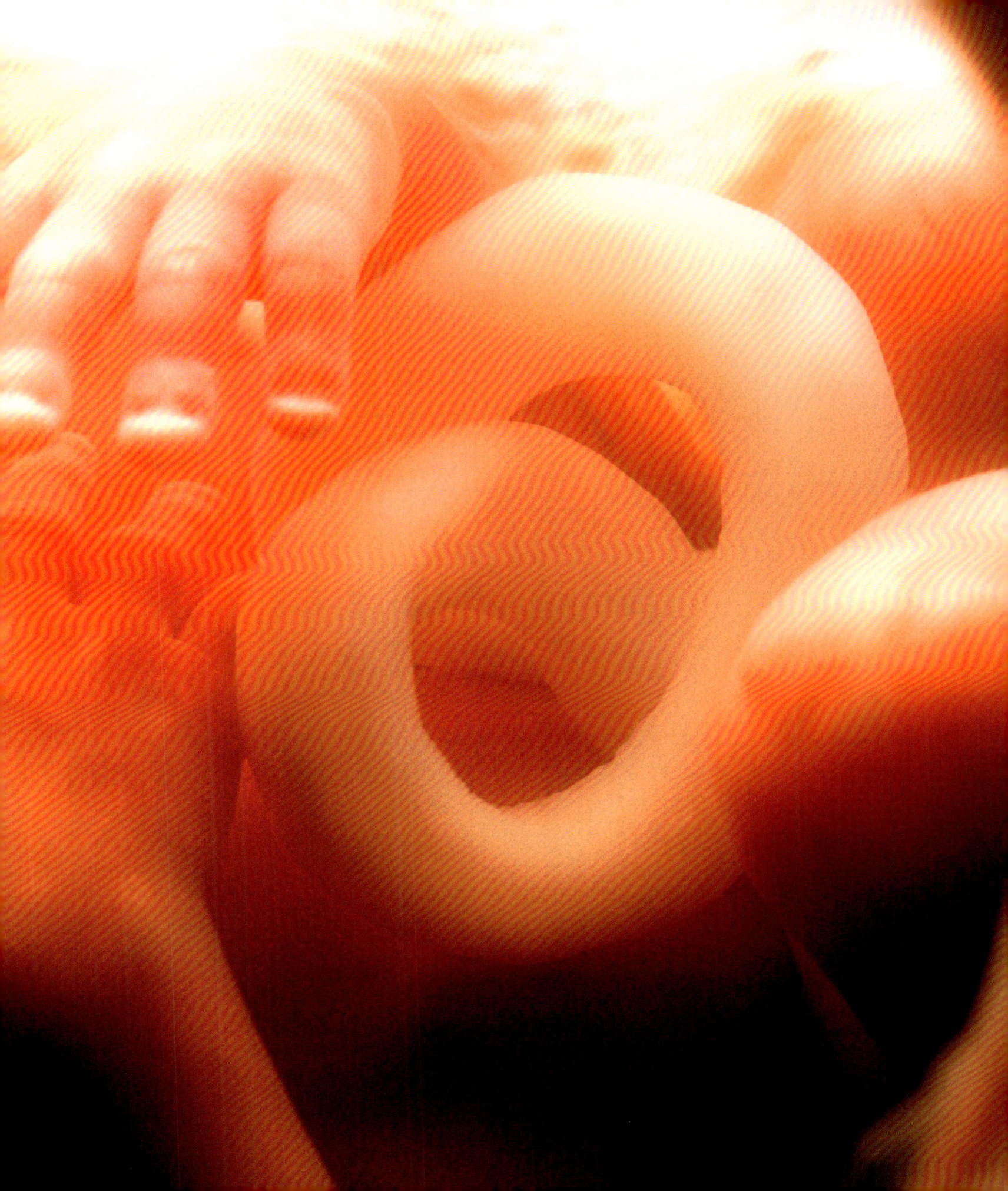

# 胎儿发育的关键

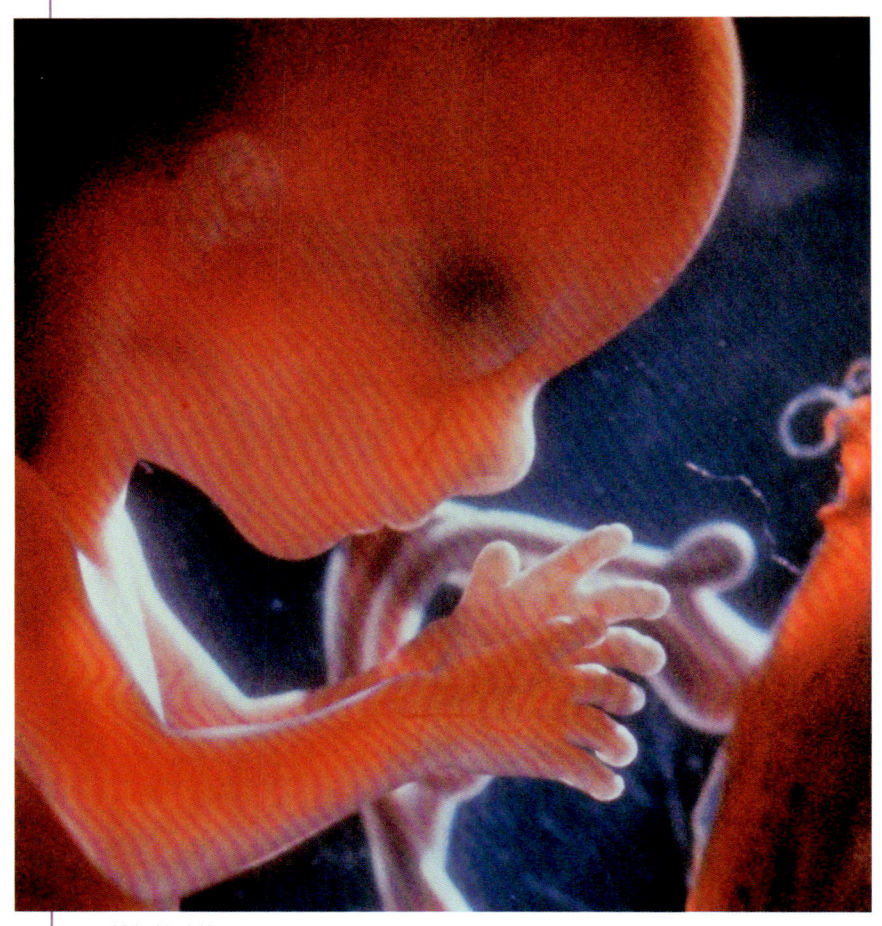

**较长的肢体**
　　手臂像腿和身体一样长得更长。相反，双手和手指与手臂相比，所占长度比例仍较大。

## 身体比例的变化

　　孕早期是胎儿神经系统发育的关键时期。大脑和头部迅速增长，达到胎儿身体总长度的一半。在第5个月，胎儿的躯干和四肢进入快速生长期，因此头部与身体的比例开始变得更像成人。从此时到出生，与身体在此期间极速生长相比，头部的增长相对较慢。测量头部和大腿骨可以准确地确定怀孕日期和估测胎龄，但通常采纳第一次超声检查（第11～14周）或孕中期超声（第20周）的检查结果。

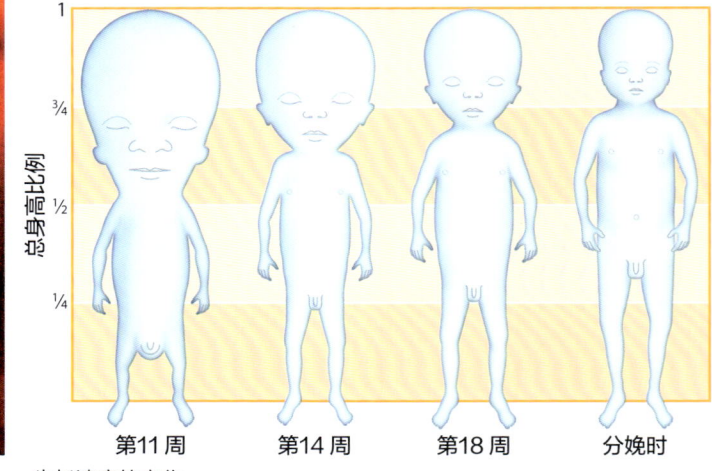

**生长速度的变化**
　　在孕早期，胎儿头部比身体生长得更快。然后，头部的生长会减慢，到第5个月时，胎儿的比例看起来更像成人。

## 胎动增加

　　到第4个月末期，胎儿的四肢完全成形，关节可以活动。现在可以做出足月儿所能做出的全部动作，例如打哈欠、吮吸拇指和练习呼吸动作。胎儿能时不时地舞动手脚，但会被响声惊吓。尽管大多数动作都是反射动作，但神经系统不断地髓鞘化（见下页）意味着其中一些动作变得更加协调。胎儿开始做出有意识的动作，比如触摸嘴唇和吮吸拇指。虽然可以转动眼睛，但眼睑保持闭合状态，直到第7个月才睁开。

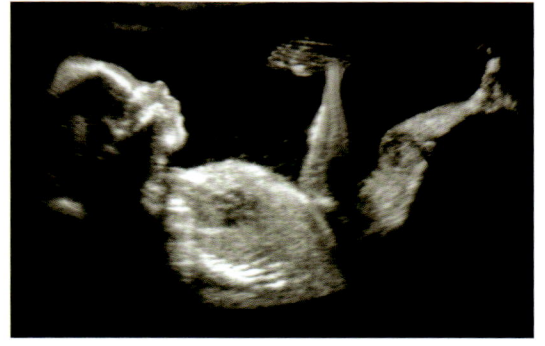

**肢体运动**
　　这张超声扫描显示一个胎儿正舞动手脚来伸缩肌肉，它对子宫"拳打脚踢"并在腹壁上引起明显的起伏，母亲可以感受到这些活动。

### 打嗝

　　胎儿在孕中期开始打嗝，在此之后，打嗝的强度和频率会增加，并持续整个孕期。打嗝是由于膈肌不自主收缩，引起突发的气流使声带间的开口（声门）关闭。这种反射可能是为了适应在哺乳期间阻止乳汁进入新生儿的肺部，但这点并不确定。

## 髓鞘化

到第5个月，一些连接胎儿肢体和脊髓的神经轴突正形成脂质的外膜。这一过程被称为髓鞘化——使神经电绝缘，以便它们在传导信息时不影响周围的神经细胞。髓鞘化后，信息更容易从大脑传递到身体（以及从身体传递到大脑）。因此，胎儿的运动变得更敏捷、更协调，而不是缓慢而急促。髓鞘化在整个胎儿期和儿童早期持续存在。

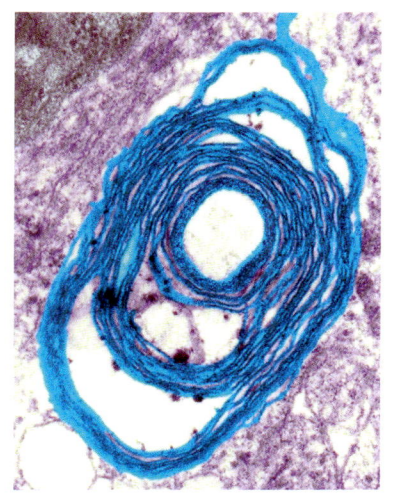

### 髓鞘包绕着神经轴突

这张电镜照片显示髓鞘包绕神经轴突，就像在电线外包绕塑料膜一样起到绝缘作用。

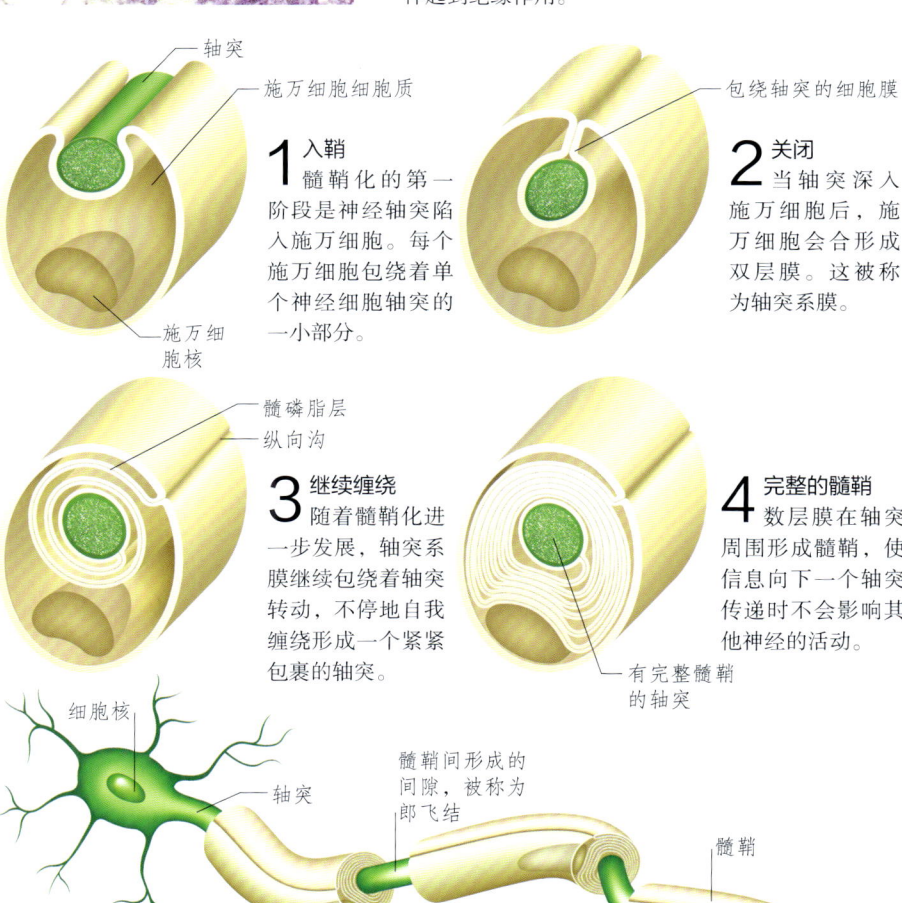

**1 入鞘**
髓鞘化的第一阶段是神经轴突陷入施万细胞。每个施万细胞包绕着单个神经细胞轴突的一小部分。

轴突
施万细胞细胞质
施万细胞核

**2 关闭**
当轴突深入施万细胞后，施万细胞会合并形成双层膜。这被称为轴突系膜。

包绕轴突的细胞膜

**3 继续缠绕**
随着髓鞘化进一步发展，轴突系膜继续包绕着轴突转动，不停地自我缠绕形成一个紧紧包裹的轴突。

髓磷脂层
纵向沟

**4 完整的髓鞘**
数层膜在轴突周围形成髓鞘，使信息向下一个轴突传递时不会影响其他神经的活动。

有完整髓鞘的轴突

细胞核
轴突
树突
髓鞘间形成的间隙，被称为郎飞结
髓鞘
施万细胞细胞核

### 神经细胞的结构

施万细胞包裹在神经细胞轴突上，就像绳子上的珠子。电信号在郎飞结之间跳跃，以加快神经细胞的传输速度。

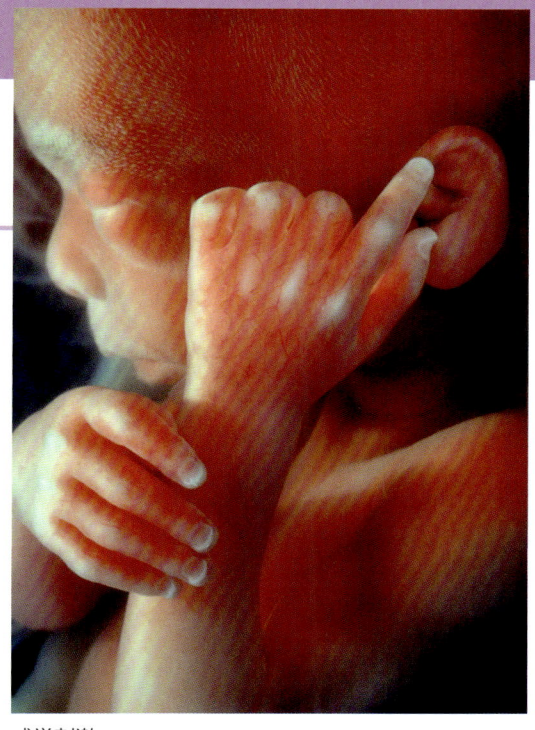

### 感觉刺激

一个20周大的胎儿用一只手探索左耳，另一只手抓住前臂。探索周围环境对大脑的刺激有助于认知的增长。

## 对周围环境的感知

胎儿从何时起能确切地感知周围的环境尚不清楚。脑细胞间初次的连接（突触）在孕12周形成，但是一般认为真正的认知直到孕20周左右才开始形成。不同类型的认知同步发展，例如对"安静"的认知——胎儿醒着但似乎在休息；对"活动"的认知——胎儿醒着并活动得相当活跃。胎儿会对母亲体内的声音和外部环境的噪声做出反应。随着髓鞘化和大脑发育的进展，胎儿对自己身体和运动的认知将会增加。

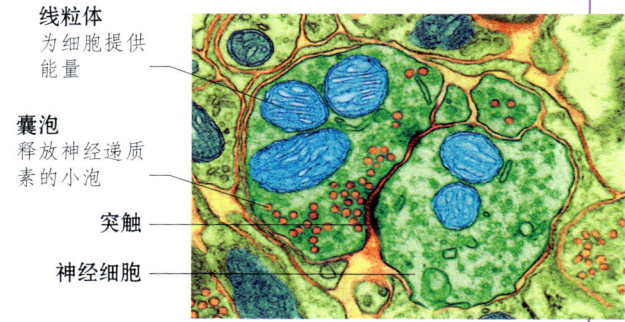

线粒体
为细胞提供能量

囊泡
释放神经递质素的小泡

突触
神经细胞

### 神经细胞间的连接

这张电子显微镜图像显示突触形成了神经细胞（绿色）间的连接。电信号通过神经传递素（红点）的活动被转运到对侧。

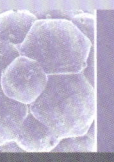

怀孕第6个月，孕妇进入了孕中期末。子宫和乳房不断增大，每分钟心排血量增加。在这个阶段，大多数孕妇每周体重增加约500 g。

## 第22周

胎儿内耳的骨质开始变硬，螺旋状的耳蜗膜充分发育，可处理低频声音。在接下来的几周里，胎儿也开始感知高频声音。现在，神经系统已充分发育，并开始识别子宫内的声音，例如母亲的呼吸、心跳及胃肠道的咕噜声。值得注意的是，胎儿对声音的反应越来越灵敏，很大的噪音会惊吓到胎儿。随着神经系统的发育，胎儿能够做出更复杂的动作，例如踢腿和翻筋斗，母亲可意识到这种内部活动的增加。

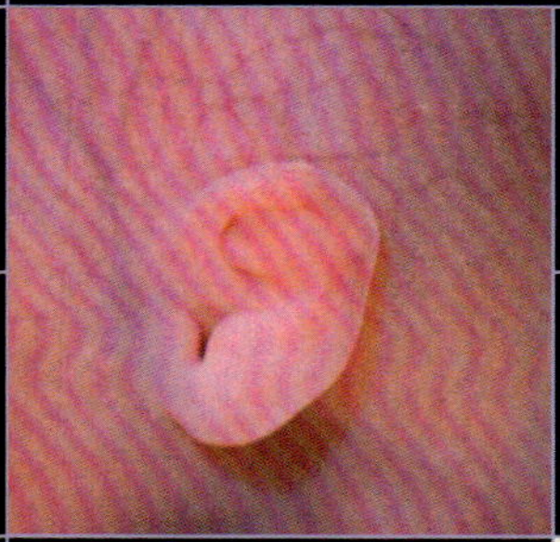

**外耳发育**
耳朵在颈部较低的部位发育，并随着颌骨的扩大而上移。此时耳朵几乎到达了最终的位置。

**对音乐的反应**
将耳机听筒拉开放在腹壁上播放音乐，有助于刺激胎儿的大脑发育。

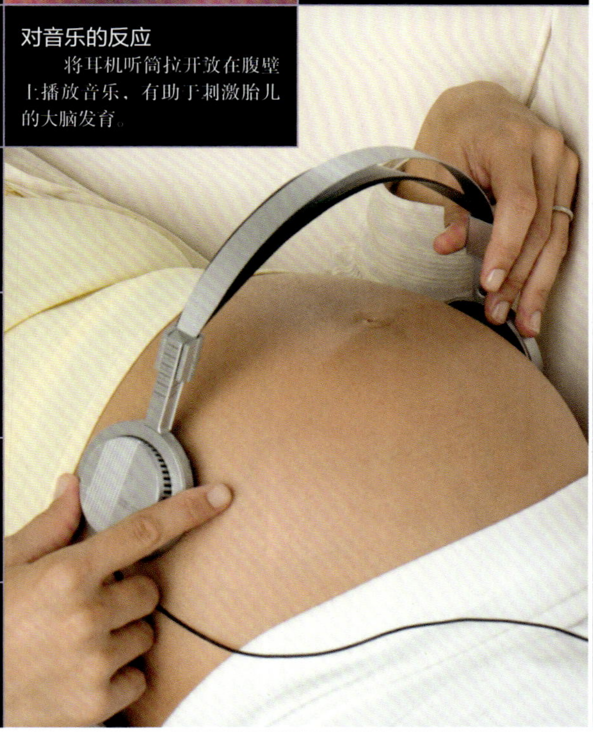

## 第23周

此时胎儿皮肤细胞开始积聚一种坚韧的保护性蛋白质，叫作角化蛋白，其中最厚的部位在手掌和脚底。皮肤很皱，上面覆盖着油腻的皮脂和纤细的胎毛，它们在水环境中可保护胎儿，并可能起到隔离作用。指甲开始出现在甲床的根部，眼睑和眉毛也在发育。肺部出现小血管，这些毛细血管和未来肺泡之间的屏障不断变薄，以便在婴儿出生后进行气体交换，特殊的肺内细胞（肺泡上皮细胞）正在出现。这些物质会产生表面活性物质，以降低肺泡表面张力，在胎儿出生后，小肺泡可以更容易扩张。

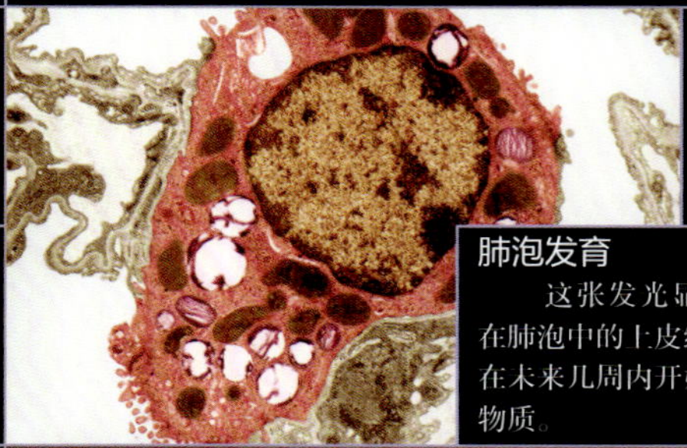

**肺泡发育**
这张发光显微图像显示了在肺泡中的上皮细胞。这些细胞在未来几周内开始释放表面活性物质。

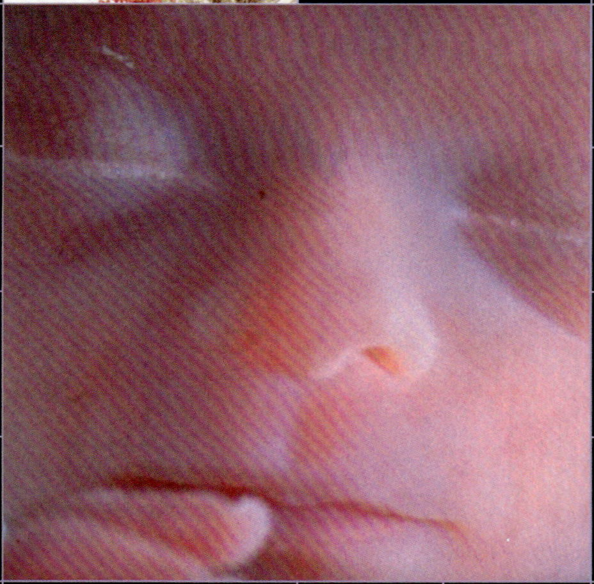

**眼睑闭合**
这张照片显示了胎儿紧密闭合的眼睑。用手触摸嘴唇的动作有助于神经系统的发育。

# 第24周

　　胎儿大脑中与视觉和听觉有关的部分变得更加活跃。记忆力正在发育，脑波活动此时与新生婴儿相似。嘴巴和嘴唇的敏感度增加，打嗝和打哈欠的频率也比以前高。身体和双腿的增长速度已经赶上了头部，牙龈中出现整副的成人牙蕾，鼻孔也开始出现。

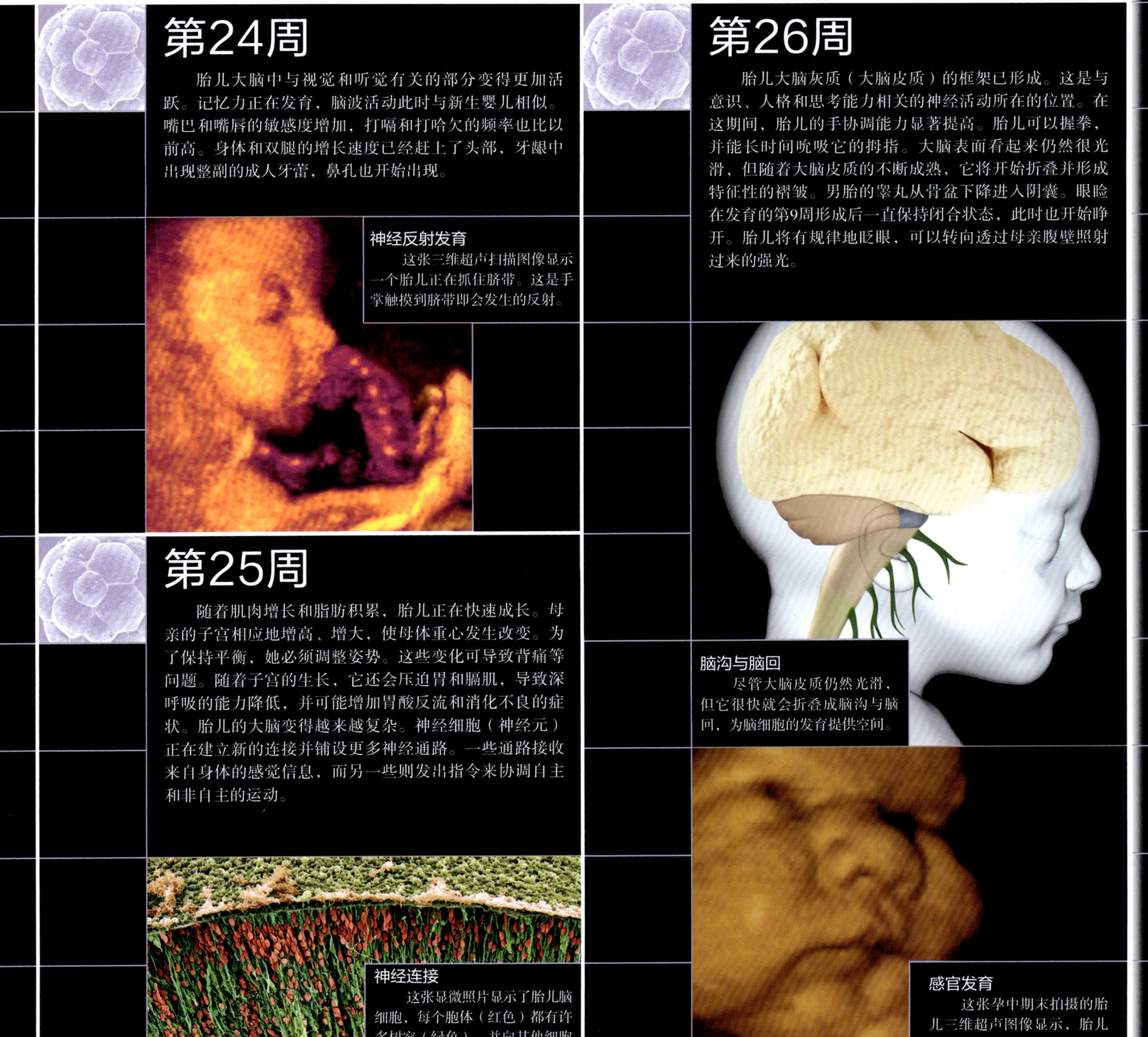

**神经反射发育**
　　这张三维超声扫描图像显示一个胎儿正在抓住脐带。这是手掌触摸到脐带即会发生的反射。

# 第25周

　　随着肌肉增长和脂肪积累，胎儿正在快速成长。母亲的子宫相应地增高、增大，使母体重心发生改变。为了保持平衡，她必须调整姿势。这些变化可导致背痛等问题。随着子宫的生长，它还会压迫胃和膈肌，导致深呼吸的能力降低，并可能增加胃酸反流和消化不良的症状。胎儿的大脑变得越来越复杂。神经细胞（神经元）正在建立新的连接并铺设更多神经通路。一些通路接收来自身体的感觉信息，而另一些则发出指令来协调自主和非自主的运动。

**神经连接**
　　这张显微照片显示了胎儿脑细胞，每个胞体（红色）都有许多树突（绿色），并向其他细胞传递神经冲动。

# 第26周

　　胎儿大脑灰质（大脑皮质）的框架已形成。这是与意识、人格和思考能力相关的神经活动所在的位置。在这期间，胎儿的手协调能力显著提高。胎儿可以握拳，并能长时间吮吸它的拇指。大脑表面看起来仍然很光滑，但随着大脑皮质的不断成熟，它将开始折叠并形成特征性的褶皱。男胎的睾丸从骨盆下降进入阴囊。眼睑在发育的第9周形成后一直保持闭合状态，此时也开始睁开。胎儿将有规律地眨眼，可以转向透过母亲腹壁照射过来的强光。

**脑沟与脑回**
　　尽管大脑皮质仍然光滑，但它很快就会折叠成脑沟与脑回，为脑细胞的发育提供空间。

**感官发育**
　　这张孕中期末拍摄的胎儿三维超声图像显示，胎儿可以睁开眼睛了。

# 第6个月 | 第22~26周
## 母亲和胎儿

随着孕中期接近尾声，大多数孕妇感觉良好，并展现出健康的光彩。然而在这个月，腹部可能开始出现妊娠纹，性欲也会下降。

在前次怀孕中发生过晚期流产，则通常建议进行这个检查。如果女性胎儿各系统快速发育，能开始利用胎盘供给的能量和营养物质蓄积一些脂肪，这导致其体重迅速增加。红细胞之前仅在肝脏生成，现在也在长骨的骨髓中产生。胎儿如果早产于这个月末，在新生儿重症监护下，有一定的存活机会。

### 母亲
- 72次/min
- 105/70 mmHg
- 4.8l

**50%**

**孕26周时的母亲**

本月，孕激素水平上升了50%。雌激素水平也在稳步上升。

不断增大的子宫开始引起肺活量减少，可导致气喘。其他不适，如便秘，也可能发生。

**便秘**
子宫增大，可压迫消化系统，导致便秘。

**宫高**
耻骨上方的子宫高度极好地提示了妊娠时间。24周时，宫高约为24 cm；此后子宫以每周1 cm的速度向上扩大。

**妊娠纹**
扩大的子宫导致腹壁伸展，导致皮肤中的胶原蛋白和弹力纤维迅速变薄，从而产生妊娠纹。

宫颈长度筛查用来检查宫颈是否扩张以预测早产的可能。

大多数胎儿现在都已习惯于比较规律的睡眠周期，中间夹杂着活跃的动作期。

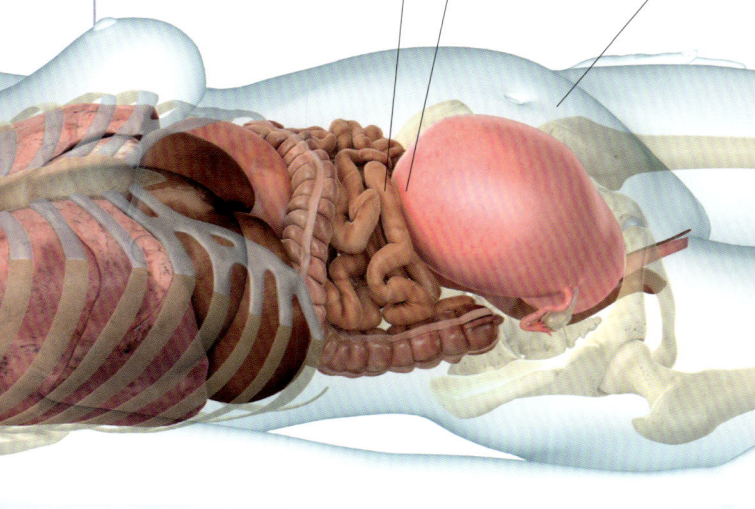

## 统计

### 胎儿
- 150次/min
- 36 cm
- 750 g

**1/3**

现在，头部、躯干和腿部各占胎儿总长度的1/3。

**12%**

胎儿骨骼中钙含量仅为12%，而成人骨骼中钙的含量为90%。

**65%**

孕26周时出生的早产儿存活率为65%，而孕24周时的存活率只有25%。

| 1 | 2 | 3 | 4 | 5 | 6 | 7 | 8 | 9 | 10 | 11 | 12 | 13 | 14 | 15 | 16 | 17 | 18 | 19 | 20 | 21 | 22 | 23 | 24 | 25 | 26 | 27 | 28 | 29 | 30 | 31 | 32 | 33 | 34 | 35 | 36 | 37 | 38 | 39 | 40 |

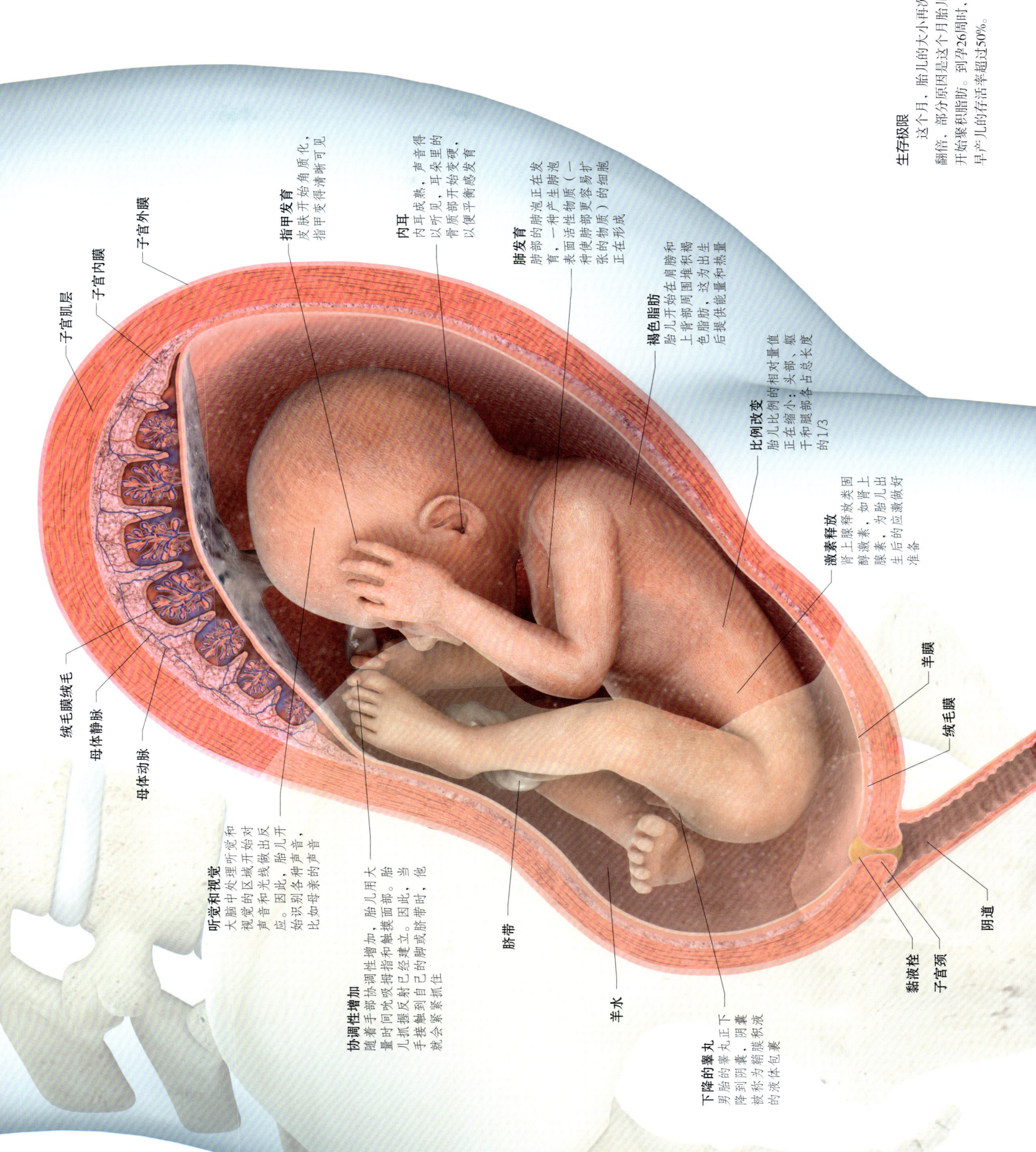

子宫肌层

子宫内膜

子宫外膜

子宫内膜

指甲发育
皮肤发育角质化，
指甲开始变得清晰可见

内耳
内耳成熟，耳朵变得
以听见，耳朵部开始感受声音
骨质部开始变硬，
以便平衡得发育

肺发育
肺部的肺泡正在发
育，一种产生肺泡（一
种表面活性物质使肺部更容易扩
张）的物质的细胞
正在形成

褐色脂肪
胎儿开始在肩部
上背部周围堆积褐
色脂肪。这种出生
后脂肪，这为胎儿出
后提供能量和热量

比例改变
胎儿比例的相对量值
正在缩小：头部，躯
干和腿前部各占总长度
的1/3

激素释放
肾上腺释放类固
醇激素，如肾上
腺素，为胎儿出
生后的应激做好
准备

羊膜

绒毛膜

子宫肌层

绒毛膜绒毛

母体静脉

母体动脉

听觉和视觉
大脑中处理听觉和
视觉的区域开始出反
应。和光线做出反
应。因此，胎儿开
始识别各种声音，
比如母亲的声音

协调性增加
随着手部协调性增加，胎
儿抓握时间吮吸得指和触摸面部。胎
儿用大手接触到自己的脚或脐带时，他
就会紧紧抓住

下降的睾丸
男胎的睾丸正下
降到阴囊，阴囊
被称为阴囊的
的液体包囊

脐带

羊水

黏液栓

子宫颈

阴道

生存极限
这个月，胎儿的大小再次
翻倍。部分原因是这个月胎儿
开始囤积脂肪。到孕26周时，
早产儿的存活率超过50%。

# 母亲的主要变化

## 妊娠纹

妊娠纹由皮肤内褶皱样的断裂形成，在孕期很常见。它们的出现部分与体重快速增加和腹壁过度扩张有关，部分与孕激素的作用有关。妊娠纹最初为紫红色，随着时间的推移逐渐变为银灰色。一些妇女即便经历多次妊娠也完全没有妊娠纹，原因尚不清楚。怀孕初期超重会增加妊娠纹的风险，保湿按摩和进食大量必需脂肪酸可有助于减少妊娠纹的形成。

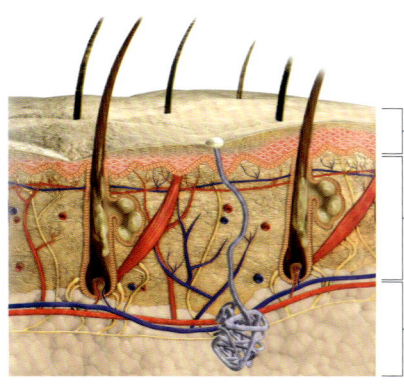

**表皮**
皮肤暴露在外的一层称为表皮，在妊娠纹上方保持完整

**真皮层**
真皮是皮肤内较深的一层支持性组织，当被拉伸并变薄，出现无痛性断裂，皮肤表面就出现了妊娠纹

**皮下脂肪**
怀孕期间，真皮下堆积的脂肪量增加，促进妊娠纹的产生

**妊娠纹产生的原因**
当真皮内的胶原蛋白和弹力纤维迅速变薄并拉伸，即出现妊娠纹。

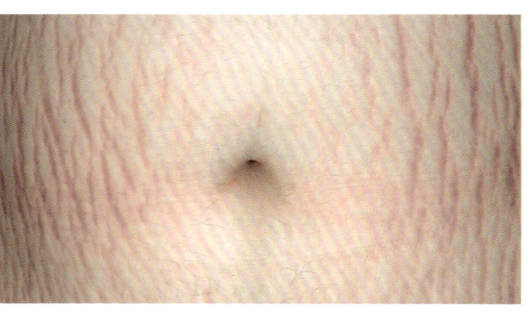

**受影响部位**
妊娠纹可以在任何部位形成，但最常见于腹部、臀部、大腿和乳房。

### 怀孕期间性欲的变化

性欲在怀孕期间可以上升、下降或保持不变。尽管预计到激素的变化，但每个妇女的性欲都各不相同。心理影响在很大程度上起着作用。怀孕期间流向生殖器区域的血流增加、润滑度增加，通常更易达到性高潮且感觉更强烈。性欲低下可能与身体疲惫有关，尤其是在怀孕最后3个月。这时，血液中催乳素的水平开始升高，为哺乳做准备，而催乳素会降低性欲。性欲低也不是必然的，因为高水平的雌激素和孕激素有助于降低催乳素的影响。

## 子宫颈长度扫描

如果有早产的风险，可以进行阴道超声扫描来测量子宫颈长度。将润滑的超声波探头轻轻插入阴道，以评估宫颈较以往是否变短、变软。除了测量子宫颈长度外，还需检查子宫颈上部内口的形状。内口紧，呈"T"形，早产的可能性低。随着宫颈变短，内口开始扩张呈"Y"形，进而呈"V"形，最后呈"U"形。这种漏斗状的形成使部分羊膜突出于内口，大大增加了早产的风险。

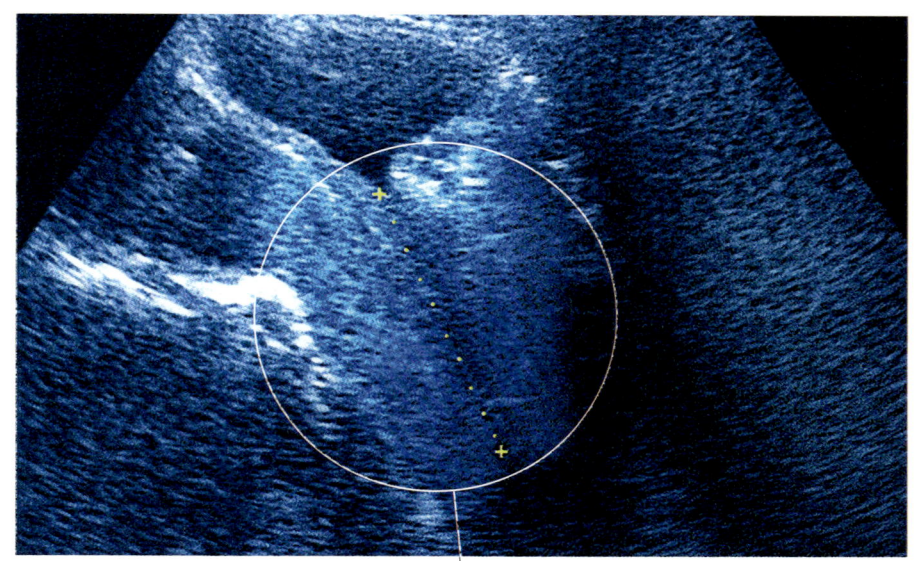

**早产风险**
这张曲线图显示了孕23周宫颈长度与早产风险的关系。如果子宫颈长度缩短至2 cm以下，则早产风险增加。

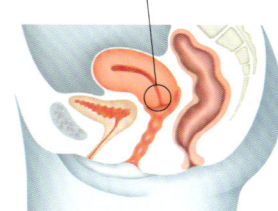

**子宫颈位置**

**子宫颈正常长度**
这张超声扫描显示了怀孕5个月的子宫颈。图像显示子宫颈长度超过2.5 cm，这是正常的。在这种情况下，由于子宫颈功能不全导致早产的风险较低。宫颈功能不全的结果是造成早产——宫颈不能支撑胎儿在特定的位置上。该图片中看不到胎儿。

（曲线图纵轴）早产发生的风险／%
（曲线图横轴）子宫颈长度／mm

**148**

# 胎儿发育的关键

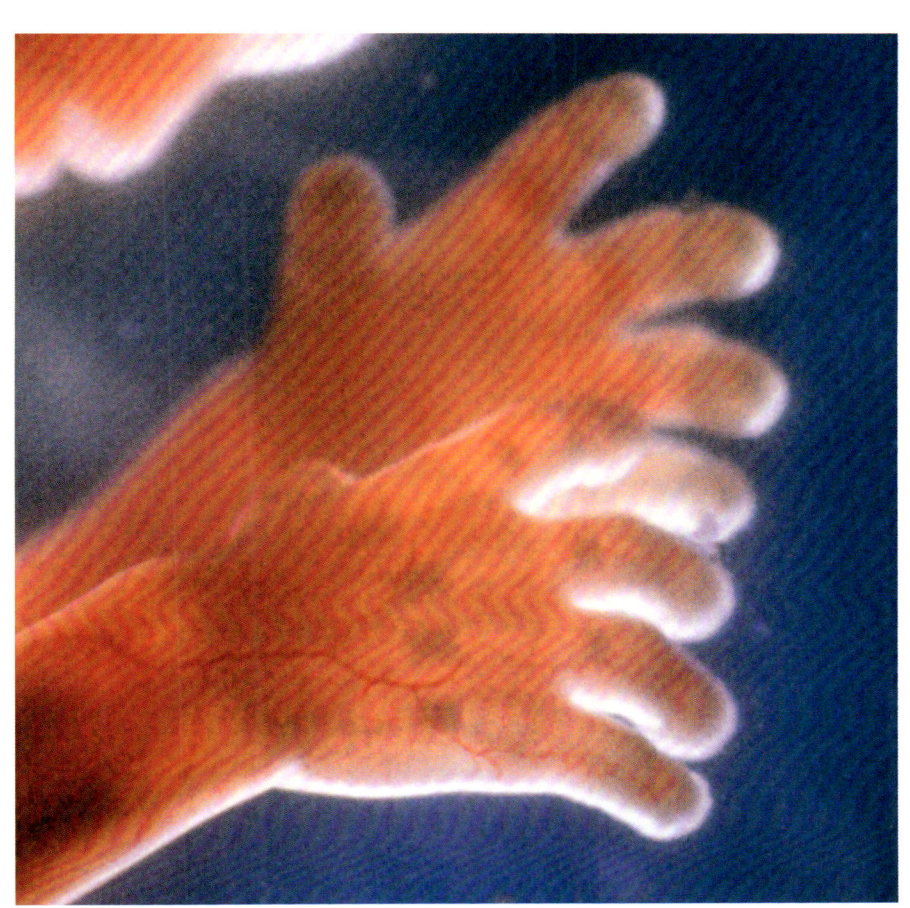

## 红细胞生成

红细胞是体内数量最多的细胞，将氧气携带到胎儿身体各个部位。在胚胎期，红细胞首先在卵黄囊中产生，从怀孕的第3个月或第4个月开始由发育中的肝脏和脾脏产生。在怀孕的第6个月，胎儿长骨空腔内的红骨髓开始接管这个任务。胎儿肾脏和胎盘中产生的物质调节这一过程。

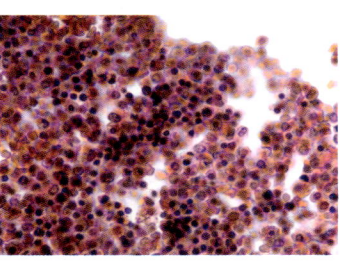

**胎儿骨髓**
这张显微照片显示了胎儿骨髓的一部分，其中含有许多红细胞。这些细胞从胚胎干细胞中分化而来（见第99页）。

## 手指脚趾发育

胎儿的手指和脚趾在怀孕第6个月时完全发育。甲床已经形成，指甲板开始出现。在手掌和脚掌上形成折痕的表皮嵴在胚胎早期已形成；随着胎儿皮肤变厚看起来越发不透明，表皮嵴变得更明显。这些折痕是由胎儿遗传的基因决定的。同样，指尖肉质垫上的指纹也变得清晰。每个人的指纹都是独一无二的，它们形成的螺纹被认为反映了发育早期的营养和胎盘血流状况。一些研究表明，指纹可能有助于预测未来哪些人将患上高血压。

**手指**
这张6个月大的胎儿照片显示了手和手指发育良好。甲床形成，指甲盖正开始生长，其下方肉垫上正开始显现出它们独一无二的指纹。

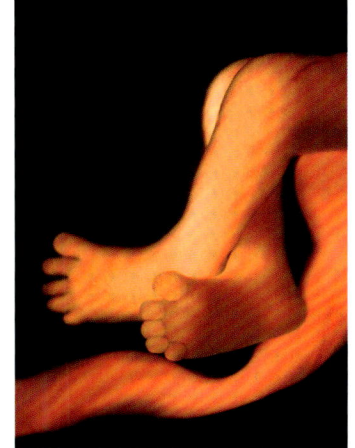

**张开的脚趾**
这张孕22周的胎儿腿部图像由电脑生成，显示胎儿已经会伸展脚趾了。

## 心率

胎心率在此阶段为140~150次/min。昼夜间胎心率变化具有可预测的模式。与母亲的心率和血压一样，胎儿最低心率和血压多出现在凌晨（4点左右），在早上醒来之前再次上升，在上午达到自然峰值。虽然人们常说男胎心率较快，但一项涉及1万例胎心率的研究表明情况并非如此。然而，胎心率确实会随妊娠阶段变化而改变。

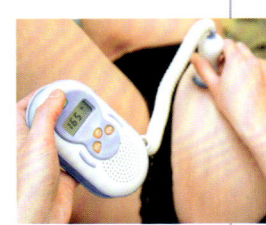

**多普勒**
多普勒胎心监护仪经母亲腹壁探测胎儿心跳。胎心率显示在屏幕上。

**胎儿心率**
下图显示了妊娠不同阶段的胎心率。它在早期达到峰值，并渐渐向下波动直至出生。

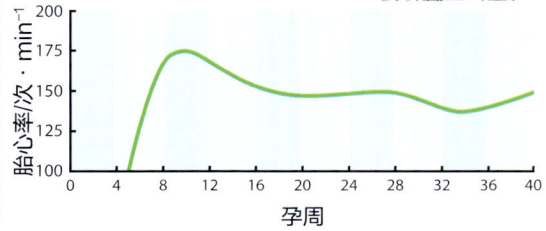

DK怀孕大百科

# 胎儿发育的关键

## 听觉的发育

听觉是最先发育的感官之一。内耳、中耳和外耳分别从胚胎的三个不同部位发育而来，但它们共同工作以接收声音。复杂的外耳（耳郭）是从6个微小的隆起（耳丘）发育而来的，耳丘在6周大的胚胎内即可见到，这些耳丘慢慢增大，然后融合形成折叠的外耳。起初，耳朵形成于下颈部。随着颌骨的发育，胎儿头部的不同部位以不同的速度生长，因此耳朵逐渐上移，直到与眼睛齐平。外耳的形状帮助收集和传送声波进入耳道，声波经过耳膜（鼓膜），通过中耳内的三块小骨（听小骨）送达内耳。在这里，声音振动被转换成神经信号，这些信号再被传送到大脑进行加工处理。

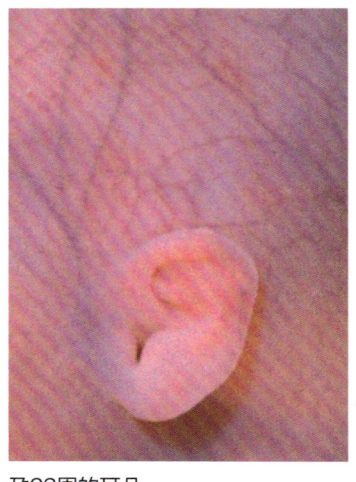

**孕22周的耳朵**

孕22周时，耳朵几乎完全成形。耳郭已经上升到最终位置，位于头部的两侧，与眼睛齐平。

### 识别母亲的声音

胎儿比其他人更能识别母亲的声音。一部分原因是胎儿最常听到她的声音，但这也因为身体是声音和振动的良好导体。在体内，声音通过母体组织传导至胎儿；在体外，声音通过空气到达腹壁外。随着胎儿对周围环境的感知增多，辨认母亲的声音是他最初学会的事情之一。母亲的声音具有强大的安抚作用，也为产后宝宝提供抚慰。

### 对心率的影响

对新生儿进行的研究表明，每当他们听到母亲说话时，他们的心率就会减慢。

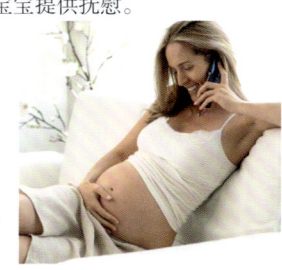

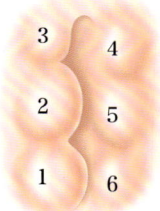

**第1个月**

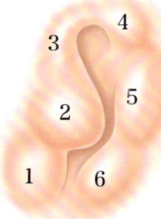

**第6个月**

**耳丘**

在胚胎早期，6个耳丘开始形成外耳。这些耳丘扩大并融合，最终形成折叠的耳郭。

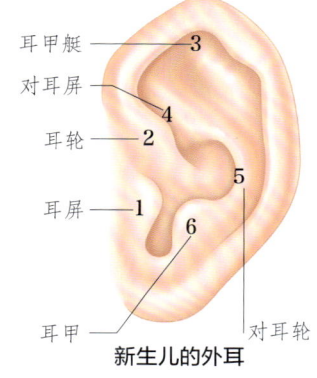

耳甲艇

对耳屏

耳轮

耳屏

耳甲

对耳轮

**新生儿的外耳**

### 胎儿听到的声音

子宫里充满了噪声，比如母亲的心跳声和肠子的咕噜声。这意味着胎儿在子宫里暴露在70 dB左右的声音中，大约与普通谈话的音量相似。

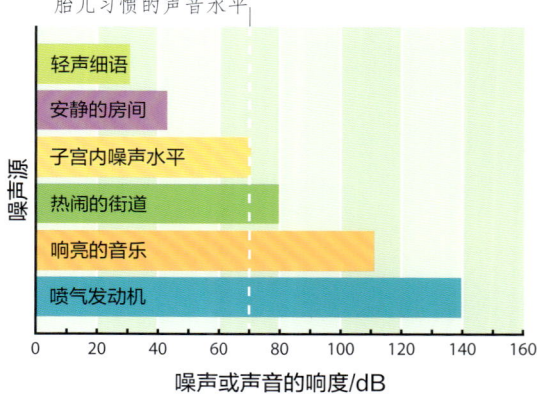

胎儿习惯的声音水平

| 噪声源 | |
|---|---|
| 轻声细语 | |
| 安静的房间 | |
| 子宫内噪声水平 | |
| 热闹的街道 | |
| 响亮的音乐 | |
| 喷气发动机 | |

噪声或声音的响度/dB

## 反射发育

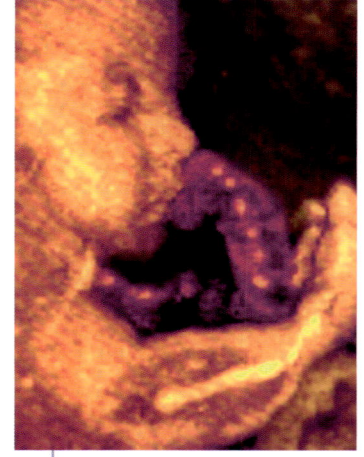

新生儿出生时已拥有70多个原始反射，这些原始反射在生命早期对新生儿起着保护作用。随着神经连接的建立，这些反射在发育早期被编入神经系统。一些反射，如觅食和吸吮反射，有助于喂养。再如抓握反射，是使身体平衡的生存本能。

### 抓握反射

这张24周胎儿的彩色三维超声扫描图显示，胎儿正抓着他的脐带玩（紫色的是脐带）。

抓握反射在孕10周左右发育——这时胎儿能合拢手指，但只是不完全合拢。到孕6个月，才出现真正的微弱的抓握反射。

**2** 每个感觉神经冲动都由感觉神经元直接传送至脊髓（大脑不参与反射动作）

**3** 脊髓中运动神经元细胞体发出自身的神经冲动返回到肌肉组织

### 抓握反射机制

如果用手指抚摸婴儿的手掌，他会紧紧抓住。一个由脊髓发起的快速的神经活动序列是形成这个反射的原因。

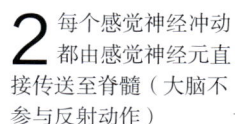

大脑

脊髓

**1** 给予刺激

**4** 两套参与抓握动作的肌肉激活——一套是前臂的，另一套是手部的

图例
— 感觉神经
— 运动神经

## 早产

孕37周前出生的婴儿被称为早产儿。如果一个孕24周的胎儿早产，那么在新生儿重症监护下，他有一定的存活机会。他们需要复苏，并接受来自专业人员24小时的护理以确保恒定的温度、适量的氧气和营养物质。在可能的情况下，鼓励母亲把乳汁挤出来，然后通过一根喂食管喂给婴儿，该喂食管穿过婴儿的鼻子并向下进入他们娇小的胃。持续监测至关重要，因为早产儿可能会出现呼吸问题，同时感染风险也会增加。他们的身体系统，包括肺部和免疫功能尚未完全成熟。怀孕6个月时，胎儿看起来很小，皮肤皱巴巴的，皮下脂肪很少。胎儿肝脏还不能加工处理红细胞色素（胆红素），因此会出现黄疸，使皮肤呈现橙黄色。

这需要用一种特殊的"蓝色"光来照射，这种光将色素转化为可以通过婴儿的尿液和大便排出的形式。治疗时间的长短取决于婴儿的出生体重、年龄和血液中的胆红素水平。一旦婴儿的状况允许，鼓励父母积极协助护理。建议母婴之间有"肌肤之亲"，这能给婴儿带来抚慰，也有助于建立母婴间的亲密关系。

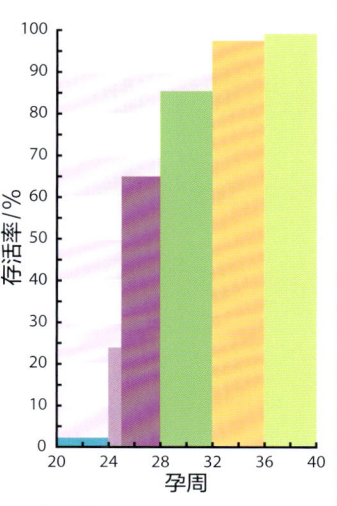

### 存活率

胎儿在子宫内停留的时间越长，存活率越高。孕24周的婴儿存活率为24%。到孕28周，这一比例升至86%。已知人类顺利成长的最小早产儿，出生于加拿大，为孕21$^{+5}$周。

### 肺发育不全

许多孕34周前出生的婴儿都有一定程度的呼吸困难。这主要是由于缺乏肺泡表面活性物质——一种由肺部气囊（肺泡）的特定细胞分泌的化学物质，它可防止这些肺泡塌陷。

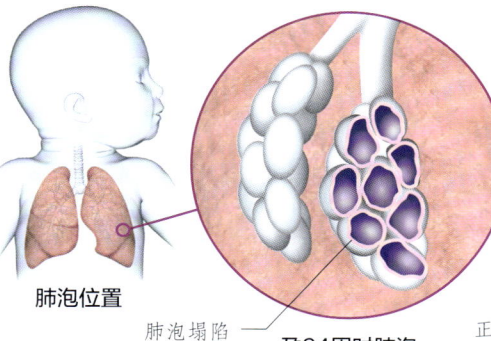

肺泡位置

肺泡塌陷　　孕24周时肺泡

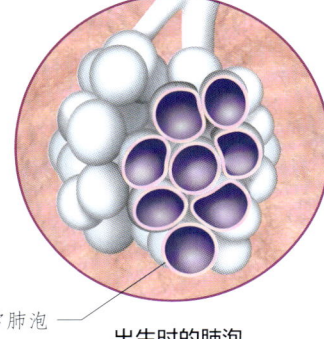

正常肺泡　　出生时的肺泡

### 治疗黄疸
蓝光照射婴儿，以治疗导致橙色皮肤的黄疸。防护罩保护眼睛

### 呼吸机
呼吸机根据婴儿的需要向肺部提供不同流量的氧气。低正压有助于小肺泡的张开

### 心电监护
婴儿的心脏受到密切监护，以确保其正常工作。典型的心率是每分钟140～150次

### 生命支持和监护
这张照片显示了新生儿重症监护室的一个孕24周的早产儿，各种管子和传感器监护着胎儿，并输送氧气、乳汁和药物。

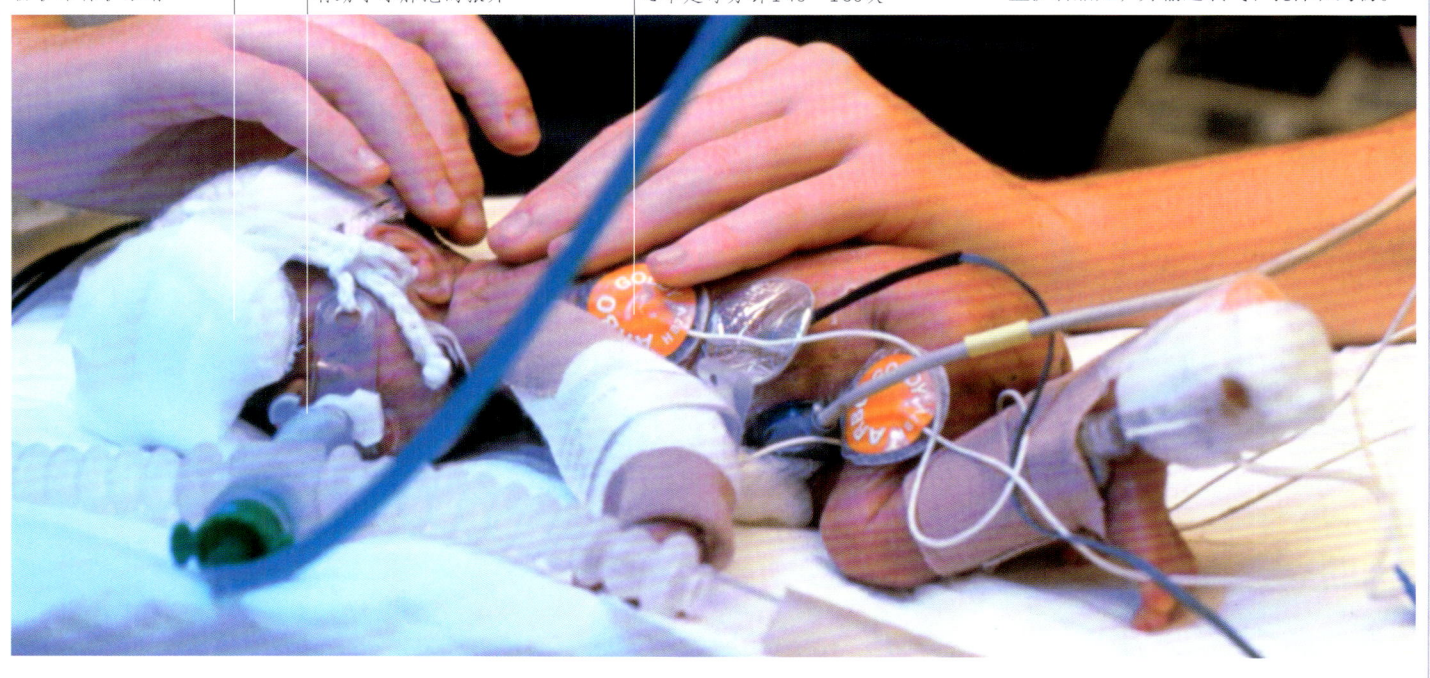

# 呼吸系统的形成

胎儿的呼吸系统在经过一步步的发育后，进入最为关键的妊娠晚期。胎儿的呼吸系统充满液体，直到出生后方行使其重要功能——呼吸。

在子宫内，胎儿通过母亲在胎盘中的血液循环获得氧气。出生后，婴儿立刻开始自主呼吸，从周围空气中获取氧气，同时呼出二氧化碳废气。位于下呼吸道的主要气道是气管，在第5周开始发育。同时，长出分支，形成左、右主支气管。右肺最终发育成三叶，而左肺发育成两叶，并为心脏留出了额外的空间。肺通常要到孕36周左右才能完全发育。因此，早产儿在最初的几天或几周内需要治疗，以帮助克服呼吸困难。

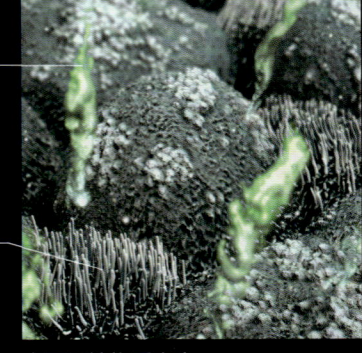

**表面活性物质**
释放以帮助肺泡扩张和回流

**肺泡 II 型细胞**
分泌表面活性剂，表面含有细小的毛发状结构

**表面活性物质产生**
表面活性物质是由肺泡中一种特定类型的细胞产生的化学物质。它降低了表面张力，使肺泡可以轻松伸缩。该图显示了由这些肺泡细胞分泌的表面活性物质（绿色）。

## 上呼吸系统

嘴、鼻子和喉咙与下呼吸道和肺部同时发育，但分化于胚胎的不同部位。孕5周时，头前部的增厚部分向内折叠形成两个鼻窝。由不断发育的上腭压迫产生组织隆起，形成鼻子的结构。随着上颌和下颌弓从两侧向内生长并融合，口腔逐渐成形。

**口腔和鼻腔**
鼻子和嘴巴的空腔最初由上腭分隔开来。随着发育的进展，两条气道在咽喉后部会合。

鼻腔 | 裂开的口鼻膜 | 嗅球
大脑 | 咽部 | 嗅神经
初级上颚 | 口腔 | 心脏 | 口腔 | 鼻甲
**孕6周** | 舌头 | **孕12周** | 次级上颚

**气管**
通往肺部的主要气道

**发育**
环状软骨有助于气道保持较大的敞开

**孕16周时的肺部**

**上皮细胞**
将很快分化形成两种类型的细胞

**结缔组织细胞**

**毛细血管**
这些将逐渐靠近肺泡

**呼吸性细支气管**
这是呼吸道分支的最远端

## 孕4周 肺芽阶段

呼吸系统由前肠分支的细小肺芽发育而来。肺芽的基部最终成为气管和喉部。其末端分支形成左右支气管芽，这将成为左右主支气管。这些支气管芽继续分支形成第二级和第三级支气管芽。

脑
前肠
肺芽
卵黄囊
脐带

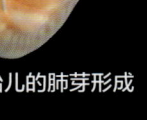

**孕4周胎儿的肺芽形成**

**右主支气管**
分裂形成3个二级支气管芽

**三级支气管芽**
二级支气管芽分裂形成三级支气管芽

**孕7周时的肺部**

**继续分支**
接下来的数周，支气管芽多次分支

**孕6周时的肺部**

**第一次分支**
肺芽分支形成左右主支气管

**孕5周时的肺部**

**左主支气管**
分裂形成2个二级支气管芽

## 孕5~7周 假腺期

发育中的呼吸系统不断分叉，逐渐形成越来越多、越来越小的管腔。在第二级和第三级支气管形成后，到第24周左右它们将再分叉14次。这些分叉决定了肺叶和小叶的位置、大小和形状。在发育的早期阶段，最小的管腔被称为终末细支气管。

## 孕16周 小管期

终末细支气管分叉形成管道状呼吸性细支气管。这些在末端形成的圆形突起，称为终末肺泡。血管在附近发育。

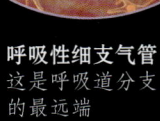

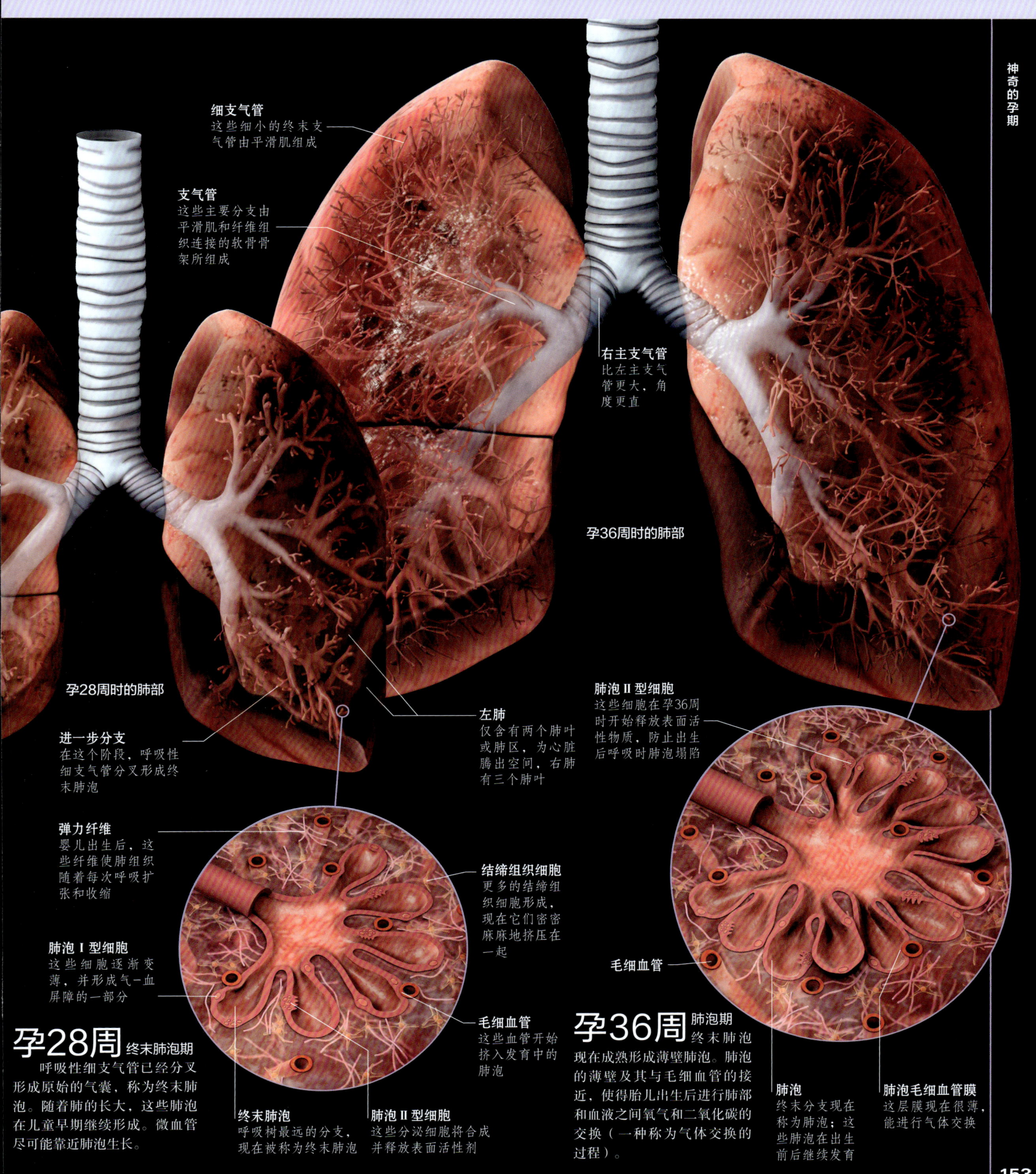

**细支气管**
这些细小的终末支气管由平滑肌组成

**支气管**
这些主要分支由平滑肌和纤维组织连接的软骨骨架所组成

**右主支气管**
比左主支气管更大，角度更直

**孕36周时的肺部**

**肺泡 II 型细胞**
这些细胞在孕36周时开始释放表面活性物质，防止出生后呼吸时肺泡塌陷

**孕28周时的肺部**

**进一步分支**
在这个阶段，呼吸性细支气管分叉形成终末肺泡

**左肺**
仅含有两个肺叶或肺区，为心脏腾出空间，右肺有三个肺叶

**弹力纤维**
婴儿出生后，这些纤维使肺组织随着每次呼吸扩张和收缩

**结缔组织细胞**
更多的结缔组织细胞形成，现在它们密密麻麻地挤压在一起

**肺泡 I 型细胞**
这些细胞逐渐变薄，并形成气－血屏障的一部分

**毛细血管**

**毛细血管**
这些血管开始挤入发育中的肺泡

# 孕28周 终末肺泡期

呼吸性细支气管已经分叉形成原始的气囊，称为终末肺泡。随着肺的长大，这些肺泡在儿童早期继续形成。微血管尽可能靠近肺泡生长。

**终末肺泡**
呼吸树最远的分支，现在被称为终末肺泡

**肺泡 II 型细胞**
这些分泌细胞将合成并释放表面活性剂

# 孕36周 肺泡期

现在成熟形成薄壁肺泡。肺泡的薄壁及其与毛细血管的接近，使得胎儿出生后进行肺部和血液之间氧气和二氧化碳的交换（一种称为气体交换的过程）。

**肺泡**
终末分支现在称为肺泡；这些肺泡在出生前后继续发育

**肺泡毛细血管膜**
这层膜现在很薄，能进行气体交换

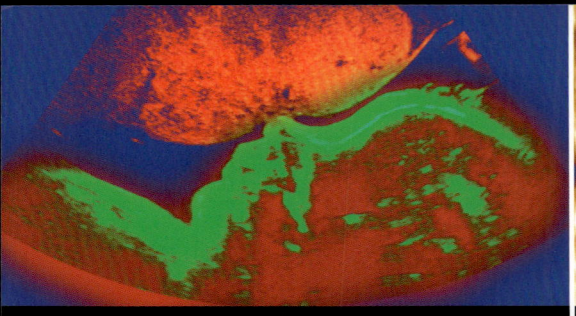

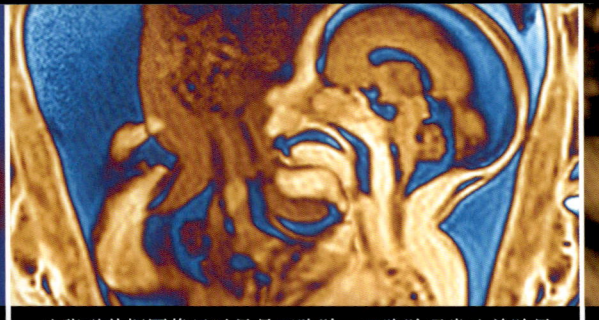

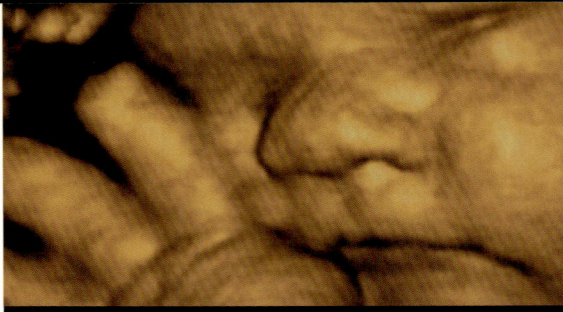

这张二维超声图像显示了孕33周的胎儿，宫内空间正变得日益狭窄，可以看到他的鼻子压在胎盘上。

这张磁共振图像显示足月双胞胎。双胞胎通常比单胎早分娩，约孕37周。

这张三维超声图像显示一个足月胎儿正在揉眼睛。他的眼睛现在已经睁开，对光线很敏感，尽管还不能聚焦。

# 孕晚期
# 第7～9个月 ｜ 第27～40周

**孕晚期是成熟和快速生长的时期。到第40周时，胎儿各个器官将已发育成熟，能够独立生活。**

在孕晚期，胎儿重要的发育包括脂肪的沉积和身体器官的成熟，以便出生后能够完全发挥各自的功能。呼吸系统必须经历特别显著的转变，以便首次呼吸。为了这一点，肺泡内层中的特殊细胞产生肺泡表面活性物质，来降低表面张力，使肺部容易扩张。胎儿的大脑在最后的3个月继续扩大，头围从约28 cm增加到38 cm。与此同时，胎儿的总身长从大约38 cm增加到48 cm，体重

从平均1.4 kg增加到3.4 kg。最后10周是飞速生长时期，胎儿增加的体重是他足月出生体重的一半。在孕晚期末，胎儿已经完全成形，并且已经做好头朝下的姿势以备分娩。准妈妈在最后三个月可能会背痛，因为姿势的变化会导致肌肉和韧带的压力增加。疲劳也是一个问题，主要是由于胎儿体重增加。乳房开始产生一种称为初乳的奶油状乳汁，对出生后数天的婴儿具有滋养作用。

**时间线**

**母体**

| 第28～29周 | | 第30周 | 第32～33周 |
|---|---|---|---|
| 来医院检查通常按时间表进行。对血液进行贫血检测，同时进行葡萄糖耐量检测以筛查妊娠糖尿病。与胎儿血型不同的女性在怀孕第30周时会接受一次抗体治疗。 | | 自第30周起，假性宫缩（又称为布拉克斯顿·希克斯收缩）的强度通常增加。 | 产前检查通常按时间表进行。从现在开始直到第40周，单胎妊娠至少每2周产检一次。四胞胎的平均妊娠期为32周。 |

**第7个月**

| 第27周 | 第28周 | 第29周 | 第30周 | **第8个月** 第31周 | 第32周 | 第33周 |
|---|---|---|---|---|---|---|

**胎儿**

| 第27周 | 第28周 | 第29周 | 第30周 | 第31周 | 第32～33周 |
|---|---|---|---|---|---|
| 眼睑睁开，并对光线敏感。 眉毛和睫毛已相当明显地长出来了。 | 现在可以看出男女胎儿间生长速度的细小差别。 | 大脑皮质的6层中有3层已经形成。 电活动被记录在大脑皮质内。 | 虽然肝和脾继续制造血细胞，但是大多数血细胞此时由骨髓制造。 | 皮肤变得更厚，且不太透明。 垂体释放胰岛素和生长激素。 | 胃每40分钟充盈1次，然后排空。 胎儿的肠道功能现在已成熟，可以消化乳汁和吸收营养。 |

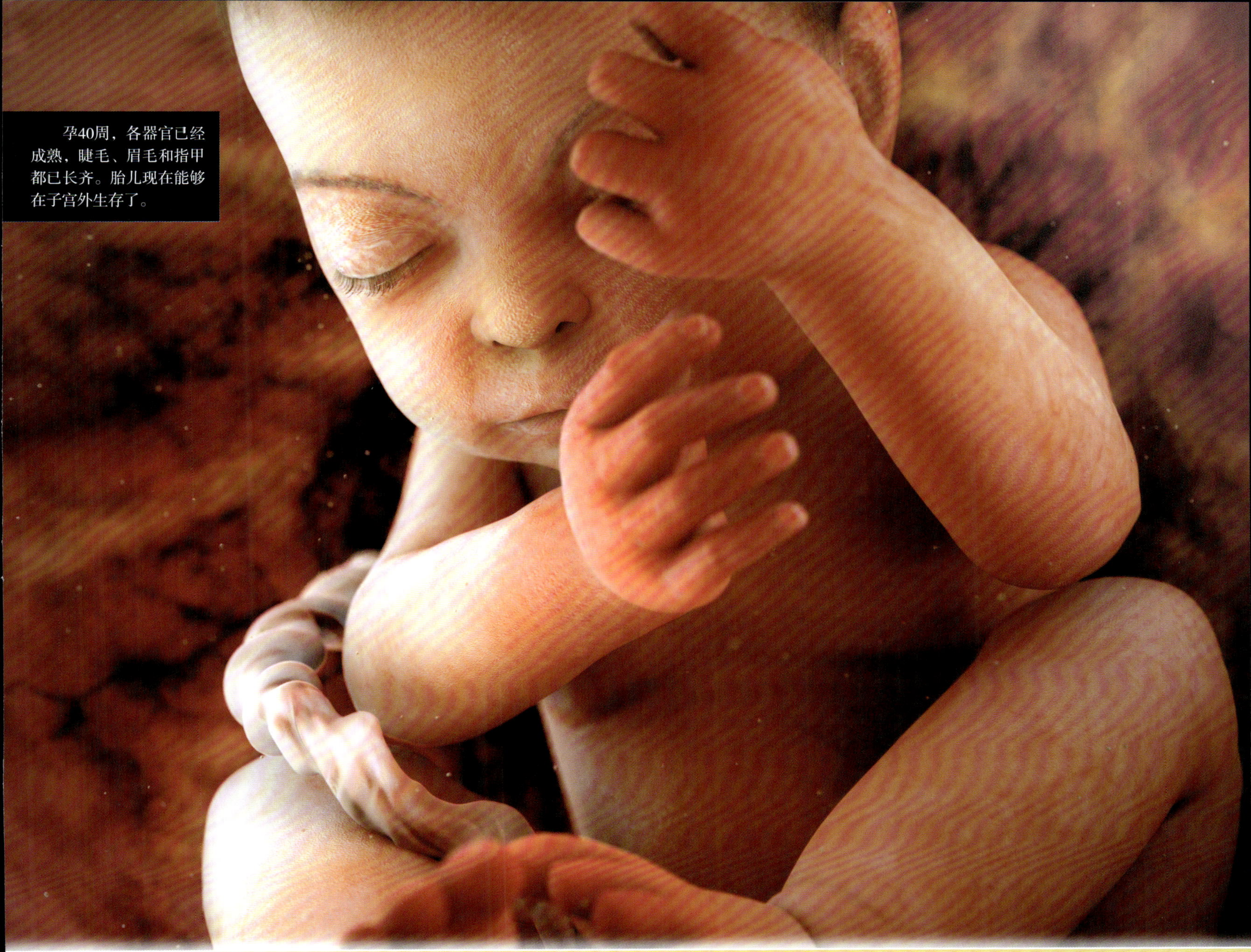

孕40周，各器官已经成熟，睫毛、眉毛和指甲都已长齐。胎儿现在能够在子宫外生存了。

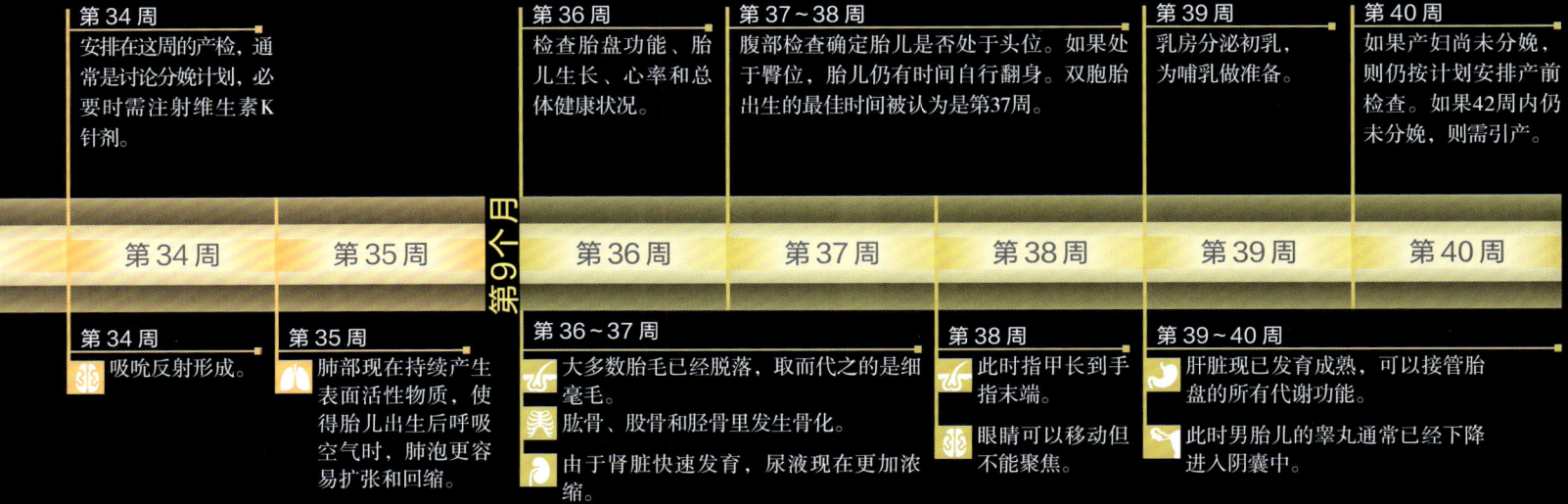

| 第34周 | 第36周 | 第37~38周 | 第39周 | 第40周 |
|---|---|---|---|---|
| 安排在这周的产检，通常是讨论分娩计划，必要时需注射维生素K针剂。 | 检查胎盘功能、胎儿生长、心率和总体健康状况。 | 腹部检查确定胎儿是否处于头位。如果处于臀位，胎儿仍有时间自行翻身。双胞胎出生的最佳时间被认为是第37周。 | 乳房分泌初乳，为哺乳做准备。 | 如果产妇尚未分娩，则仍按计划安排产前检查。如果42周内仍未分娩，则需引产。 |

| 第34周 | 第35周 | 第9个月 第36周 | 第37周 | 第38周 | 第39周 | 第40周 |
|---|---|---|---|---|---|---|

| 第34周 | 第35周 | 第36~37周 | 第38周 | 第39~40周 |
|---|---|---|---|---|
| 吸吮反射形成。 | 肺部现在持续产生表面活性物质，使得胎儿出生后呼吸空气时，肺泡更容易扩张和回缩。 | 大多数胎毛已经脱落，取而代之的是细毫毛。肱骨、股骨和胫骨里发生骨化。由于肾脏快速发育，尿液现在更加浓缩。 | 此时指甲长到手指末端。眼睛可以移动但不能聚焦。 | 肝脏现已发育成熟，可以接管胎盘的所有代谢功能。此时男胎儿的睾丸通常已经下降进入阴囊中。 |

准妈妈现在进入孕晚期。如果胎儿早产，此时有能力独立生活，但需给予特别护理，方可有较高的存活概率。现在，大脑、肺和消化系统处于发育的关键时期。

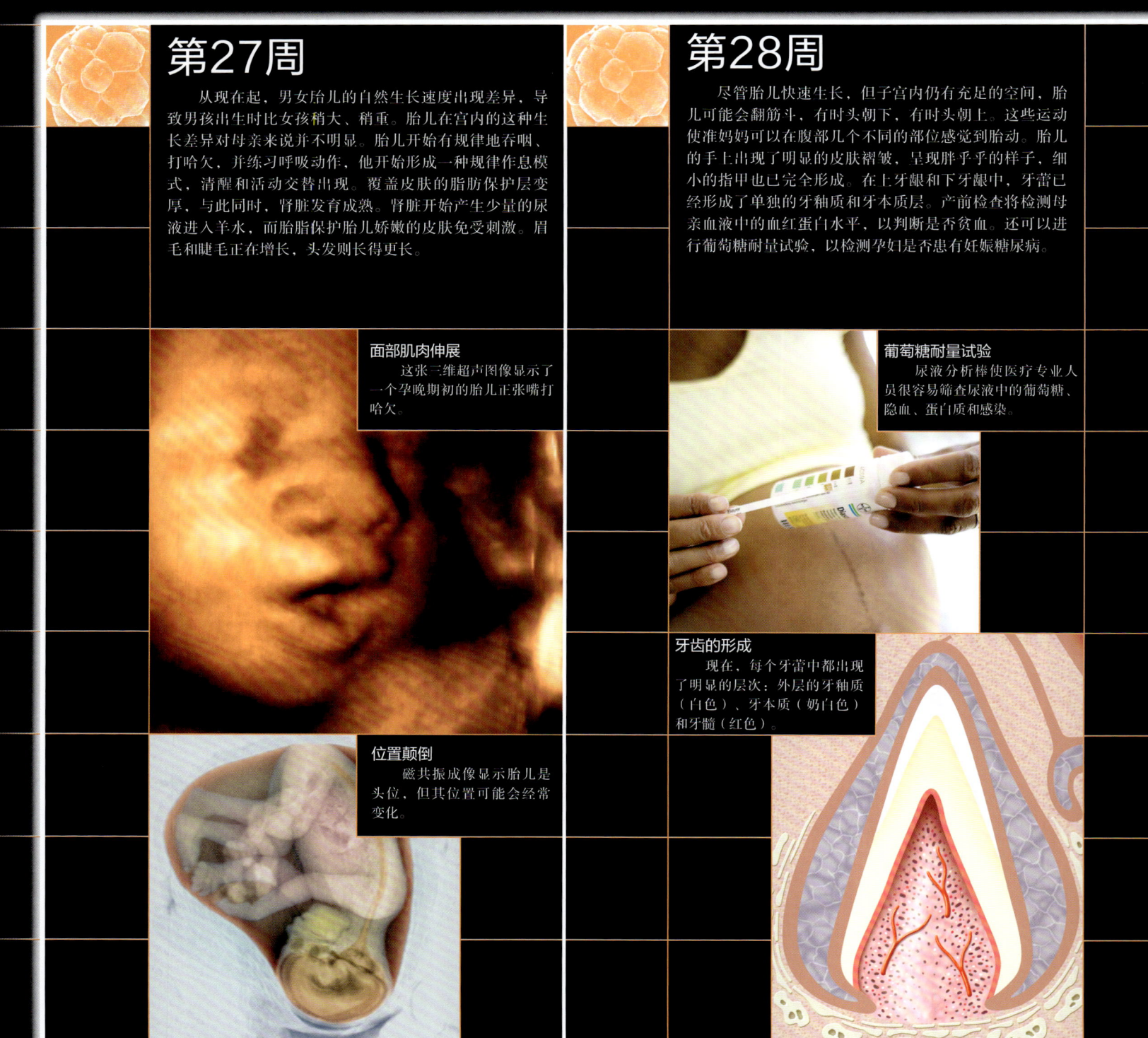

## 第27周

从现在起，男女胎儿的自然生长速度出现差异，导致男孩出生时比女孩稍大、稍重。胎儿在宫内的这种生长差异对母亲来说并不明显。胎儿开始有规律地吞咽、打哈欠，并练习呼吸动作，他开始形成一种规律作息模式，清醒和活动交替出现。覆盖皮肤的脂肪保护层变厚，与此同时，肾脏发育成熟。肾脏开始产生少量的尿液进入羊水，而胎脂保护胎儿娇嫩的皮肤免受刺激。眉毛和睫毛正在增长，头发则长得更长。

**面部肌肉伸展**
这张三维超声图像显示了一个孕晚期初的胎儿正张嘴打哈欠。

**位置颠倒**
磁共振成像显示胎儿是头位，但其位置可能会经常变化。

## 第28周

尽管胎儿快速生长，但子宫内仍有充足的空间，胎儿可能会翻筋斗，有时头朝下，有时头朝上。这些运动使准妈妈可以在腹部几个不同的部位感觉到胎动。胎儿的手上出现了明显的皮肤褶皱，呈现胖乎乎的样子，细小的指甲也已完全形成。在上牙龈和下牙龈中，牙蕾已经形成了单独的牙釉质和牙本质层。产前检查将检测母亲血液中的血红蛋白水平，以判断是否贫血。还可以进行葡萄糖耐量试验，以检测孕妇是否患有妊娠糖尿病。

**葡萄糖耐量试验**
尿液分析棒使医疗专业人员很容易筛查尿液中的葡萄糖、隐血、蛋白质和感染。

**牙齿的形成**
现在，每个牙蕾中都出现了明显的层次：外层的牙釉质（白色）、牙本质（奶白色）和牙髓（红色）。

## 第29周

为了容纳正在形成的数百万个神经细胞，胎儿大脑表面日益折叠以扩大其表面积。大多数神经已形成相互绝缘的脂性髓鞘，这加快了胎儿运动的发育。包裹胎儿的羊膜囊及其所含的羊水现已完全发育。当胎儿在子宫内扭动和翻转时，羊膜囊的两层、里面的羊膜和外面的绒毛膜彼此相互滑动以减小摩擦力。即使到了怀孕的最后几周，胎儿已长到最大，羊膜囊仍保持惊人的弹性，并随着胎儿的成长而继续伸展。

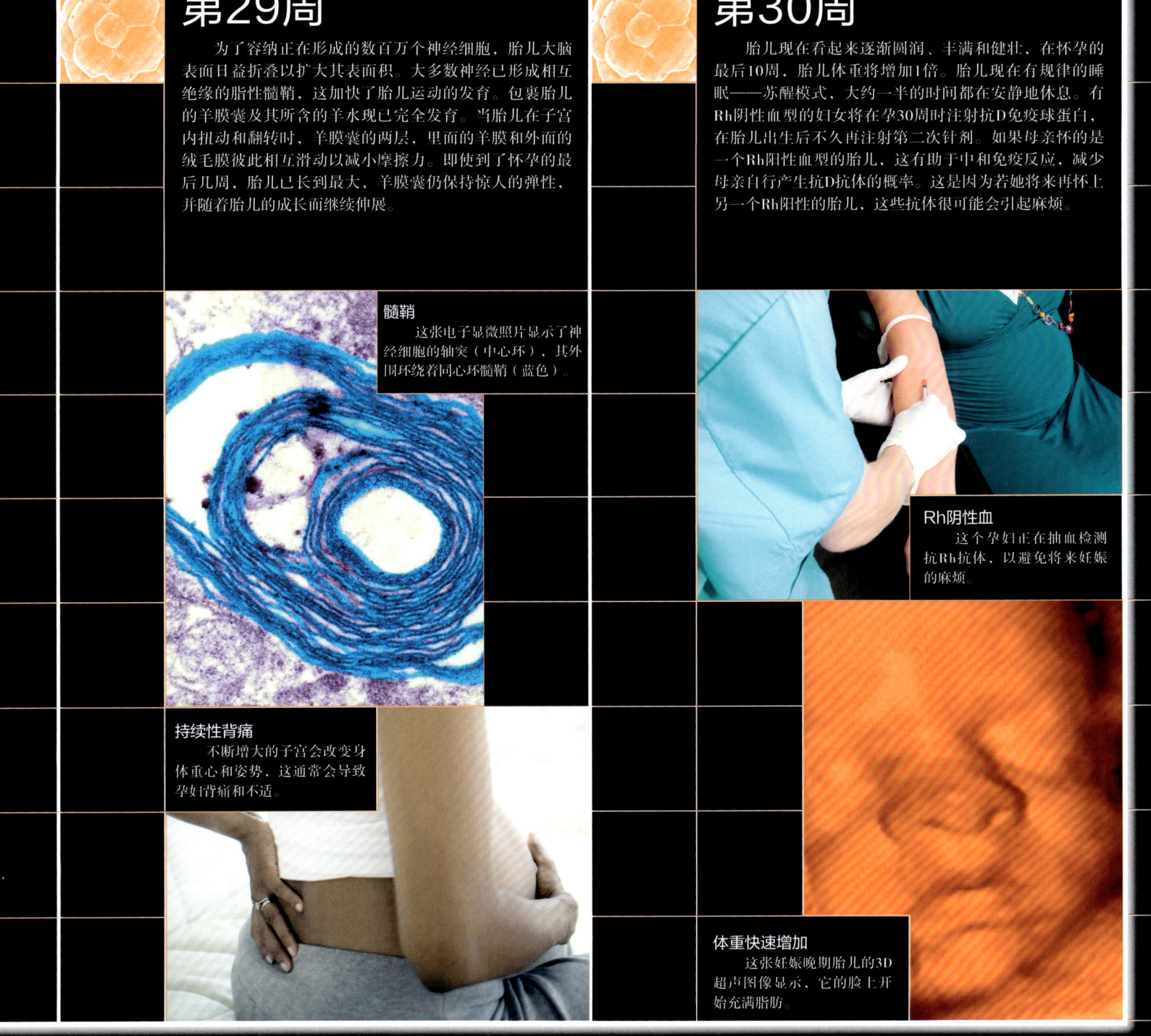

**髓鞘**
这张电子显微照片显示了神经细胞的轴突（中心环），其外围环绕着同心环髓鞘（蓝色）。

**持续性背痛**
不断增大的子宫会改变身体重心和姿势，这通常会导致孕妇背痛和不适。

## 第30周

胎儿现在看起来逐渐圆润、丰满和健壮，在怀孕的最后10周，胎儿体重将增加1倍。胎儿现在有规律的睡眠——苏醒模式，大约一半的时间都在安静地休息。有Rh阴性血型的妇女将在孕30周时注射抗D免疫球蛋白，在胎儿出生后不久再注射第二次针剂。如果母亲怀的是一个Rh阳性血型的胎儿，这有助于中和免疫反应，减少母亲自行产生抗D抗体的概率。这是因为若她将来再怀上另一个Rh阳性的胎儿，这些抗体很可能会引起麻烦。

**Rh阴性血**
这个孕妇正在抽血检测抗Rh抗体，以避免将来妊娠的麻烦。

**体重快速增加**
这张妊娠晚期胎儿的3D超声图像显示，它的脸上开始充满脂肪。

157

# 第7个月 | 第27～30周
## 母亲和胎儿

第7个月标志着孕晚期的开始。在本月的第1周里，胎儿的眼睑通常会睁开并开始眨眼。所以胎儿延续着上个月开始的猛长势头。营养物质转向不断生成肌肉和脂肪。

此时胎儿的肾脏产生的尿量不断增加，并频繁地排入羊水。皮肤上覆盖着一层被称为胎脂的油脂保护层，其功能之一是起润滑作用。在恰当时间帮助胎儿通过产道。母亲可以接受葡萄糖耐量测试来检测妊娠糖尿病。如果孕早期的血液测试显示母亲的血型为Rh阴性，她通常会在本月中旬接受第一剂抗D免疫球蛋白注射。

### 母亲
- 72次/min
- 106/70 mmHg
- 5.1l

**40%**

自怀孕以来，潮气量（即在一次呼吸中吸入和呼出的空气量）增加了40%。

假性宫缩从第30周起开始增强。

到第7个月底，母亲体重通常增加7 kg。

**孕30周时的母亲**

由于重心的改变，肌肉和韧带受到牵拉，且感觉身体渐增大，孕妇可能会遭受背痛的折磨。她也开始注意到响声会使胎儿受到惊吓。

**轻微宫缩**
月末时，子宫底的微弱收缩变得更加明显

**重心改变**
随着子宫的增大，母亲的重心随之改变。姿势也随着前移。这会加重背部下方腰椎的弯曲度，导致背痛

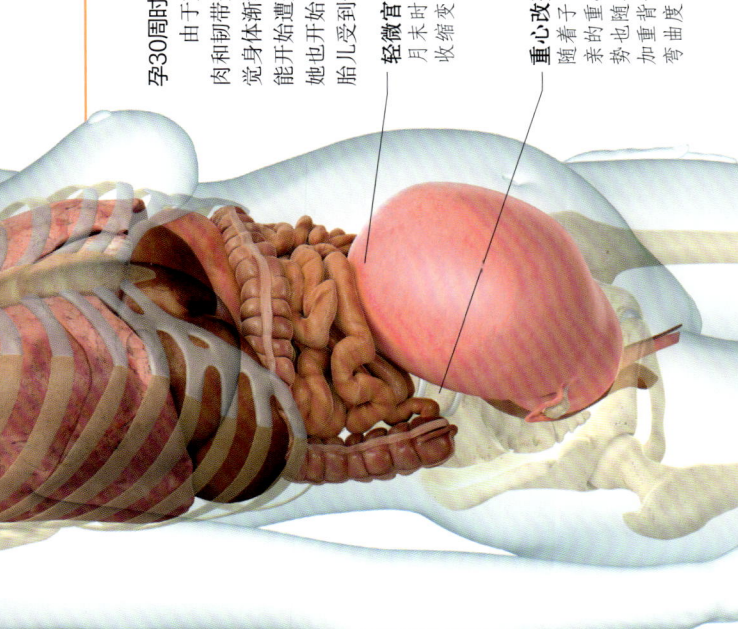

### 胎儿
- 150次/min
- 40 cm
- 1.3 kg

**33%**

孕30周时，有33%的胎儿是臀位，但只有3%的胎儿在出生前仍保持这个姿势。

**10%**

在第28周之前，双胞胎体重的增长与单胎相同，之后生长速度相对下降10%。

在第30周，胎儿只有1/10的时间处于清醒状态。

1 2 3 4 5 6 7 8 9 10 11 12 13 14 15 16 17 18 19 20 21 22 23 24 25 26 27 28 29 30 31 32 33 34 35 36 37 38 39 40

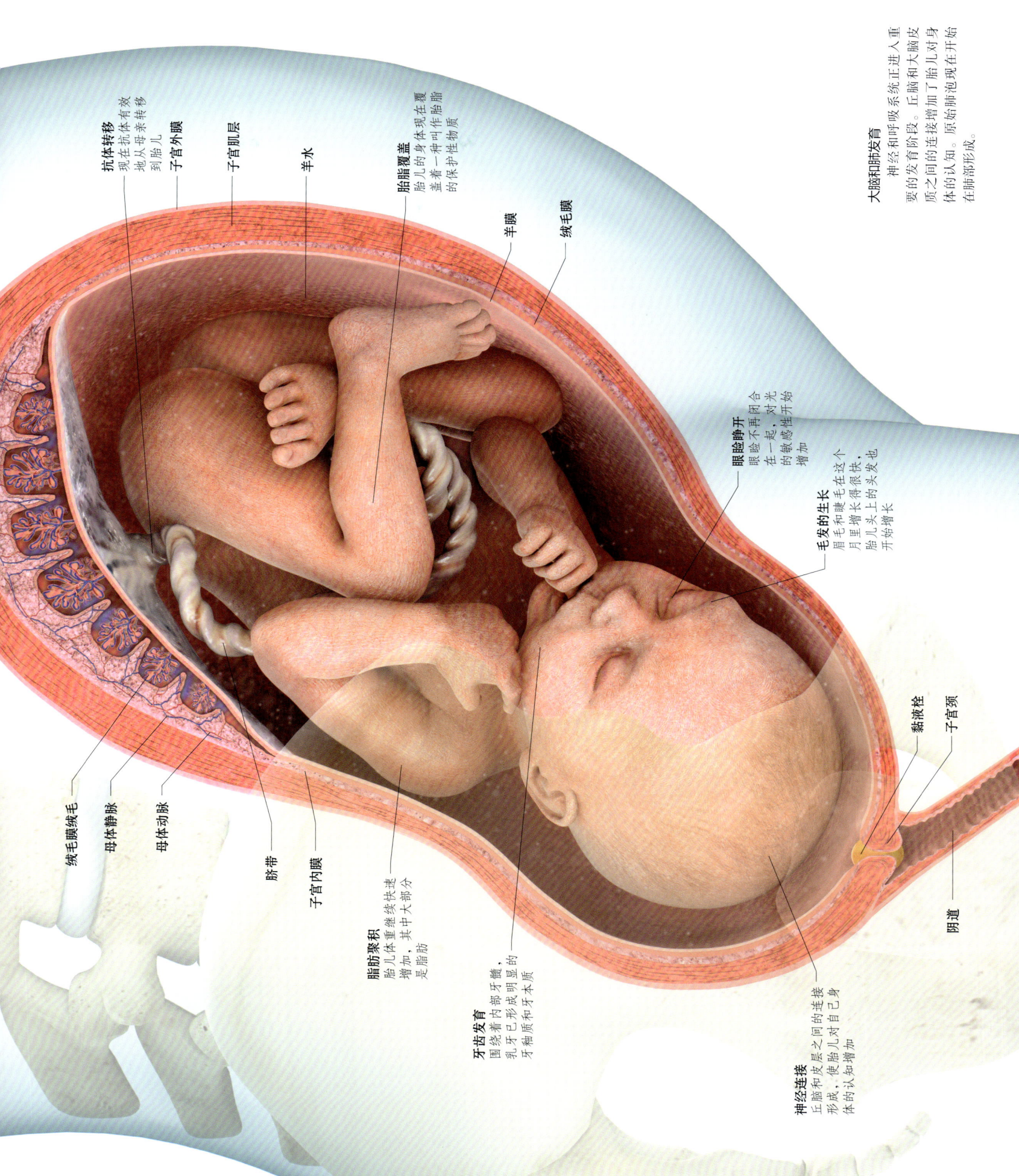

抗体转移
现在抗体有效地从母亲转移到胎儿

子宫外膜

子宫肌层

羊水

胎脂覆盖
胎儿的身体现在覆盖着一种叫作胎脂的保护性物质

羊膜

绒毛膜

大脑和肺发育
神经和呼吸系统正进入重要的发育阶段。丘脑和大脑皮质之间的连接增加了胎儿对身体的认知。原始肺泡现在开始在肺部形成。

眼睑睁开
眼睑不再闭合在一起，对光的敏感性开始增加

毛发的生长
眉毛和睫毛在这个月里增长得很快，胎儿头上的头发也开始增长

绒毛膜绒毛

母体静脉

母体动脉

脐带

子宫内膜

脂肪聚积
胎儿体重继续快速增加，其中大部分是脂肪

神经连接
丘脑和皮层之间的连接形成，使胎儿对自己身体的认知增加

牙齿发育
围绕着内部牙髓，乳牙已形成明显的牙釉质和牙本质

黏液栓

子宫颈

阴道

# 母亲的主要变化

## 重心的改变

在孕晚期，子宫体积和重量的增加使孕妇的重心前移。为了抵消重心前移，维持身体平衡，孕妇很自然地向后靠。然而，这会导致沿着脊柱伸展的长肌很费力地将肩膀向后拉，并挺起腹部。当肩膀向后拉时，头部自然向前移。这些姿势的变化会导致背部、肩部和颈部的疼痛。

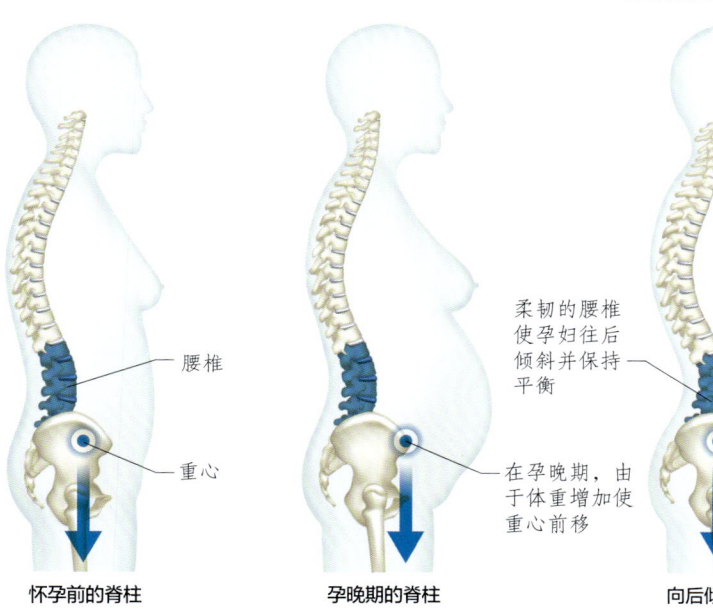

**怀孕前的脊柱**

腰椎

重心

**孕晚期的脊柱**

柔韧的腰椎使孕妇往后倾斜并保持平衡

**向后倾斜以调整重心**

在孕晚期，由于体重增加使重心前移

## 柔韧的椎骨

脊椎骨相互咬合形成一系列滑动的关节，这样产生四个柔软的弯曲，使之具有强度、柔韧性和稳定性。这些弯曲分别称为颈曲、胸曲、腰曲和骶曲。妊娠期随着重心改变，孕妇很自然地向后靠，使更多的力量施加在形成腰曲的五块脊骨上。

## 产前课程

产前课程会提供重要信息，帮助孕妇及其伴侣在心理和生理上做好分娩准备。这些课程通常包括以下内容：分娩时婴儿和母亲会发生的情况，分娩时采取的体位以及可能的干预措施，如剖宫产、胎吸分娩和产钳分娩。教授呼吸练习和放松技巧，并讨论不同的止痛方法。

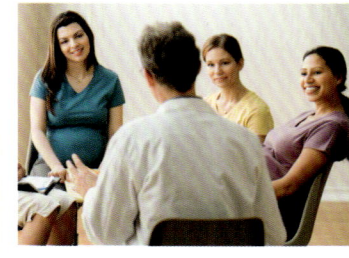

**分娩教育**

产前课程是一种轻松的方式，可以为分娩、胎儿出生和分娩后的头几个月做准备。

## 产前预约

孕晚期的常规检查包括检查母亲的血压、宫高和胎位。尿液分析检测蛋白质、葡萄糖、血尿和其他感染迹象。抽血则检测贫血和葡萄糖耐量试验。如果母亲为Rh阴性，而她的伴侣为Rh阳性（见第230页），则应定期检查抗体水平。如果抗体水平过高，可能需要注射治疗。

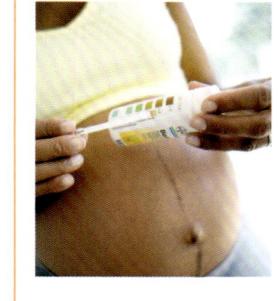

**检查葡萄糖水平**

如果在孕妇的尿液中发现葡萄糖，则需要进行葡萄糖耐量测试来检测妊娠糖尿病。

### 怀孕期间背痛

怀孕后期的姿势变化会对下背部的肌肉、韧带和关节造成额外的压力，从而导致疼痛。增加背痛的其他因素包括运动量减少、腹部核心区域肌肉张力减弱，以及激素松弛素分泌增加。松弛素在分娩临近时会软化韧带，经常导致身体许多关节发炎和疼痛。在怀孕期间，驼背提重物时不弯曲膝盖也会出现背部问题。

**局部疼痛区域**

除了关节和韧带拉伤带来的不适外，二者周围的肌肉可能会痉挛，导致更大范围的疼痛和压痛。

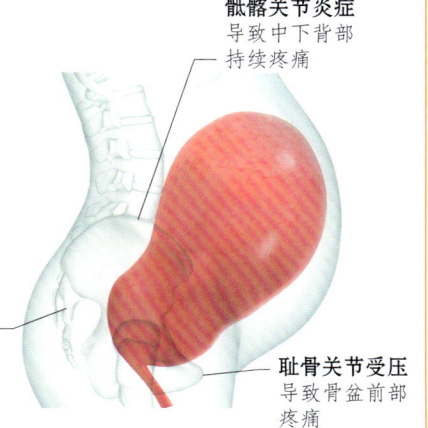

**骶髂关节炎症**
导致中下背部持续疼痛

**椎骨上的压力**
导致尾骨周围疼痛

**耻骨关节受压**
导致骨盆前部疼痛

| 孕晚期产检的预约 | |
|---|---|
| 孕28周 | 检测妊娠糖尿病和贫血；如果Rh血型不合，可能需要注射治疗 |
| 孕34周 | 讨论分娩计划；如果Rh血型不合，可能进行第二次注射治疗 |
| 孕41周 | 组织讨论可能的引产方式 |
| 孕41周零3天 | 去孕妇日间护理病房，超声检查评估胎儿状况 |

# 胎儿发育的关键

## 睾丸下降

睾丸在男性胚胎的腹腔内发育，靠近肾脏。它们附着在两侧的韧带上，这个韧带被称为睾丸引带。在怀孕第28～35周，睾丸引带变得更短、更厚。这起到了引导作用，将睾丸向下拉动，使其通过腹股沟管进入阴囊。从腹部向外移动到阴囊有助于睾丸保持低温环境。当青春期产生精子后，低温环境可提高精子的质量。

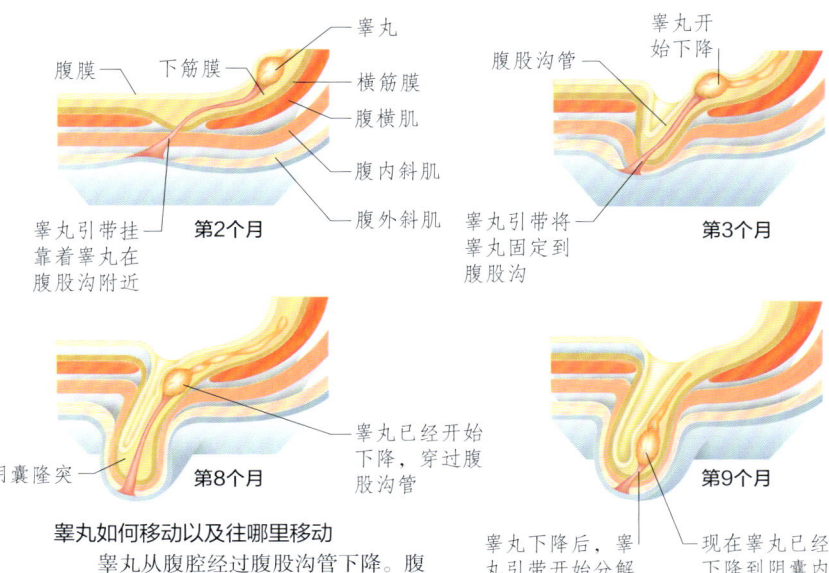

**第2个月**
腹膜　下筋膜　睾丸　横筋膜　腹横肌　腹内斜肌　腹外斜肌
睾丸引带挂靠着睾丸在腹股沟附近

**第3个月**
睾丸开始下降　腹股沟管
睾丸引带将睾丸固定到腹股沟

**第8个月**
阴囊隆突　睾丸已经开始下降，穿过腹股沟管

**第9个月**
睾丸下降后，睾丸引带开始分解　现在睾丸已经下降到阴囊内

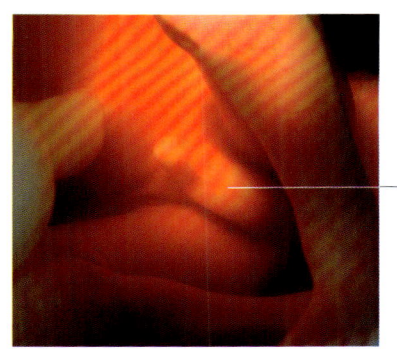

阴囊
**最后的下降**
在胎儿出生前，睾丸应该进入阴囊。在1%的足月儿和10%的早产儿中，一侧睾丸未下降。

**睾丸如何移动以及往哪里移动**
睾丸从腹腔经过腹股沟管下降。腹股沟管是一条跨入骨盆进入阴囊的狭窄通道。一旦睾丸在阴囊中就位，两侧的睾丸引带就会分解。

## 眼睛的发育

自孕早期末期一直闭合的眼睑在孕7个月初开始分开，使胎儿睁开眼睛开始眨眼。此时，视网膜各层已经发育成熟，包括视杆细胞的感光细胞。少量光线穿过母亲的腹壁，刺激胎儿的视杆细胞，在昏暗的环境中，视杆细胞可以觉察出黑色、灰色和白色的阴影。胎儿可以识别明暗、昼夜的区别，并能看到手、膝盖和脐带的轮廓。而由视锥细胞刺激而产生的色觉，在出生后才能慢慢发育完全。

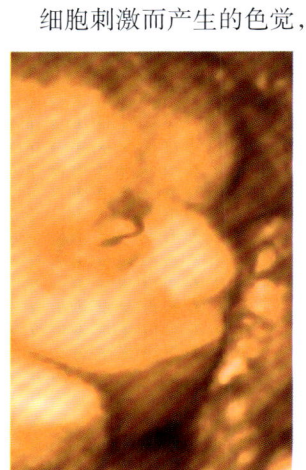

**眼睛开始睁开**
这张7个月胎儿的三维超声图显示眼睑开始分开。对光线的敏感性逐渐增强，胎儿会转向光亮处。

**孕17周**
晶状体悬韧带　虹膜　角膜　融合的眼睑　眼睑　晶状体
视网膜神经层　视网膜内层　玻璃体动脉

**孕26周**
巩膜静脉窦　虹膜　角膜　晶状体悬韧带　睫状体
脉络膜　视神经　玻璃体动脉

**孕17周和孕26周时的眼部结构**
眼球的某些发育发生在孕17～26周，晶状体变得不再是球体，而是更像椭圆体，眼睑分开，睫状体形成，使得晶状体移动和改变形状。

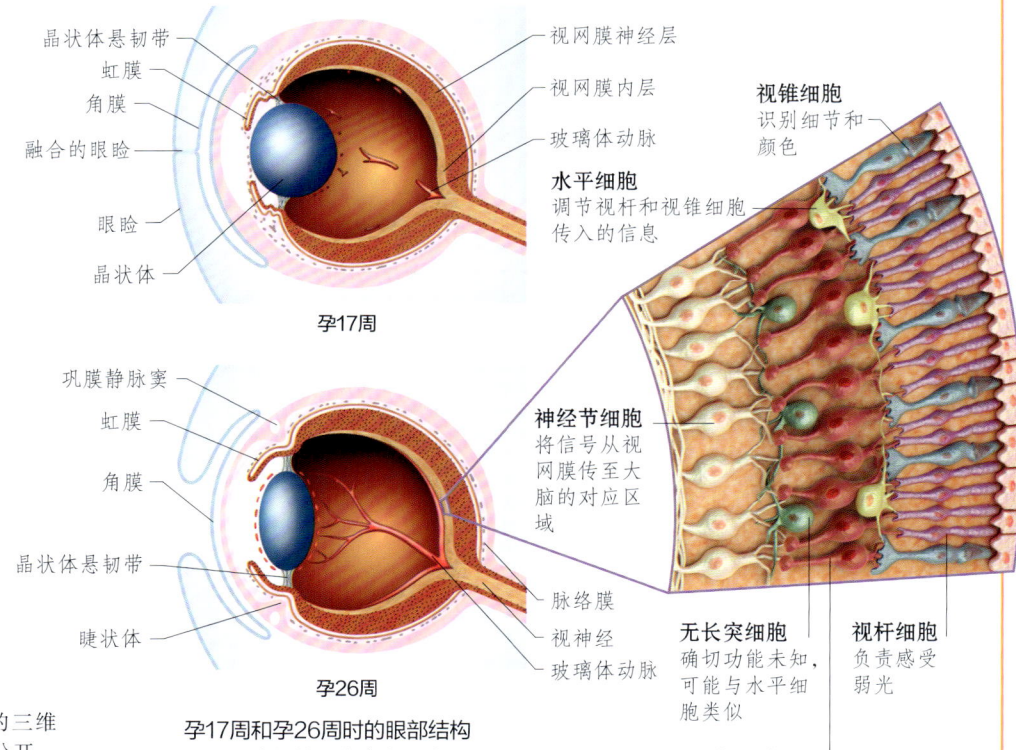

**视锥细胞**
识别细节和颜色

**水平细胞**
调节视杆和视锥细胞传入的信息

**神经节细胞**
将信号从视网膜传至大脑的对应区域

**无长突细胞**
确切功能未知，可能与水平细胞类似

**视杆细胞**
负责感受弱光

**双极细胞**
从神经节细胞向视杆和视锥细胞传递信息

**161**

# 胎儿发育的关键

## 牙齿的形成

第一组20颗乳牙（或称乳齿）在怀孕约第8周时开始发育。乳牙在下颌两侧的组织（牙板）里发育。此层引导牙蕾至正确位置并分裂开来，然后乳牙向内折叠形成一个钟形结构。内釉质上皮细胞在发育中的牙齿表面沉积坚硬的釉质，而下面的牙乳头形成更柔软的牙本质和牙髓。在第7个月，牙釉质和牙本质已形成两个独立的层。恒牙蕾在第3个月形成，但随后休眠至6岁左右。

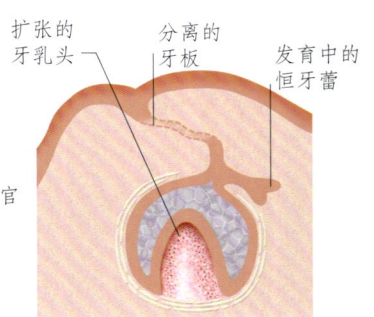

口腔上皮　牙板

恒牙蕾
牙釉质器官
牙乳头
牙囊

**1 钟状早期**
到第10周时，乳牙开始在牙囊内形成。恒牙蕾开始在其旁边发育。

扩张的牙乳头　分离的牙板　发育中的恒牙蕾

**2 钟状晚期**
到第14周时，连接牙齿和牙龈表面的牙板不再被需要，其开始分解。

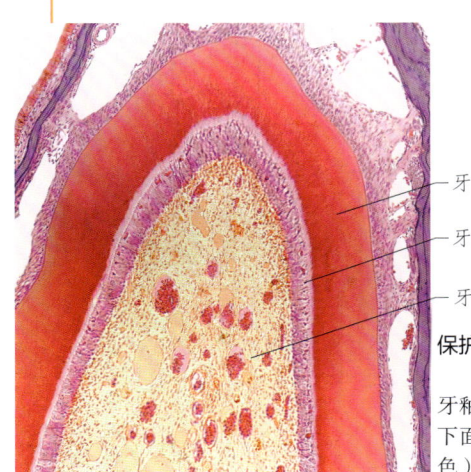

牙釉质
牙本质
牙髓

**保护层**
厚厚的一层坚硬的牙釉质（红色）保护着下面较软的牙本质（粉色）和牙髓（黄色）。

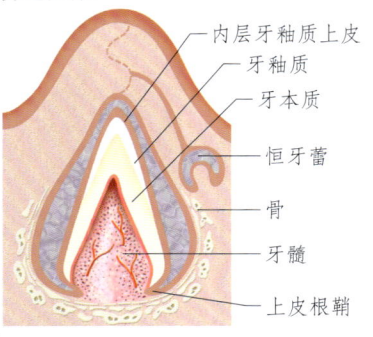

内层牙釉质上皮
牙釉质
牙本质
恒牙蕾
骨
牙髓
上皮根鞘

**3 牙釉质和牙本质**
怀孕第7个月，乳牙内牙髓周围已形成独立的牙釉质和牙本质。

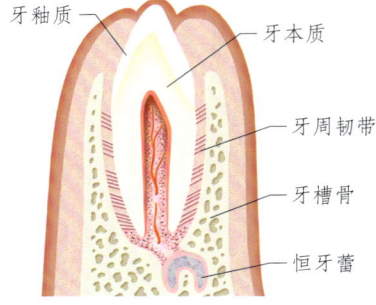

牙釉质
牙本质
牙周韧带
牙槽骨
恒牙蕾

**4 早期发育期**
牙齿向牙龈表面生长，直到冠状面突破表面。乳牙萌出发生在出生后6个月至2岁之间。

## 肌肉和脂肪堆积

胎儿的身长在整个孕期都在稳步增长。因此可通过超声测量来相对准确地评估胎龄。胎儿体重起初缓慢增加，但在第7个月开始加速。肌肉和脂肪开始沉积，胎儿开始快速生长，在怀孕第30～40周体重增加1倍。

### 生长峰

胎儿身长在整个孕期稳步增加，但大多数体重加速增加发生在第7个月以后。

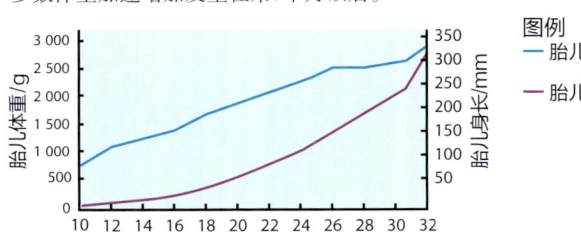

图例
—— 胎儿身长
—— 胎儿体重

胎儿体重/g　胎儿身长/mm　胎龄/周

## 胎儿皮脂

胎儿皮脂（胎脂）是一种白色的、脂样的物质，覆盖于胎儿皮肤表面。它在怀孕第20周左右开始出现，到第7个月时，它覆盖了胎儿的大部分身体。胎脂由胎儿皮肤油脂（皮脂）、皮肤细胞和胎毛（细毛）组成。胎脂有助于滋润和保护皮肤，隔离持续的羊水刺激。因为在怀孕第7~9个月，胎儿的肾发育，羊水中含有胎儿浓缩的尿液。胎脂也有助于胎儿在分娩时更润滑地经过产道。

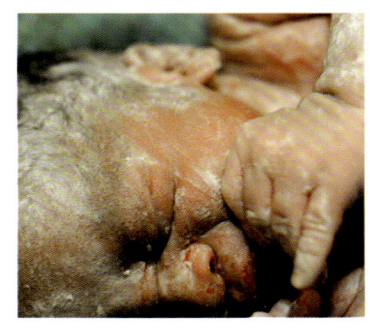

### 保护性覆盖物

出生时，又厚又滑的胎脂仍然可能存在。胎脂在拉丁语中的意思是"乳酪股光滑"。

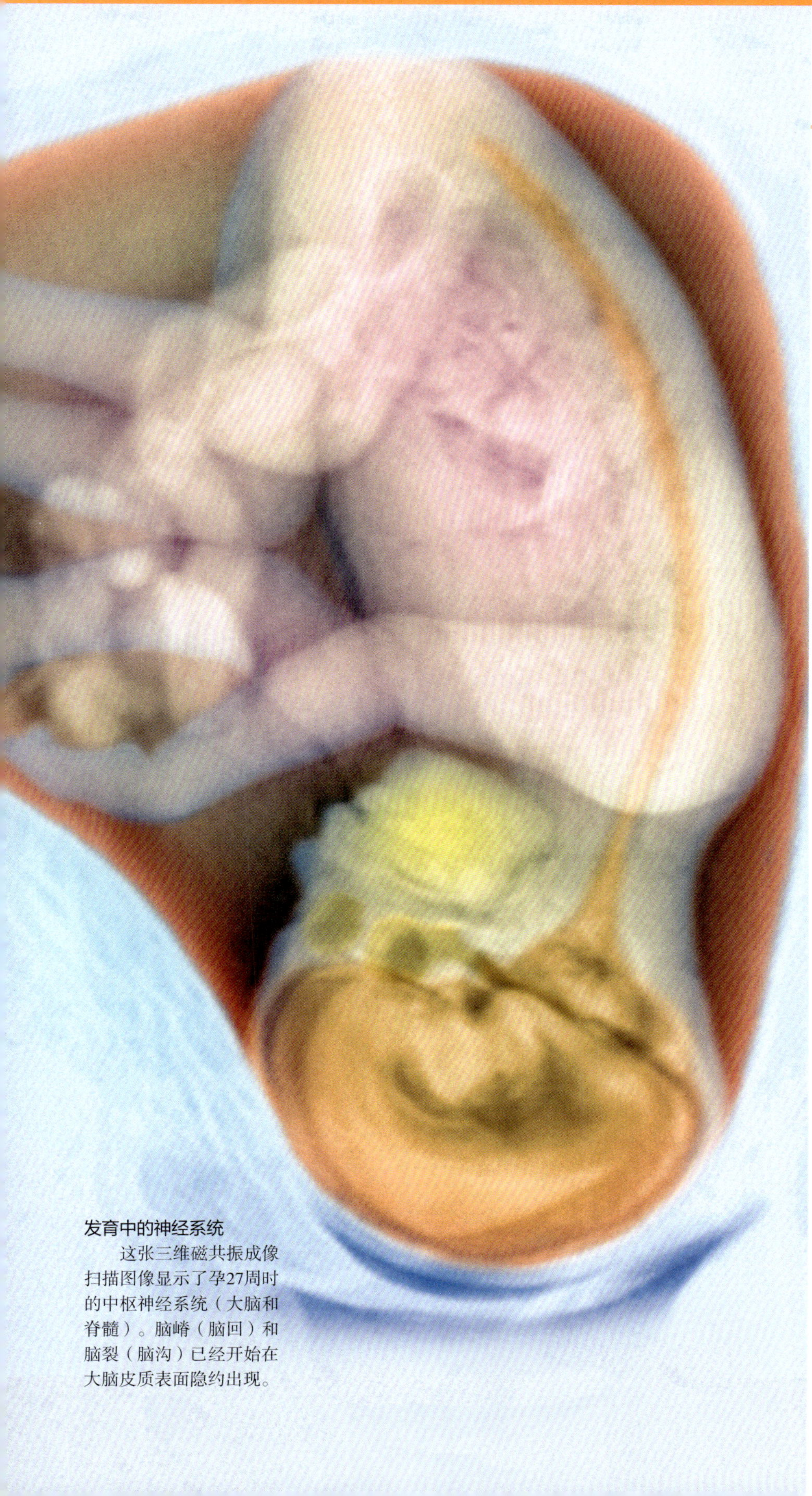

## 意识的诞生

意识大致的定义是对身体的感知、对自我的感知和对世界的感知。胎儿在第7个月时开始发育其中的一项，即对自己身体的感知，因为他现在可以对气味、触觉和声音做出反应，意识的其他方面只有在出生后才开始发育。在怀孕第7个月，脑细胞之间的连接（突触）数量在增加，与意识、个性和思维能力相关的神经活动也在发育。大脑和身体之间开始形成许多不同的神经通路。一些神经通路接收从身体传来的感觉信息，而另一些则发送指令，以帮助协调自主和非自主的运动。大部分进入大脑的信息都会通过丘脑，在丘脑中经过处理并发送到大脑皮质的正确部位进行分析。丘脑也参与意识、警觉和感知的调节。

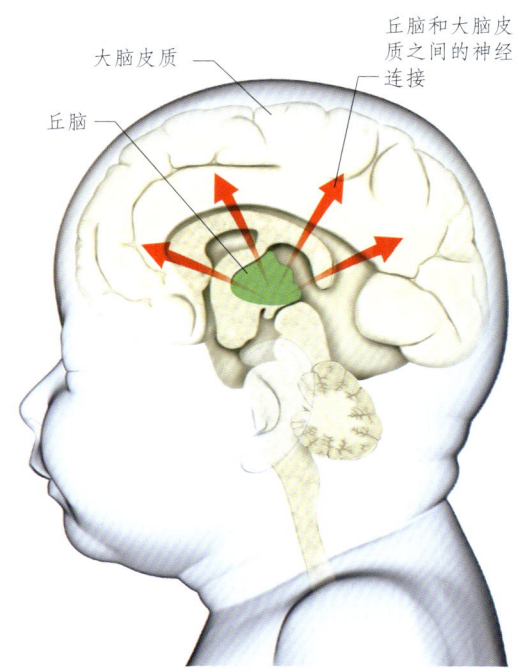

大脑皮质

丘脑和大脑皮质之间的神经连接

丘脑

**神经网络的发育**

这张图显示了孕28周时的胎儿大脑。此时，丘脑（绿色区域）和大脑皮质之间的神经连接已经形成。丘脑的作用之一是处理感觉信号。正在形成的连接允许这些信号从丘脑传递到皮质的相关区域。

**发育中的神经系统**

这张三维磁共振成像扫描图像显示了孕27周时的中枢神经系统（大脑和脊髓）。脑嵴（脑回）和脑裂（脑沟）已经开始在大脑皮质表面隐约出现。

**163**

在怀孕的第8个月，胎儿体重急剧增加。所有身体系统已趋成熟，以备不久后的分娩。准妈妈可能会产生一种想打扫整理和开始准备婴儿房的冲动，但适当的休息和放松仍然很重要。

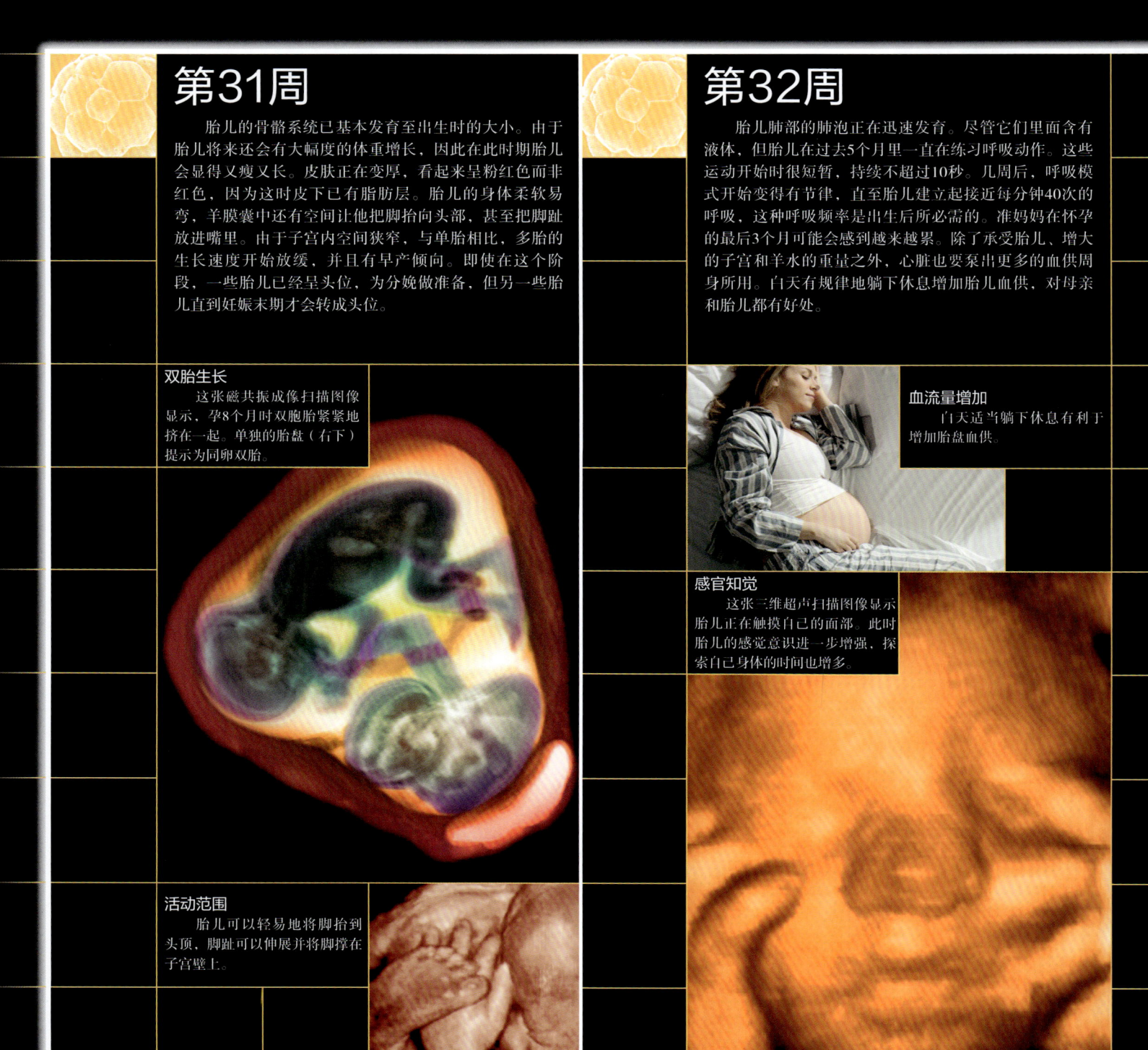

## 第31周

胎儿的骨骼系统已基本发育至出生时的大小。由于胎儿将来还会有大幅度的体重增长，因此在此时期胎儿会显得又瘦又长。皮肤正在变厚，看起来呈粉红色而非红色，因为这时皮下已有脂肪层。胎儿的身体柔软易弯，羊膜囊中还有空间让他把脚抬向头部，甚至把脚趾放进嘴里。由于子宫内空间狭窄，与单胎相比，多胎的生长速度开始放缓，并且有早产倾向。即使在这个阶段，一些胎儿已经呈头位，为分娩做准备，但另一些胎儿直到妊娠末期才会转成头位。

**双胎生长**
这张磁共振成像扫描图像显示，孕8个月时双胞胎紧紧地挤在一起。单独的胎盘（右下）提示为同卵双胎。

**活动范围**
胎儿可以轻易地将脚抬到头顶，脚趾可以伸展并将脚撑在子宫壁上。

## 第32周

胎儿肺部的肺泡正在迅速发育。尽管它们里面含有液体，但胎儿在过去5个月里一直在练习呼吸动作。这些运动开始时很短暂，持续不超过10秒。几周后，呼吸模式开始变得有节律，直至胎儿建立起接近每分钟40次的呼吸，这种呼吸频率是出生后所必需的。准妈妈在怀孕的最后3个月可能会感到越来越累。除了承受胎儿、增大的子宫和羊水的重量之外，心脏也要泵出更多的血供周身所用。白天有规律地躺下休息增加胎儿血供，对母亲和胎儿都有好处。

**血流量增加**
白天适当躺下休息有利于增加胎盘血供。

**感官知觉**
这张三维超声扫描图像显示胎儿正在触摸自己的面部。此时胎儿的感觉意识进一步增强，探索自己身体的时间也增多。

## 第33周

胎儿从环境中听到许多声音，他能感觉到母亲的心跳、肠鸣音和呼吸声，以及血液通过胎盘和脐带的声音。随着大脑的成熟，胎儿会适应并记住这些声音，并且会比其他人更能识别自己母亲的声音。很响的噪声会惊吓到胎儿，这时母亲会感到胎儿踢了一脚的反应。她可能开始注意到子宫有规律地紧缩，这种收缩称为假性宫缩。这些宫缩有助于增强子宫肌肉的力量，为分娩做准备。此时胎儿的小肠已经成熟，可以完全消化和吸收乳汁中的营养物质。

**脐带血管**
这张电子显微照片显示了脐带中的一条血管（红色），正是它为胎儿提供养料。

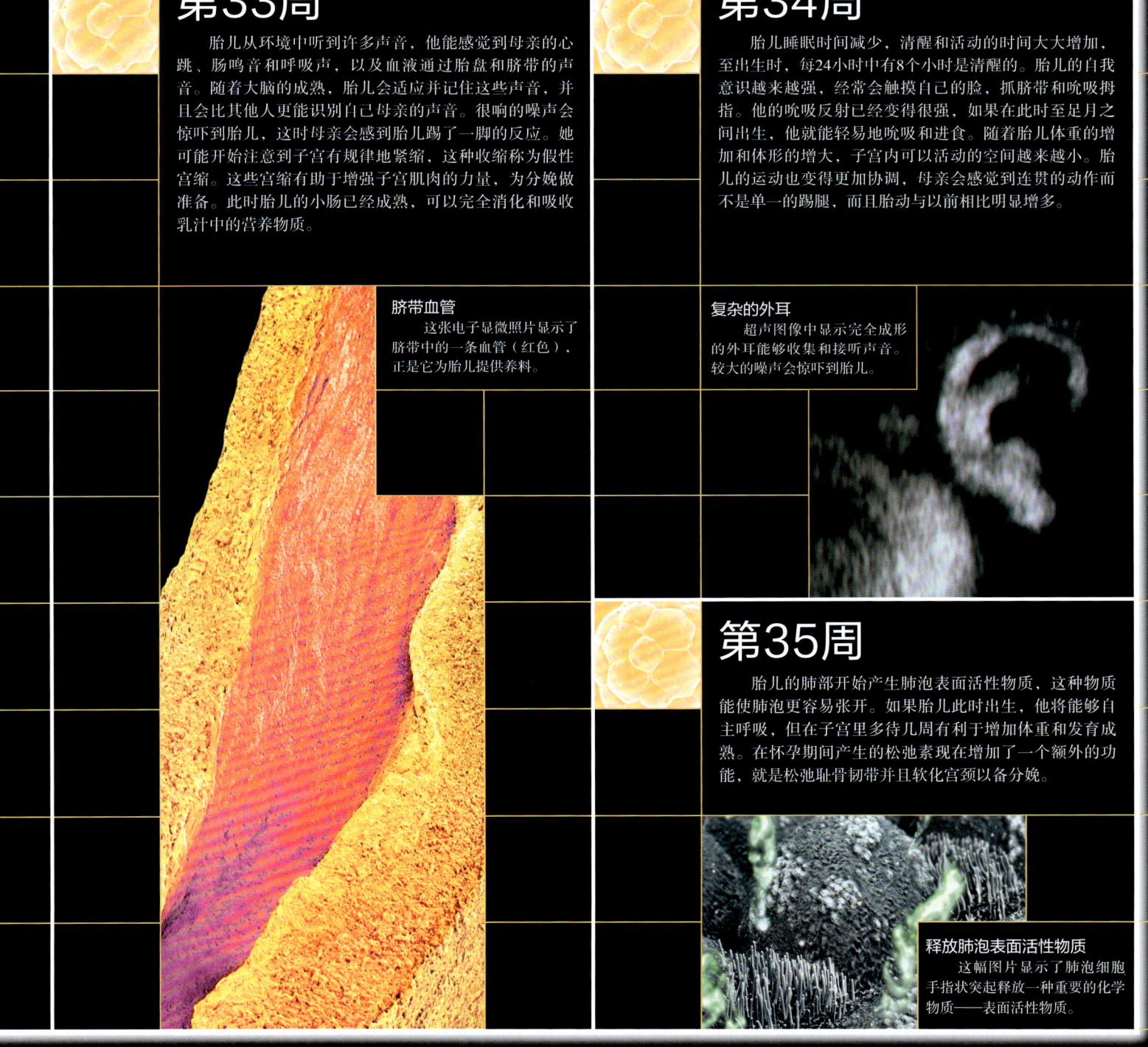

## 第34周

胎儿睡眠时间减少，清醒和活动的时间大大增加，至出生时，每24小时中有8个小时是清醒的。胎儿的自我意识越来越强，经常会触摸自己的脸，抓脐带和吮吸拇指。他的吮吸反射已经变得很强，如果在此时至足月之间出生，他就能轻易地吮吸和进食。随着胎儿体重的增加和体形的增大，子宫内可以活动的空间越来越小。胎儿的运动也变得更加协调，母亲会感觉到连贯的动作而不是单一的踢腿，而且胎动与以前相比明显增多。

**复杂的外耳**
超声图像中显示完全成形的外耳能够收集和接听声音。较大的噪声会惊吓到胎儿。

## 第35周

胎儿的肺部开始产生肺泡表面活性物质，这种物质能使肺泡更容易张开。如果胎儿此时出生，他将能够自主呼吸，但在子宫里多待几周有利于增加体重和发育成熟。在怀孕期间产生的松弛素现在增加了一个额外的功能，就是松弛耻骨韧带并且软化宫颈以备分娩。

**释放肺泡表面活性物质**
这幅图片显示了肺泡细胞手指状突起释放一种重要的化学物质——表面活性物质。

## 第8个月 | 第31~35周
# 母亲和胎儿

本月胎脂的持续积累至关重要，因为它能在婴儿出生后的头几天，即母乳分泌前，为婴儿提供能量。此时胎儿睡眠时间减少，清醒时间增多。胸壁起伏练习呼吸，这样锻炼了肺和脑部的呼吸控制中枢，为胎儿出生后第一次呼吸做准备。母亲体内的松弛素增加。增大的子宫压迫盆底，松弛耻骨韧带和子宫颈，为分娩做好准备。大多数孕妇此时开始感觉胎动次数增多，压迫膀胱，使孕妇出现尿急症状。随着怀孕接近末期，通常产前检查会增多，以监护母亲和胎儿。

**孕35周时的母亲**
母亲的身体发生了一些变化，包括假性宫缩水平升高和假性宫缩逐渐规律，两者都为分娩做做准备。

**宫缩持续**
假性宫缩在这个月变得更加剧烈和频繁。

**体重增加**
胎儿体重增加，加上各种激素变化，导致孕妇疲倦感增加。

**松弛素分泌增加**
松弛素分泌增加，为软化关节连接，为胎儿下降通过产道做准备。

**母亲**
- 74次/min
- 109/73 mmHg
- 5.25 l

**800 ml**
此时子宫内的羊水量达到800 ml，在怀孕第9个月开始减少。

**增加40%**
此时孕妇总体血容量比怀孕前增加了40%以上。

**统计**

**胎儿**
- 144次/min
- 46 cm
- 2.4 kg

**500 ml**
胎儿每天要吞咽大约500 ml的羊水，其中大部分是能排入羊水的尿液。

孕35周时，肺部肺泡里的特殊细胞开始释放表面活性物质，使得肺泡可以充气和放气，这对于胎儿出生后的呼吸至关重要。

1 2 3 4 5 6 7 8 9 10 11 12 13 14 15 16 17 18 19 20 21 22 23 24 25 26 27 28 29 30 **31 32 33 34 35** 36 37 38 39 40

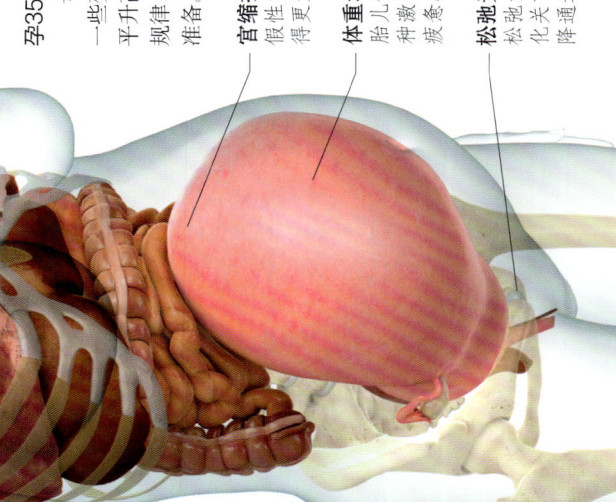

羊水 · 子宫外膜 · 子宫肌层 · 子宫内膜 · 绒毛膜绒毛 · 母体动脉 · 母体静脉

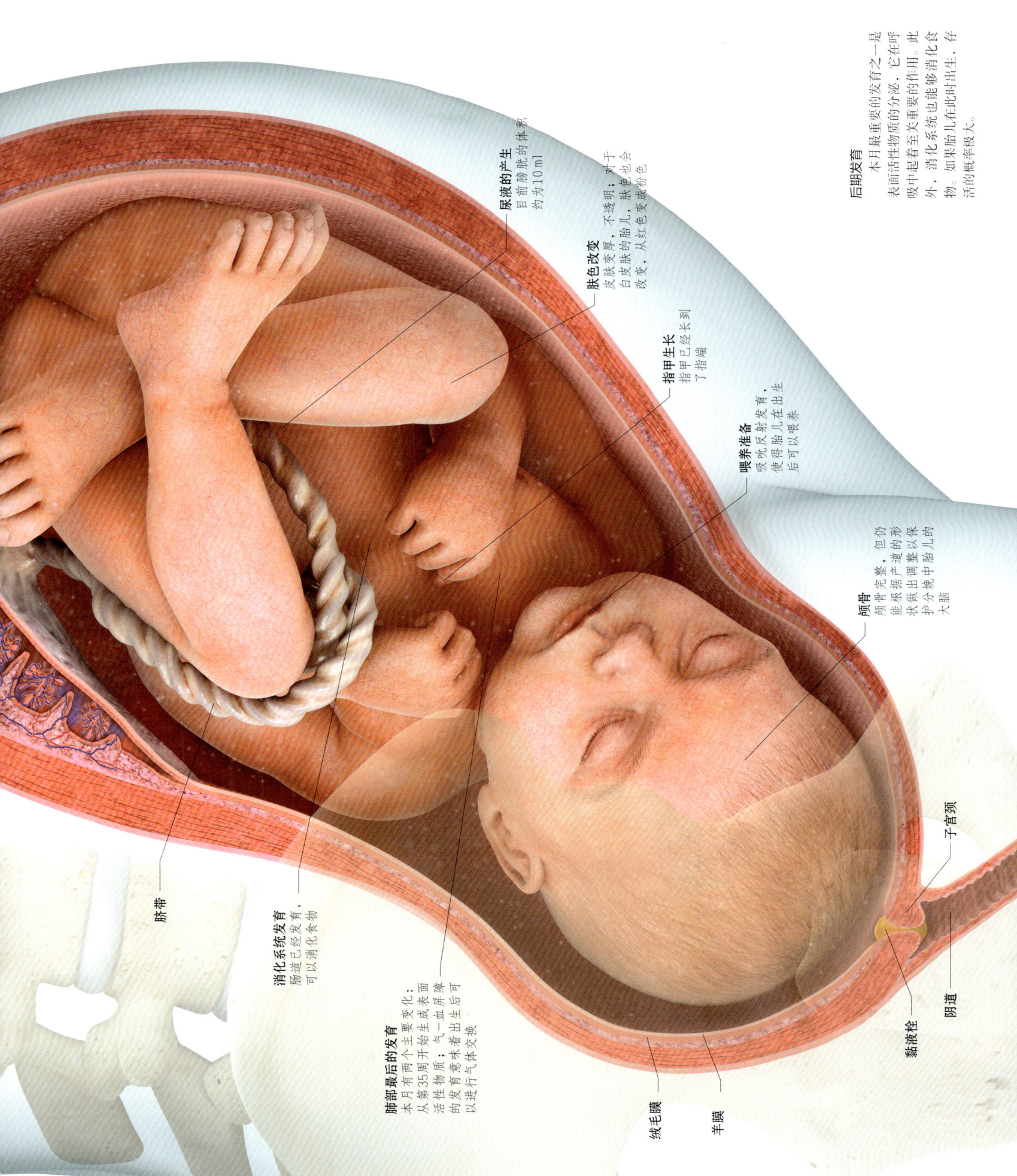

尿液的产生
目前膀胱的胎儿体积
约为10 ml

肤色改变
皮肤变厚、不透明。对于
白皮肤的胎儿，肤色也会
改变，从红色变成粉色

指甲生长
指甲已经长到
了指端

喂养准备
吸吮反射发育，
使得胎儿在出生
后可以喂养

后期发育
本月最重要的发育之一是
的肺泡中起着至关重要的分泌，它在呼
表面活性物质的分泌。此
吸中起着至关重要的作用。此
外，消化系统也能够消化食
物。如果胎儿在此时出生，存
活的概率极大。

颅骨
颅骨完整，但仍
能根据出生时产道的形
状做出调整以保
护分娩过程中胎儿的
大脑

子宫颈

阴道

黏液栓

羊膜

绒毛膜

肺部最后的发育
本月有两个主要变化：
从第35周开始生成表面
活性物质；肠道意味着出生后可
以进行气体交换

消化系统发育
肠道已经发育，
可以消化食物

脐带

# 母亲的主要变化

## 假性宫缩

在整个孕期，子宫都会有规律地收缩。这些被称为假性宫缩的"练习性"宫缩从第8个月开始变得更加明显，有时被误认为是分娩发动。这是一种收紧的感觉，可能会持续1分钟或更长时间。然而，它们不会像临产那样引起子宫颈扩张。它们挤压胎儿，被认为是胎儿感觉发育的一种重要的刺激，同时也为临产时子宫肌肉收缩做准备。

### 妊娠期的子宫活动

这些图表显示，假性宫缩时子宫腔内压力（单位为mmHg）逐渐增加。这些宫缩在孕8个月时开始变强，但与真正临产的宫缩相比还是很微弱的。

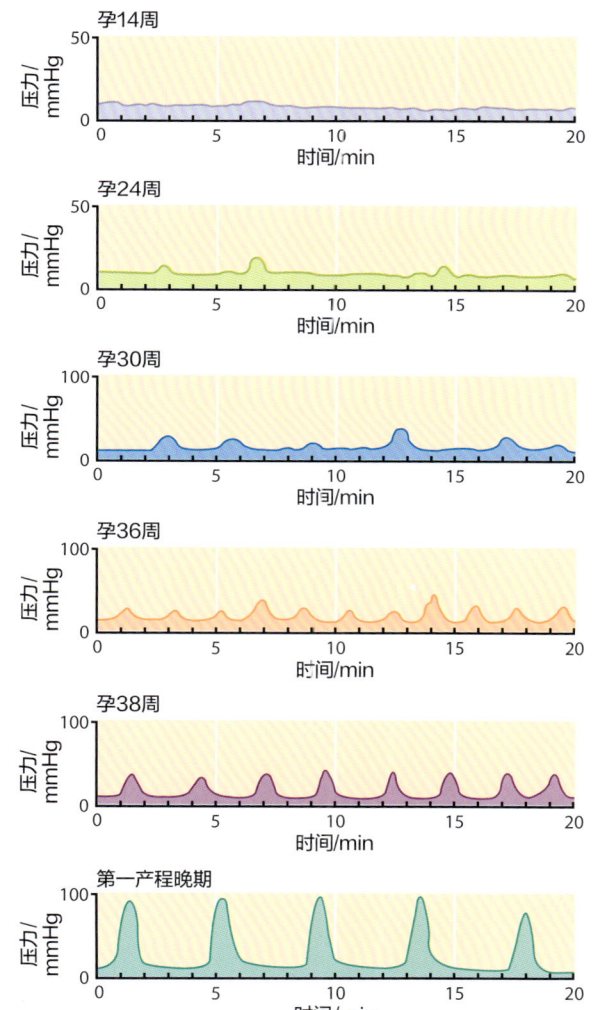

## 孕晚期松弛素

松弛素是一种为分娩做准备，软化骨盆关节和韧带以及身体其他韧带的激素。尽管这些变化会导致孕晚期出现背痛和盆腔痛，但松弛素也会使母亲骨盆的骨骼更有弹性，使得产道足够大，允许胎头通过。此外，松弛素还有助于子宫和胎盘血管的发育；也可以松弛子宫，使子宫能随妊娠进展而拉伸。

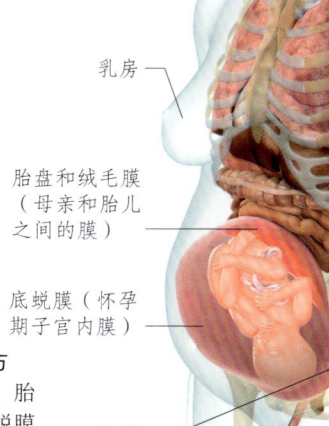

### 产生松弛素的地方

乳房、卵巢、胎盘、绒毛膜和底蜕膜都产生松弛素。

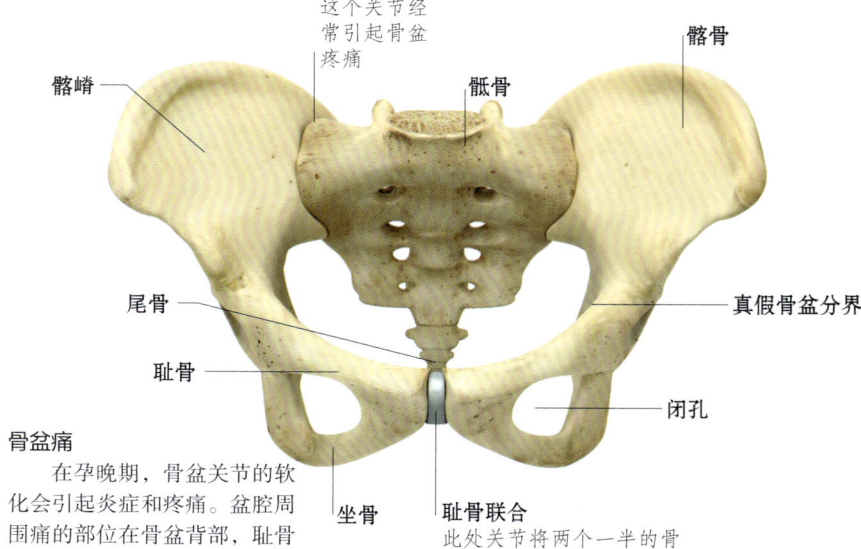

**骶髂关节**
这个关节经常引起骨盆疼痛

**髂嵴**

**髂骨**

**骶骨**

**尾骨**

**真假骨盆分界**

**耻骨**

**闭孔**

**坐骨**

**耻骨联合**
此处关节将两个一半的骨盆连接在一起。这里会引起耻骨联合痛

### 骨盆痛

在孕晚期，骨盆关节的软化会引起炎症和疼痛。盆腔周围痛的部位在骨盆背部，耻骨联合痛影响骨盆前部。

## 疲劳感增加

到妊娠末期，孕妇会感到越来越疲惫，部分是因为孕晚期负担加重，部分原因是体内发生的各种激素变化。异常疲劳可能是缺铁（贫血）的信号。正因如此，孕妇应在产前不同阶段进行血常规检查，以筛查贫血。

### 休息的益处

坐下休息或躺下可以增加子宫的血流，因此对母亲和胎儿都有利。

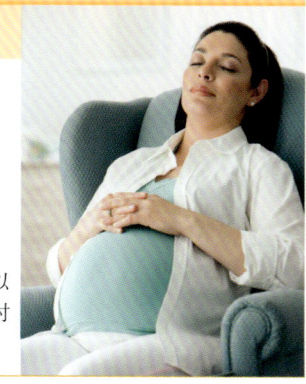

# 胎儿发育的关键

## 快速生长

随着胎盘的成熟，其功能达到顶峰，从而能最大限度地将氧气、葡萄糖和其他重要营养物质输送给胎儿。这些物质中70%对于胎儿大脑的快速发育至关重要。胎儿的躯体此时几乎完全发育，可以把重要的能量转化成皮下脂肪储藏起来。由于皮下脂肪增加，皮肤皱纹减少，因而胎儿看上去营养良好。此阶段的生长使得胎儿在子宫内蜷曲起来，子宫变得拥挤。

### 肌肉形成

这张子宫内孕8个月的胎儿彩色磁共振成像扫描图像显示，胎儿肌肉组织（粉色区域）已经良好地形成。

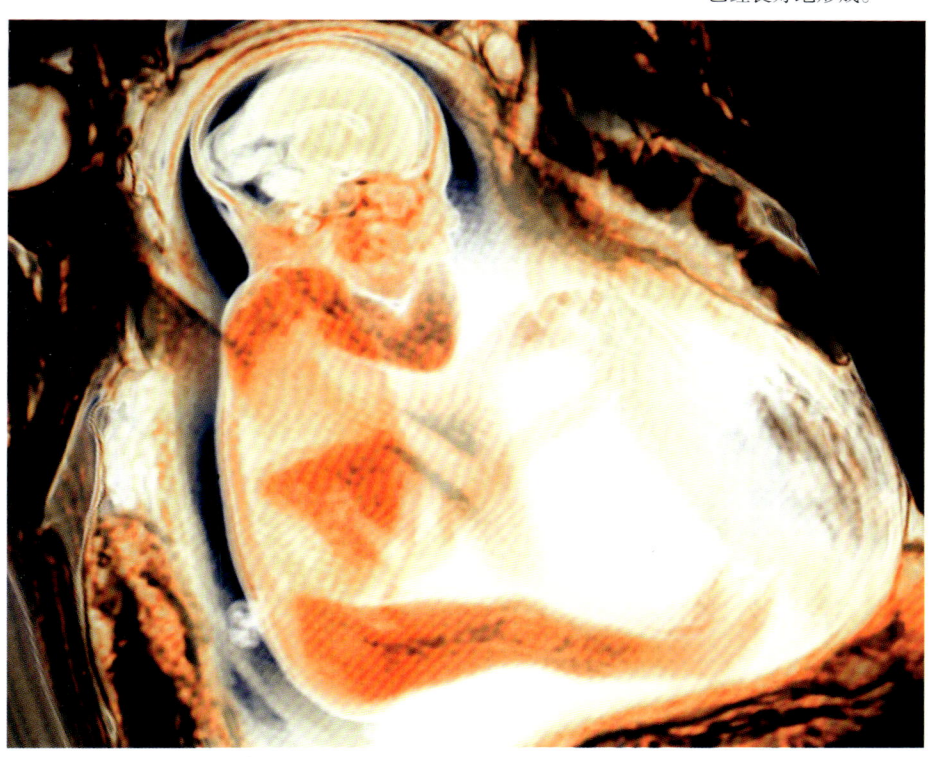

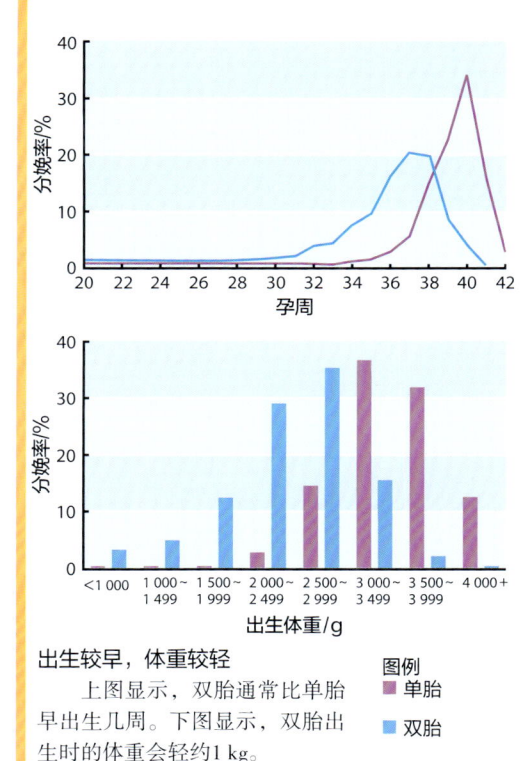

### 双胎怀孕

当双胞胎共享1个子宫时，他们也共享母体资源，包括营养和空间。由于这种竞争，与单胎相比，他们的成长开始放缓，同时也有早产倾向。双胎平均妊娠期为38周，而单胎在40周左右。由于出生较早，双胎体重通常比单胎轻。

### 出生较早，体重较轻

上图显示，双胎通常比单胎早出生几周。下图显示，双胎出生时的体重会轻约1 kg。

图例
单胎
双胎

## "练习"呼吸

胎儿肺部的肺泡已基本形成，在此阶段胎儿有半数时间在"练习"呼吸——这是胎儿在为出生后呼吸氧气做准备。在"练习"呼吸过程中，羊水实际上并没有进入胎儿的肺部，但膈肌和胸壁的运动对于刺激肺部正常的发育至关重要。

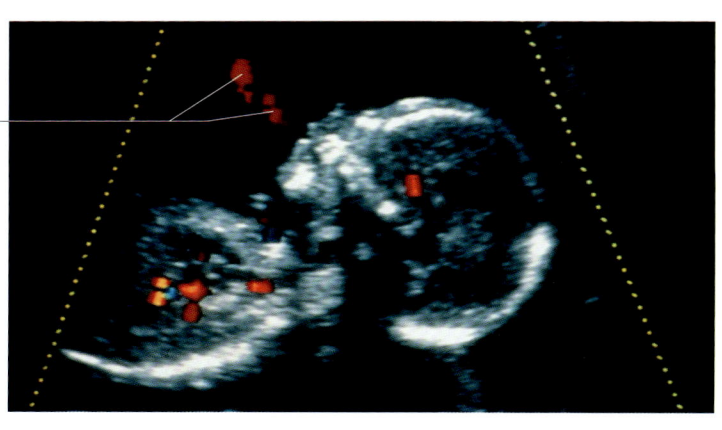

红色区域显示羊水被吐出

### 早期呼吸

这张彩色多普勒超声扫描图像显示，17周左右的胎儿在"练习"呼吸羊水。红色斑块显示液体从胎儿嘴里流出。

胎儿已经完全发育成熟，并且呈头朝下的姿势为分娩做准备。妊娠的最后几周，胎儿进一步贮存脂肪，以适应于子宫外失去保护的生活。

## 第36周

预产期即将到来，但只有5%的胎儿会在预产期当天出生。出生日期比孕产期早2周或晚2周都是正常的。胎盘功能下降，所以监测很重要，可以保证胎儿能持续获得所需的养分。如有必要，在妊娠末期可以进行一些特殊的检查，包括胎盘功能检测、胎儿生长监测、胎心率和胎儿健康状况检测。这些检查可以在医院或门诊进行。检查母亲的腹部可以确定胎儿的胎位是头位还是臀位。

**宫高检查**
宫高近似于怀孕时间。36周时，宫高约为36 cm。

**胎盘功能**
这张三维磁共振成像扫描图像显示胎儿已接近足月，此时胎盘功能开始降低。

## 第37周

孕37周时，胎儿完全发育，单胎胎儿已足月。大约10%的胎儿会在此前分娩，这叫作早产。出生得越早，合并症越多，问题越大。胎儿的躯体此时已有足够的脂肪，看起来健康而丰满。他已做好分娩的准备。妊娠早期覆盖身体的胎毛已经脱入羊水中，由非常细的毳毛代替。胎儿的动作越来越协调，由于空间有限，胎儿将四肢弯向身体。此时他已形成一些原始的反射，比如转向熟悉的声音和照向子宫的强光。

**协同性提高**
这张脑细胞的电子显微照片显示了此阶段体细胞（黄色）和突触（灰色）的密度。

**肺泡的发育**
胎儿肺部的终末气囊已发育成熟为薄壁肺泡。出生时，氧气由此扩散进入身体的毛细血管。

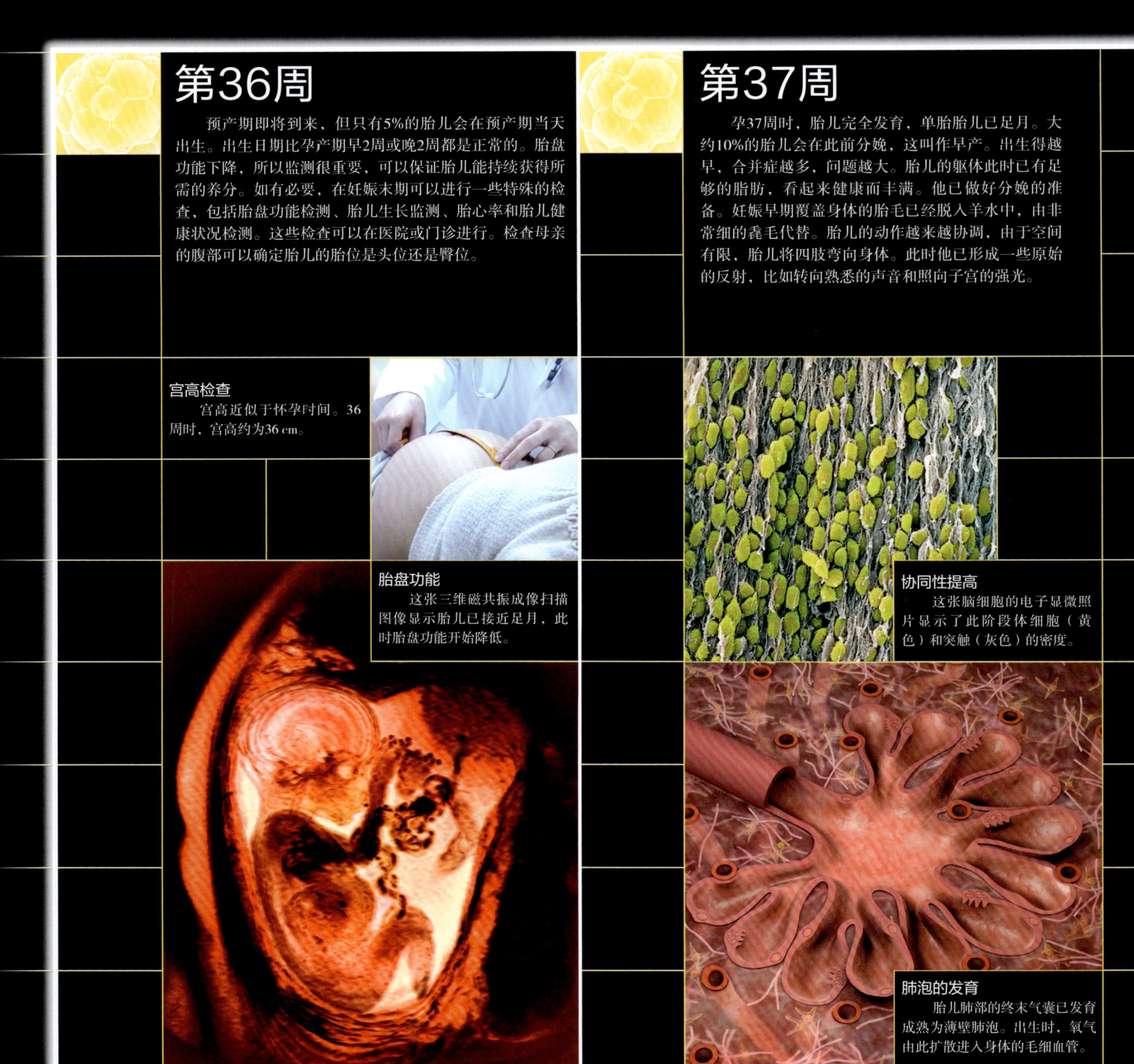

## 第38周

在适当的时机触发分娩的因素仍然是一个谜。激素水平的变化可能与此有关，但越来越多的研究人员认为，发动分娩的信号来自胎儿而不是母亲。胎儿的头骨尚未融合，它们在分娩时相互滑动，对头部产生影响，使其拉长，以确保头部能安全从产道通过。分娩后这些骨头会很快恢复原状。头皮毛发的数量和长度因胎儿而异。有些很少，有些则很茂密。头发可达4 cm或更长。胎儿的皮肤现在更厚、更结实。大多数胎脂已经脱去，少部分可能会留在皮肤脆弱的部分比如皮肤皱褶处。

**已准备好出生**
这张三维超声图像显示了一个足月胎儿在摸自己的眼睛。丰满、圆润的脸颊反映出良好的营养状况。

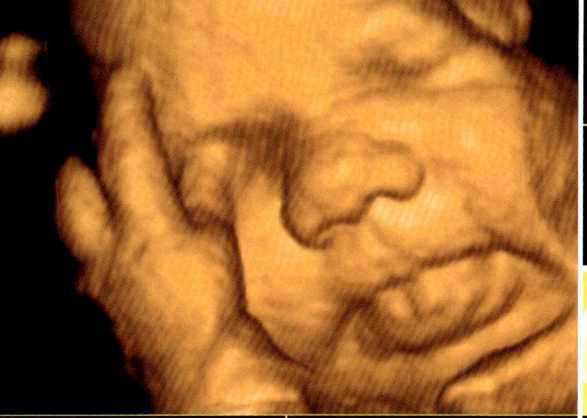

**前囟门**
为了便于分娩，颅骨可以相互滑动。前囟门在出生后18个月闭合。

## 第39周

许多准妈妈在此时忙着打扫卫生，准备婴儿房，这种常见的现象被称为筑巢本能。母亲的乳房正在为哺乳做准备，已经开始分泌初乳，初乳富含能量、抗体和其他免疫增强物质。在怀孕的最后几天，准妈妈应该充分休息。为即将到来的宝宝选择名字，并与他们交谈，有助于在出生前建立情感联系。如果父母中的任何一方对怀孕或分娩有额外担忧，应向助产士或医生寻求建议。

**吸吮拇指**
这张足月胎儿的超声扫描图显示，他正在吮吸拇指，这可能会为喂养提供安慰和练习。

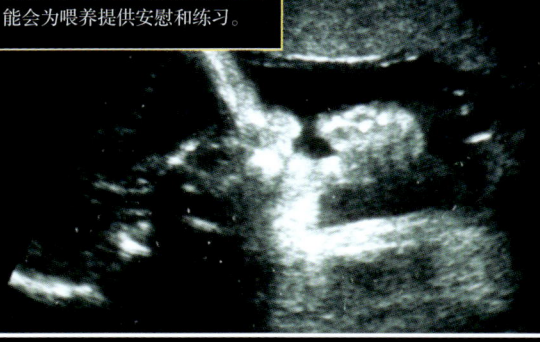

## 第40周

平均妊娠期持续280天（40周）。不足1/2的胎儿在40周时仍未分娩，超过一半的胎儿已经出生。妊娠末期，子宫颈软化，为分娩做准备。腰酸背痛、压力增大和骨盆阵发疼痛很常见。规律的饮食为分娩提供能量，洗个热水澡或按摩背部可以缓解不适。

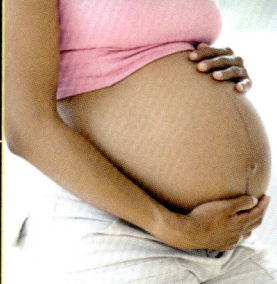

**蜷曲状态**
足月时，胎儿几乎没有活动的空间，准妈妈可以察觉到他的每一次转身和打嗝。

# 第9个月 | 第36~40周
## 母亲和胎儿

到孕37周时，发育基本完成，胎儿被视为已"足月"。但是仍然留在子宫内还是有一些益处的，而且一些胎儿直到孕42周才会分娩。胎儿体重继续增加，从孕23周起就覆盖胎儿的胎毛脱落，细小柔软的毫毛取而代之。皮肤上的胎脂保护胎儿免受羊膜腔内逐渐增加的浓缩的尿液所侵蚀。指甲生长迅速，出生不久可能需要修剪。胎儿的呼吸练习具有节律性，而且呼吸很快——大约每分钟40次。胎儿可能会练习此时的位置压迫了膀胱。母亲的子宫进一步向腹部上升，并对横膈膜造成压迫，引起快速的浅呼吸、疲惫感以及消化不良。

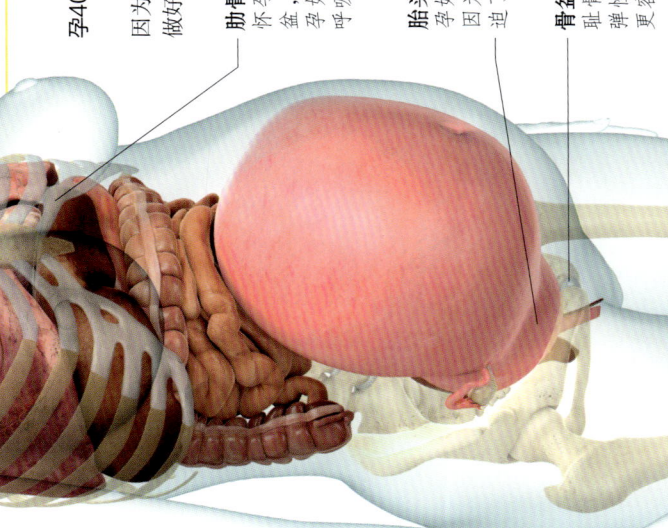

**孕40周时的母亲**
宫高在这个月降低，因为胎头已入盆，为分娩做好准备。

**肋骨压迫减轻**
怀孕第9个月，胎头入盆，肋骨压迫减轻，使得孕妇有轻松感，呼吸稍微轻松。

**胎头压迫膀胱**
孕妇可能会感到尿急，因为胎儿此时的位置压迫了膀胱。

**骨盆关节松动**
证明耻骨联合松弛以增加弹性，这样胎儿在分娩时更容易地通过产道。

### 母亲
- 75次/min
- 108/68 mmHg
- 5.5 l

**1 000**
子宫的容积较非妊娠女性增大1 000倍。

**700 g**
胎盘现在重约700 g，直径约20~25 cm，厚度2~3 cm。

### 统计

### 胎儿
- 150次/min
- 50 cm
- 3.5 kg

**不到5%**
不到5%的胎儿在产期当天分娩，30%较预产期早出生，70%晚于预产期产期。

**96%**
孕40周时96%的胎儿是头位的，3%的胎儿为臀位，剩下的1%为其他胎位。

子宫肌层：子宫外面这层强大的肌层能在分娩时强有力地促使子宫收缩

子宫内膜

绒毛膜绒毛

母体动脉

母体静脉

子宫外膜

1 2 3 4 5 6 7 8 9 10 11 12 13 14 15 16 17 18 19 20 21 22 23 24 25 26 27 28 29 30 31 32 33 34 35 36 37 38 39 40

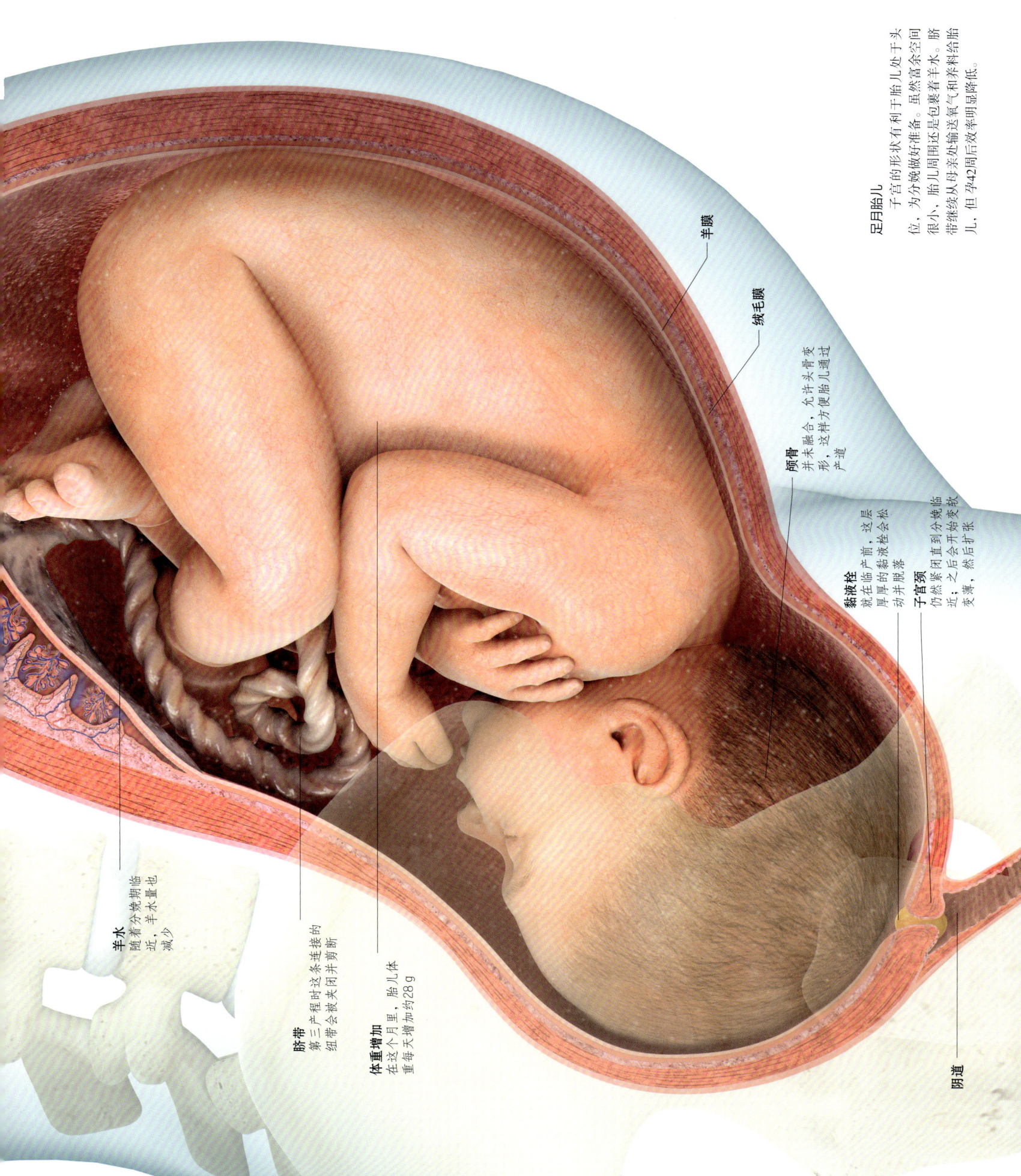

羊膜

绒毛膜

足月胎儿
子宫的形状有利于胎儿处于头位，为分娩做好准备。虽然富余空间很小，胎儿周围还是包裹着羊水。脐带继续从母亲处输送氧气和养料给胎儿，但孕42周后养料供给胎儿的效率明显降低。

颅骨
并未融合，允许头骨变形，这样方便胎儿通过产道

黏液栓
就在临产前，这层厚厚的黏液栓会松动并脱落

子宫颈
仍紧紧闭闭直到分娩临近；之后会开始变软变薄，然后产后扩张

阴道

羊水
随着分娩期临近，羊水量也减少

脐带
第三产程时这条连接的纽带会被夹闭并剪断

体重增加
在这个月里，胎儿体重每天增加约28 g

# 母亲的主要变化

## 分泌母乳

妊娠末期,乳房开始产生一种营养丰富的乳脂状前乳,称为初乳。在孕晚期,乳头会偶尔自发地分泌这种物质。分娩后,随着胎盘排出体外,雌激素、孕激素和人胎盘催乳素(HPL)的水平急剧下降。然而,催乳素水平仍然很高,正是这种激素刺激母乳分泌。建议婴儿在出生后尽快接触乳房,吸吮有助于刺激乳汁分泌。通常分娩后2~6天乳汁开始大量分泌。在此之前,婴儿能获取少量的初乳,初乳提供能量、抗体和其他激发免疫的物质。在出生后的2~6天,在成熟的母乳大量分泌之前,婴儿通常会损失出生体重的10%。

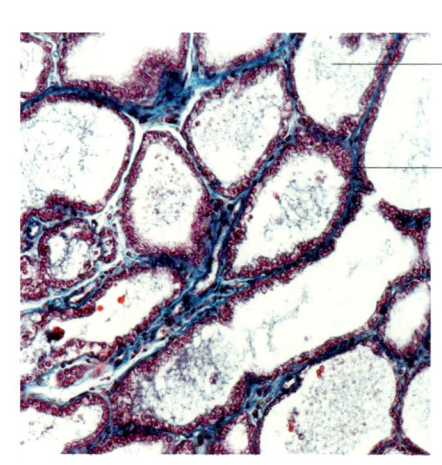

**母乳**
由腺体产生并分泌到囊状腺泡中

**分泌小叶**
分泌腺体聚集在一起形成分泌带

**乳房泌乳组织**
这张健康分泌乳汁的乳房组织的光学显微照片显示了乳汁由专门的腺体细胞分泌到腺体空间(囊泡)。

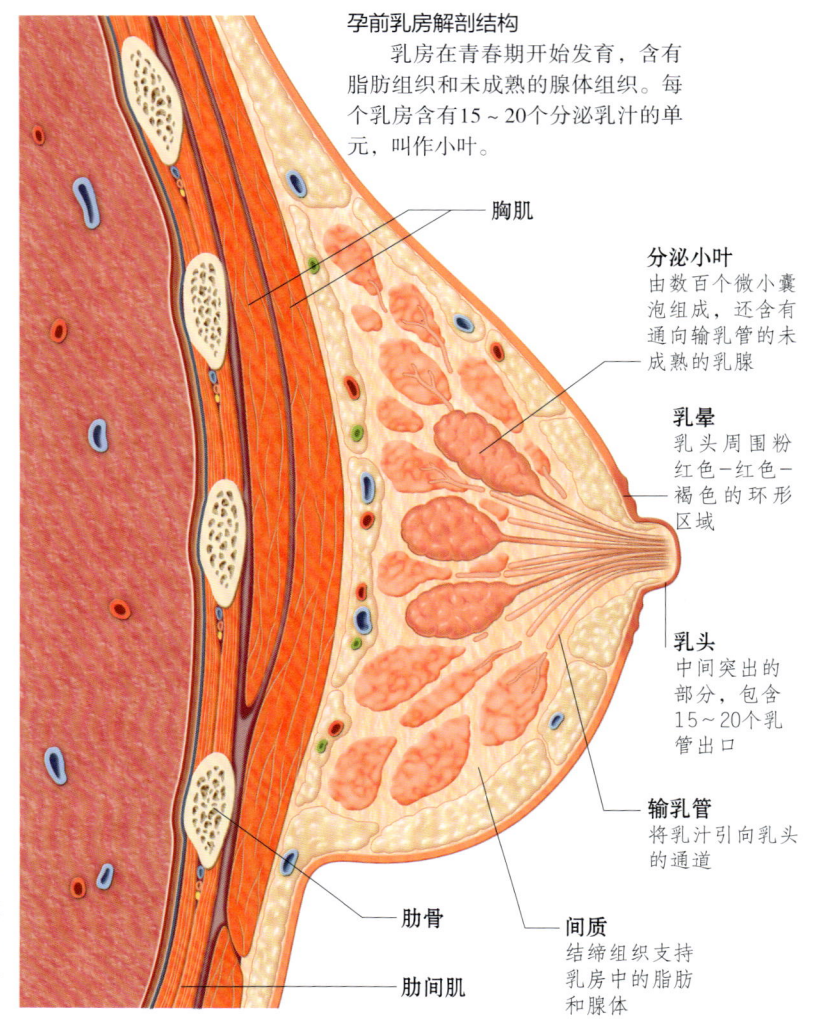

**孕前乳房解剖结构**
乳房在青春期开始发育,含有脂肪组织和未成熟的腺体组织。每个乳房含有15~20个分泌乳汁的单元,叫作小叶。

**胸肌**

**分泌小叶**
由数百个微小囊泡组成,还含有通向输乳管的未成熟的乳腺

**乳晕**
乳头周围粉红色-红色-褐色的环形区域

**乳头**
中间突出的部分,包含15~20个乳管出口

**输乳管**
将乳汁引向乳头的通道

**肋骨**

**间质**
结缔组织支持乳房中的脂肪和腺体

**肋间肌**

## 分娩日

妊娠一开始依据末次月经计算出预产期。根据妊娠早期B超测量结果评估胎龄,根据胎龄评估结果有时会纠正并产生新的预产期。37周后,单胎被认为足月可以离开子宫,然而在子宫内多生长3周——使孕周达到40周,通常对胎儿有益处。如果孕42周,胎儿还在子宫内,则需要引产,因为胎盘老化,无法发挥出其最好的功能。

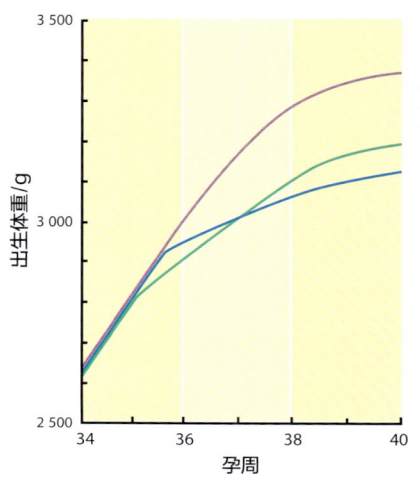

**筑巢本能**
妊娠末期,女性经常迫切地想要清洁屋子和准备婴儿房以迎接家庭新成员的到来。

**图例**
平均
吸烟者
营养不良者

出生体重/g

孕周

**生活方式的影响**
吸烟或饮食不良的孕妇在孕35周后所生婴儿的出生体重往往低于平均体重。这会对婴儿将来的健康产生影响。

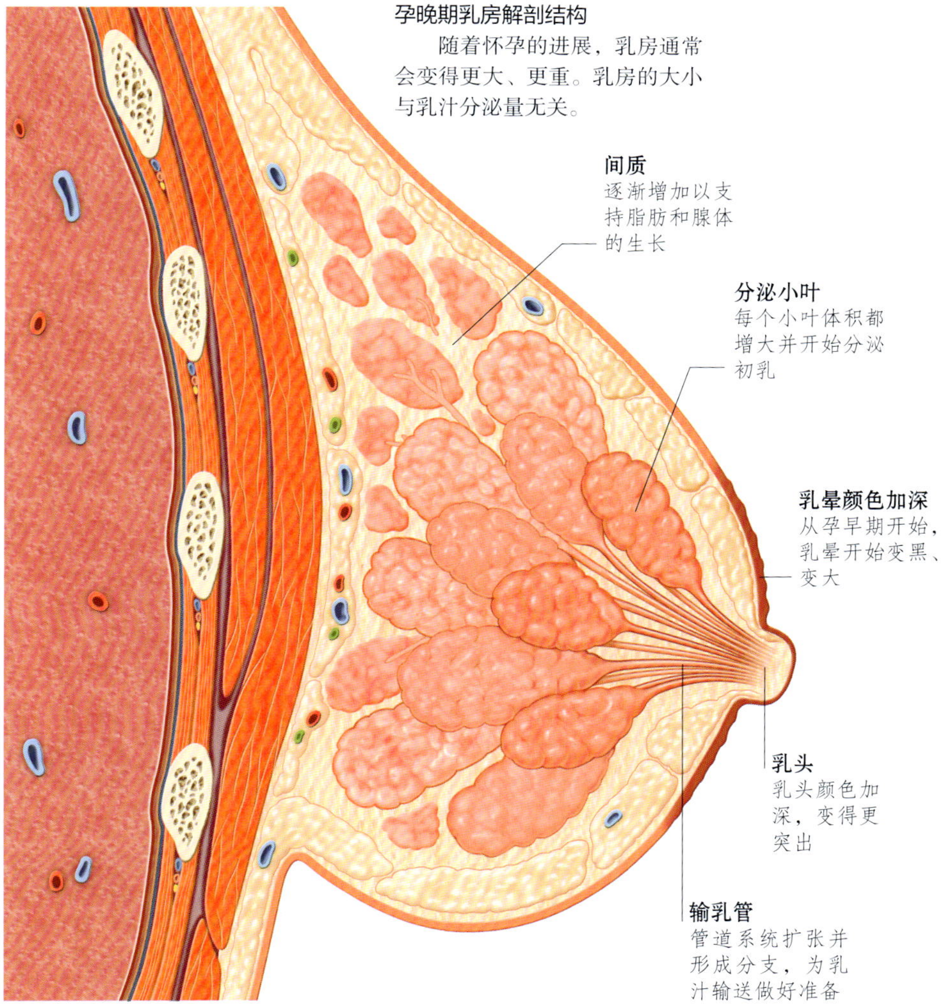

## 孕晚期乳房解剖结构

随着怀孕的进展，乳房通常会变得更大、更重。乳房的大小与乳汁分泌量无关。

**间质**
逐渐增加以支持脂肪和腺体的生长

**分泌小叶**
每个小叶体积都增大并开始分泌初乳

**乳晕颜色加深**
从孕早期开始，乳晕开始变黑、变大

**乳头**
乳头颜色加深，变得更突出

**输乳管**
管道系统扩张并形成分支，为乳汁输送做好准备

### 与泌乳有关的激素

与怀孕和分娩相似，泌乳也是在一系列激素复杂的相互作用下产生的。除了那些妊娠期已有的激素外，还有一些新的激素产生

| 激素 | 说明 |
|---|---|
| 孕激素 | 孕激素最初由黄体（排卵后的空卵泡）产生，然后由胎盘分泌。高水平的孕激素刺激乳房内腺泡和小叶的生成 |
| 雌激素 | 怀孕前，雌激素参与青春期的乳房发育。怀孕期间，雌激素水平增加，刺激乳管系统生长和发育 |
| 催乳素 | 催乳素由腺垂体分泌，促进乳汁分泌（泌乳）。吮吸乳头会促进催乳素释放，使乳房内充满乳汁。通常催产素与催乳素一起分泌 |
| 催产素 | 在刺激乳头或情绪波动时（如婴儿啼哭），垂体会分泌催产素。腺泡的平滑肌收缩，乳汁被喷入输乳管中，这叫喷乳反射 |
| 人胎盘催乳素（HPL） | HPL在怀孕的第2个月开始就由胎盘产生，其模拟催乳素和生长激素的作用，使乳房、乳头和乳晕增大 |
| 皮质醇 | 在母乳喂养的前2天，初乳中的皮质醇含量相对较高。随后皮质醇减少，母乳中的保护性抗体（IgA）水平增加 |
| 甲状腺激素 | 母乳中含有少量的甲状腺激素。这种激素被认为有助于婴儿消化系统发育 |

## 平均妊娠持续时间

从末次月经的第一天算起，大多数妊娠在280天左右结束。这种妊娠期的算法被称为孕龄。

**图例**
- 未成熟
- 足月
- 过熟

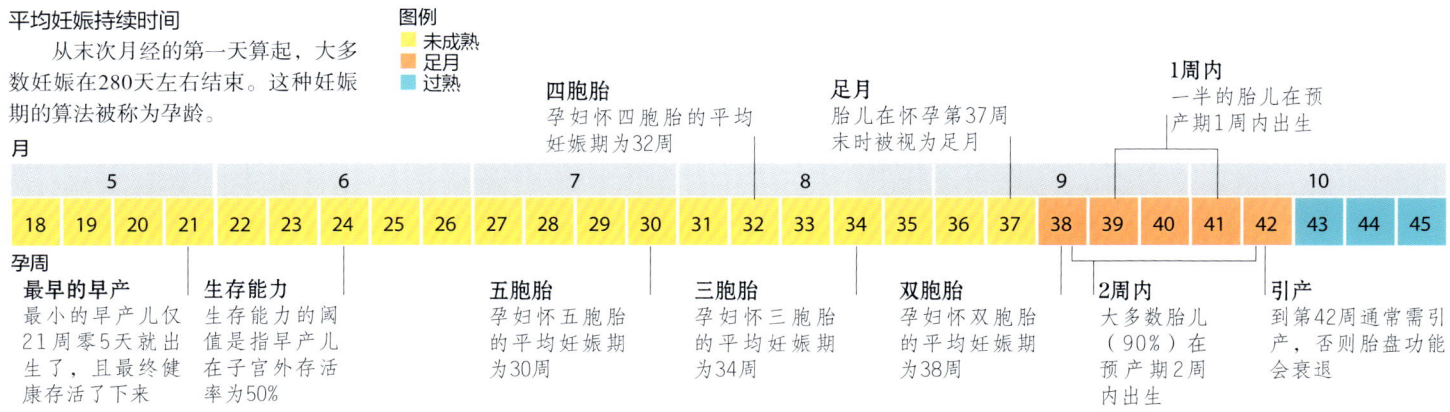

**四胞胎**
孕妇怀四胞胎的平均妊娠期为32周

**足月**
胎儿在怀孕第37周末时被视为足月

**1周内**
一半的胎儿在预产期1周内出生

月

| 5 | | | | 6 | | | | | 7 | | | | 8 | | | | 9 | | | | | 10 | | |
|---|---|---|---|---|---|---|---|---|---|---|---|---|---|---|---|---|---|---|---|---|---|---|---|---|
| 18 | 19 | 20 | 21 | 22 | 23 | 24 | 25 | 26 | 27 | 28 | 29 | 30 | 31 | 32 | 33 | 34 | 35 | 36 | 37 | 38 | 39 | 40 | 41 | 42 | 43 | 44 | 45 |

孕周

**最早的早产**
最小的早产儿仅21周零5天就出生了，且最终健康存活了下来

**生存能力**
生存能力的阈值是指早产儿在子宫外存活率为50%

**五胞胎**
孕妇怀五胞胎的平均妊娠期为30周

**三胞胎**
孕妇怀三胞胎的平均妊娠期为34周

**双胞胎**
孕妇怀双胞胎的平均妊娠期为38周

**2周内**
大多数胎儿（90%）在预产期2周内出生

**引产**
到第42周通常需引产，否则胎盘功能会衰退

# 大脑的形成

胎儿的大脑，从胚胎时期外胚层的一小块增厚组织开始，到婴儿出生时，已经发育成了一个高度复杂的器官，包含1000亿个特殊分化细胞，称为神经元。

神经系统发育的第一个信号是细胞分化形成神经板。神经板增厚、折叠形成神经管，这是大脑和脊髓的前身。大脑的三个主要部分在6周内就很明显了。小脑在第13周时开始形成，并参与调节运动。大脑是脑部的最大部分，由两种不同的组织类型组成：灰质和白质。前者是大脑的处理中心，而后者将信息传送到大脑的不同部分。

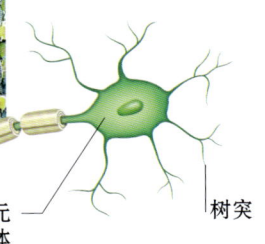

**大脑组成**

在这张假彩色电子显微图像中，胎儿每个脑细胞都有一个黄色的细胞体，周围有许多分支延伸，称为树突。它们使神经元能够将信息传递给邻近的脑细胞。

轴突　神经元细胞体　树突

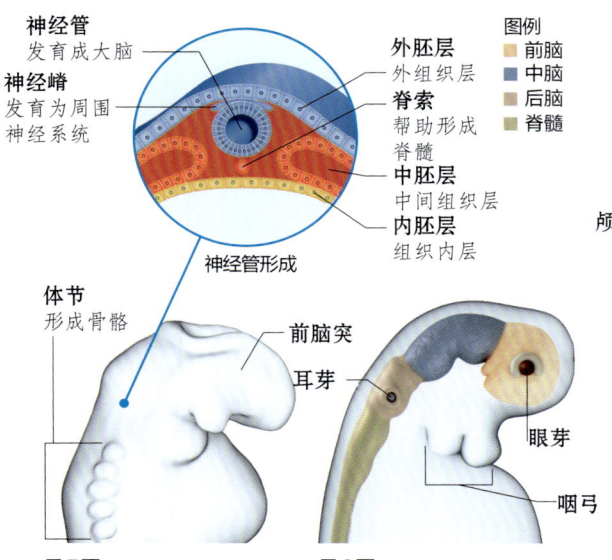

**神经管**
发育成大脑

**神经嵴**
发育为周围神经系统

**外胚层**
外组织层

**脊索**
帮助形成脊髓

**中胚层**
中间组织层

**内胚层**
组织内层

神经管形成

图例
- 前脑
- 中脑
- 后脑
- 脊髓

**体节**
形成骨骼

前脑突

耳芽

眼芽

咽弓

**孕5周**

孕5周时，神经管由一条自身向内卷曲的凹槽发育而来。头部末端扩张的神经管形成前脑突起。

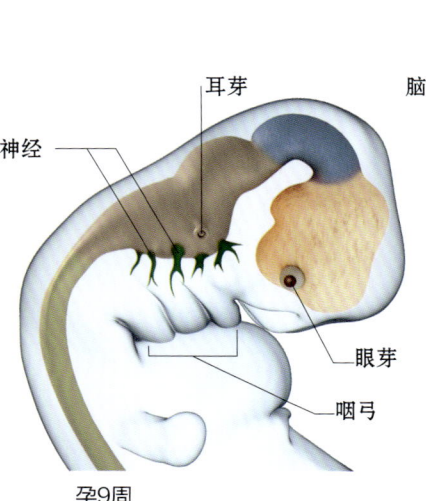

颅神经

耳芽

眼芽

咽弓

**孕6周**

头端形成3个中空的膨大，将发育成前脑、中脑和后脑。中枢神经系统的主要分支现已就位。

**孕9周**

脑干、小脑和大脑的膨大处以不同的速度发育，并开始相互折叠。大脑分为两个半球，颅神经和感觉神经正在形成。

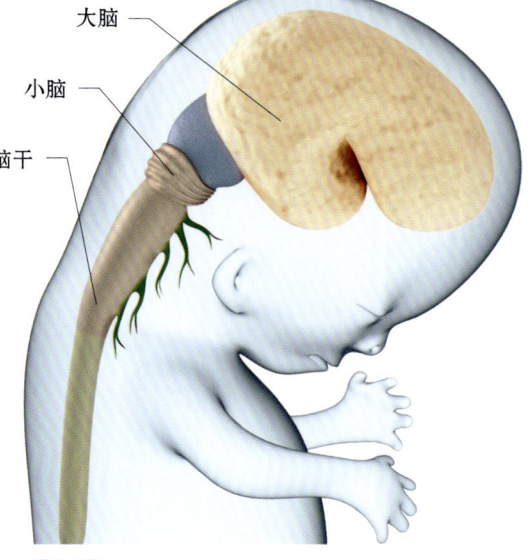

大脑

小脑

脑干

**孕13周**

大脑半球扩张并分裂成不同的脑叶。脑细胞之间开始形成连接。后脑形成小脑和脑干，后者参与调节呼吸等基本功能。

## 神经网络

出生时，基本的神经连接已经形成，这有助于控制呼吸、心跳、消化和反射等重要功能。随着更多的连接形成，神经细胞轴突开始髓鞘化，更高级的脑部功能发育，如记忆力、注意力、语言、智力和社交技能等。到成年早期，复杂的神经网络形成，可进行推理、判断和原创性思考。

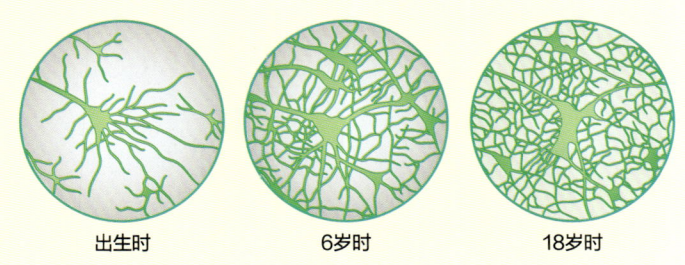

出生时　　6岁时　　18岁时

## 脑裂和脑嵴

大脑是脑的最大部分，分为左右半球。在发育过程中，每个半球都向前扩大形成额叶，向上和侧向扩大形成顶叶，向后和向下扩大形成枕叶和颞叶。随着更多的神经元向大脑外层（大脑皮质）迁移，大脑表面开始折叠以容纳它们。这就形成了浅沟（脑沟）、深沟（脑裂）和蜷曲（脑回）。每个叶都形成了自己主要的脑沟、脑回和脑裂，大多数人都会有这些结构。例如，中央后回是躯体感觉的主要处理区域，中央前回是控制自主运动的区域。

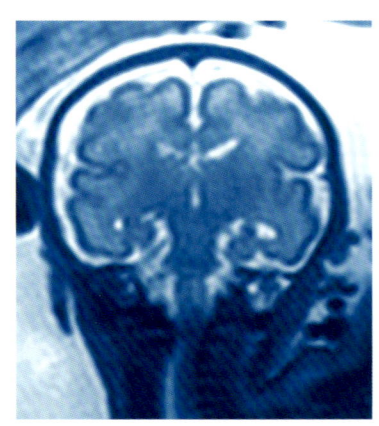

**皮质发育**

这张25周胎儿的磁共振成像扫描图像显示了发育中的大脑的复杂折叠。在横切面上可以清楚地看到脑裂和脑回。

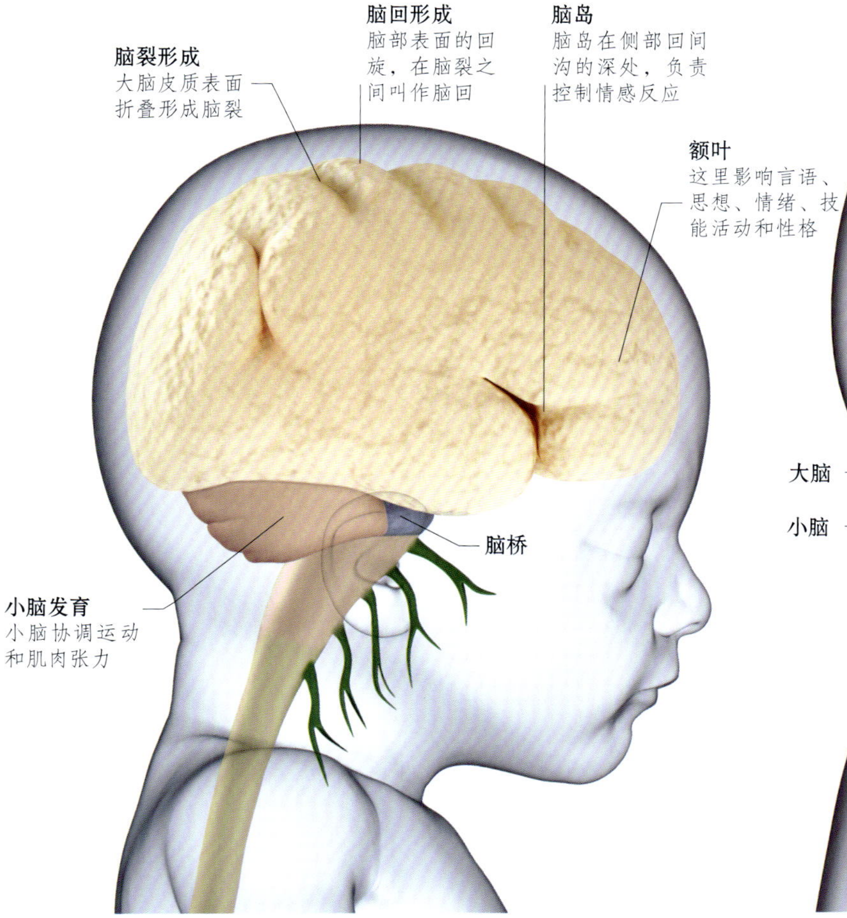

**脑裂形成**
大脑皮质表面折叠形成脑裂

**脑回形成**
脑部表面的回旋，在脑裂之间叫作脑回

**脑岛**
脑岛在侧部回间沟的深处，负责控制情感反应

**额叶**
这里影响言语、思想、情绪、技能活动和性格

**皮质轮廓**
脑回和脑裂在大脑上形成多条褶皱

**额叶皮质**
这里影响到计划、决策和社交行为

**视力的发育**
出生时，婴儿可以看到形状和图案。双眼视力在出生后的第1个月形成

**小脑发育**
小脑协调运动和肌肉张力

脑桥

大脑
小脑
脑桥
髓质

**孕25周**
　　胎儿大脑表面看起来仍然很平滑，但大脑皮质开始折叠以容纳迅速增加的细胞。从现在开始直到出生后的头几个月，发育中的大脑容积迅速增大。这就是所谓的大脑生长突增。

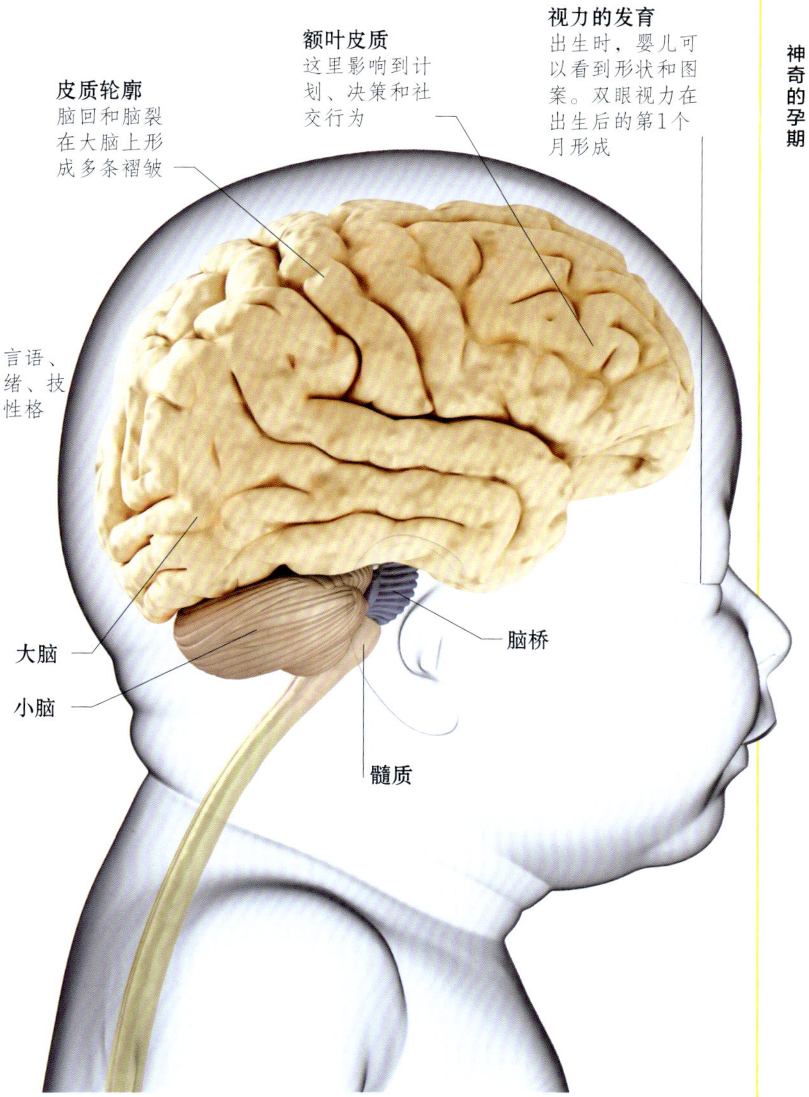

**孕40周**
　　大脑皮质的表面变得越来越复杂以容纳更多的脑细胞。出生时，大脑包含1 000亿个脑细胞，但它们之间的联系尚未完全建立起来。这部分的脑发育直到25岁左右才会完全成熟。

## 灰质的形成

　　发育中的脑组织里的支持细胞或神经胶质细胞起着脚手架作用。当新分裂的脑细胞（神经元）从神经管中出现时，它会沿着这些细胞向上攀爬，以到达大脑半球的外层。在所谓的灰质中，皮质开始发育出6层细胞。神经元之所以会爬上这些胶质细胞，可能是跟随某些化学信号，这些信号指示神经元从正确的位置跳下，形成细胞层。当一层细胞层的框架形成，下一波神经元将向更高处爬去，在初始层之上形成新的一层。这种细胞层的形成方式对以后有序的思维方式的形成非常重要。

**6层灰质**
　　婴儿出生时，神经元层发育到6层。这里的神经元专门从事不同的任务，如思考、写作和说话。

**图例**
- 脑室区
- 白质
- 底板
- 皮质板
- 1~6层

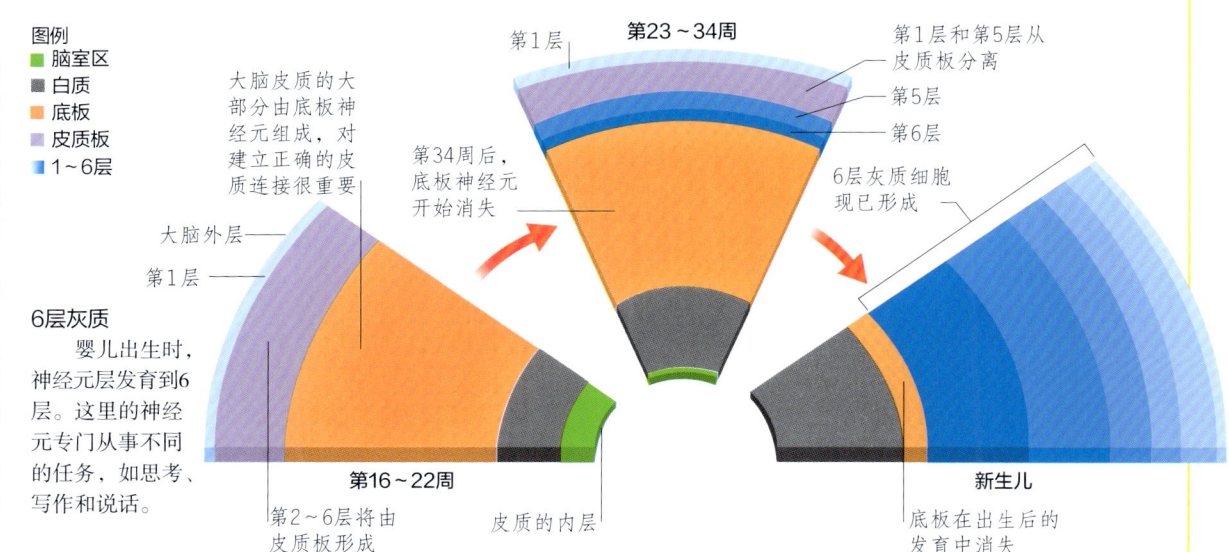

第1层

第23~34周

第1层和第5层从皮质板分离

第5层

第6层

大脑皮质的大部分由底板神经元组成，对建立正确的皮质连接很重要

第34周后，底板神经元开始消失

6层灰质细胞现已形成

大脑外层
第1层

第16~22周

新生儿

第2~6层将由皮质板形成

皮质的内层

底板在出生后的发育中消失

**177**

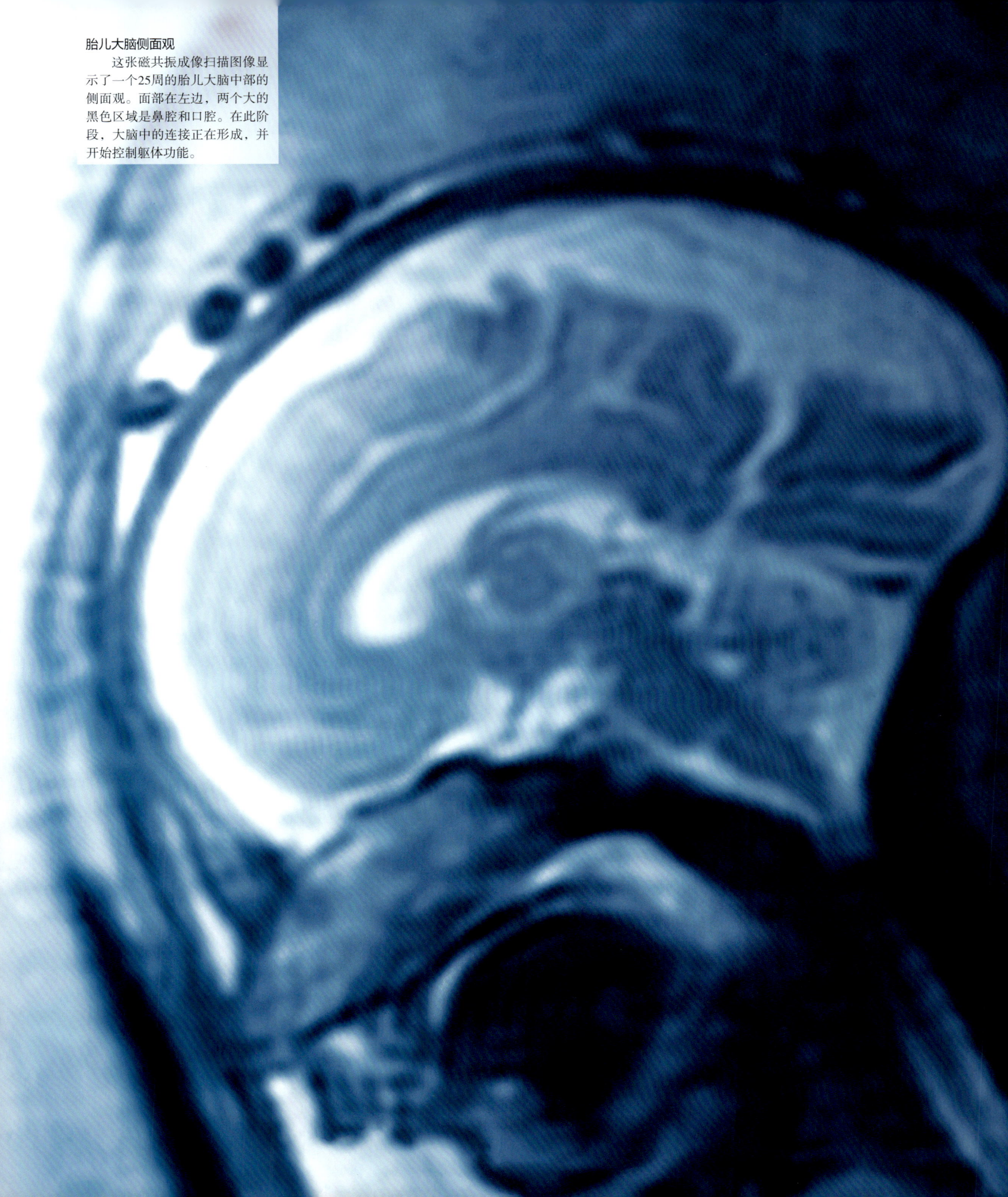

**胎儿大脑侧面观**
　　这张磁共振成像扫描图像显示了一个25周的胎儿大脑中部的侧面观。面部在左边，两个大的黑色区域是鼻腔和口腔。在此阶段，大脑中的连接正在形成，并开始控制躯体功能。

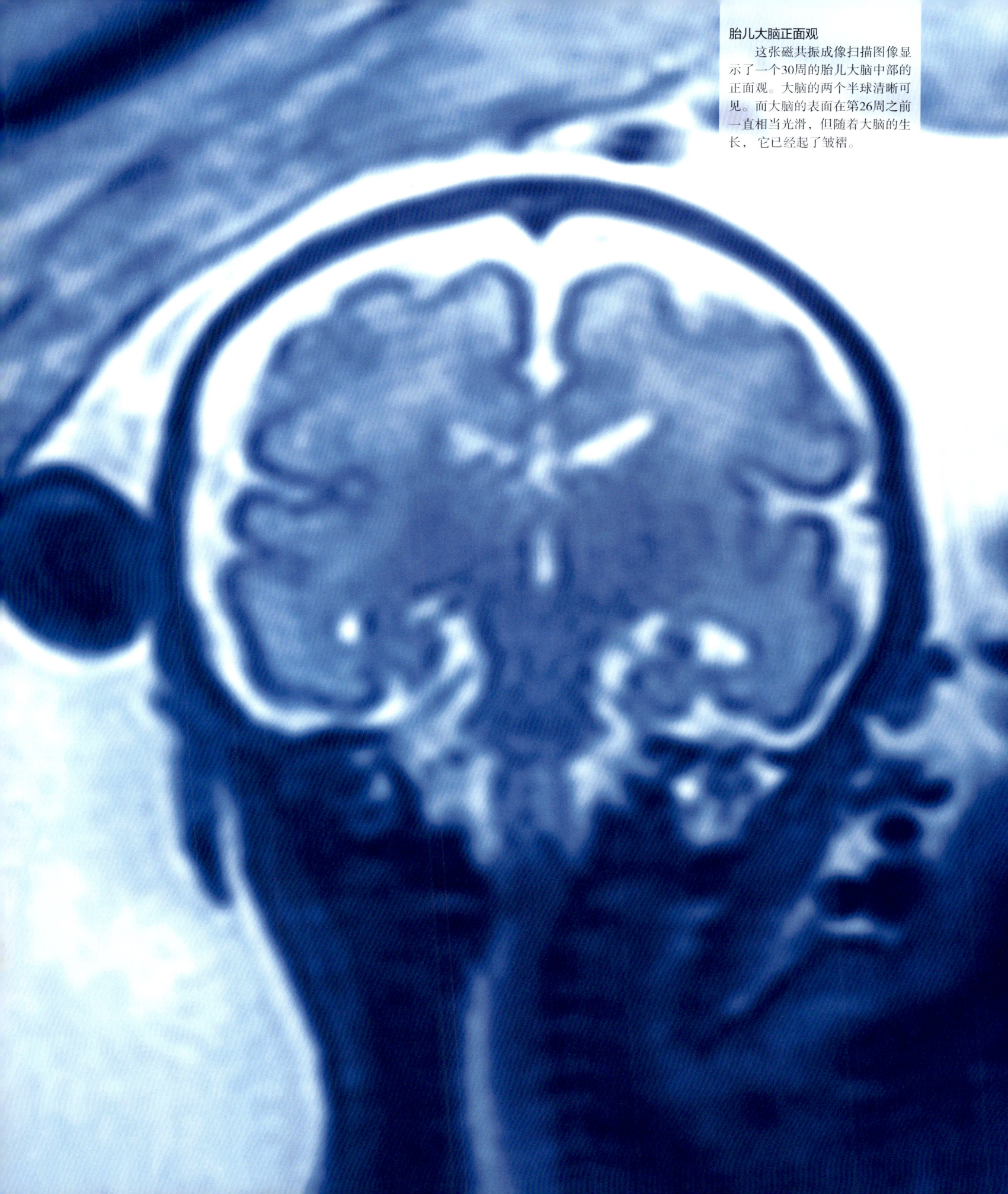

# 胎儿发育的关键

## 胎儿的颅骨

　　脑部的快速发育导致足月胎儿的头部比产道要大2%。为了克服这个问题，胎儿的大脑由一系列扁平、柔软的头骨保护，并且这些头骨不是相互融合，而是可以相互滑动。这使得胎儿头骨在通过产道时能够充分收缩以避免损伤。胎儿颅骨在头部前后相接的地方形成2个大的缝隙——前囟和后囟。头骨侧边还有4个囟门。颅骨相接的地方由结缔组织相连。

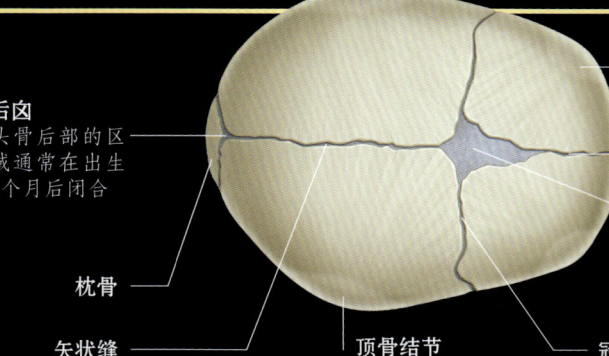

**后囟**
头骨后部的区域通常在出生3个月后闭合

**枕骨**

**矢状缝**

**顶骨结节**

**额结节**

**额缝**

**前囟**
顶骨和额骨之间的区域，也被称为软点，通常在出生后18个月闭合

**冠状缝**

**人字缝**

**后外侧囟或乳突囟**
这个囟门在耳后，在顶骨和颞骨之间

**前外侧或蝶囟**
这个区域由额骨、颞骨和蝶骨围成

**上颌骨**
上颌（如同下颌）含有牙蕾，在出生后会慢慢开始萌出

**下颌骨**
下颌发育缓慢，可以让宝宝紧紧含住乳头并吮吸

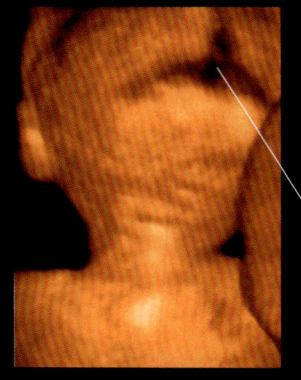

**后囟**

**可见的囟门**
　　这张三维超声扫描成像显示了后囟，它形成于枕骨和两块顶骨之间。

**孕9月胎儿的颅骨**
　　新生儿的颅骨并未融合。囟门和颅缝由坚韧的细胞膜覆盖保护，在出生后的头2年就会变成骨头（骨化）。

## 协调性增强

　　胎儿大脑中的神经细胞（神经元）以每秒50 000~100 000个细胞的惊人速度增加。大脑的灰质或皮质在连续的细胞层中发育。当一层细胞层完成后，下一波神经元在其之上形成新的一层。随着大脑的迅速扩大，脑细胞之间的连接越来越多，因此胎儿运动的协调性增强且变得复杂。

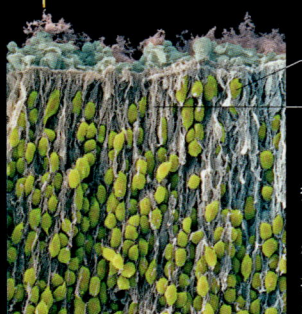

**神经元细胞体**
细胞核所在的位置是控制中枢

**树突**
交通纤维传递冲动

**参与运动的神经元**
　　这张假彩色电子显微照片显示胎儿大脑中控制姿势和动作部分的脑细胞（绿色）。

## 特殊监控

　　当胎儿接近足月时，成熟的胎盘为胎儿生长提供营养物质的效率变得没那么高了。一系列不同的测试被用来评估胎儿是否缺乏营养。这些测试有助于评估胎儿的生长和健康状况，并可检查呼吸、运动和心率。由于需要特定的设备，这些测试通常在医院或门诊进行。

| 评估胎儿健康 | |
| --- | --- |
| 试验 | 描述 |
| 胎儿生长 | 如果胎儿生长缓慢，可定期进行超声检查。可测量胎儿头围和肝脏大小，以及大腿骨（股骨）长度。如果胎盘功能不良，胎头看上去会比肝脏大，因为胎儿的脂肪储备已用完 |
| 胎儿健康状况 | 胎儿生物物理评分通过监测胎心率以及使用超声波记录羊水量、胎儿的运动、肌张力和呼吸来评估胎儿的健康状况。如果胎儿未按预期生长，且脐动脉血流不良，则进行此类检查 |

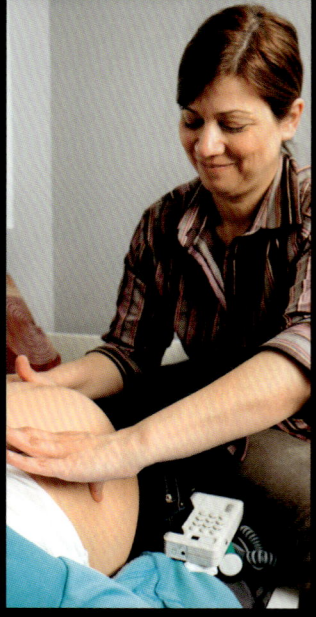

**腹部检查**
　　一位产检专家正在为已足月的产妇进行腹部检查。

## 最后的发育

9个月时，胎儿已经完全发育，头部与身体其他部分的比例已很合适。脂肪堆积越来越多，脸上的大部分皱纹都消失了，看起来很丰满。胎儿身上覆盖着保护性的胎脂，胎脂在腋窝等皮肤褶皱处尤其厚。少量胎毛可能仍然存在，但在出生后很快就会消失。指甲和趾甲基本长成，可以延伸到指（趾）端。胎儿倾向于将手臂和腿部收拢，手指可以很有力地抓住东西。许多（但不是所有）胎儿此时为头位，为分娩做好准备。

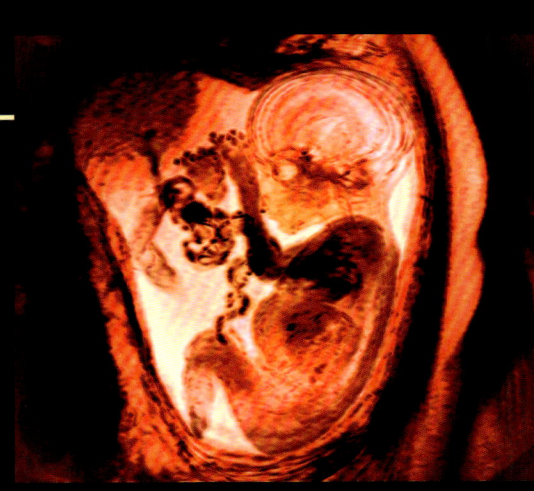

### 紧密贴合

妊娠末期完全撑大的子宫里基本没有剩余空间了。尽管胎儿挤在这狭小的空间内，但它仍能在羊膜腔内羊水的保护下移动。

### 出生前后

这是同一个婴儿在出生前和出生后脸部的三维超声扫描的扫描对比图，显示产前影像的准确性。

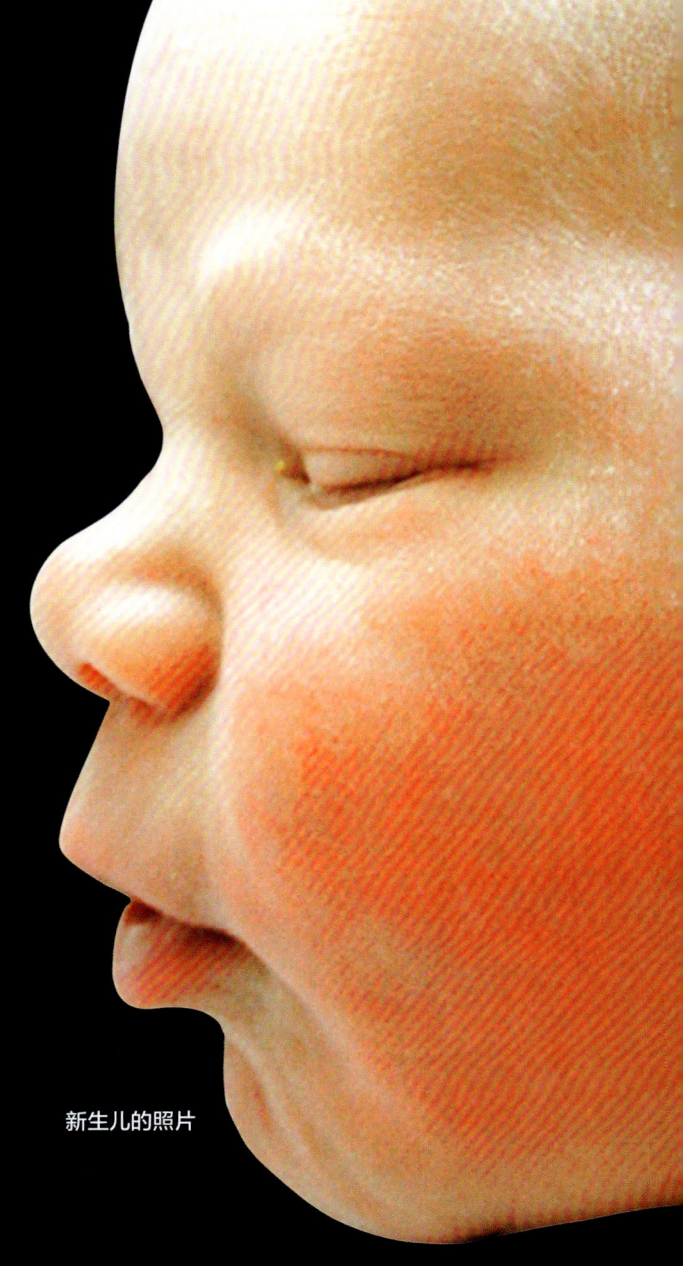

足月胎儿的三维超声

新生儿的照片

# 母亲身体的变化

怀孕期间，女性的身体会发生巨大的变化。这些变化中有很多是有益的，比如指甲变硬、肤色红润，但也会带来一些不适，比如背痛、呼吸困难和疲劳。

母亲的身体必须为发育中的胎儿提供不断增加的氧气和营养素，这意味着她自己的肺、心脏和消化系统必须支持胎盘的生长和羊水的增加。随着怀孕的进展，子宫向上扩张，压迫小肠和隔膜。她的乳房开始增大，为哺乳做准备。体液、血容量、体液和脂肪储存量也增加了。在正常情况下，所有的这些变化导致体重增加10～13 kg。

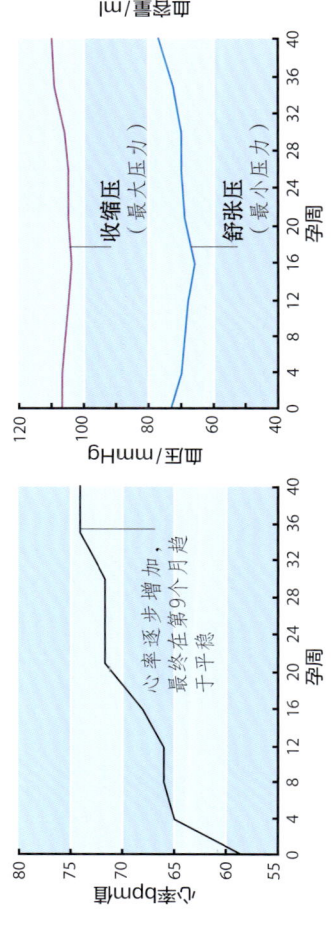

**心率**

怀孕期间，由于血容量增加和心脏需为胎盘泵出额外的血液，母亲的心率会增快。

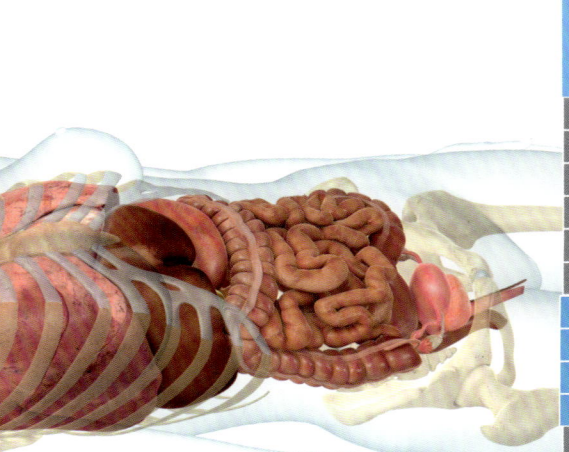

**血压**

血压在怀孕早期趋于下降，然后在孕晚期升高。体位变化，如平躺，会影响血压。

**血容量**

怀孕期间血容量逐步增加（直到第32周左右趋于平稳），使额外的血液流向子宫和母体其他器官，尤其是肾脏。

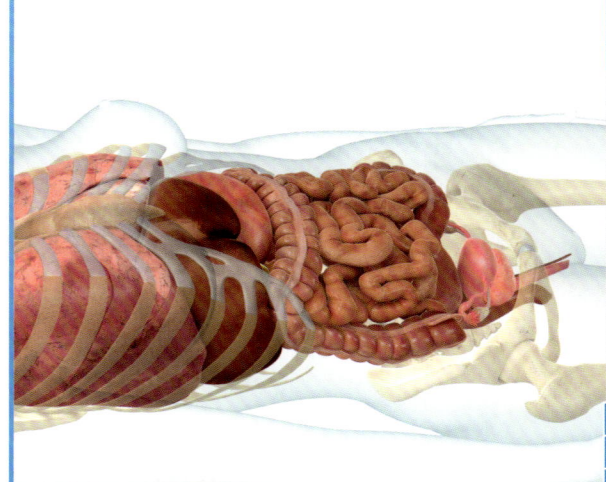
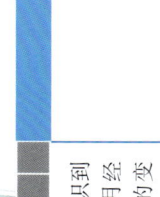
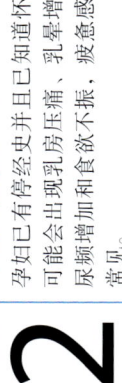

**月 1**

在这个月里，母亲可能没有意识到自己怀孕。第一个征兆通常是月经停止。一些女性会注意到味觉的变化、乳房刺痛、恶心或异常疲劳。

**月 2**

孕妇已有停经史并且已知道怀孕。可能会出现乳房压痛、孔晕增大、尿频增加和食欲不振、疲惫感也很常见。

**月 3**

当孕早期结束时，子宫增大至盆腔顶部。阴道分泌物可能增加。血容量增加，一些女性已有健康孕妇特有的脸色。

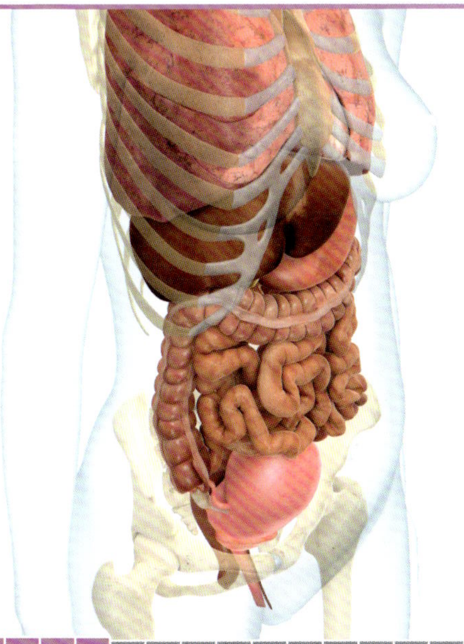

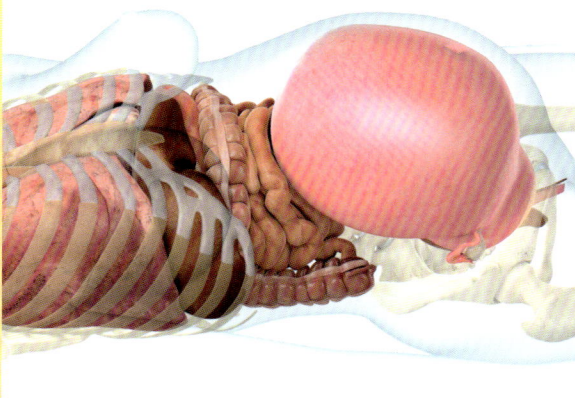

**周 22 23 24 25 26**

**月 6**

通常在怀孕第5～6个月会初次感到胎动。由于盆腔血流增加，母亲的性欲可能会增强。孕激素会减缓肠道活动，导致便秘。

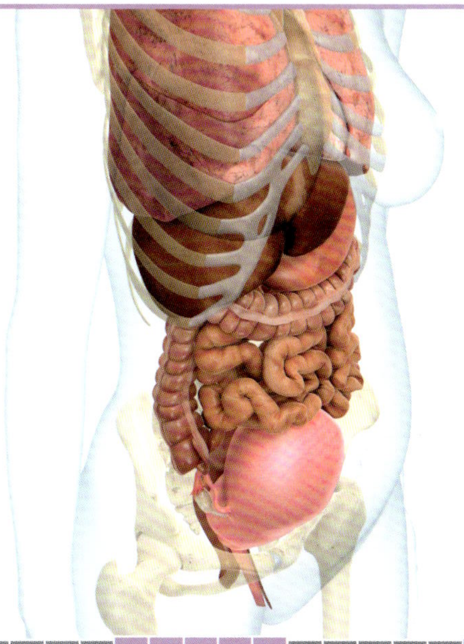

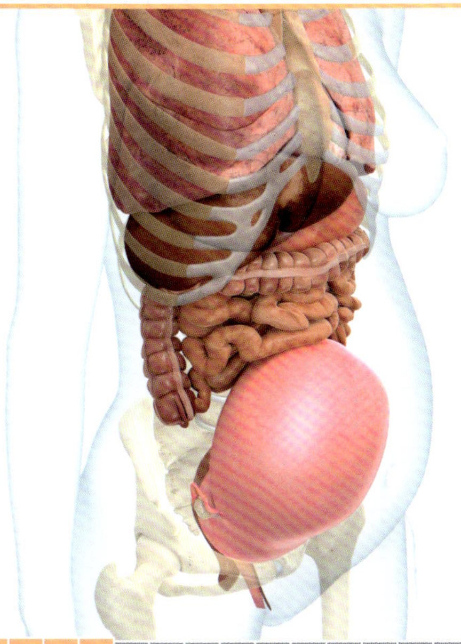

**17 18 19 20 21**

**月 5**

宫底达到下腹部。有些孕妇从肚脐向下出现色素沉着线，可能脸上会出现色素斑，但分娩后会消退。

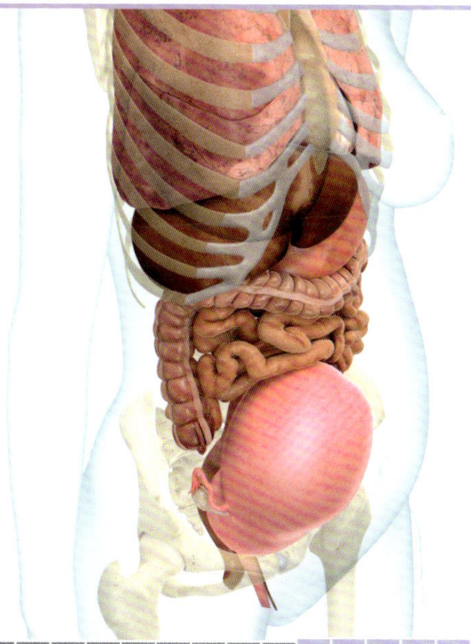

**周 13 14 15 16**

**月 4**

腹部触诊已可以摸到增大的子宫。雌激素水平增加引起乳房增大，乳头和乳晕颜色加深，恶心开始消退，一些女生看上去已有妊娠相。

**36 37 38 39 40**

**月 9**

如果胎头衔接，则胃盆可能会感到压迫。疲劳感增加是正常的。乳房会分泌初乳。随着宫颈的软化，宫颈黏液栓脱落可能预示着分娩的临近。

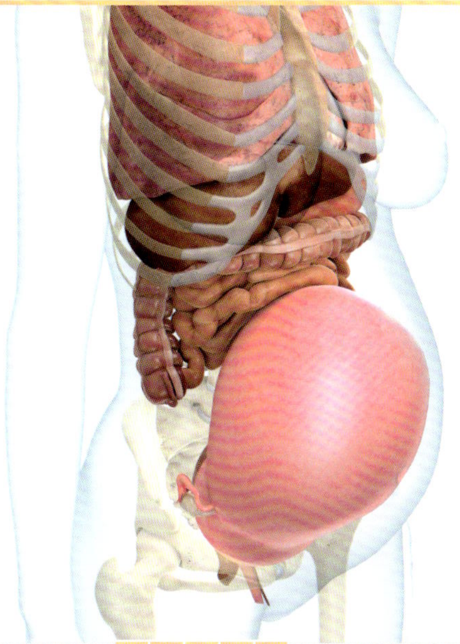

**31 32 33 34 35**

**月 8**

脂肪可能会在不常见的地方蓄积，如肩膀之间、背部上端、膝盖周围。如果子宫压迫横膈，则深呼吸会有困难。可能发生假性宫缩。

**周 27 28 29 30**

**月 7**

腹部快速扩张和激素变化会导致腹部、大腿、臀部或胸部出现妊娠纹。当子宫向上推起小肠时，会出现消化不良和胃灼热。

# 胎儿身体的变化

40周的妊娠包括了一个单细胞的受精卵向活胎的巨大转变。在此期间，身体的11个主要系统形成，经历了可预测的生长和发育。

胎儿身体的组织极其复杂。数万亿细胞中的每一个都与其相邻细胞联系，跟踪化学和激素信号来指导运动方向并非分化成相应的细胞种类。这些相互作用取决于从父母处遗传的基因。身体系统的基本蓝图在生命的最初8周（胚胎阶段）已确立，之后胚胎被称为胎儿。到孕中期结束时，胎儿系统已经发育到如果此时早产也有机会存活的程度。孕晚期是快速生长期，为胎儿来到子宫外的世界做好准备。

**重大事件时间表**
11个主要身体系统都有特定的生长阶段，其发生有特定的顺序。大多数胎儿的身体系统在怀孕第37～40周时已经足够成熟，此时被认为是"足月"。

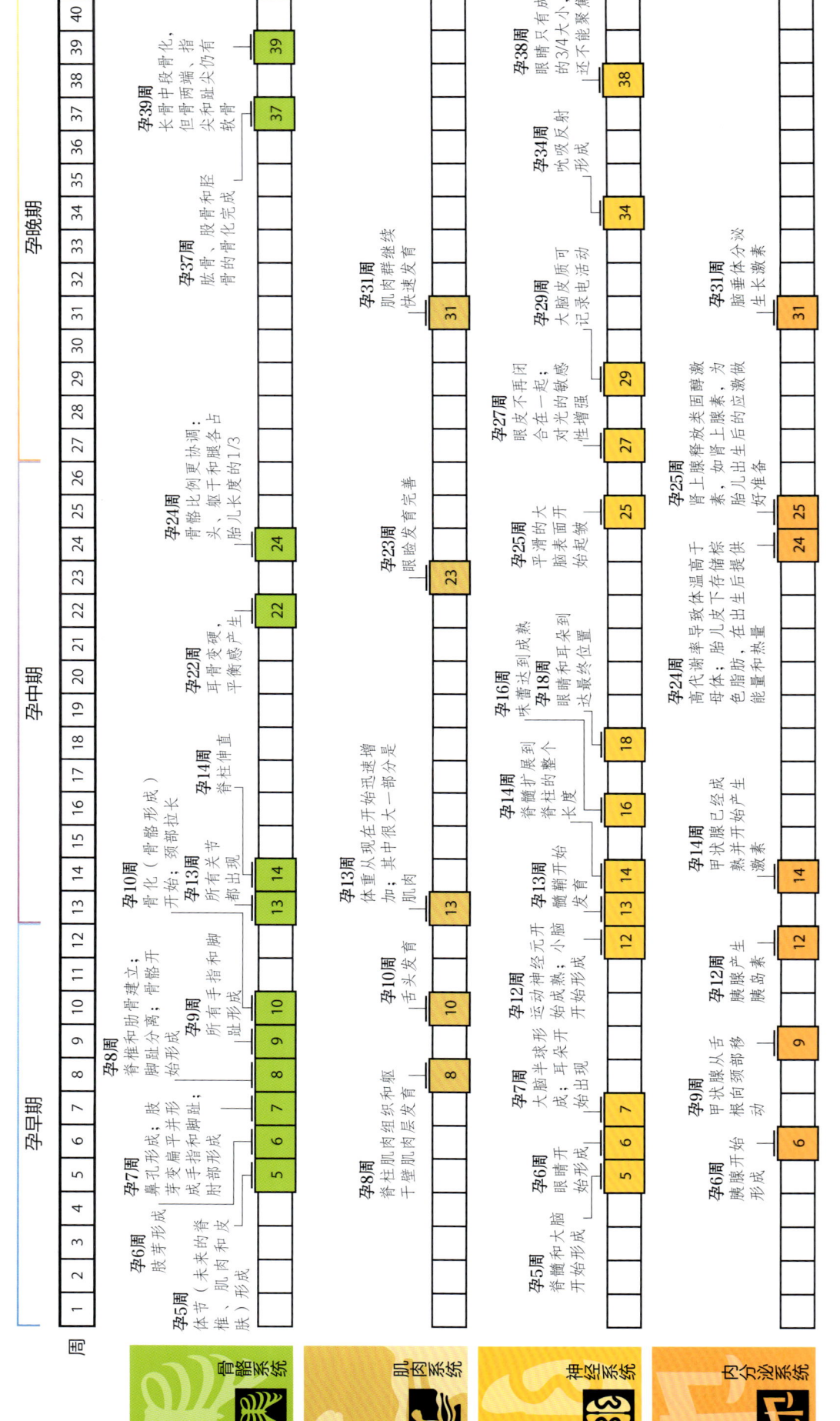

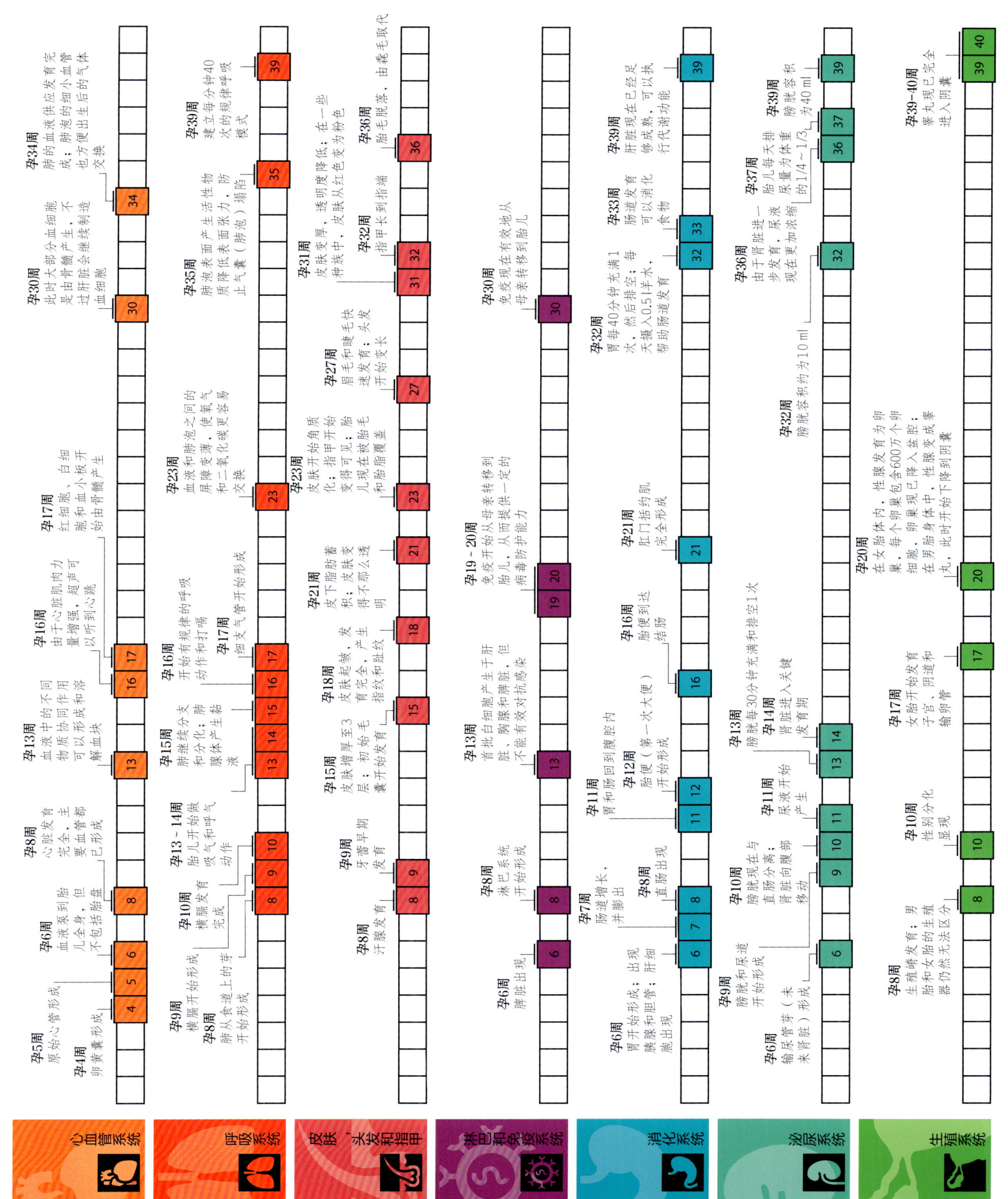

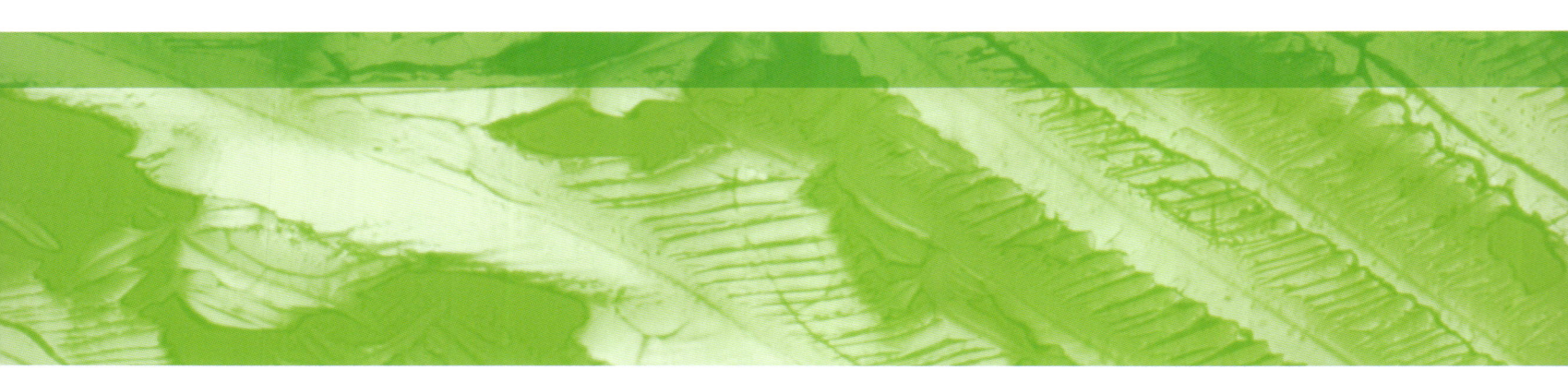

在怀孕的过程中，母亲和胎儿发生了一系列不可思议的变化，最终迎来最重大的事件：分娩。这一过程始于子宫肌壁收缩的力度和频率不断增加，将胎儿向下推动，打开子宫颈，为胎儿通过产道做准备。胎儿在下降的过程中不断旋转身体，其头骨轻微移动，使头部能够通过产道。第一次呼吸引发新生儿肺部和心脏的迅速变化，预示着其独立生存的开始。

分娩

# 分娩前的准备

在怀孕的最后几周，母亲体内的激素水平变化以及胎儿在骨盆中向下移动时的压力，为即将到来的分娩做好准备。

## 早期宫缩

在孕中期，子宫开始出现非常轻微的宫缩，之后随着妊娠进展，宫缩的强度和频率逐渐增加。这些无痛的宫缩，被称为假性宫缩，每次持续大约30秒。它们使流向胎盘的血流量增加，在胎儿生长的最后阶段为其增加氧气和营养。临近分娩时，假性宫缩开始引起不适，一些女性，尤其是初产妇，会将这种假性宫缩误认为是真正分娩开始的宫缩。

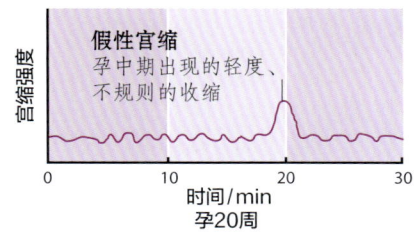

**假性宫缩**
孕中期出现的轻度、不规则的收缩

**宫缩**
随着产程进展，假性宫缩变得更加频繁。尽管性质上有很大区别，但它们仍然是真正临产时强有力且规律宫缩开始的先兆。

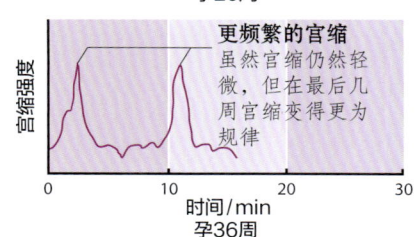

**更频繁的宫缩**
虽然宫缩仍然轻微，但在最后几周宫缩变得更为规律

## 潜伏期

分娩的早期阶段以轻度和不规则的宫缩为特征。这些收缩会导致临近分娩时子宫颈变软、变薄，且比原先2 cm的长度要短得多。潜伏期通常持续8小时左右，但对于生育过几个孩子的产妇来说会短一些。轻度宫缩可能引起腰背痛或类似经期疼痛的感觉，通常不会引起不适。此时一些产妇可能没有意识到潜伏期已经来临。正式临产后（见第190页），由于宫缩更强烈、更频繁，子宫颈开始张开（扩张）。

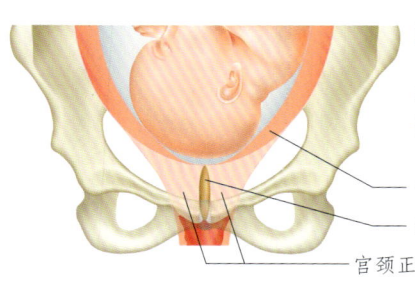

**宫颈的软化**
早期产程的轻微宫缩导致子宫颈变软和变短，这个过程必须发生在宫颈扩张到足以让胎头通过的大小之前。

子宫下段
黏液栓紧紧地塞住
宫颈正在缩短

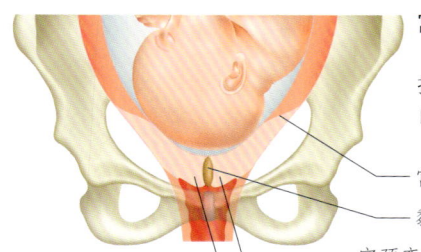

**宫颈变薄**
产程早期持续的微弱宫缩使得胎头持续压迫宫颈，使宫颈逐渐变薄并在宫口扩张前融合进子宫壁。

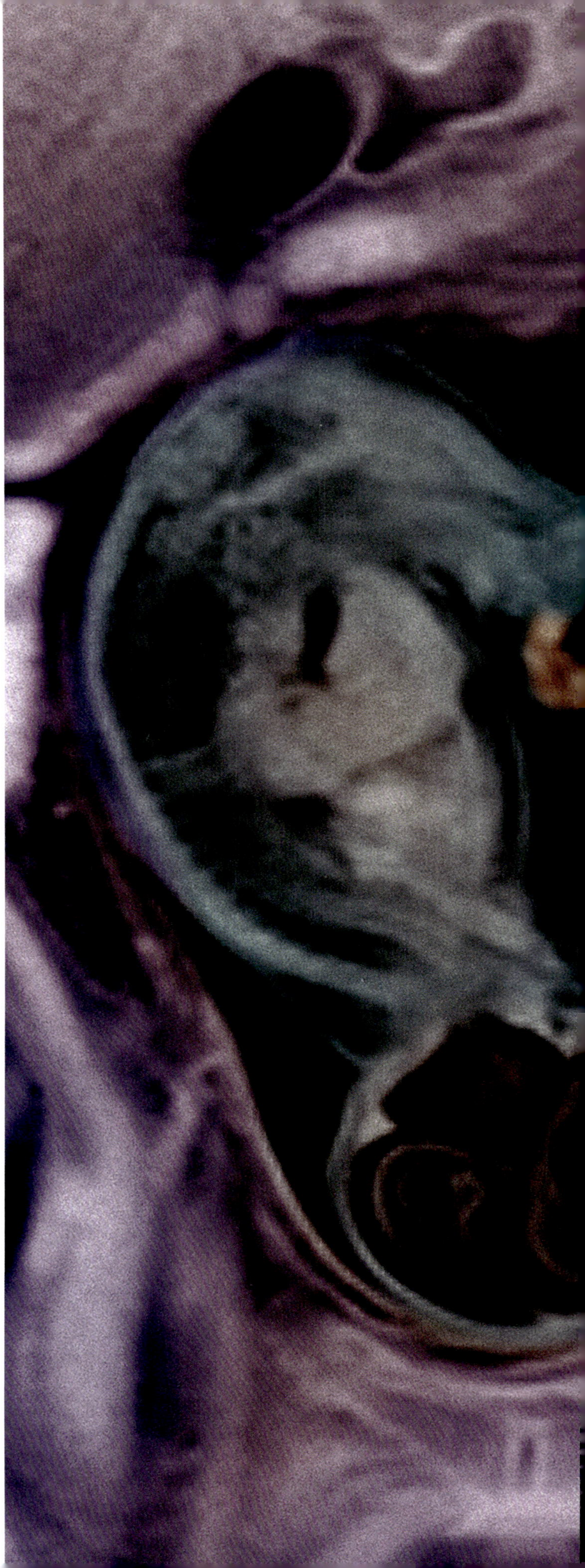

宫颈融合进子宫壁
黏液栓松弛
宫颈变短、宫口扩张

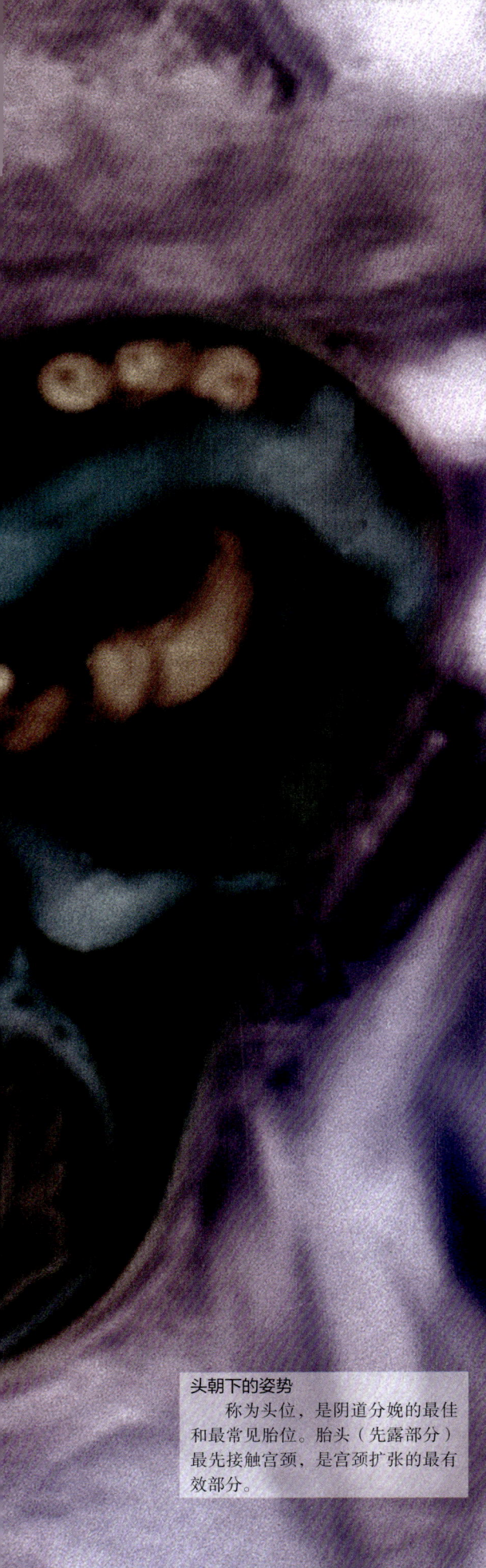

## 胎位

　　胎儿在子宫内可以呈垂直位、水平位或斜位。垂直位可以为头位（头向下）或者不经常见到的臀位（臀部向下）。当为水平位或斜位时，没有胎先露部位。到孕35周时，大多数胎儿都是头位。足月时，95%的胎儿为头位，4%为臀位，1%为横位或斜位。

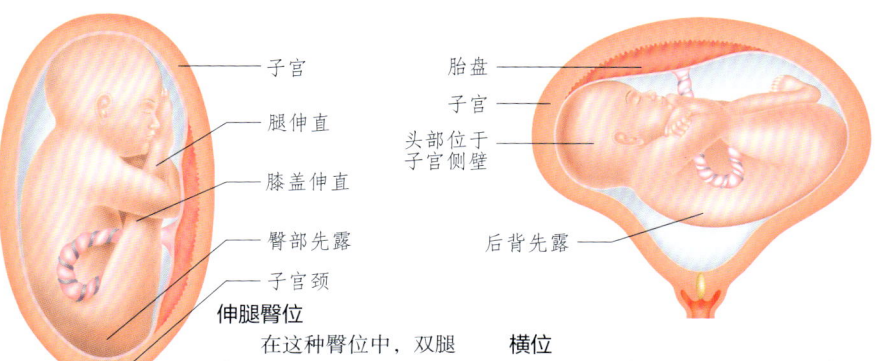

**伸腿臀位**
　　在这种臀位中，双腿靠近胎儿的面部，而完全臀位则是胎儿盘腿坐着。

**横位**
　　对于经产妇较常见。子宫肌肉松弛，允许胎儿横躺在内。

## 衔接

　　术语"衔接"指的是胎儿头部的3/5或更多已通过骨盆入口。通过腹部触诊，医生或助产士可以评估胎头在骨盆入口之上的距离，从而判断头部是否衔接。产程中，衔接由阴道检查评估。

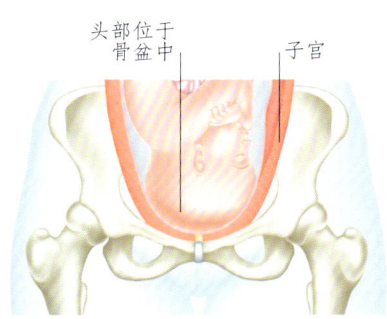
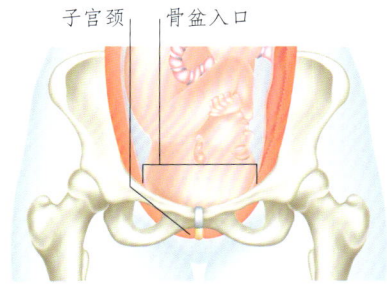

**胎头衔接前**
　　如果胎儿头部的3/5或更多位于骨盆入口上方，则尚未衔接。大多数胎儿在孕36周左右衔接。有些胎儿直到产程开始才衔接。

**胎头衔接后**
　　一旦2/5或更少的头部位于骨盆入口上方（大部分位于下方），则胎头衔接。由于子宫下段扩张，胎儿能够向下移动。

### 孕晚期激素变化

　　雌激素水平在怀孕的最后几周上升，而孕激素水平保持稳定。雌激素会引发子宫收缩，而孕激素会使关节松动，从而使胎儿易通过骨盆。怀孕第4个月后，hCG水平没有明显变化，因为此时，hCG的主要功能——维持卵巢的黄体，已基本完成。

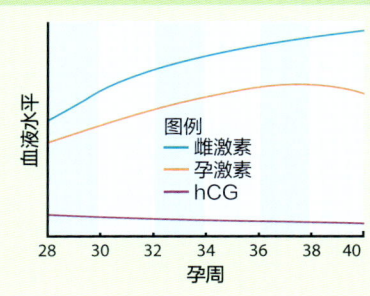

**水平变化**
　　怀孕的最后几周，雌激素水平增加，孕激素水平稳定，hCG略有下降。

**头朝下的姿势**
　　称为头位，是阴道分娩的最佳和最常见胎位。胎头（先露部分）最先接触宫颈，是宫颈扩张的最有效部分。

# 第一产程

这一产程的特点是：从有规律且疼痛的宫缩开始，至宫口全开允许胎儿通过时结束。在这个阶段，宫缩逐渐增强且频繁。

## 分娩的早期迹象

在第一产程来临之前，会出现轻微的不规则宫缩（见第188页），然后出现强烈的规律宫缩。随着产程进展，整个孕期子宫颈内的黏液栓掉落（叫作见红）。通常在产程中或产程刚开始前会破水，偶尔，在第37周前可能出现破水。

## 子宫收缩

第一产程初期，宫缩微弱，使宫口只轻度扩张，之后临产开始，有力的宫缩驱使胎儿向下压迫宫颈，宫口快速增大。子宫肌层血供丰富。每次收缩时，为肌肉提供氧气和营养的血管都会受到挤压，因此供氧量减少，引起疼痛。随着宫缩的加剧和延长，这种疼痛会变得更加严重。

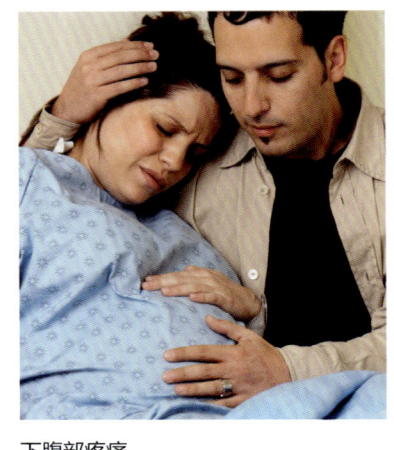

**下腹部疼痛**
随着强烈宫缩的开始，会出现下腹疼痛，通常是下背部疼痛。有很多方法可以缓解这种不适。

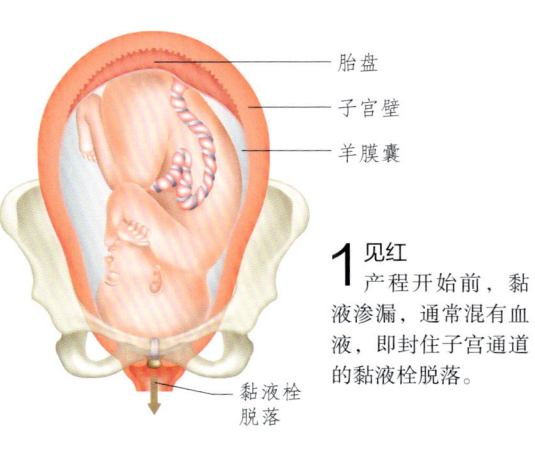

胎盘
子宫壁
羊膜囊

**1 见红**
产程开始前，黏液渗漏，通常混有血液，即封住子宫通道的黏液栓脱落。

黏液栓脱落

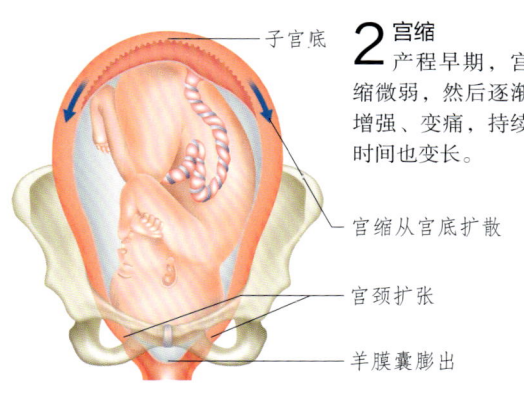

子宫底

**2 宫缩**
产程早期，宫缩微弱，然后逐渐增强、变痛，持续时间也变长。

宫缩从宫底扩散

宫颈扩张

羊膜囊膨出

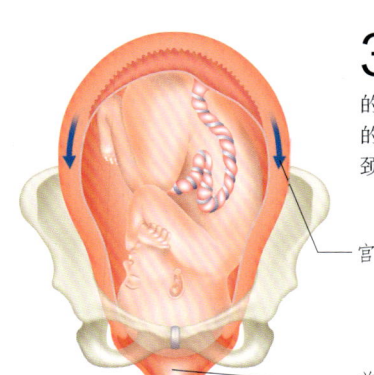

**3 破水**
此时，胎儿周围的羊膜囊破裂，清澈的稻草色液体从子宫颈流出。

宫缩持续

羊水经产道排出

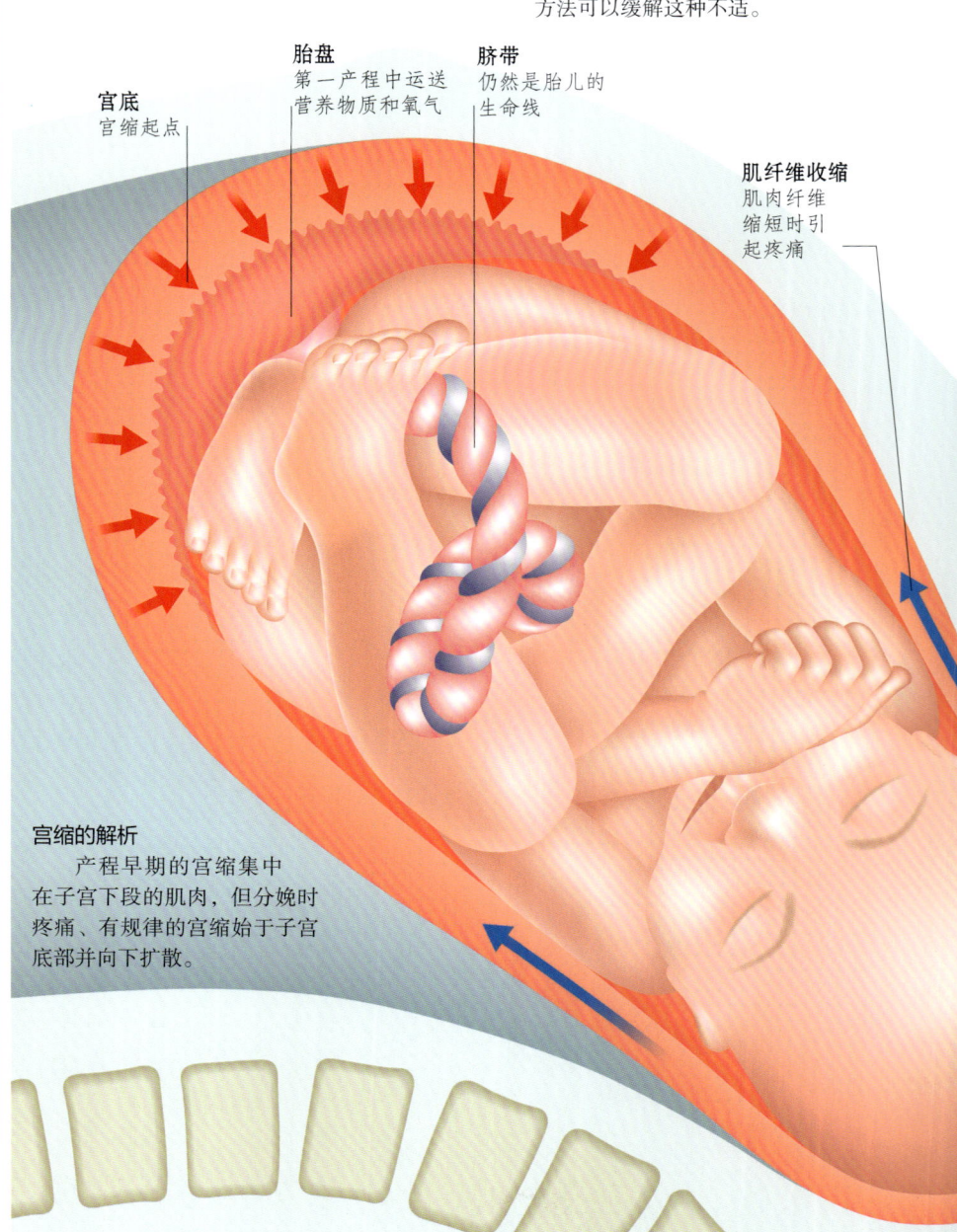

**宫底**
宫缩起点

**胎盘**
第一产程中运送营养物质和氧气

**脐带**
仍然是胎儿的生命线

**肌纤维收缩**
肌肉纤维缩短时引起疼痛

**宫缩的解析**
产程早期的宫缩集中在子宫下段的肌肉，但分娩时疼痛、有规律的宫缩始于子宫底部并向下扩散。

## 宫颈扩张

在第一产程，定期对母亲进行腹部和阴道检查，以确认宫颈扩张速度和胎儿下降幅度。在产程中，宫颈会张开10 cm宽。早期，助产士或医生会进行阴道检查，以评估宫颈各个方面的条件，包括宫颈扩张程度、宫颈长度、质地和位置。胎儿在骨盆里的下降程度和胎方位也会记录下来（见第189页）。

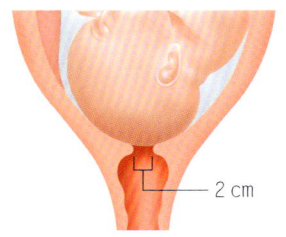 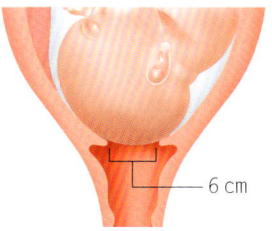 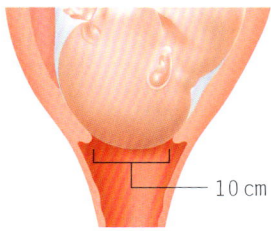

—— 2 cm —— 6 cm —— 10 cm

**1 初始扩张**
产程早期宫口扩展缓慢，因为此时宫缩尚不剧烈。

**2 宫口扩大**
一旦临产，宫缩有效，宫口从4 cm扩张到10 cm。

**3 宫口开全**
当宫口开大到10 cm（完全扩张），产妇可以开始用力娩出胎儿。

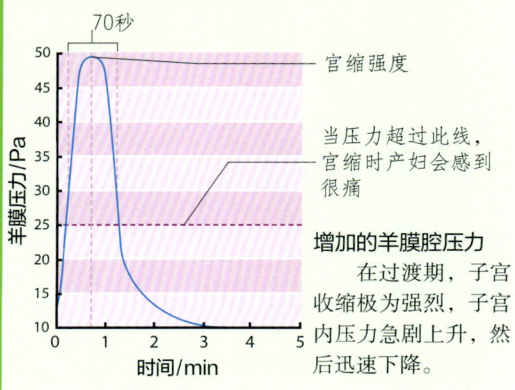

### 过渡期

对于一些产妇来说，在宫口开全和感到想向下用力之间有一段时间，被称为过渡阶段，它可能持续几分钟，也可能长达1小时。在此阶段，宫缩强烈而频繁，因此在等待第二产程开始这段时间产妇可能会感到很难受。

宫缩强度

当压力超过此线，宫缩时产妇会感到很痛

**增加的羊膜腔压力**
在过渡期，子宫收缩极为强烈，子宫内压力急剧上升，然后迅速下降。

---

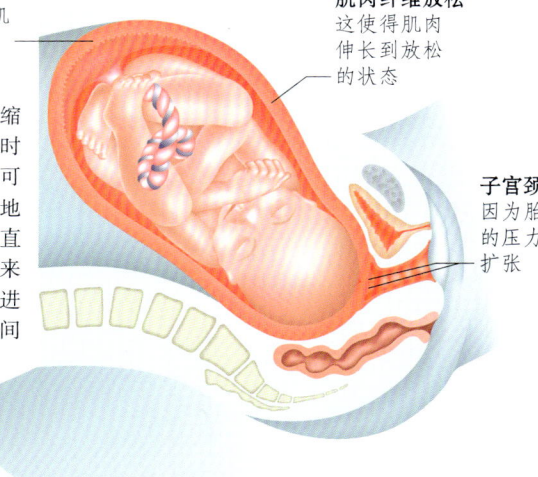

**宫底**
宫缩间歇期肌肉放松变软

**宫缩间歇期**
宫缩与宫缩之间有一段暂时停止的时间，可以让产妇轻松地呼吸并放松，直到下一次宫缩来临。随着产程进展，这种时间间隙越来越短。

**肌肉纤维放松**
这使得肌肉伸长到放松的状态

**子宫颈**
因为胎头的压力而扩张

**膀胱**
随着胎儿向下移动，膀胱受压加重

**耻骨**

**阴道皱褶**
让阴道伸展

**颅骨**
可以移动，使头部在分娩过程中变形

**子宫颈**
变软、变薄；当胎头压迫时会扩张

**直肠**

## 胎儿监护

产程中胎儿健康与否的主要指标是胎心率和宫缩时胎心率的变化。听诊胎心率最简单的方法是使用胎儿听诊器或手持式胎儿监护仪，这两种都是放在产妇的腹部。电子胎儿监护仪很早就开始使用，通常在产妇腹部绑上两个检测探头。有时通过与胎儿头部相连的电极监测胎心。

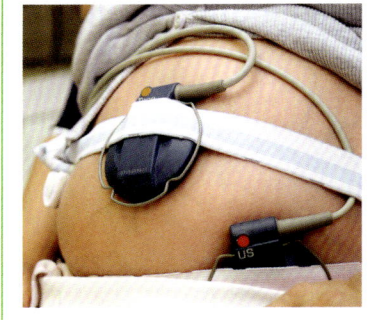

**电子胎儿监护仪**
它测量胎儿心率和宫缩强度。两个传感器连接到胎心监护仪上，显示连续记录的结果。

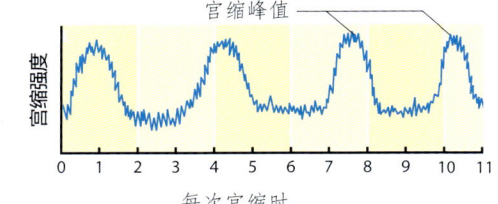

宫缩峰值

**产妇的宫缩**
这些有规律的宫缩是正常产程的典型表现。描记曲线显示它们逐渐增强。

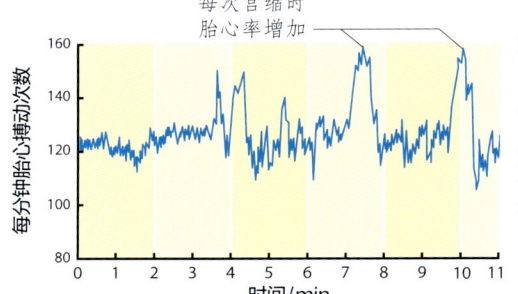

每次宫缩时胎心率增加

**胎儿率**
胎心率一直在变化，一定程度的变异表明胎儿很活跃，能良好地适应产程。当有宫缩时胎心率增快。

# 分娩

第二产程是分娩，以新的生命诞生作为结束。这需要母亲的巨大努力，加上强烈而频繁的宫缩，才能将胎儿推下产道。

第二阶段开始于宫颈完全扩张，宫缩强烈且有规律，产妇有下推的欲望。当胎儿通过产道时，胎头旋转，以使胎头最宽的部分与母亲骨盆最宽处相适应。当胎头娩出，胎儿的身体再次旋转使得肩膀按先后顺序易于娩出。胎儿娩出后，检查脐带是否绕颈，并清除新生儿鼻子和嘴上的黏液，以帮助新生儿呼吸。分娩通常持续1~2小时。

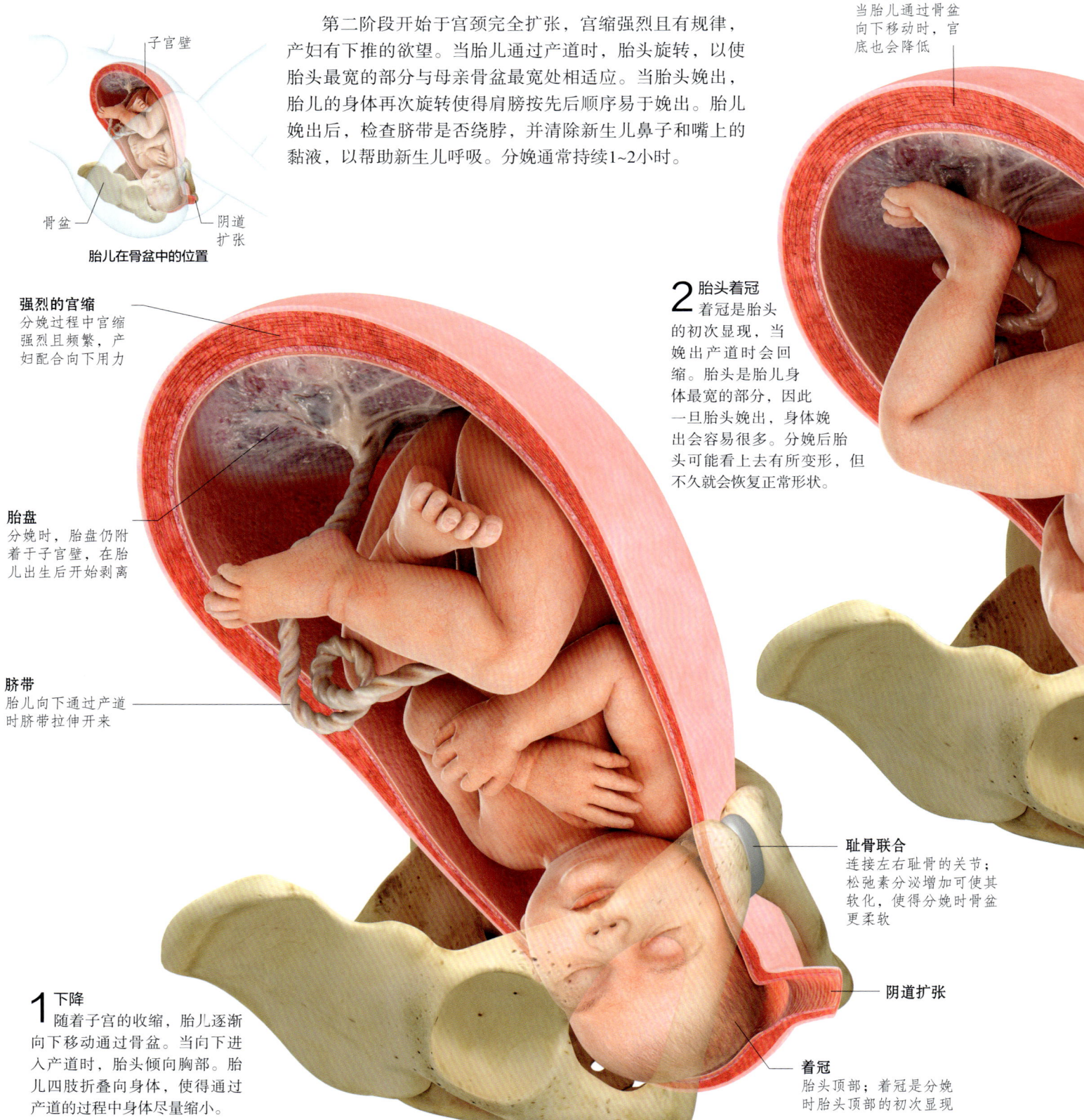

**子宫壁**

**骨盆**

**阴道扩张**

胎儿在骨盆中的位置

**缩小的子宫**
当胎儿通过骨盆向下移动时，宫底也会降低

**强烈的宫缩**
分娩过程中宫缩强烈且频繁，产妇配合向下用力

**胎盘**
分娩时，胎盘仍附着于子宫壁，在胎儿出生后开始剥离

**脐带**
胎儿向下通过产道时脐带拉伸开来

**2 胎头着冠**
着冠是胎头的初次显现，当娩出产道时会回缩。胎头是胎儿身体最宽的部分，因此一旦胎头娩出，身体娩出会容易很多。分娩后胎头可能看上去有所变形，但不久就会恢复正常形状。

**耻骨联合**
连接左右耻骨的关节；松弛素分泌增加可使其软化，使得分娩时骨盆更柔软

**阴道扩张**

**着冠**
胎头顶部；着冠是分娩时胎头顶部的初次显现

**1 下降**
随着子宫的收缩，胎儿逐渐向下移动通过骨盆。当向下进入产道时，胎头倾向胸部。胎儿四肢折叠向身体，使得通过产道的过程中身体尽量缩小。

## 3 旋转

一旦胎头娩出，胎儿的身体就会旋转，使其顺利通过产道。每一次转动，胎儿会复位到分娩的最佳位置；肩膀呈一直线以方便娩出，先前肩，然后是后肩。

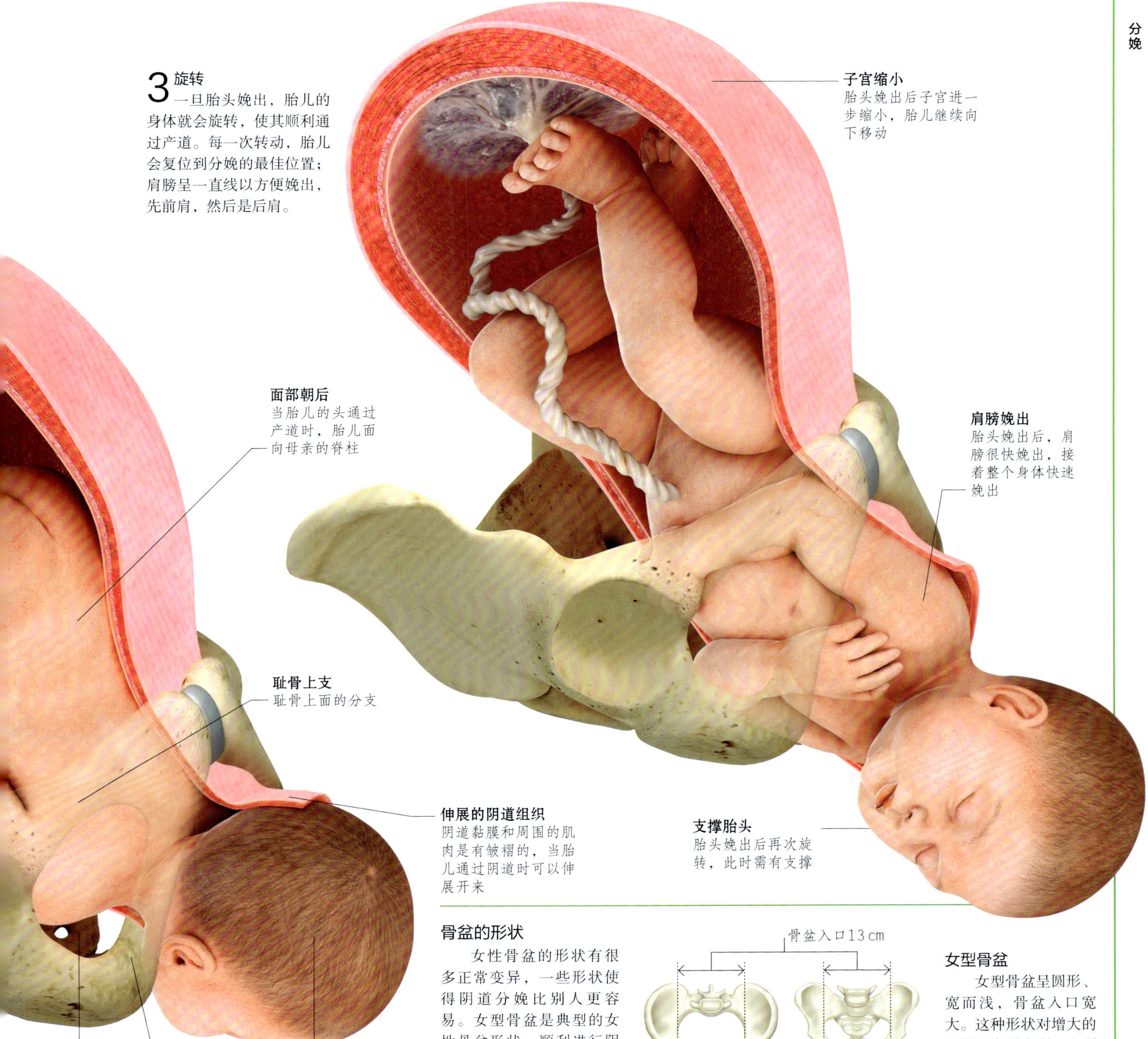

**子宫缩小**
胎头娩出后子宫进一步缩小，胎儿继续向下移动

**面部朝后**
当胎儿的头通过产道时，胎儿面向母亲的脊柱

**肩膀娩出**
胎头娩出后，肩膀很快娩出，接着整个身体快速娩出

**耻骨上支**
耻骨上面的分支

**伸展的阴道组织**
阴道黏膜和周围的肌肉是有皱褶的，当胎儿通过阴道时可以伸展开来

**支撑胎头**
胎头娩出后再次旋转，此时需要有支撑

**闭孔**
耻骨间的孔；通常被两侧有肌肉的膜覆盖

**坐骨支**
耻骨的下面分支

**柔软的头骨**
头骨之间的囟门和颅缝使头骨在通过产道时具有一定的柔韧性

## 骨盆的形状

女性骨盆的形状有很多正常变异，一些形状使得阴道分娩比别人更容易。女型骨盆是典型的女性骨盆形状，顺利进行阴道分娩的机会最大。男型骨盆与男性骨盆的形状相似，骨盆入口较窄，可能使得阴道分娩难度增加。如果骨盆的大小不足以让胎儿通过，则这种情况叫头盆不称（CPD）。

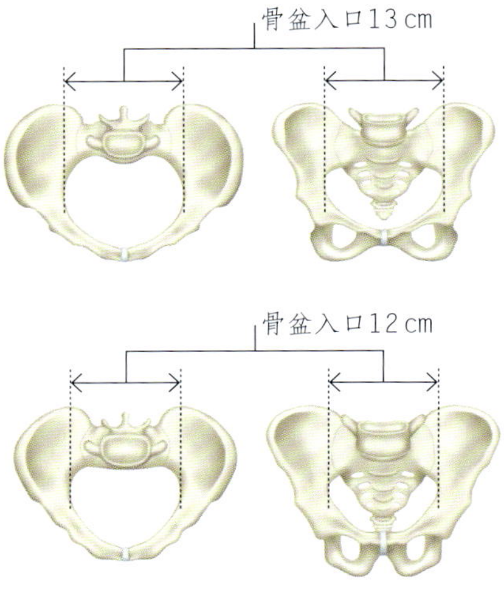

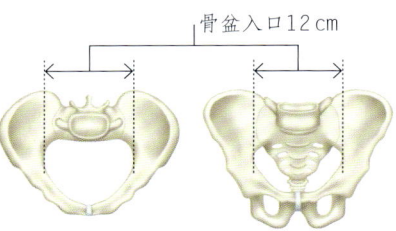

骨盆入口13 cm

骨盆入口12 cm

**女型骨盆**
女型骨盆呈圆形、宽而浅，骨盆入口宽大。这种形状对增大的妊娠子宫最有利，也利于胎儿分娩。

**男型骨盆**
男型骨盆更类似于三角形，较深较窄，骨盆入口较小。这些特点给阴道分娩造成困难，除非胎儿很小。

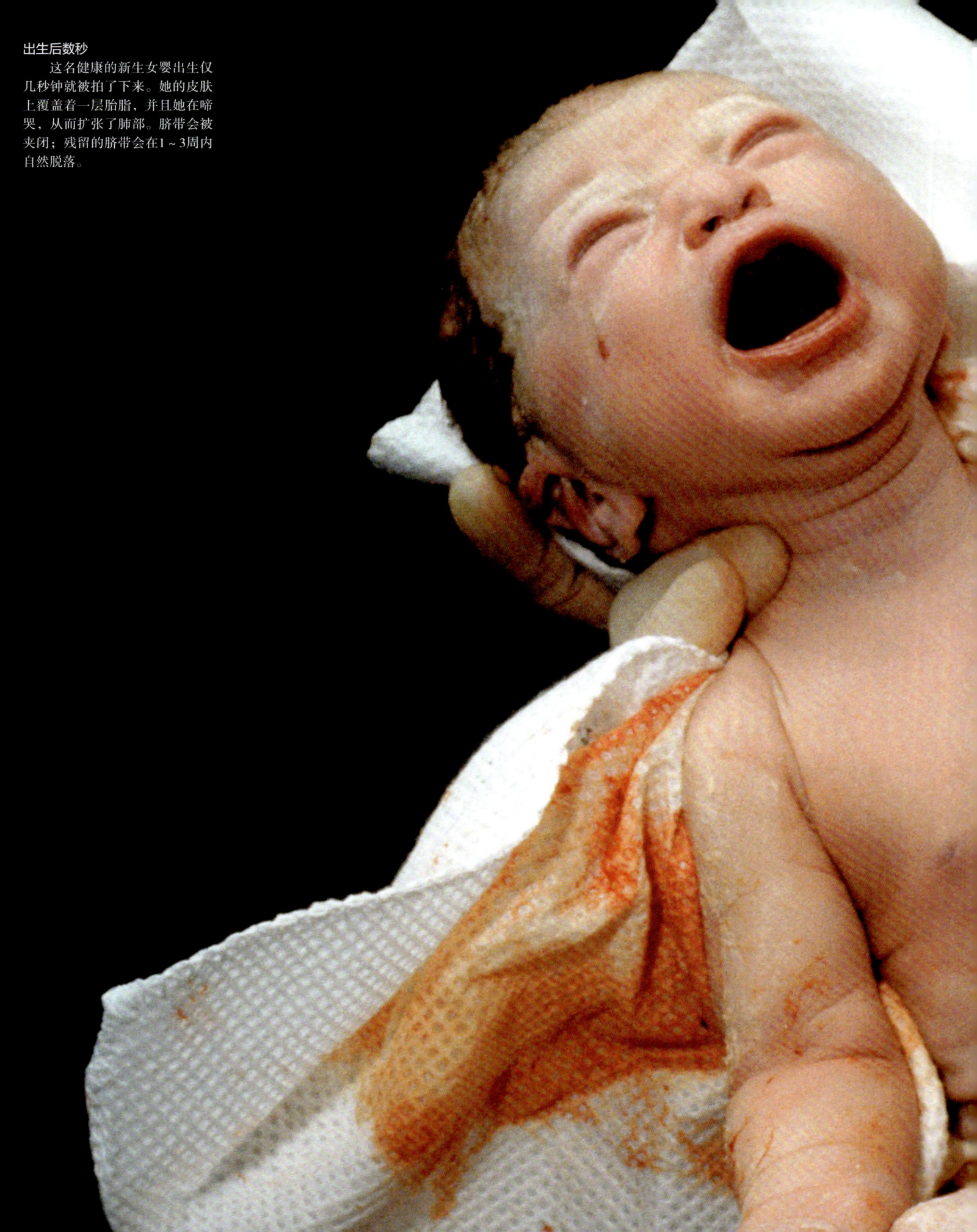

**出生后数秒**

这名健康的新生女婴出生仅几秒钟就被拍了下来。她的皮肤上覆盖着一层胎脂，并且她在啼哭，从而扩张了肺部。脐带会被夹闭；残留的脐带会在1~3周内自然脱落。

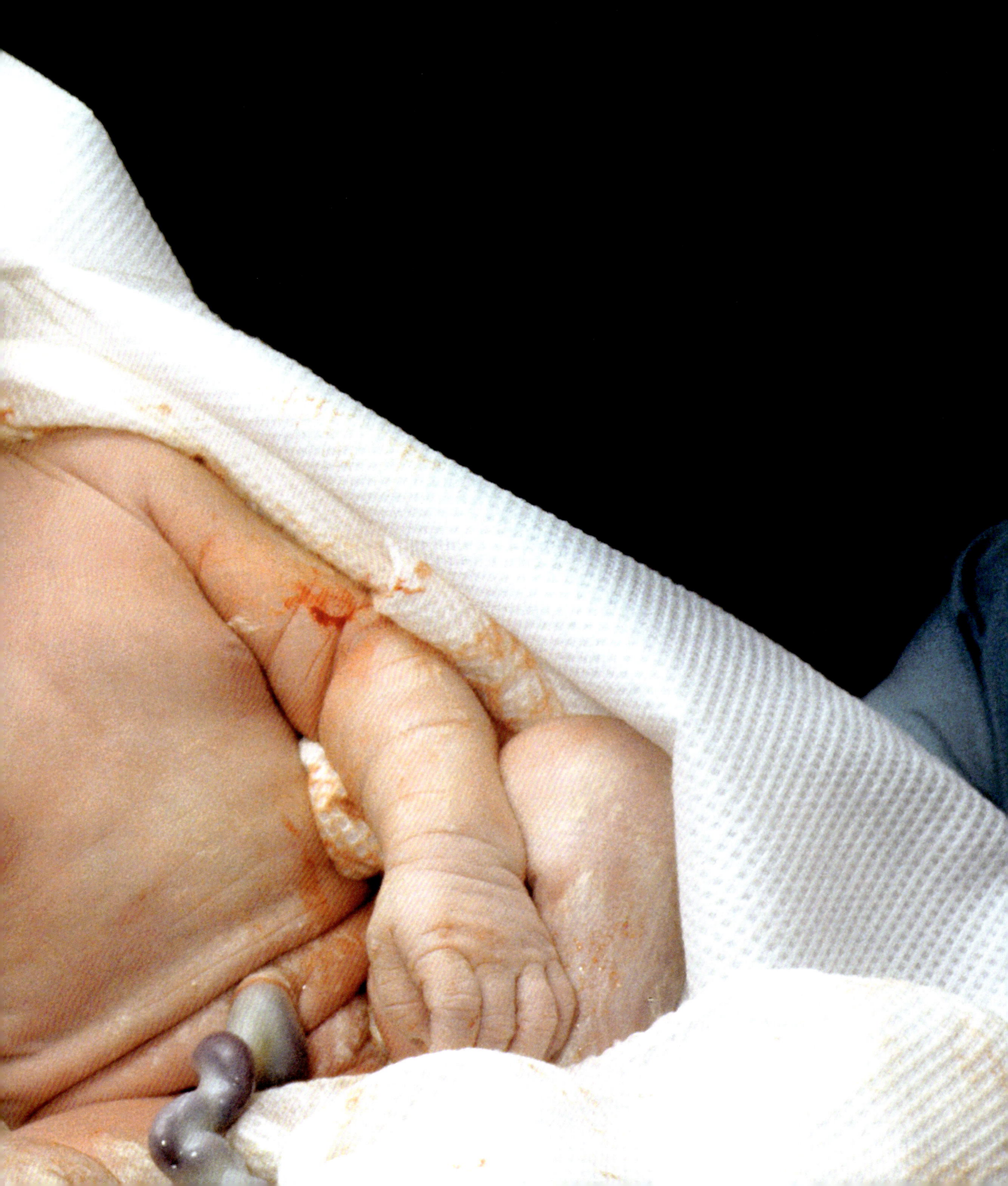

## 分娩的体位

分娩时有很多可供选择的体位。许多产妇发现在第一产程四处走动是很有帮助的，然后尝试寻找一些比平躺更适合分娩的姿势。一些产妇觉得坐在床上背部靠枕头支撑更舒服，而另一些产妇则喜欢跪着、蹲着或使用分娩凳。

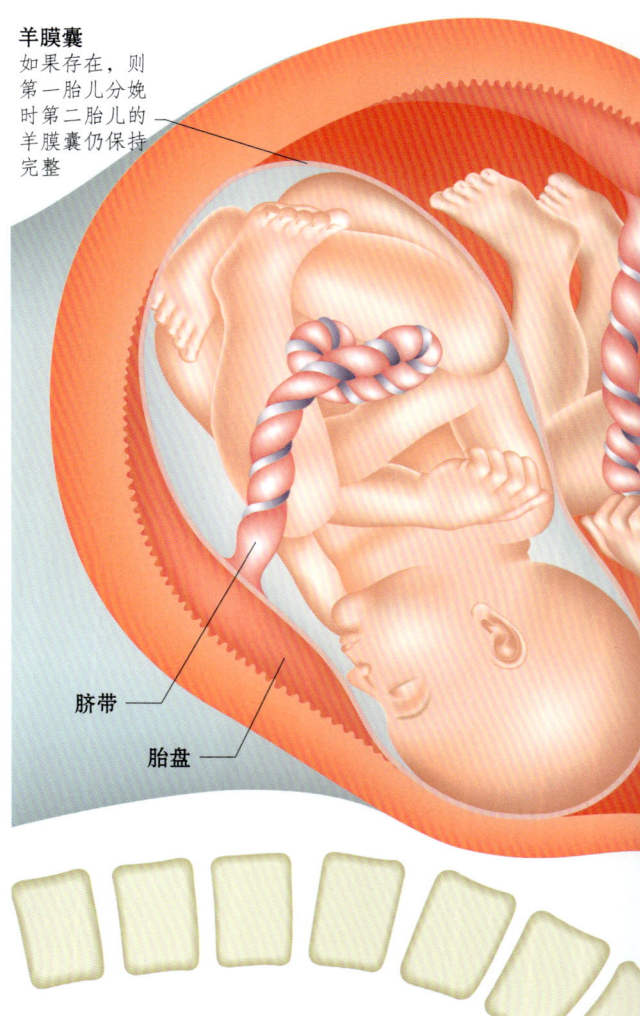

**羊膜囊**
如果存在，则第一胎儿分娩时第二胎儿的羊膜囊仍保持完整

脐带

胎盘

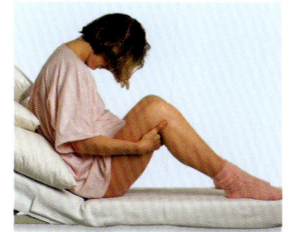

**坐直**
这种姿势是在背后垫个枕头，产妇用力时较舒服且有效，因为可以抱住大腿用力。

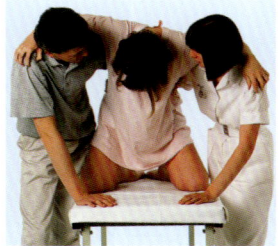

**下跪**
产妇可以直立上身跪着，也可以四肢朝下跪，上身直立的姿势可以在重力的帮助下使得胎儿下降。

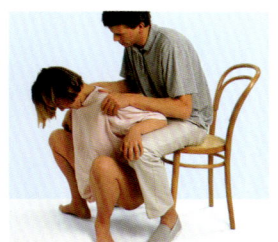

**深蹲**
蹲下时，骨盆张开，在重力的帮助下，胎儿更容易分娩。

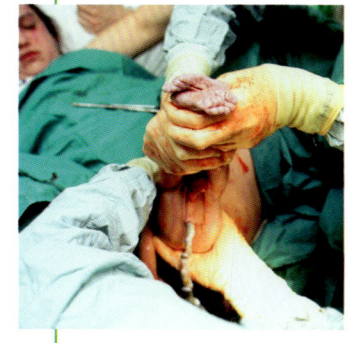

## 臀位分娩

许多臀位的产妇（见第189页）会进行剖宫产。然而，在某些情况下，也可以考虑阴道分娩。不过，如果出现问题，例如脐带脱垂（见第232页），即脐带先从阴道脱出，则可能无法继续进行阴道分泌。如果脐带受压，会使胎儿缺氧并导致胎儿宫内窘迫（见232页）。

**足先露**
在臀位分娩中，胎儿的臀部和腿部先出现，然后是身体。而胎儿身体最宽的部分，即胎头，最后出来。

| 止痛 | 吸入麻醉 | 药物注射 |
| --- | --- | --- |

分娩时有许多缓解疼痛的方法。一些药物有全身效果，可以在全身范围减轻疼痛，这些药物包括吸入麻醉（很多国家都有）以及阿片类镇痛药，最常用的是哌替啶。相比之下，局部镇痛药的作用主要局限于身体的某个部位。还有其他非药物方法，可以帮助产妇放松和镇痛。

通常被称为安桃乐（商品名），是氧气和一氧化二氮的混合气体，通常用于在分娩过程中缓解疼痛。安桃乐可以通过嘴部接口或面罩给药。当使用吸入麻醉时，产妇应该有规律地深呼吸。它并不能完全消除疼痛，但可以减轻疼痛，并且使产妇感到镇静。30秒后即起效，因此产妇需在宫缩刚来的时候就开始呼吸，以在正确的时间达到效果。安桃乐会导致恶心和头晕，但这种影响会很快消失。部分国家不允许使用气体麻醉。

分娩时使用的止痛药物可以通过注射或置管给药，能达到全身镇痛的效果，应在产程早期使用。哌替啶是最常用的药物，但也使用美普他酚。所有这些药物都有潜在的副作用，但还是会经常使用，因为易于给药且可以相对快速地镇痛。

| 类型 | 作用原理 | 副反应 |
| --- | --- | --- |
| 哌替啶 | 哌替啶可以肌内注射，也可以通过植入胳膊的小管连到产妇自己可控的泵上给药（即自我控制镇痛） | 产妇有恶心、呕吐和镇静等副作用；胎儿有镇静和抑制呼吸的副作用 |
| 美普他酚 | 也叫消痛定，类似于哌替啶，但不如哌替啶使用频繁，可以肌内注射给药或通过自我镇痛系统给药 | 效果类似于哌替啶，但对母亲的镇静作用较小，对胎儿抑制呼吸作用也较小 |

## 多胎分娩

在大多数情况下，多胞胎会选择剖宫产分娩，尽管也可以尝试阴道分娩，尤其是双胞胎。在这种情况下，双胎在产程中必须由胎心监测仪仔细监护。通常，第一胎通过连接在其头皮上的电极监护，而第二胎则通过绑在母亲腹部的感应器监护。产科医生、助产士、儿科医生和麻醉师将随时待命，以防出现任何问题。此外，如有必要进行剖宫产手术，可以使用硬膜外麻醉，以便产妇随时做好手术准备。

胎盘
脐带
耻骨
被压迫的膀胱

**双胞胎的分娩**
通常双胎分娩开始的胎位都是头位，使得胎儿能够陆续娩出。当第一胎儿分娩，第二胎儿必须持续监护。

**胎头**
双胞胎第一胎通常以头位的正常方式分娩

**宫口扩张**
宫口开全使两个胎儿陆续娩出

## 产后即刻

出生后数秒，婴儿将进行第一次呼吸，肺部膨胀并且发出第一声啼哭。助产士在评估婴儿情况和其身体外观的同时，也给其称重并测量头围。胎儿会被擦干并包上被子以防丢失过多热量。也会接受维生素K注射，这会帮助凝血。

### 阿普加评分

阿普加评分是一种快速评估婴儿出生后状况的方法，以确定是否需要紧急护理。出生后1分钟及5分钟各评1次。对于深肤色的胎儿，肤色一项指的是嘴唇、手掌和脚底。

| 体征 | 评分：0 | 评分：1 | 评分：2 |
|---|---|---|---|
| 心率 | 无 | <100次/min | ≥100次/min |
| 呼吸 | 无 | 不规律的微弱哭声 | 呼吸规律，哭声洪亮 |
| 肌张力 | 无力 | 肢体中度弯曲 | 动作活跃 |
| 反射 | 无 | 中等反应或皱眉 | 哭泣或紧皱眉头 |
| 肤色 | 苍白或发紫 | 身体为粉色，手脚可发紫 | 通体粉色 |

### 硬膜外及椎管内阻滞

这种麻醉方式是将局部麻醉药物注射入腰部下段的脊髓周围，从而阻滞了注射平面以下的感觉。然而，腹部痛觉丧失的同时，腿部也难以动作。硬膜外麻醉需要20～30分钟才能起效，而脊髓麻醉几乎是一给药就起效。

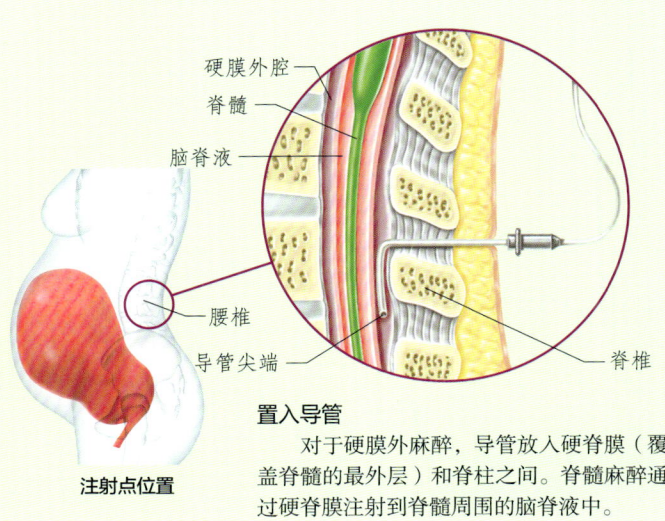

硬膜外腔
脊髓
脑脊液
腰椎
导管尖端
脊椎

**注射点位置**

**置入导管**
对于硬膜外麻醉，导管放入硬脊膜（覆盖脊髓的最外层）和脊柱之间。脊髓麻醉通过硬脊膜注射到脊髓周围的脑脊液中。

### 非药物缓解

非药物的疼痛减轻包括：呼吸技巧（见下）、反射疗法、针灸疗法、催眠疗法、放松技巧、水下疗法（见第198页）和按摩。经皮电神经刺激（TENS）利用微小电流刺激内啡肽的释放，内啡肽是人体的天然止痛剂。

**第一产程后期**
这个阶段包括在宫缩开始和结束时进行深呼吸和均匀呼吸，在宫缩达到顶峰时轻而快地呼吸。

**过渡期**
为避免过早向下用力，产妇需从宫缩时的短促呼吸和用力呼气转为宫缩结束时的轻缓呼气。

**第二产程**
产妇需深吸一口气并屏住呼吸，同时平缓地向下用力。用完力后，需深深地并平稳地呼吸。

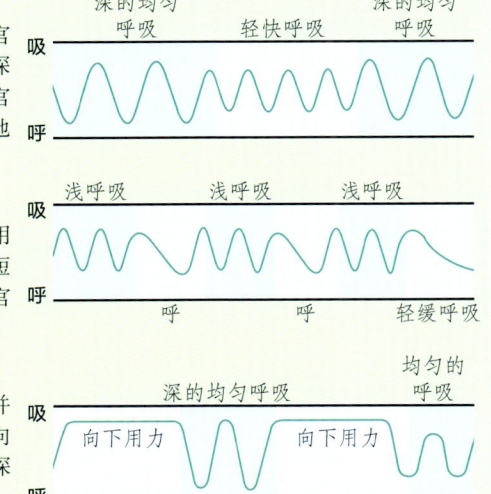

吸
深的均匀呼吸　　轻快呼吸　　深的均匀呼吸
呼

吸
浅呼吸　　浅呼吸　　浅呼吸
呼
呼　　　呼　　　轻缓呼吸

吸
深的均匀呼吸　　均匀的呼吸
向下用力　　向下用力
呼

# 分娩方式的选择

产妇有很多分娩方式可供选择，包括何地和如何分娩胎儿。个人偏好、健康状况和胎儿的安全是决定性因素。

### 水中分娩

各种环境，包括医院、助产士主导的分娩中心或家庭，都适合水中分娩。在水中分娩可以减轻疼痛，也有助于放松。水的浮力也可使产妇感到身体变轻，易于行动。水下分娩也可使胎儿的分娩创伤减小，因为他们离开羊水后便进入水池中。医院的产前病房里有分娩池，或者也可以租一个在家中使用。不是所有的医院都有分娩池。

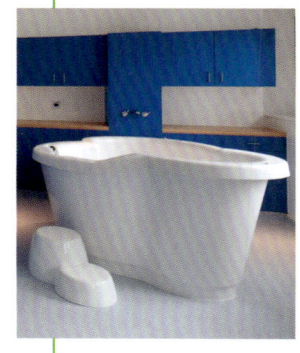

**分娩池**

分娩池可以在第一产程就使用，以缓解宫缩痛。之后产妇通常会被带到产房，但也可以选择在池中分娩。

### 家庭分娩

这种方式适用于之前有过正常妊娠和分娩史并且身体健康的产妇。希望在家分娩的产妇的产前护理由社区助产士提供，她们也可以协助分娩。在分娩过程中容易出现意外并发症，所以附近要有医疗资源可以随时求助。推荐初产妇在医院分娩。

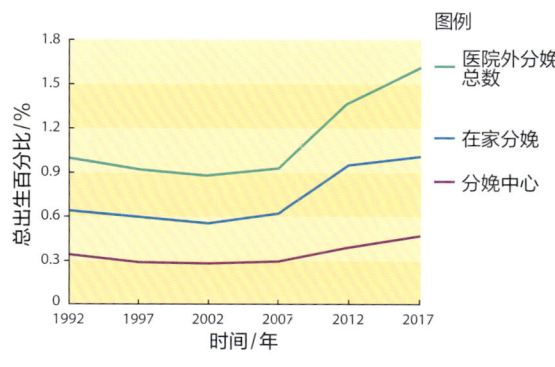

图例

— 医院外分娩总数

— 在家分娩

— 分娩中心

纵轴：总出生百分比/%（1.8, 1.5, 1.2, 0.9, 0.6, 0.3）

横轴：时间/年（1992, 1997, 2002, 2007, 2012, 2017）

### 院外分娩

家庭分娩和分娩中心分娩占总分娩的一小部分。分娩中心是一个由助产士负责的产科机构，提供家庭式分娩途径。这张图的数据来自美国，显示自2007年以来，院外分娩人数不断增加。

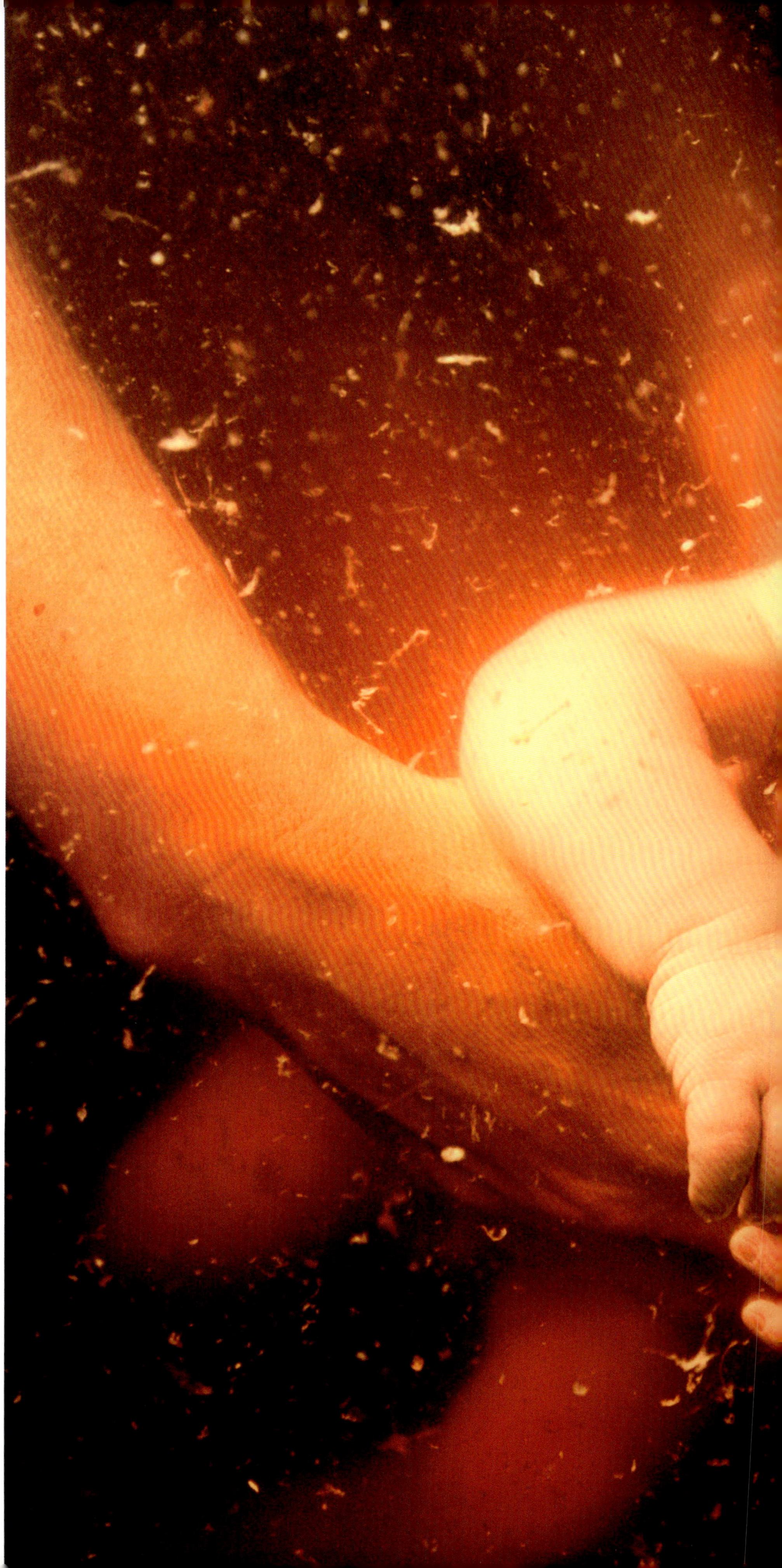

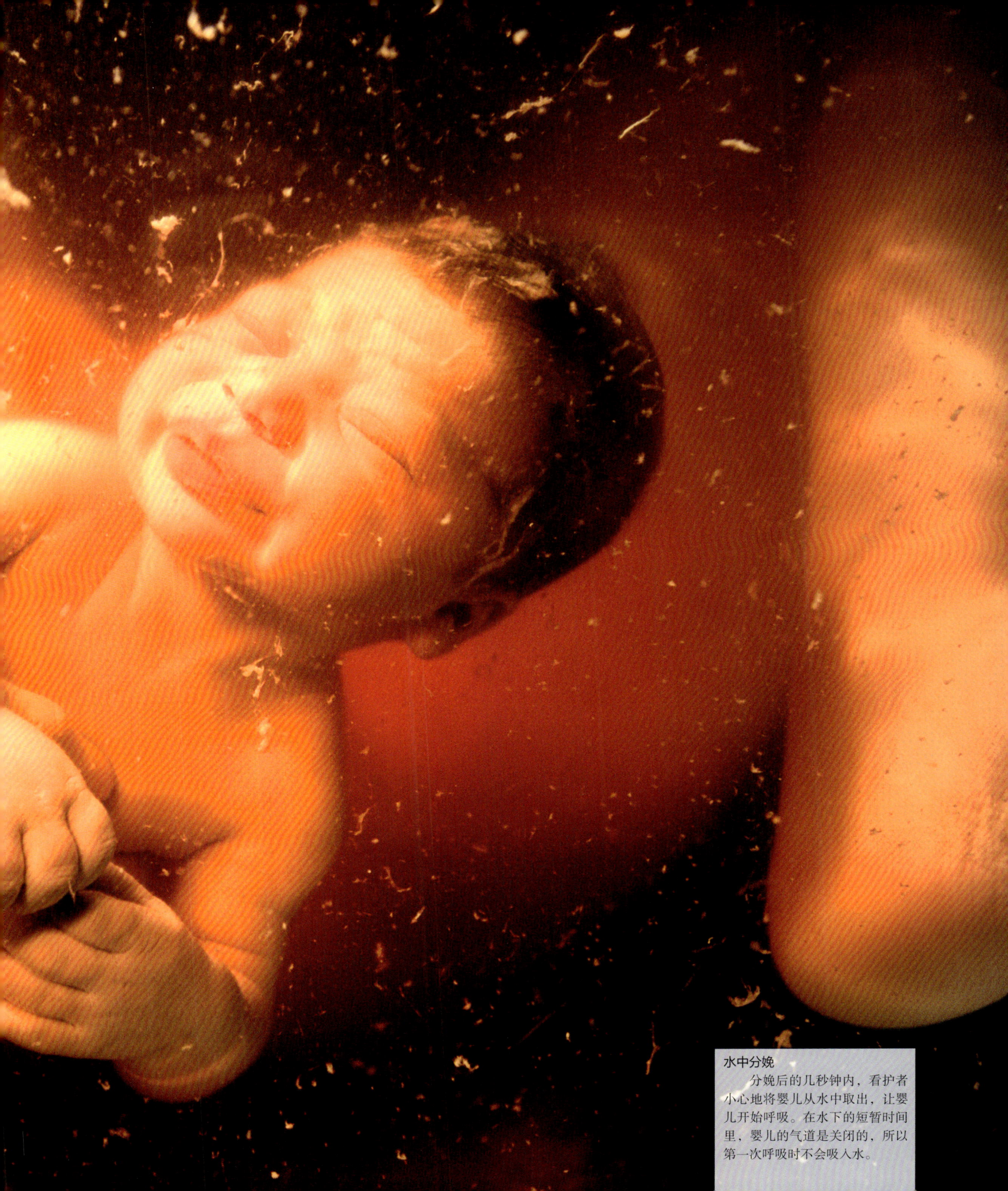

**水中分娩**
　　分娩后的几秒钟内，看护者小心地将婴儿从水中取出，让婴儿开始呼吸。在水下的短暂时间里，婴儿的气道是关闭的，所以第一次呼吸时不会吸入水。

# 产后

在分娩后的几秒钟内，发生了一系列事件。首先，婴儿的第一次自主呼吸开始。他的脐带夹闭之后剪断。然后婴儿开始被喂养，不再直接从母亲身上获取营养。

## 胎盘分娩

在胎儿娩出、脐带切断后不久，必须娩出胎盘，这叫第三产程。分娩后，子宫收缩，助产士或医生可以轻拉脐带，并将另一只手放在孕妇下腹部固定子宫以帮助胎盘娩出。胎儿头部娩出后，可向产妇注射缩宫素，以帮助子宫快速收缩。必须仔细检查胎盘，因为任何胎盘组织残留都会引起出血时间延长并使子宫不能充分地收缩。

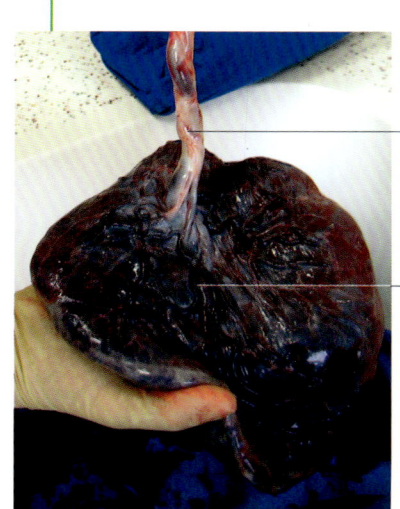

**脐带**
一条未剪断的脐带会搏动3分钟

**血管网**
从脐带根部放射分布着许多小血管

**健康的胎盘**
胎盘通常重约500 g，直径20 ~ 25 cm。除了胎盘，还需要从子宫中取出胎膜以避免严重的产后出血和感染。

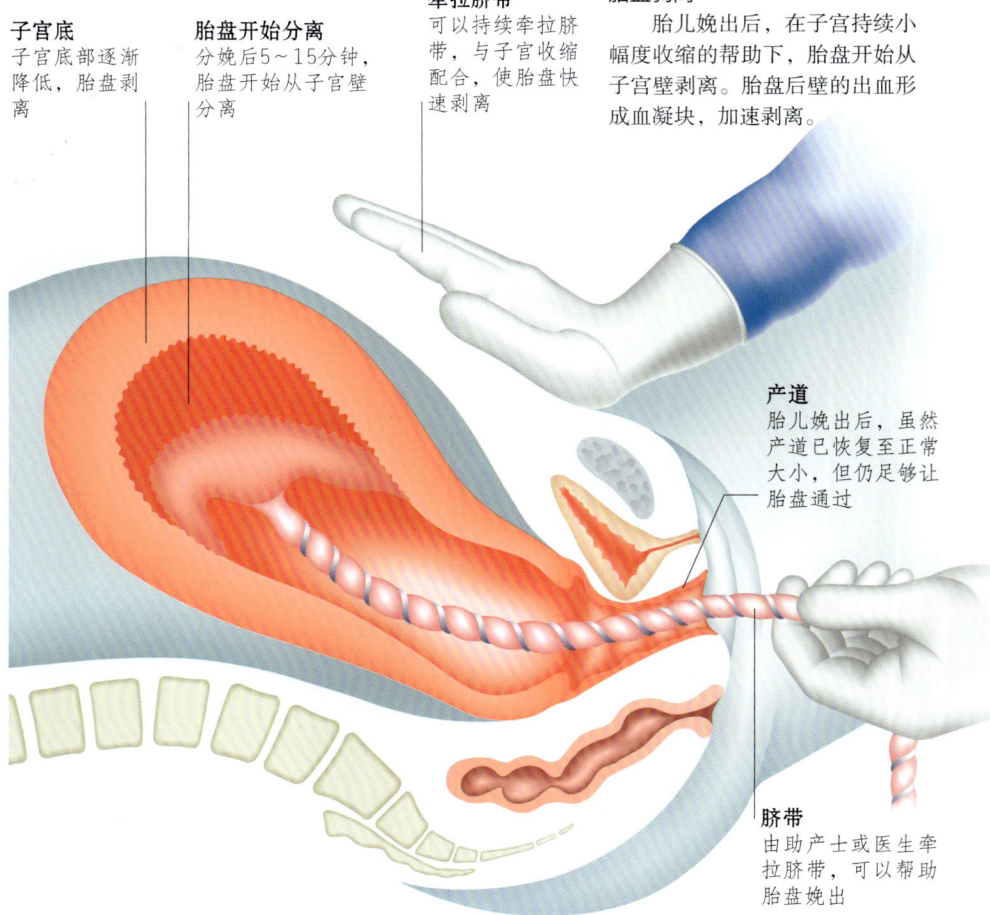

**子宫底**
子宫底部逐渐降低，胎盘剥离

**胎盘开始分离**
分娩后5～15分钟，胎盘开始从子宫壁分离

**牵拉脐带**
可以持续牵拉脐带，与子宫收缩配合，使胎盘快速剥离

**胎盘剥离**
胎儿娩出后，在子宫持续小幅度收缩的帮助下，胎盘开始从子宫壁剥离。胎盘后壁的出血形成血凝块，加速剥离。

**产道**
胎儿娩出后，虽然产道已恢复至正常大小，但仍足够让胎盘通过

**脐带**
由助产士或医生牵拉脐带，可以帮助胎盘娩出

## 切断脐带

在怀孕的40周里，脐带是胎儿的生命线。胎儿就是靠着这条集中了血管的脐带吸收营养和氧气并且运走废物。分娩后不久，脐带被切断，此时婴儿脱离母体，独立生存。晚一些切断脐带可能有益处，因为它可以使胎盘内血液流向婴儿，以提高血容量，这大概需要3分钟。此时可以将婴儿放在母亲的腹部，脐带保持完整，这一小段时间不会产生任何问题。

**夹闭并剪断**
用两把钳子夹闭脐带，之间相隔大约4 cm，然后在中间将脐带剪断。这样可以防止胎盘端或者婴儿端漏出血液。

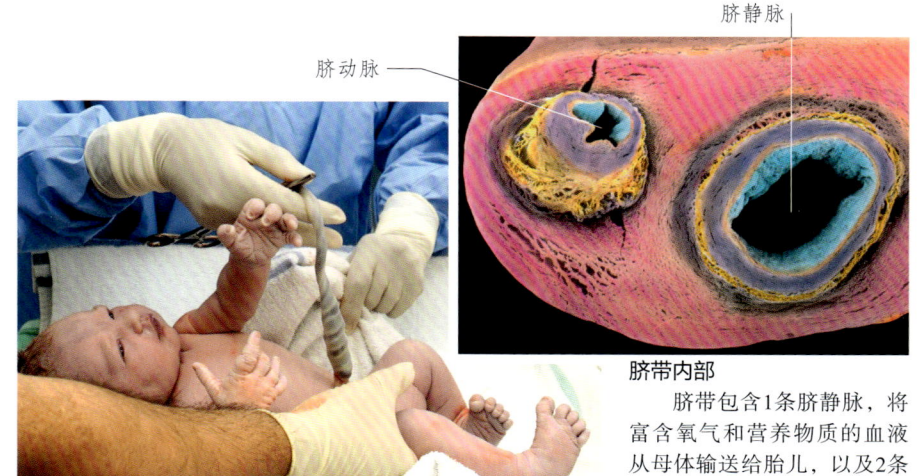

**脐静脉**

**脐动脉**

**脐带内部**
脐带包含1条脐静脉，将富含氧气和营养物质的血液从母体输送给胎儿，以及2条脐动脉，将胎儿排泄物运送到母体。

## 胎儿的循环

胎儿在出生之前不能使用肺，所以出生前的肺部是未扩张的。在子宫中，胎儿从母体血液中获得氧气，氧气在胎盘中由母体血扩散入胎儿血。胎儿的大部分血液通过一个叫作卵圆孔的小开口从心脏的一侧流向另一侧。一种叫作动脉导管的血管使血液直接进入主动脉而不经过肺。血液离开心脏通过主动脉向胎儿躯干供血。

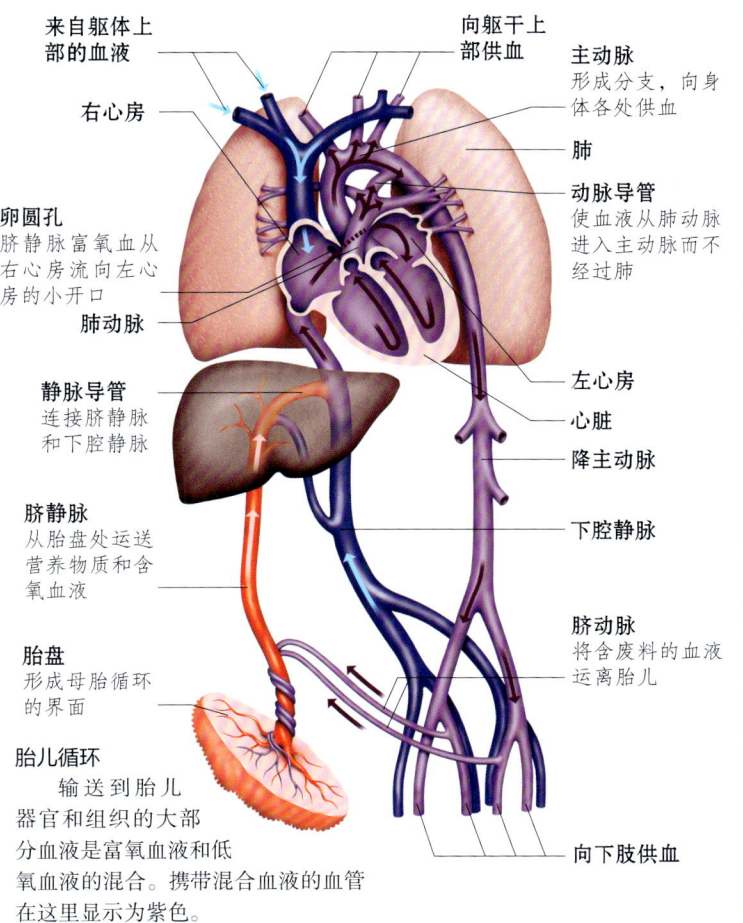

来自躯体上部的血液

右心房

卵圆孔
脐静脉富氧血从右心房流向左心房的小开口

肺动脉

静脉导管
连接脐静脉和下腔静脉

脐静脉
从胎盘处运送营养物质和含氧血液

胎盘
形成母胎循环的界面

**胎儿循环**
输送到胎儿器官和组织的大部分血液是富氧血液和低氧血液的混合。携带混合血液的血管在这里显示为紫色。

向躯干上部供血

主动脉
形成分支，向身体各处供血

肺

动脉导管
使血液从肺动脉进入主动脉而不经过肺

左心房

心脏

降主动脉

下腔静脉

脐动脉
将含废料的血液运离胎儿

向下肢供血

## 出生后的循环

从婴儿的第一次呼吸开始，循环系统就发生了变化，血液从右心房流向肺部获取氧气，然后回到左心房，随后进入主动脉。动脉导管、静脉导管和脐血管闭合成为韧带。卵圆孔也因血液回流至左心房（从肺部获取氧气后）的压力而被迫关闭。

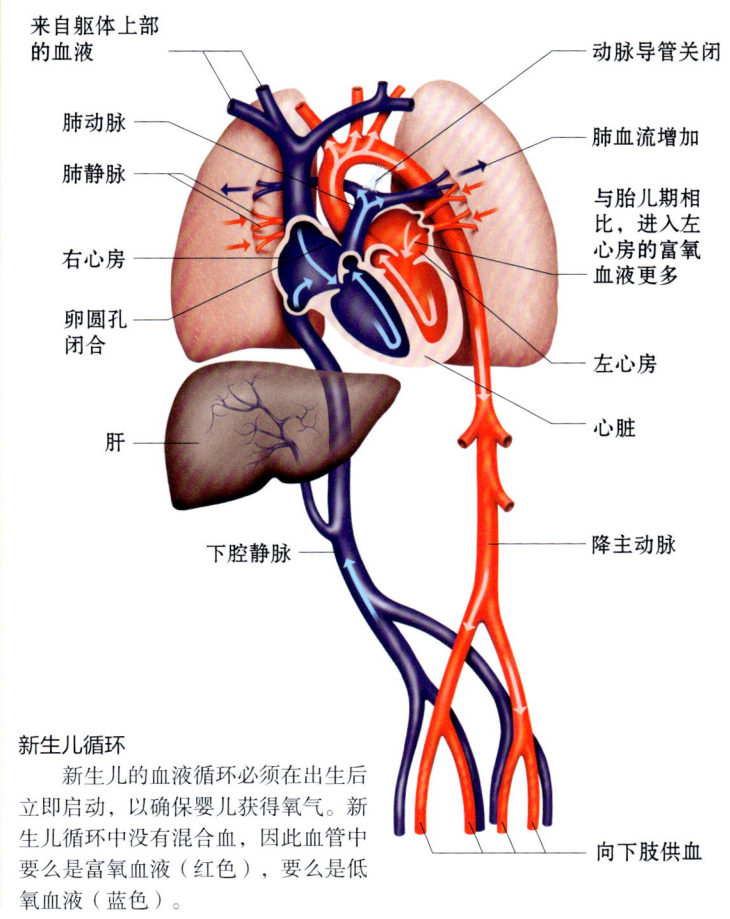

来自躯体上部的血液

肺动脉

肺静脉

右心房

卵圆孔闭合

肝

下腔静脉

动脉导管关闭

肺血流增加

与胎儿期相比，进入左心房的富氧血液更多

左心房

心脏

降主动脉

向下肢供血

**新生儿循环**
新生儿的血液循环必须在出生后立即启动，以确保婴儿获得氧气。新生儿循环中没有混合血，因此血管中要么是富氧血液（红色），要么是低氧血液（蓝色）。

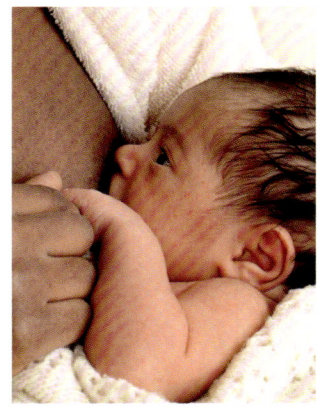

**初次喂养**
营养丰富的乳状物质——初乳，富含抗体，在分娩的最初几天分泌。随后真正的母乳开始分泌。

## 吮吸反射

是一种从出生起就存在的原始反射，与觅食反射密切相关（见第210页）。轻触婴儿嘴唇上部引发吸吮反射。为了做到这一点，需要将乳头（或奶瓶奶嘴）放入婴儿口中。许多刚出生的婴儿在出生后不久就被母乳喂养，可以立即进食。但另一些新生儿则需要时间和耐心才能有效吸吮。吮吸乳头会刺激催产素和催乳素的分泌，这些激素对于母乳的产生和释放是必需的。

### 出生后激素的变化

婴儿出生后，产妇雌激素、孕激素和其他激素水平急剧下降。这些激素的下降对子宫收缩和盆底肌肉张力的增加产生影响。母亲的血容量恢复正常。

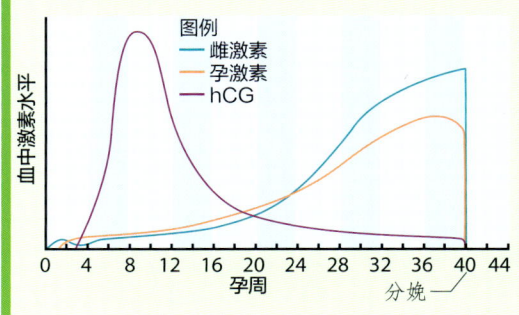

图例
雌激素
孕激素
hCG

血中激素水平

孕周
0 4 8 12 16 20 24 28 32 36 40 44
分娩

**骤然下降的激素水平**
雌激素和孕激素水平的迅速下降被认为会引起产妇产后抑郁症，有些女性更容易受到激素突然下降的影响，但原因尚不明确。

# 助产

分娩时如存在以下情况，可能需要助产：过期妊娠、产程进展缓慢、胎儿窘迫或胎位异常。助产可以是事先计划的，也可以在分娩前或分娩中出现问题时紧急实施。

## 引产

如果怀孕超过42周，或破水后分娩不发动，或是产妇有某些特定疾病，如子痫前期，则建议引产。阴道检查时可行剥膜术，即将胎膜轻柔地从宫颈上剥离。另一种方法是将前列腺素阴道栓剂放入阴道。如果这些方法都失败了，可以静脉滴注催产素增加宫缩。

**催产素晶体**

这张显微照片显示了催产素的结构，这是一种由脑垂体释放的激素。它的主要功能之一是发动分娩，但目前尚不清楚引发其释放的物质是什么。

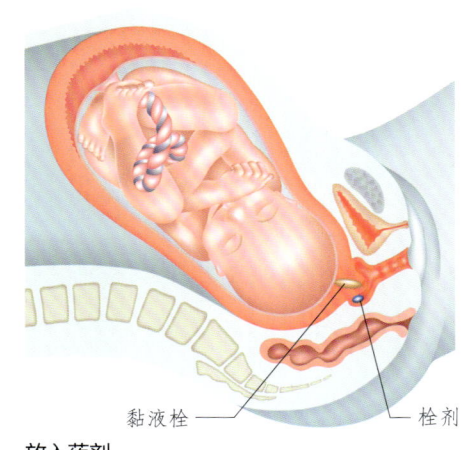

黏液栓　　　　栓剂

**放入药剂**

前列腺素可用于引产，其栓剂、片剂或凝胶可放入阴道靠近宫颈处。这种类似激素的物质有助于宫颈成熟并刺激宫缩。

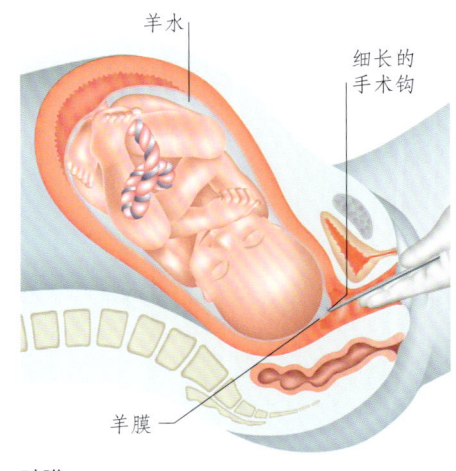

羊水

细长的手术钩

羊膜

**破膜**

将手术钩经阴道放入撕破羊膜，使羊水流出。这种方法建议产程进展缓慢时用，而不是分娩尚未发动时。

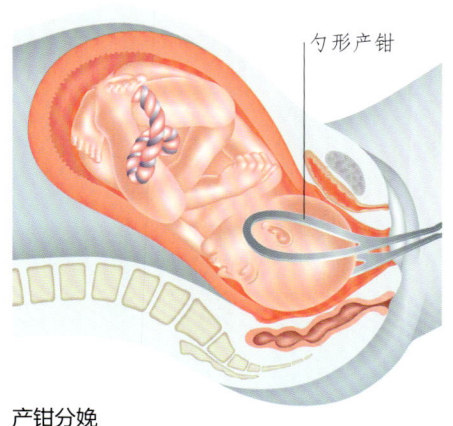

勺形产钳

**产钳分娩**

产钳的两叶放置于胎头两侧并交锁在一起。当产妇配合宫缩向下用力时，医生同时牵拉产钳。

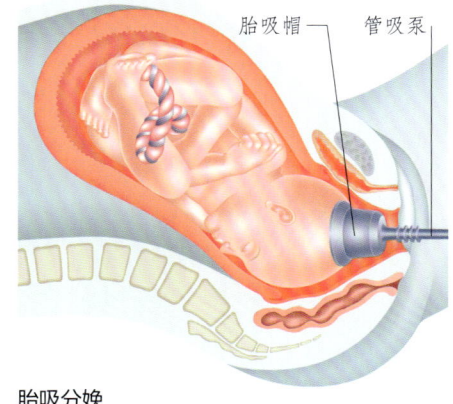

胎吸帽　　管吸泵

**胎吸分娩**

胎吸帽置于胎头部，然后抽吸使得其安全固定于胎头。轻拉设备使胎儿娩出。

## 用产钳和吸盘助产

产钳或胎吸分娩发生率为5%~15%，原因有很多，但最常见的是胎儿窘迫（通常由胎心率提示）和长产程后的产妇疲惫。当胎头足够低时这两种方法都可协助分娩，但此时宫口必须开全以使胎儿能够通过。产钳犹如大的色拉夹，分为两叶，分娩时会交锁住以避免挤压到胎头，它的末端弯曲以固定胎头。胎吸器有一个胎吸帽，附着于胎头。产钳分娩时需要将会阴切开，但胎吸时可以不需要。

### 会阴切开术

会阴切开是剪开阴道和肛门之间的组织，使产道出口增大，防止组织损伤。当需要预防会阴大的裂伤或有胎儿窘迫需要使胎儿快速娩出时，需要行会阴切开。手术在局部麻醉、硬膜外麻醉或脊髓麻醉下进行。分娩后会将切开处缝合。

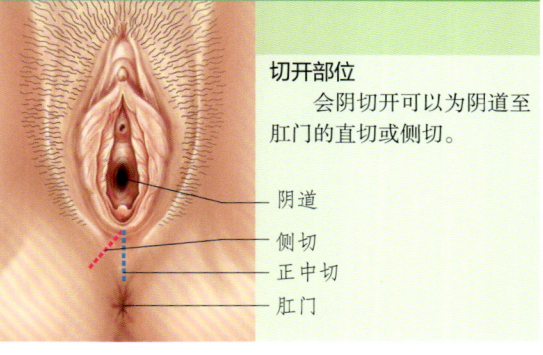

**切开部位**

会阴切开可以为阴道至肛门的直切或侧切。

阴道

侧切

正中切

肛门

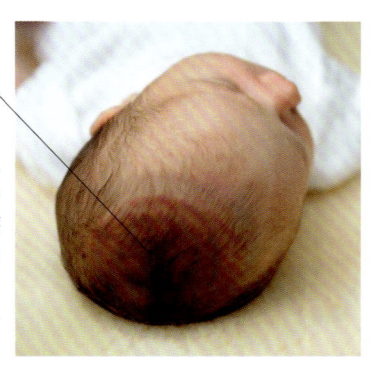

胎吸帽留下的痕迹

**胎吸印**

吸在胎儿头上的胎吸帽会留下一个红色的环形瘀痕，也叫假臀。虽然看起来很吓人，但印记只会持续一周左右。

# 剖宫产

　　剖宫产是指将胎儿通过腹壁切口从子宫中取出。很多原因导致难以阴道分娩或产妇不愿阴道分娩。可以因非急诊因素行计划性剖宫产，比如产妇怀的是双胞胎；也可能因为急诊因素行非计划性剖宫产，比如出现胎儿窘迫，或者稍微不那么急迫的原因——产程进展缓慢。在手术前，腹壁被麻醉，可以是局部麻醉（硬膜外麻醉或脊髓麻醉），这种麻醉方式下产妇是清醒的；也可以是全身麻醉，此时产妇是昏迷的。

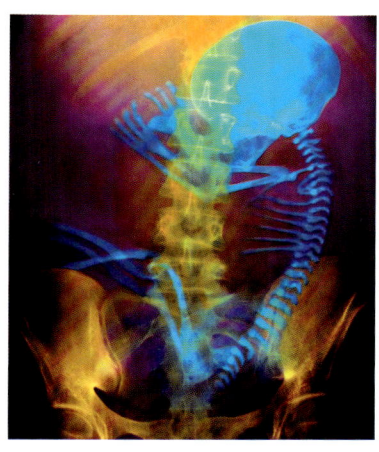

### 臀先露

　　这张X线片显示胎儿处于臀位。如果胎儿在分娩前或分娩过程中不能转为头位，则剖宫产是最安全的分娩方式。

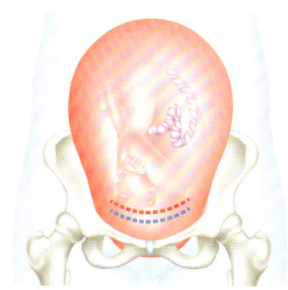

低位横切口

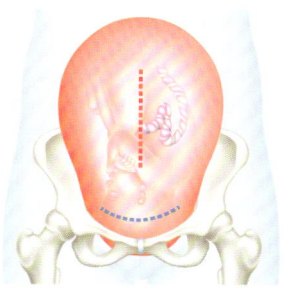

经典切口

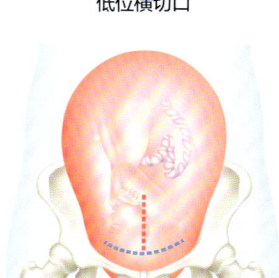

低位竖切口

### 切口类型

　　最常见的子宫切口类型是低位横切口。但在某些情况下，可能会行较大的竖切口（经典切口），比如胎儿是横位时。低位竖切口可能适用于其他异常胎位。腹壁的初始切口在每种情况下都是相同的。

图例
- - - - 腹壁切口
- - - - 子宫切口

### 手术过程是如何进行的

　　通过腹部切口逐层切开皮肤及各层组织，分开肌肉，见到子宫。如右图所示选择一种切口切开子宫，取出胎儿。

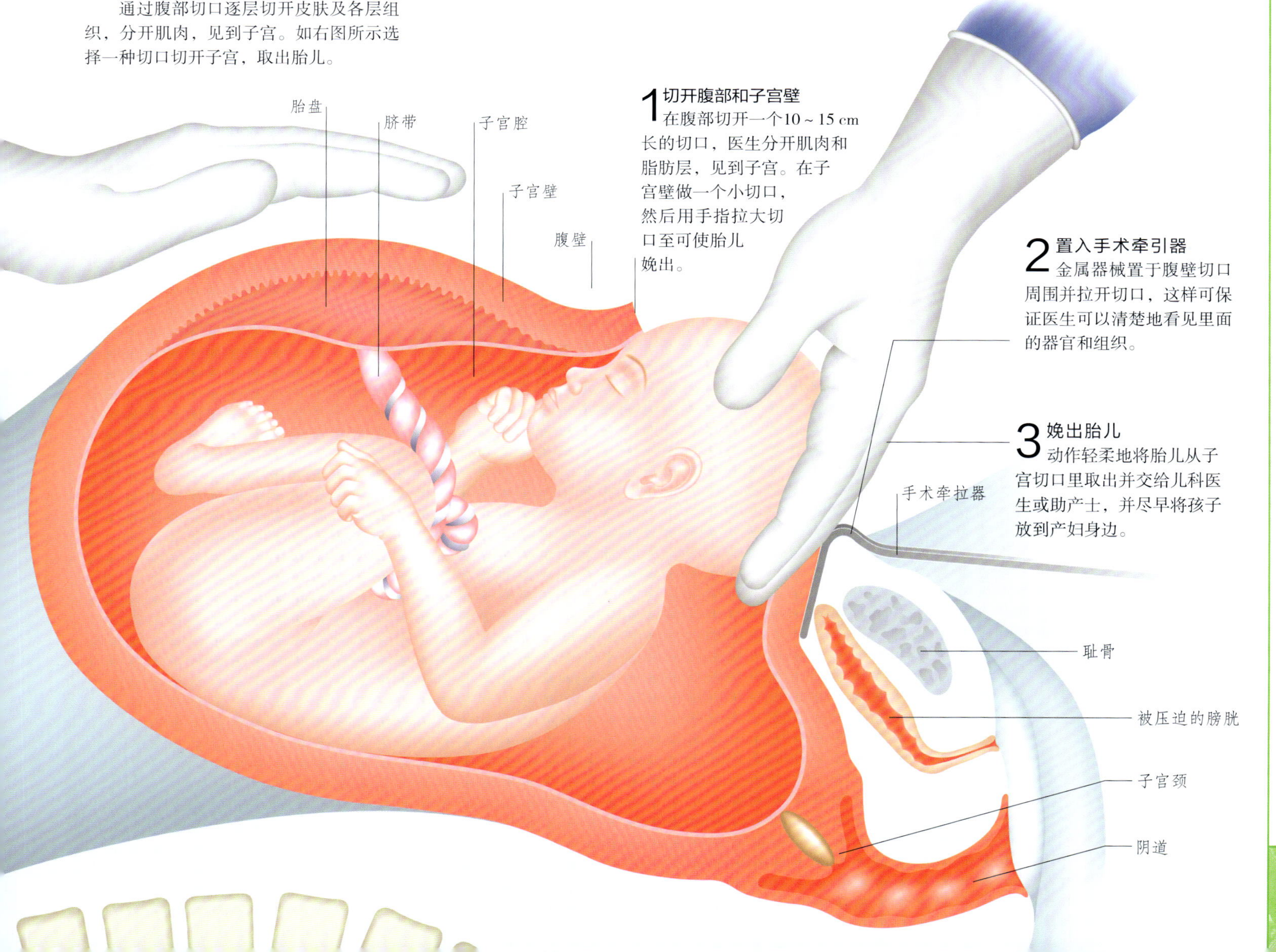

胎盘　脐带　子宫腔

子宫壁

子宫壁

腹壁

**1** 切开腹部和子宫壁
在腹部切开一个10～15 cm长的切口，医生分开肌肉和脂肪层，见到子宫。在子宫壁做一个小切口，然后用手指拉大切口至可使胎儿娩出。

**2** 置入手术牵引器
金属器械置于腹壁切口周围并拉开切口，这样可保证医生可以清楚地看见里面的器官和组织。

**3** 娩出胎儿
动作轻柔地将胎儿从子宫切口里取出并交给儿科医生或助产士，并尽早将孩子放到产妇身边。

手术牵拉器

耻骨

被压迫的膀胱

子宫颈

阴道

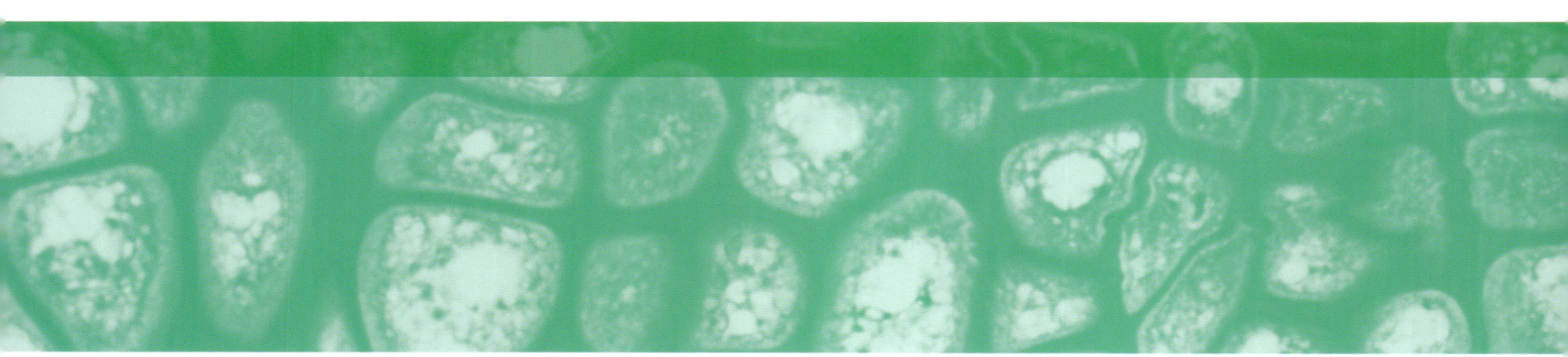

为了让胎儿能独立生存，妊娠期间胎儿与母体共存的一些特点在出生后迅速改变。新生儿迅速获得对周围刺激做出反应的能力，这些技能进化为认知模式，为新生儿出生后早期发展打下了基础。婴儿所获得的技能可以看作是发育的里程碑。这些技能连同新生儿的体重、头围等作为专业保健人员评估新生儿健康与发育的标志。

产后与发育

# 产后康复和哺乳

分娩后的几周，产妇的心理和生理都发生着极大的变化，尤其是开始哺乳后。体内激素的变化、初为人母的责任感、哺乳以及照料新生儿所带来的严重睡眠不足都会对产妇产生影响。

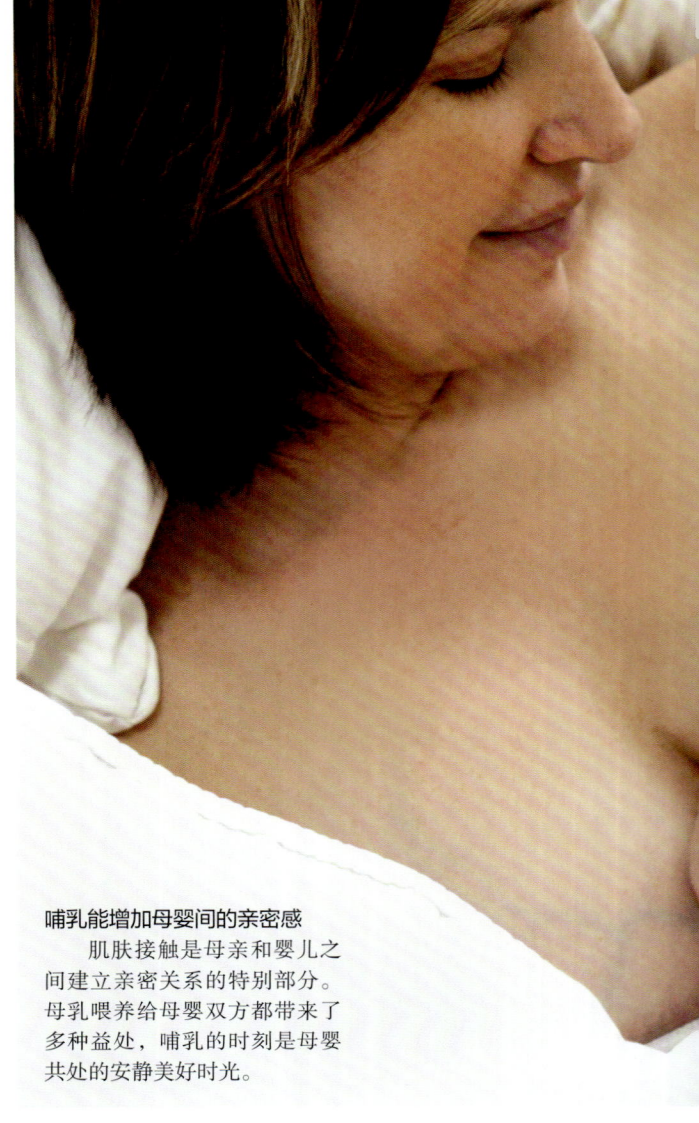

## 母亲康复

新生命的诞生所带来的不仅是喜悦，还有对母亲体力的巨大考验，同时产妇的身体也正经历着各种变化。产后依旧膨大的子宫和妊娠所造成的腹肌松弛令产妇的腹部仍似妊娠。子宫复旧的过程中，产妇可感受到类似分娩时的宫缩痛。恶露出现于产后2~6周，起初为鲜红色，之后可呈粉红色至褐色。产妇会感到外阴切口（见第202页）疼痛和排尿的不适感。便秘也是产褥期常见的问题。母乳喂养初期，产妇的乳房可有酸胀和牵拉感。如果婴儿能很好地吮吸，乳头将会变得柔软。总之，所有这些问题都会随着时间的推移得到解决。

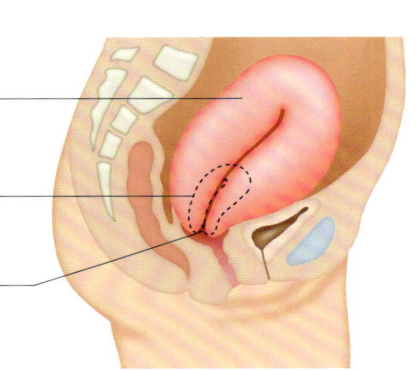

**子宫收缩**

产后6周，子宫基本恢复至孕前大小。母乳喂养会使机体产生催产素促进子宫收缩和复旧（见右图）。

**增大的子宫**
分娩后子宫大小

**正常子宫大小**
产后6周旳子宫

**子宫颈**
产后的子宫颈会较产前松弛

**哺乳能增加母婴间的亲密感**

肌肤接触是母亲和婴儿之间建立亲密关系的特别部分。母乳喂养给母婴双方都带来了多种益处，哺乳的时刻是母婴共处的安静美好时光。

### 盆底锻炼

盆底肌群对膀胱、消化道和子宫起支撑和悬吊作用（见第91页），在产前产后都十分重要，能帮助恢复产后膀胱功能和防止子宫脱垂。设想排尿时，通过试图停止尿液流出，就能确定盆底肌群的位置。每天多次重复收缩盆底肌群，可以是脉冲式收缩或保持收缩数秒钟，即可达到锻炼效果。这些锻炼应该随着时间的推移而增加。

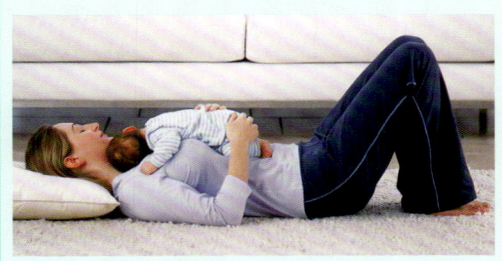

**与宝宝一起锻炼**

盆底肌群的锻炼应成为每天的运动之一，可以在宝宝睡觉时进行，坚持练习会使产妇受益无穷。

## 情绪

许多产妇在产后最初几天会经历较大的情绪波动，从极度喜悦到情绪低落，有的甚至会无故哭泣。这种巨大的情绪变化可能是产后激素水平的变化和照顾新生儿缺乏睡眠造成的。产后喜悦和成就感较为常见，但很快这两种感觉被忧郁替代，这就是普遍存在的产后抑郁，但常常能随着时间推移得以缓解。但当产妇的悲观情绪得不到有效疏导时，有可能会发展为产后抑郁，而需要专业人士的帮助（见第242页）。

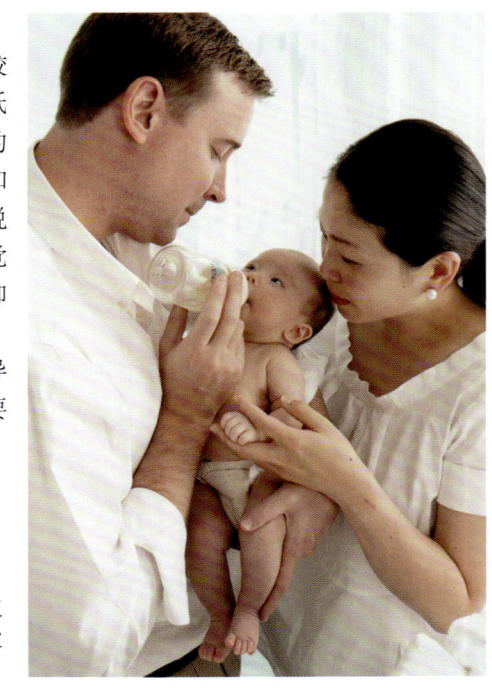

**促进亲子关系**

使父亲也参与到育儿的过程中来，不仅能缓解母亲的生理和心理压力，还能增进父子亲情。

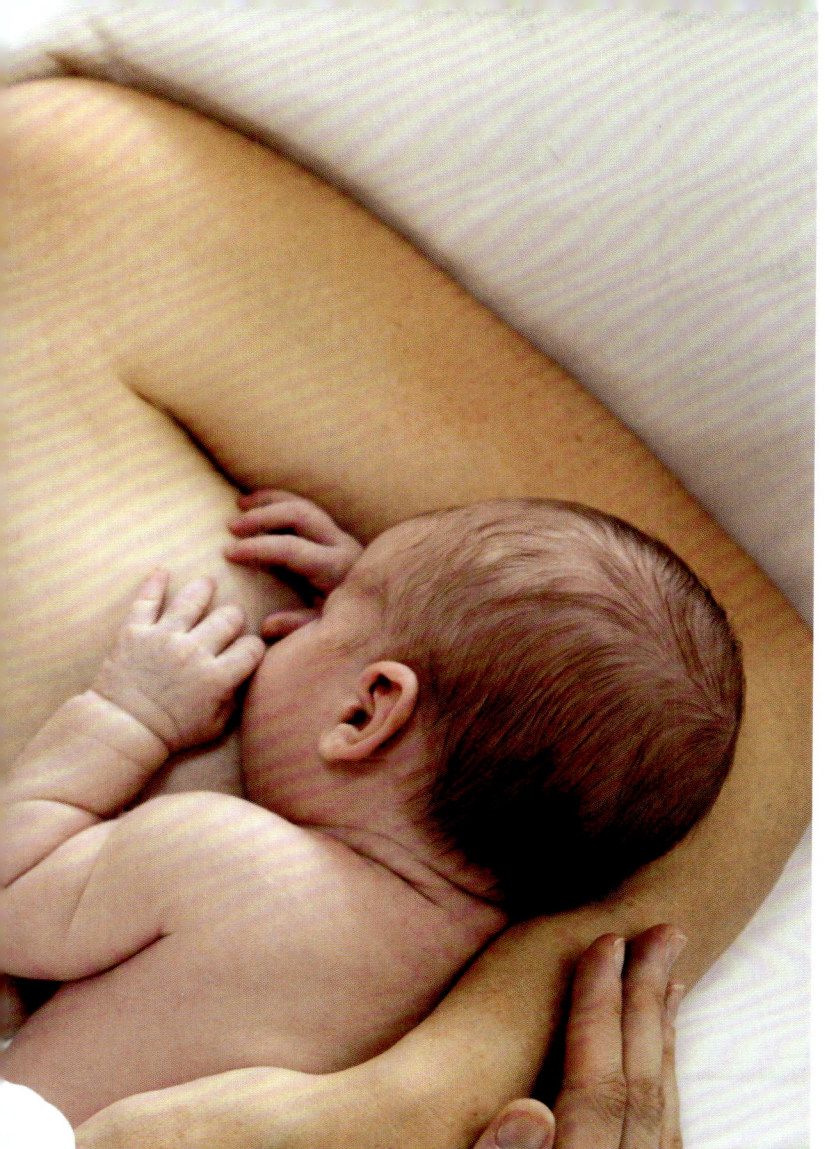

## 母乳喂养

　　母乳通常被认为是婴儿的理想食物，因为它含有早期生长和发育所需的所有营养，同时为婴儿提供抗体，以避免如肠胃炎、肺炎在内许多疾病的发生。这降低了1岁之内感染疾病的风险。乳汁的产生和释放依赖脑垂体产生的两种激素：催乳素（调节乳汁分泌）和催产素（收缩泌乳小管释放乳汁）。乳房最初分泌的是稠厚的初乳，几天后便被成熟的乳汁代替，每次哺乳由起到解渴作用的前乳和营养丰富的后乳组成。

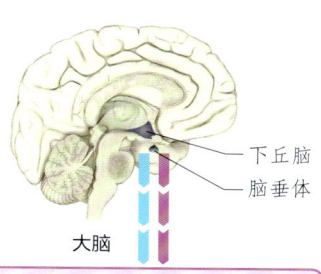

大脑
下丘脑
脑垂体

**母乳的产生**
脑垂体产生的催乳素刺激乳房中的分泌小叶分泌乳汁

**母乳的释放**
脑垂体还分泌催产素，催产素收缩分泌小叶的平滑肌，将乳汁推入输乳管至乳头

图例
■ 催乳素释放
■ 催产素释放

### 泌乳反射

　　催产素会刺激乳汁从乳房中排出，可能引起暂时的疼痛或刺痛。起初，泌乳反射是由婴儿的吮吸触发的，但一旦母乳开始分泌，其他触发因素，例如听到婴儿哭泣，也可以引起泌乳相关激素的释放。

分泌小叶
输乳管
乳房结构

### 正确衔乳

　　衔乳是指婴儿正确地将嘴放在乳房上并能有效地吸吮。这个过程并不一定是婴儿自发的，方法不正确时，哺乳可能会引起疼痛。正确的方式是将整个乳头包括乳晕都送入婴儿口中（婴儿下巴的上下移动、舌头的移动均可促使乳汁分泌）。这个姿势可以避免乳头在哺乳中受到牵拉和挤压从而造成产妇的疼痛，也使婴儿吸入最大量的母乳。

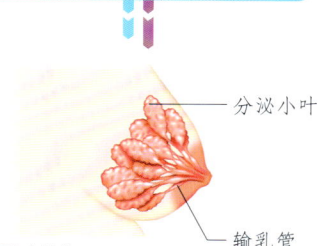

| 乳糖 | 能量 | 钠 |
|---|---|---|
| 5.3 g | **55 kcal** | 48 mg |
| 脂肪 | | 钙 |
| 2.9 g | | 28 mg |
| 蛋白质 | | 维生素 |
| 2.0 g | 初乳<br>（100 ml） | 189 μg |

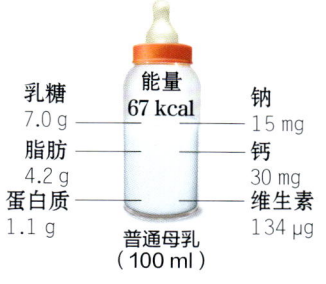

| 乳糖 | 能量 | 钠 |
|---|---|---|
| 7.0 g | **67 kcal** | 15 mg |
| 脂肪 | | 钙 |
| 4.2 g | | 30 mg |
| 蛋白质 | | 维生素 |
| 1.1 g | 普通母乳<br>（100 ml） | 134 μg |

### 母乳成分的变化

　　初乳和之后的普通母乳在成分上有所不同。初乳中富含大量抗体，能帮助宝宝抵御外来疾病的侵袭。初乳中也富含维生素。

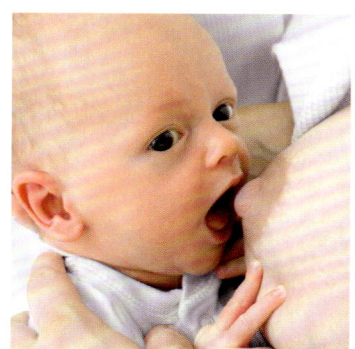

**1 刺激反射**
将乳头放在宝宝的嘴唇上反复轻轻摩擦，鼓励宝宝张开嘴接受，可用手托住宝宝头部来指导其找到乳头的位置。

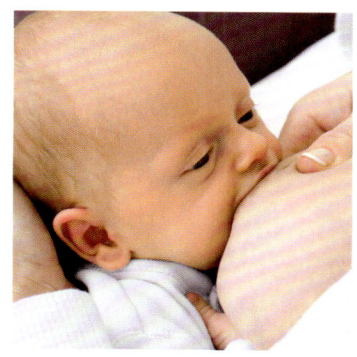

**2 正确的姿势**
当宝宝张口至最大时，送入乳头和乳晕至口腔深部，并同时用手支撑宝宝头部。

### 奶瓶喂养

　　并非所有的产妇都想母乳喂养，有些产妇因为健康或其他原因无法进行母乳喂养，可以选择用奶瓶喂养。配方奶的成分近似于母乳，以牛奶为原料并含有一些其他的矿物质和维生素。重要的是，如果母亲喂养婴儿配方奶粉，也不必感到内疚。奶瓶喂养仍能提供婴儿所需的关键营养素，同时能创造母婴亲近的机会，也为父亲提供了与孩子相处的额外时间。父亲在夜间给孩子喂奶，使母亲有更多时间睡眠，而无须挤奶。

# 新生儿

健康的新生婴儿拥有与成年人相同的器官和组织，这些器官和组织随着新生儿的成长发育而变化和成熟。在出生后的6周内，新生儿的外貌开始发生变化。

## 解剖

新生婴儿的平均体重为3.5 kg。尽管已为外界的生活做好了充分的准备，但婴儿的器官和组织会继续变化和发育，直到成年。一些器官在婴儿时期相对较大，这反映了其在胎儿期和婴儿期发挥的关键作用。例如，增大的胸腺是早期最重要的免疫器官，在童年晚期，当胸腺不再需要时便开始萎缩。循环系统的变化发生于分娩时，由婴儿的第一次呼吸触发，这使得肺部开始工作，并让婴儿开始独立呼吸（见201页）。婴儿的外观，如出生时由于产道的挤压而略呈圆锥形的头部，会随着时间的推移而恢复正常形状。

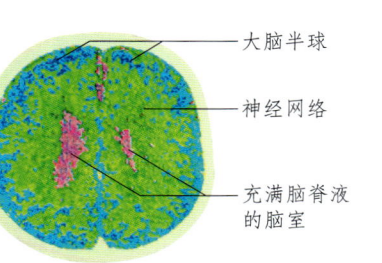

### 眼睛

由于产道内的压力，新生儿的眼睑往往看起来浮肿。早期视力不佳，由于肌肉发育不全，眼睛可能会内聚。

### 颅骨和大脑

颅骨由骨板和两处柔软的囟门组成，骨板衔接处有骨缝，囟门让骨板彼此滑动。因此颅骨在通过产道时，形状可能会略微改变，这就是一些新生儿头部暂时呈锥形的原因。大约6周后，后囟会闭合，约18个月后，前囟会闭合。

### 神经系统发育

右图新生婴儿大脑的CT扫描显示大片的神经网络（绿色）正在发育。大脑神经细胞之间的多重连接从出生的那一刻就建立起来了。

大脑半球

神经网络

充满脑脊液的脑室

## 新生儿早期的机体结构

新生儿的器官大小和组成随时间的推移而发生变化。在产后的最初几周，通过对婴儿身体结构的检查，可以了解婴儿是否发育正常。

**手腕**
腕骨主要由软骨组成

**下颌**
下颌已成形，牙齿位于颌骨内

**额骨**

**眼眶**

**前囟**

**顶骨**

**后囟**

**枕骨**

**肺部**
第一次呼吸将空气吸入肺部并使其发挥作用

**心脏**
心脏从出生时开始向肺部泵血

**气管**

**耳**

**颈部**
未发育的肌肉在头几周无法支撑大而沉重的头部

**胸腺**
胸腺在婴儿出生时较大，是最重要的免疫器官

**胸廓**

**指甲**
新生儿的指甲锋利且生长迅速

## 体温调节

新生儿没有发育出调节体温的能力。相对于其体重而言，新生儿的皮肤层面积较大，这意味着新生婴儿很容易失去热量，他们也还不会通过颤抖产生体温。婴儿可以通过出汗和扩张血管来降温。但他们的散热能力不如成年人有效，因此不能让婴儿过热。

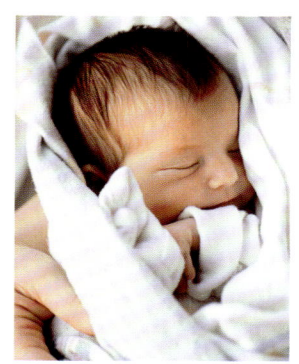

### 襁褓

这是一种包裹婴儿的方法，在确保避免过热的同时营造安全感。

### 产后检查

每个婴儿出生后不久都会进行身体检查，大约6周后再次进行检查。检查包括手和脚等外部结构，以及心脏、肺、髋关节和其他的内部结构。医生检查新生儿的上颚，查看是否有腭裂；向眼睛照射光线以检查眼睛；并仔细听诊胸部。医生会检查新生儿的背部以了解其脊柱是否异常；移动腿部以评估髋关节的稳定性。产后检查还包括男婴的外生殖器检查以确定睾丸是否下降。医生还会检查皮肤是否有胎记。除了体检外，新生婴儿还要接受足跟穿刺血液测试，以检查各种代谢紊乱（见第237页）。

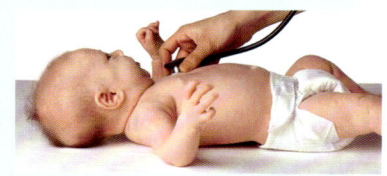

### 听心音

出生后不久，医生会检查婴儿是否有异常的心音，即杂音，以发现可能存在的生理性或病理性杂音。

### 肝脏

出生时肝脏相对较大，是胎儿新的血细胞生成的场所，以保证胎儿时期的造血

**胃**　**小肠**　**大肠**　**肛门**

### 生殖器和乳房组织

由于分娩前母亲体内的雌性激素水平较高，男婴和女婴的生殖器在出生后可能会出现肿胀和色素沉淀。这些激素通过胎盘从母体传递给胎儿。出生后不久，婴儿的一侧或两侧胸部可能会增大，出生后甚至会有液体从乳头渗出。部分女婴也可能有少量的血性阴道分泌物。

**外生殖器**

### 足

新生儿常常保持脚掌外翻的姿势

**骨盆**

**胆囊**　**阑尾**

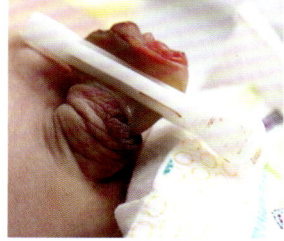

### 脐带

婴儿出生后脐带的断端被结扎以防止血液流失（见第201页）。残端会变黑，在出生后10天内自然脱落。

### 髋部

如果股骨没有牢固地固定在骨盆窝中，则髋关节可能不稳定

### 骨骼

某些骨骼在成长发育中会出现融合现象

### 软骨

长骨末端的软骨使长骨能不断成长，在成年时骨化

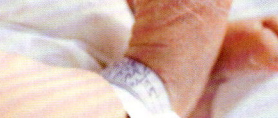

### 皮肤褶皱

新生儿的皮肤可能出现褶皱，这种情况会持续几天甚至几周。早产儿的皮肤还可能有轻微的干燥和皱纹。

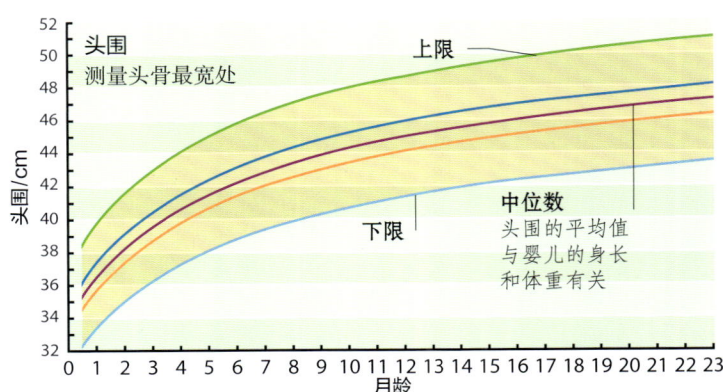

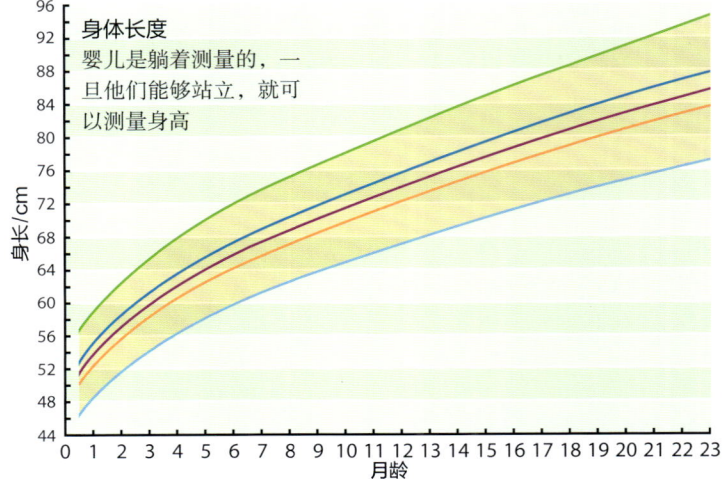

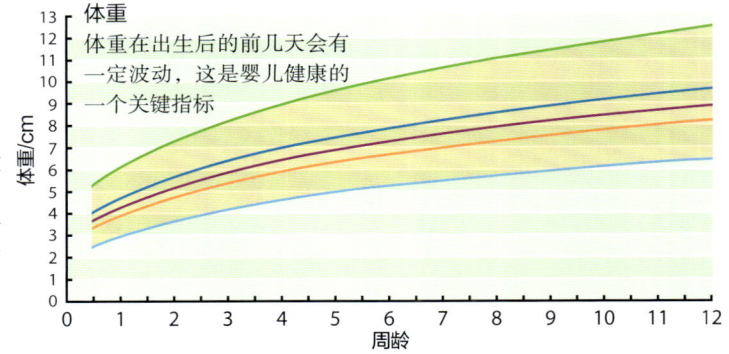

# 早期反射和发育

一般情况下，新生儿每天睡眠时间超过12小时。尽管新生儿不怎么活动，但生长发育在出生后的几周尤为迅速，并且他们每天会获得新技能。

## 生长发育

新生儿在最初的几周和几个月里以惊人的速度生长，同时器官逐渐发育成熟。新生儿的生长有赖于频繁的哺乳和周期性制动——睡眠。生长和体重需受到仔细监测，因为它们是婴儿健康发育的关键指标。百分率图表广泛用于记录婴儿的生长情况，能反映婴儿的生长是否在正常范围内，以及是否以稳定的速度生长。若成长水平下降，可能表明婴儿存在潜在的健康问题。

**手腕**
需要2年才能骨化

**骨骼**
间隙显示未成形的骨骼

**图例**
- 99.6%
- 75%
- 50%
- 25%
- 0.4%
- 波动范围

### 发育中的骨骼

长骨末端的软骨板使孩子的硬骨中心随着年龄的增长而增长，并将逐渐转变为骨组织（骨化）。

### 生长曲线图

在上限百分位数和下限百分位数之间的测量值被认为是平均值。这些图表显示了女孩的成长速度，而男孩的成长速度则不同。

## 原始反射

对于特定的刺激，婴儿会产生不同的反射反应，这会在婴儿发育的特定阶段出现，然后消失。原始反射是神经系统正常运转和发育良好的一个指标。医生在例行的早期检查中寻找这些反射，通常它们可以在婴儿的日常活动中观察到。例如，在哺乳时，将婴儿嘴唇放在乳头上，可以看到觅食反射（见第207页）。

### 惊吓反射

如果婴儿的头突然向后仰，其双臂会向两侧打开。这一反射通常出现在3个月左右，这也被称为莫罗反射。

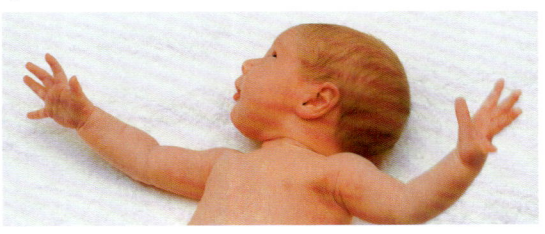

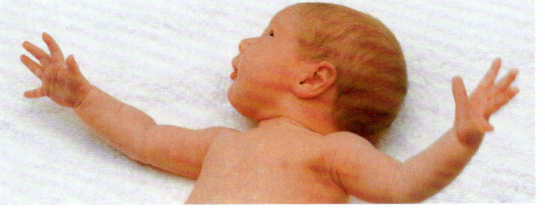

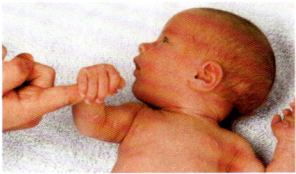

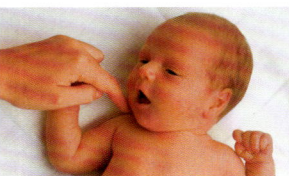

### 蹬踏反射

当婴儿被垂直抱起立于地面时，双脚会出现如行走一样的动作。这一反射大约出现在出生后的6周。

### 抓握反射

出生后约3个月，婴儿的双手可握紧所给予的物品。

### 觅食反射

轻轻触摸婴儿的嘴唇，婴儿的头会转向刺激的方向。这种情况通常会在4个月后消失。

## 睡觉和清醒

　　婴儿的一天内有多次小睡，新生儿平均每天有6~7次，在苏醒的时候，婴儿会做出越来越多的反应。发育中较小的胃容积和对能量的大量需求使婴儿每2~4小时会苏醒。婴儿可能需要1~2年甚至更长的时间才能整夜睡个安稳觉。不过，在大约6周的时候，婴儿的24小时生物钟已经建立，夜间的睡眠时间能逐渐延长。

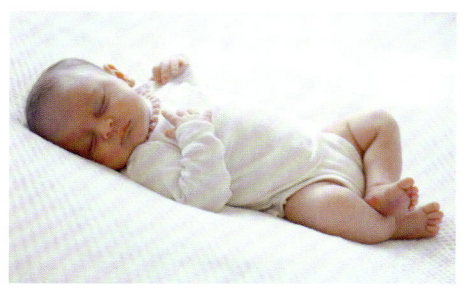

### 睡眠周期发展

　　在几周内，婴儿一次最多可以睡5个小时，这也反映了胃容量的逐渐增大。

**25分钟**

"活跃睡眠"（快速眼动睡眠）
　　这一阶段的睡眠涉及高度的大脑活动，被认为有助于神经组织的发育。新生儿有50%的睡眠时间处于快速眼动睡眠，是成年人的2倍。"活跃睡眠"时，婴儿的眼睛快速来回移动，易惊醒。

**25分钟**

"安静睡眠"（非快速眼动睡眠）
　　安静睡眠有两个关键阶段：浅睡眠和深度睡眠。婴儿在进入"活跃睡眠"之前，会从浅睡眠进入深度睡眠，然后再回到浅睡眠。

**浅睡眠**
大脑活动速度在这个阶段逐渐减慢。婴儿可能会抽搐，容易被灯光和噪声干扰。

### 睡眠—觉醒周期

　　新生儿的睡眠周期大约是50分钟，由活跃睡眠和安静睡眠组成。活跃睡眠被认为是神经发育的重要阶段。

**觉醒**
在从深度睡眠过渡到浅睡眠的过程中，宝宝最容易被外界干扰而醒来。

**深度睡眠**
大脑活动处于缓慢时期。深度睡眠时期的婴儿安静、不易惊醒。

### 褪黑素的作用

　　这种激素由大脑中的松果体分泌，调节其他激素，帮助人体维持睡眠和苏醒周期。高水平的褪黑素会使机体睡眠时间增加。褪黑素会通过胎盘传递给胎儿，并通过母乳传递给新生儿。褪黑素水平的提高有助于婴儿入睡。

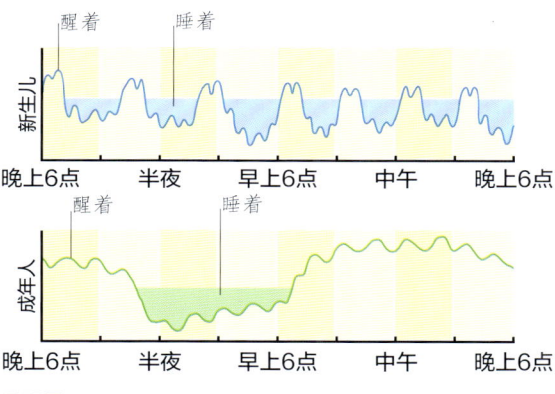

松果体

松果体的位置

醒着　　睡着

新生儿

晚上6点　半夜　早上6点　中午　晚上6点

醒着　　睡着

成年人

晚上6点　半夜　早上6点　中午　晚上6点

### 睡眠量

　　新生儿平均每天需要16个小时的睡眠时间（12~20小时不等），是成年人的2倍。

---

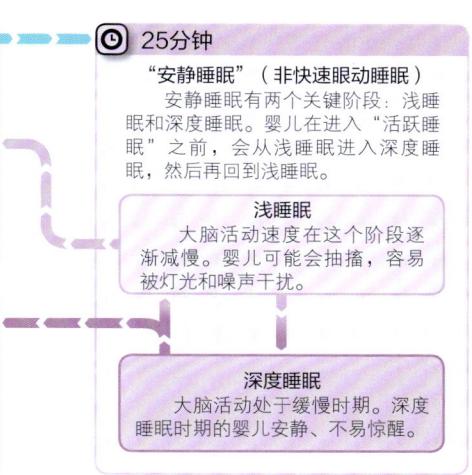

**感情的表达**
　　父母能从婴儿哭声的特点判断出婴儿的需求。婴儿会用另一种不同的哭声来表示痛而不是饿，哭声形成了一种父母可以理解的婴儿"语言"。

### 第一次微笑

　　婴儿出现第一次微笑的时间各不相同，但大多数婴儿在大约4~6周时出现第一次微笑。这通常是他们看到父母的脸或听到父母的声音时的反应。在此之前，婴儿通常是在有风或疲劳时做出类似笑的表情。

## 早期的交流

　　婴儿从出生起就开始与人交流。事实上，他们的生存取决于自己表达需求的能力。婴儿能用各种方式进行交流，最直接的方式是哭泣。婴儿本能地用哭来表示饥饿、悲伤、不适、痛苦和孤独，母亲们通过自己孩子的哭声来辨别其需求。大约2周后，婴儿能发出其他声音：先是尖叫，然后是咯咯声和咕咕声。父母不需要他们说话就能很快了解他们的感受。

**真实的反应**
　　婴儿第一次真正的微笑是一件了不起的事情，包括眼睛和嘴巴的反射性反应。

## 感官

　　婴儿从出生时就对声音有很敏锐的反应，例如新生儿会被周围巨大噪声惊吓，几周后会开始寻找声音的来源。婴儿出生后的数周都会进行听力筛查。与听力不同，婴儿的视力在出生时较差，新生婴儿的视觉距离大约在20~25 cm。

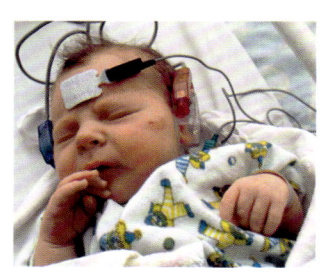

**颜色对比**
　　视力差意味着婴儿只对强对比色，即黑白和几何形状的反应强烈。

**听力测试**
　　如果基础的听力筛查发现了问题，婴儿需要戴上耳机进行更复杂的听力测试。

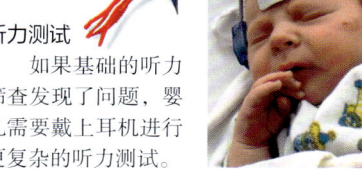

# 0～2岁

孩子出生后的早期阶段是他们身体生长发育发生显著变化的时期。大脑中复杂的神经网络能够取得巨大的进步，比如坐着、站着、迈出第一步和说出第一句话。虽然只有2岁，但孩子作为一个个体，已经能独立清晰地表达他们的需求和愿望了。

## 身体变化

在婴儿出生的最初2年，除了头部体积相对于身体其他部分有所缩小外（见右图），婴儿的外貌也在发生变化。例如，四肢和躯干的脂肪会减少，反映了宝宝运动量的增大和快速的生长发育；头发变多和变厚，五官变得更成熟。这是乳牙的萌出，脸颊和下巴周围的一些面部脂肪减少所导致的。

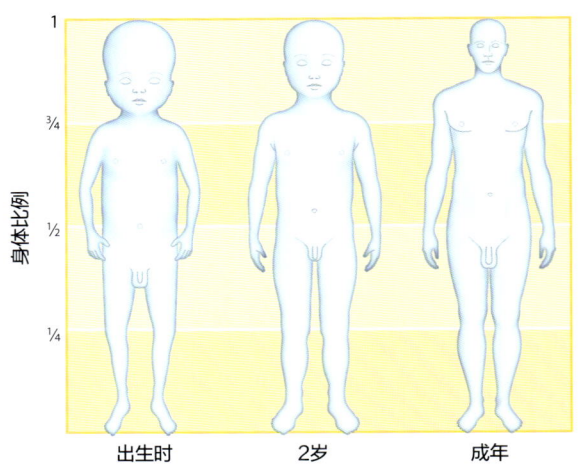

**身体比例变化**

出生时，头部与肩部一样宽，约占身体长度的四分之一；到了2岁，头部占身体比例有所减小。

出生时　　2岁　　成年

## 出牙

乳牙通常在6～8月时萌出，至3岁长齐。成人牙齿也就是恒牙大约在6岁时开始出现。关于出牙是否会引起发热等症状，众说纷纭；许多专家认为它们只是碰巧一起发生的。然而，出牙可能导致牙龈肿胀、流口水和睡眠问题。

## 乳牙

乳牙以公认的顺序通过牙龈萌出，通常先出现两个下中切牙，然后出现上中切牙。

上牙：中切牙、侧切牙、犬牙、第一磨牙、第二磨牙

下牙：第二磨牙、第一磨牙、犬牙、侧切牙、中切牙

| 上牙 | | 下牙 | |
| --- | --- | --- | --- |
| 牙齿 | 萌出时间 | 牙齿 | 萌出时间 |
| 中切牙 | 8～12月 | 中切牙 | 6～10月 |
| 侧切牙 | 9～13月 | 侧切牙 | 10～16月 |
| 犬牙 | 16～22月 | 犬牙 | 17～23月 |
| 第一磨牙 | 13～19月 | 第一磨牙 | 14～18月 |
| 第二磨牙 | 25～33月 | 第二磨牙 | 23～31月 |

### 添加辅食

在减少母乳（奶粉）摄入量的同时，要在婴儿的饮食中添加部分固体食物。开始添加辅食的时间不一定，但一般的建议是从第6个月开始，因为在此之前，宝宝的消化系统仍在发育中。许多父母会先给宝宝喂食一些糊状或粉碎后的食物，之后便给宝宝一些自己能拿起并食用的小块食物。在这一阶段，母乳或配方奶粉仍然是宝宝的主要营养来源。

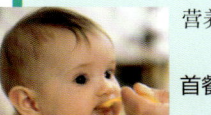

**首餐辅食**

简单的蔬菜和水果泥通常是首选辅食。手指食物鼓励宝宝独立进食。

## 大脑功能发育

新生儿的大脑由数十亿个神经细胞（神经元）组成，这些神经细胞通过细胞轴突来传递信息。此时，神经元功能区已基本形成，但它们之间的联系是有限的。在早期，当感官遇到新的刺激，身体做出反应时，会形成多种新的联系。大脑发育在前6年以最快的速度进行，脑体积也几乎到达了它的最后体积。

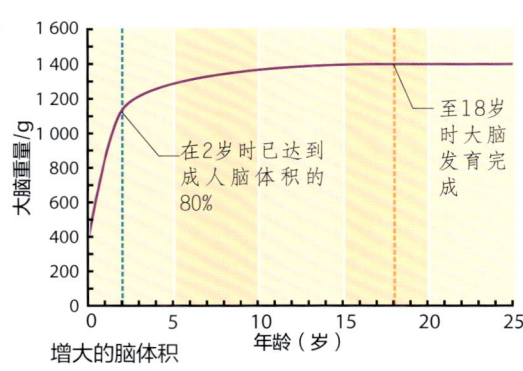

在2岁时已达到成人脑体积的80%

至18岁时大脑发育完成

**增大的脑体积**

从这张图上可以看出，大脑的发展速度可以通过重量衡量。出生时，大脑重约400 g；2岁时，大脑的重量已达到成年人大脑重量（1 400 g）的80%。

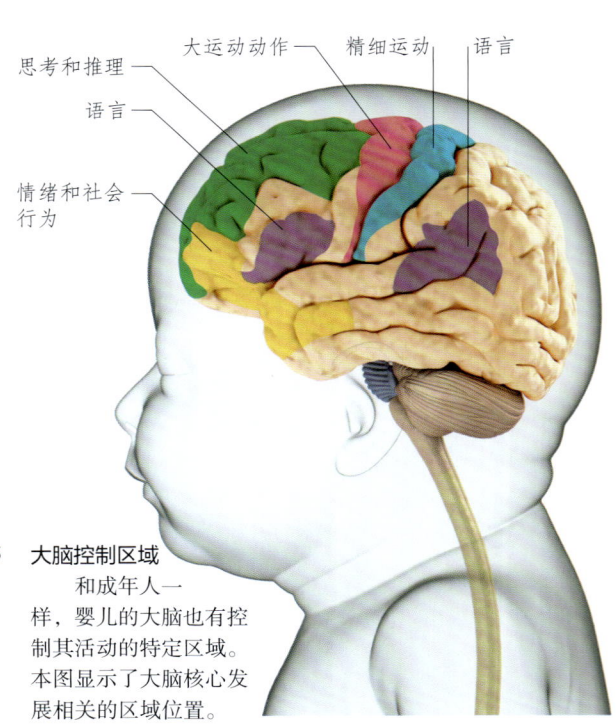

大运动动作　精细运动　语言

思考和推理

语言

情绪和社会行为

**大脑控制区域**

和成年人一样，婴儿的大脑也有控制其活动的特定区域。本图显示了大脑核心发展相关的区域位置。

## 运动和协调

新生婴儿不能抬起头部、点头或控制头部左右移动，因此新生儿的头部需要外力的支撑。几周后，这种需求减少，并逐渐实现头部的控制运动。这项基本技能，以及对身体姿势的控制，构成了所有运动技能的基础。其中有一个特定的顺序：婴儿总是先学习承重，然后学习平衡。在独立行走之前，宝宝还需要进行其他各种练习。因此，宝宝很少在10个月内开始独立行走。随着一系列行动同时协调，行动变得更加复杂。

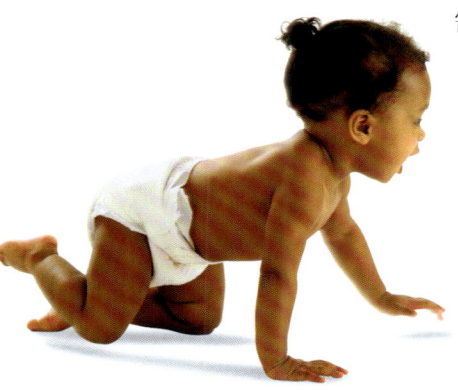

### 独立活动

爬行动作在7个月左右开始，之后，宝宝便能在帮助下学习行走。部分宝宝会用屁股在地上拖动，这是他们走动的一种方式。

## 语言与沟通

婴儿常用动作和声音来表达他们的感受和需求。哭是一种本能的沟通方式（见第211页），但随着婴儿对声音的认知和用声音探索周围的环境，最初几周的咯咯声逐渐被清晰的音节声音所取代。手势也是婴儿交流的重要方式，例如他们会推开自己不想要的东西。

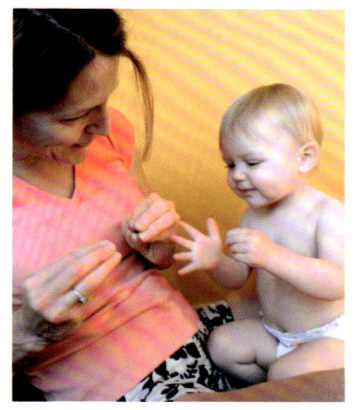

大约6个月时，宝宝就会开始咿呀学语，到1岁时，宝宝应该会说一些可以简单辨认的词，比如"妈妈"和"爸爸"，并喜欢重复熟悉的声音。

### 宝宝手语

从6个月开始，宝宝就有能力通过手语来表达他们想要的东西。在这张图片中，一位母亲正在教她的宝宝用手语表达"更多"。

---

### 发育里程碑

婴幼儿时期核心技能的发展被称为发育里程碑。发育里程碑大致分为三类：行动能力、思维和语言能力以及社交能力和情感发育。里程碑通常以特定的顺序发生，对于大多数孩子来说，发育里程碑会出现在特定的年龄范围内。但少数孩子会在某些特定的能力发育上超前或者落后，有些技能甚至会被完全跳过。发育里程碑为婴儿以后获得更复杂能力奠定基础。2岁时，孩子们已获取独立意识，行走能力意味着他们可以表达探索周围世界的内在愿望。

**年龄（月）**

| 0 | 2 | 4 | 6 | 8 | 10 | 12 | 14 | 16 | 18 | 20 | 22 | 24 |
|---|---|---|---|---|---|---|---|---|---|---|---|---|

**行动能力**

姿势的调控、平衡和运动是早期重要的技能。婴儿首先学会头部控制，最后才能坐下来。一旦这些技能的神经元连接建立起来，婴儿就能爬行、站立和行走。

- 抬头和胸部
- 将手放在嘴边
- 用手抓住物体

- 抓物件
- 翻转
- 双脚支撑自身重量
- 独立坐
- 独立站立

- 爬行
- 助力行走
- 折叠物品
- 独立进食手抓食物

- 爬上楼梯
- 蹲下捡东西
- 双脚跳跃
- 用杯子喝水

- 独立行走
- 搬运或拉动玩具
- 开始跑
- 能扔球或踢球
- 独立上楼梯
- 能握住和使用铅笔
- 能控制排便

**思维和语言能力**

成功的沟通依赖于对语言的理解。模仿父母发出的声音是学习语言和更高技能（如思维、推理和逻辑）的第一步。

- 听见父母的声音会笑
- 开始模仿声音

- 开始咿呀学语
- 用手和嘴探索外在世界
- 伸手去拿够不到的东西
- 能明白"不""上"和"下"

- 能听懂自己的名字
- 响应简单的命令
- 使用第一个词
- 模仿别人的动作

- 对父母叫"爸爸"和"妈妈"
- 能把两个词组合在一起

- 能指出听到的物品
- 把形状和颜色归类
- 说简单的短语
- 遵循简单的指令
- 玩耍时能集中注意力

**社交能力和情感发育**

开始看人和微笑。与他人一起玩有助于培养社交能力，因此到1岁时，大多数婴儿都会与他人愉快地互动；获得独立性并理解社会行为也很重要。

- 眼神交流
- 认出熟悉的人
- 用哭泣引起注意
- 对母亲微笑，然后是陌生人
- 专注地观察脸部
- 识别父母的声音

- 对自己的名字有应答
- 玩躲猫猫

- 当父母离开时哭泣
- 显示对他人和物品的偏爱
- 重复声音和动作

- 模仿他人的动作
- 喜欢和其他孩子一起玩耍
- 展示挑衅行为
- 白天可以控制小便

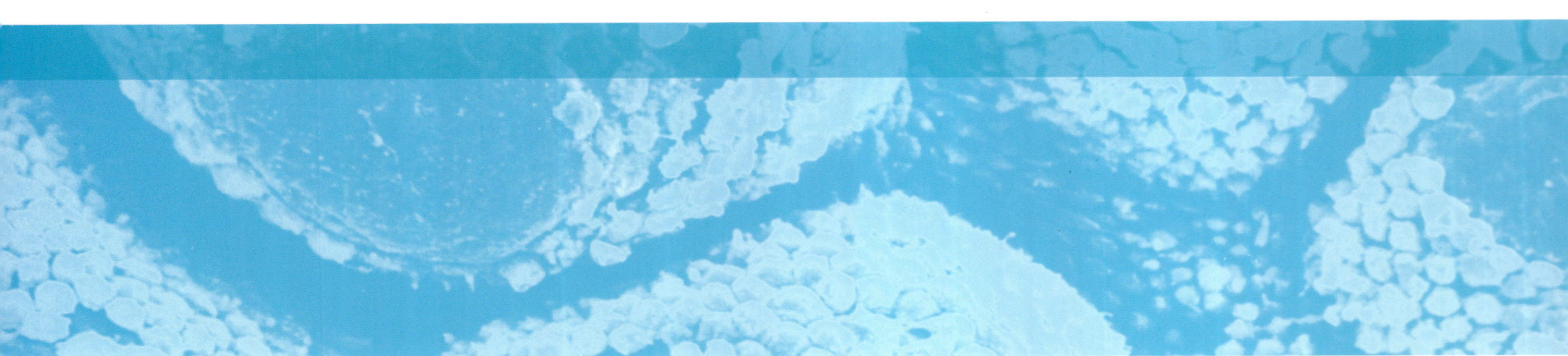

　　各种不利因素都会影响人类的繁殖系统。有些会直接导致不孕，有些会影响妊娠或分娩。婴儿也可能发生各种各样的病理状况，有些是由于怀孕早期的发育问题引起的，有些也可能是在怀孕后期或分娩阶段引发的。随着医疗技术的发展以及对病理情况的日益了解，许多不利于母婴健康的疾病都可以得到成功治疗。生殖医学的发展尤为迅速，给成千上万的不孕夫妇带来了希望。

# 生殖相关疾病

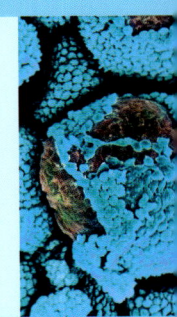

# 不孕

不孕症相当常见，平均每10对育龄夫妇中就有1对不孕。问题可能出在夫妻一方身上，也可能是多种因素共同作用造成的。辅助生殖技术给许多不孕不育夫妇带来了希望。

## 女性不孕

在所有出现不孕不育的夫妇中，男性因素与女性因素各占一半，女性因素占比略高。造成不孕的原因可以大致分为以下几类：排卵障碍、卵子输送受阻、卵子与精子结合困难、受精卵着床困难或发育停滞。年龄也是影响女性不孕的重要因素，女性最佳的生育年龄在27岁左右，随后衰退，从35岁起，女性的生育能力迅速下降。

### 输卵管受损

输卵管受损通常是由于感染导致的，会妨碍卵子通向子宫的路途。

盆腔炎症会破坏一侧乃至双侧输卵管（见第218页）。子宫内膜异位症（见第218页）也可能影响输卵管。可以通过腹腔镜或宫腔镜输卵管造影来评估输卵管的健康与否，后者可将造影剂通过宫颈注入子宫，并通过X射线显示其通过子宫和输卵管的路径。某些输卵管损伤可通过微创手术来治疗，子宫内膜异位症可用药物治疗。如果还是无效，可考虑用辅助生殖技术来受孕。

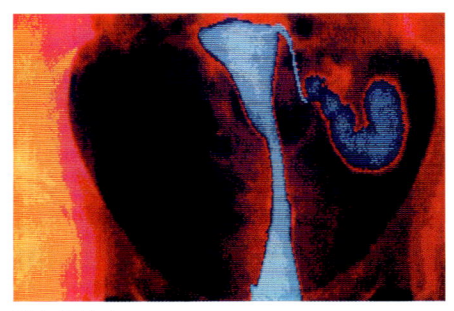

**输卵管堵塞**
宫腔镜输卵管造影显示子宫右侧输卵管（上图左侧）堵塞，左侧输卵管异常肿大。

### 子宫异常

子宫异常会导致受精卵着床或发育障碍。

子宫内膜可能因感染等因素而被破坏，或者自身激素紊乱可能使为妊娠准备的内膜生长受阻。子宫肌瘤（见第219页）或子宫畸形（见第221页）可能阻碍胎儿的正常生长。宫腔镜（一种观察仪器，通过宫颈进入子宫内部）或B超可以用来检查子宫。子宫异常导致的不孕可经手术治疗，例如子宫肌瘤切除术。

### 排卵障碍

排卵功能障碍是不孕症常见的病因，许多原因都可导致卵巢不能排卵。

卵子从卵巢中释放是由下丘脑、脑垂体和卵巢的复杂激素系统控制的，这些激素协调工作以维持稳定。当中间环节中断，可能会出现排卵问题，常见的有多囊卵巢综合征（见第219页）。其他原因包括良性垂体肿瘤和甲状腺异常（甲状腺激素对生育也很重要）。过度运动、肥胖、体重过轻和压力大可能导致激素失衡。更年期提前也可能导致不排卵。血液学检查可以检查激素水平，B超可以检查卵巢。根据病因可以有针对性地制订治疗方案，但有时找不到无法排卵的原因，可用药物刺激排卵，如还是不行，可考虑人工辅助受孕。

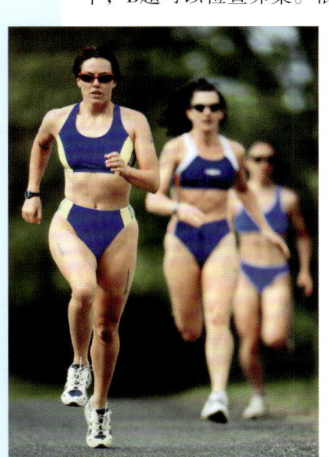

**过度运动**
促进卵巢每月释放成熟卵子的激素平衡可能会被过度的剧烈运动破坏。

### 宫颈功能障碍

各种因素都会影响宫颈黏液的产生，从而阻止精子通过宫颈正常进入子宫。

为了与成熟的卵子相遇，精子必须首先通过宫颈。宫颈分泌的黏液是精子运输的介质。

**抗精子抗体**
有时宫颈黏液会通过产生抗体来"损伤"精子，在精子有机会使卵子受精之前将其摧毁。

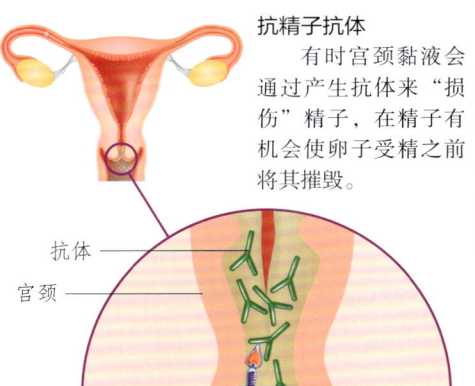

抗体
宫颈
宫颈黏液
精子

黏液成分不稳定或分泌障碍会阻止精子运输（具体原因如下图）。如果怀疑是宫颈黏液抗体引起的，可在性交后不久进行黏液样本分析。如果存在抗精子抗体，可给予皮质类固醇药物以抑制其产生，或直接进行宫腔内精子注射。其他潜在的原因，如药物治疗，可以酌情处理。

**影响宫颈黏液的因素**

有各种各样的情况会影响宫颈黏液，使其对精子造成阻碍，减少其数量，或对其质量产生破坏性影响（见第41页）。

| 影响宫颈黏液的药物 | 影响黏液分泌的疾病 |
| --- | --- |
| 枸橼酸氯米芬，常用于治疗不孕症，是影响黏液的常见原因 | 多囊卵巢综合征（见第219页）的患者宫颈分泌黏液也常会减少 |
| 抗组胺药物会减少宫颈黏液分泌（黏液是精子通过宫颈的运输介质） | 感染，如鹅口疮或阴道性疾病（见第220页），可影响宫颈黏液的产生 |
| 治疗胃肠痉挛的双环维林也能减少宫颈黏液的分泌量 | 活检可能会造成宫颈机械性损伤，从而影响黏液的分泌 |

# 男性不育

在不孕夫妇中，约有一半的问题出在男性身上。男性生育问题可分为2大类：精子产生障碍和精子运输障碍。输精管的复杂系统将精子从睾丸运送到阴茎。精子运输障碍可发生在输精管的任何部位，或者也可能是射精问题。

## 精子产生障碍

造成精子数量很低，或者产生的精子不正常，无法使卵子受精有各种各样的原因，有些无法解释。

阴囊温度升高，如精索静脉曲张（见第222页）、慢性疾病、睾丸损伤、吸烟、酒精和服用某些药物也会影响精子的产生。某些染色体疾病与睾酮水平异常有关。检查时考虑这些原因，并通过血液进行检查。以上这些疾病有的可以治疗，如治疗不了，则可以考虑人工辅助生殖（见下文）。

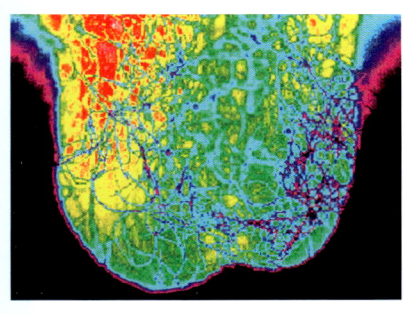

**精索静脉曲张热图**
这张体温图显示精索静脉曲张（睾丸静脉扩大）与其他睾丸相比温度升高（红色区域）。

## 精子运输障碍

精子通过男性生殖系统内复杂的管道运送，但在运送过程中，可因各种原因被阻断。

精子输送管（输精管和附睾）受损，可能会影响精子的通过。用显微外科手术治疗损伤是可能的。有时，前列腺手术后，防止射精时精液回流到膀胱（逆行射精）的阀门不能正常关闭。在这种情况下，人工授精可以达到助孕的目的。

**发炎的输精管**
输精管可能因性传播疾病感染（如淋病）而发炎。

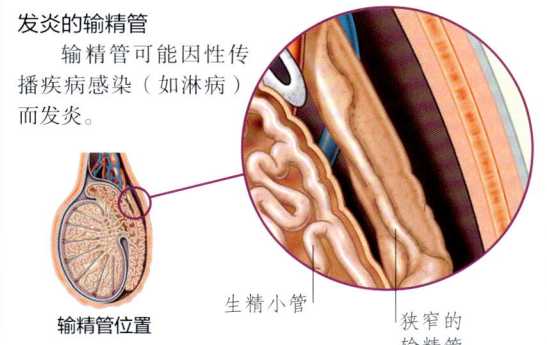

输精管位置　　生精小管　　狭窄的输精管

## 射精困难

有时，健康的精子不能被送到阴道，通常是由于阳痿。

阳痿或勃起功能障碍是男性不育的常见原因。有时，性功能障碍是心理问题造成的，如焦虑或抑郁，或者不太常见的病理原因，如影响阴茎血液供应的长期血管疾病或糖尿病。某些处方药，包括一些治疗高血压的药物，也可能导致阳痿。此外，勃起功能障碍可能与大量饮酒和吸烟有关。可以通过适当的心理或医学治疗来解决射精困难，不然，则需要通过人工授精。

---

### 辅助生殖

自1978年第一例试管婴儿诞生，辅助生殖技术已经取得了重大进展。简单的治疗方式包括使用促排卵药物，而更复杂的技术可以在排卵时将精子直接导入子宫（宫内授精）或进行单卵人工授精。

#### 体外受精（IVF）

IVF可用于许多情况，包括输卵管受损或不明原因的不孕。在IVF手术前，需先使用促排卵药物，然后用穿过阴道壁的针头取出卵子。这些卵子在实验室中与精子结合，然后受精卵可以进行基因异常检测。使用穿过宫颈的导管（细管）将一到两个健康的卵子注入子宫。如果手术成功，一个或两个子宫在子宫壁着床。

#### 胞质内精子注射（ICSI）

ICSI用于帮助不孕问题出现在男方的夫妇，并可作为IVF的一部分。ICSI每次只需取一个精子，直接注射到从配偶卵巢取出的卵子中。精子可以取自精液样本，也可以直接取自附睾或睾丸中。在进行IVF前应服用促排卵药物，体外受精后健康的受精卵就会从宫颈进入子宫。

#### 胚子输卵管内移植（GIFT）

GIFT与IVF相似，不同之处在于卵子和精子被共同植入输卵管进行受精，受精发生在输卵管内。另外有一些不太常用的方法如受精卵输卵管内移植（ZIFT）即将体外受精后的受精卵（新受精卵）移植到输卵管中。当精子数量低、精子活力差或不孕原因不明时，可以使用这些方法。

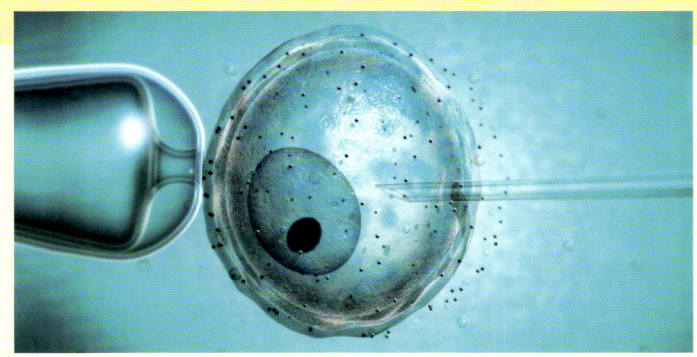

**胞质内精子注射（ICSI）**
上图为一张显微镜下的图片，通过使用细针（图中右侧）将单个精子穿透细胞壁直接注入卵子，使卵子受精。

**IVF成功率**
IVF的成功率与女性的年龄相关：35岁以下的女性成功率较大，之后便随着年龄的增长而下降。

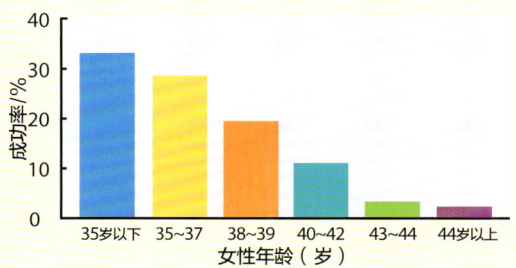

成功率/%

40　30　20　10

女性年龄（岁）：35岁以下　35~37　38~39　40~42　43~44　44岁以上

# 女性生殖系统疾病

许多疾病会影响女性的生殖器官，从而在生殖过程的某个阶段产生问题，例如，卵子的数量减少，输卵管阻塞，或子宫疾病引起受精卵无法着床。有的疾病可以治愈或减轻，或是借助辅助生殖技术完成受孕。

## 子宫内膜异位症

**子宫内膜组织游走到了盆腔或腹腔等其他部位，因而导致不孕。**

子宫内膜在女性生理周期中会先增厚，若没有受孕，则开始脱落。子宫内膜碎片可能附着在腹腔或盆腔中其他组织或器官上，在那里它们继续随着月经周期激素的变化而呈现出周期性的增殖—脱落—出血，在月经期间还可能造成疼痛。出血的组织可能会形成瘢痕或卵巢囊肿。造成子宫内膜异位症的原因尚不完全清楚，但子宫内膜碎片可能在月经期间沿着输卵

管进入腹腔。子宫内膜异位症可以多种方式造成受孕概率降低，其中一种就是输卵管瘢痕组织会阻塞管腔。如管腔被阻塞，患者可能会出现痛经、月经过多或不规律、排尿疼痛和性交疼痛等症状。子宫内膜异位症可以通过腹腔镜镜诊断，在腹腔镜检查中，使用穿过腹壁的观察仪器可检查到内部器官。治疗手段包括药物，如口服避孕药或其他暂时停止月经的激素，或腹腔镜激光治疗病变。对于不再想要孩子的女性，建议进行子宫切除术，切除卵巢和其他受影响的组织。

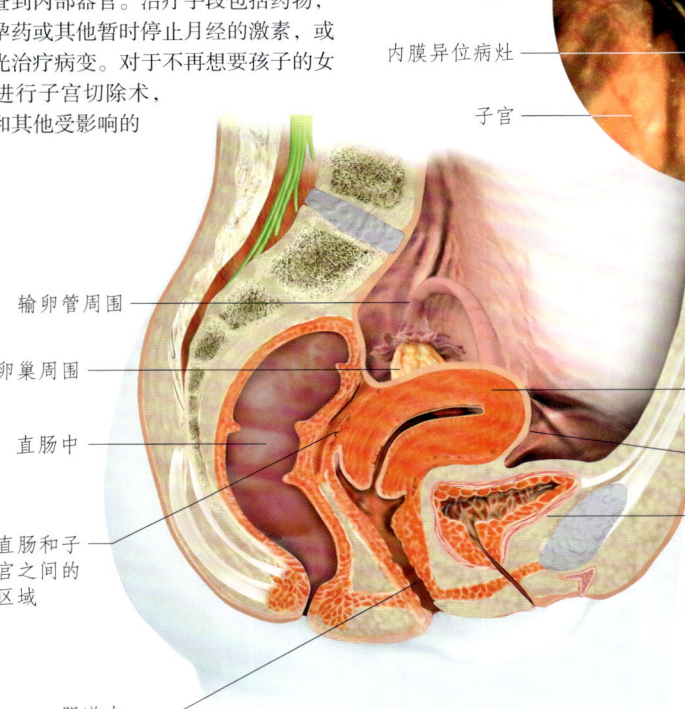

**腹部内**

这张腹腔镜照片显示卵巢上有一个深色的子宫内膜异位病灶。

探头

内膜异位病灶

子宫

卵巢

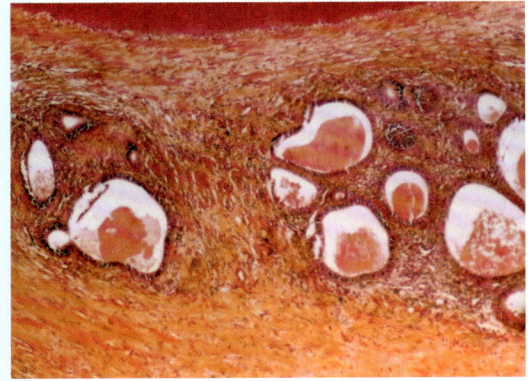

**阴道中的子宫内膜组织**

显微镜照片显示了子宫内膜异位症典型的病例，即异常组织的多发性"巧克力"囊肿（因其颜色而得名）。这些囊肿在月经期间会造成出血。

输卵管周围

卵巢周围

直肠中

直肠和子宫之间的区域

阴道内

在子宫肌层

在子宫外膜层

在膀胱上

**内膜异位灶可能发生的部位**

子宫内膜可以异位到腹部或骨盆的任何部位，包括肠道和膀胱，卵巢是最常发生异位的部位。

## 盆腔炎症

**盆腔炎症（PID）会造成输卵管堵塞，性传播疾病如淋病等是引发PID的常见原因。**

PID常常因无症状而被忽略，直到出现不孕问题才被发现。感染通常从阴道开始，进入子宫、输卵管，甚至卵巢。使用宫内节育器可能会增加患PID的风险。女性PID症状包括疼痛、阴道分泌物增多、发热、性交疼痛以及月经不调。如果病情突然出现并伴有剧烈疼痛和高

温，可能需要紧急治疗。除了增加不孕的风险外，PID也增加了宫外孕的风险。PID诊断方法包括宫颈刮片寻找感染征象，B超检查输卵管或腹腔镜检查等。治疗方法主要是抗生素治疗。

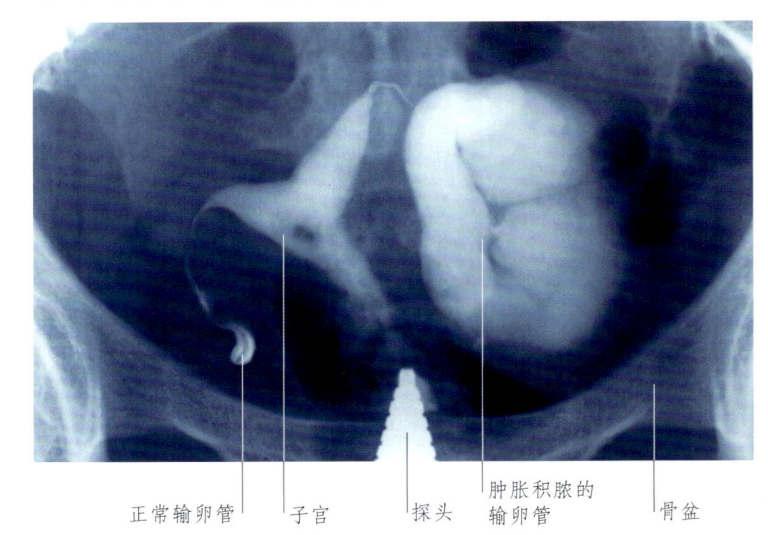

**X射线输卵管造影**

如图，输卵管造影可见PID造成的输卵管积脓肿胀。

正常输卵管

子宫

探头

肿胀积脓的输卵管

骨盆

## 子宫肌瘤和息肉

宫颈和子宫会出现良性增生，如子宫肌层会生成子宫肌瘤，子宫内膜会长出息肉。体积较大的子宫肌瘤会导致不孕不育。

子宫肌瘤是常见的妇科疾病，由肌肉和纤维组织组成。形成的原因尚不清楚，但可能与女性雌激素有关。当肌瘤体积增大时，患者可能会产生疼痛、月经量多、经期长等症状。大肌瘤会改变子宫内的环境，导致反复流产和胚胎着床困难等。子宫肌瘤还可能导致胎位异常，宫腔息肉会导致血性分泌物、性交后出血和无排卵性宫血。通过扩阴器观察宫颈时，有时可以看到肌瘤和息肉并将其摘除。息肉和子宫肌瘤

可以通过B超和宫腔镜进行诊断。小肌瘤和子宫内膜息肉可在宫腔镜下摘除；较大的肌瘤可以通过腹部手术切除。子宫切除术适用于没有怀孕要求的女性。

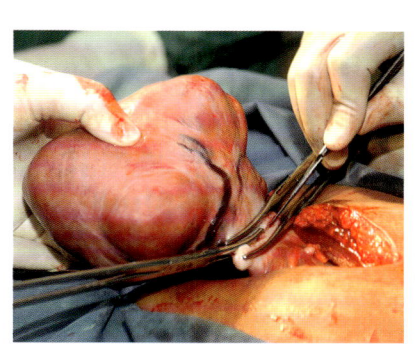

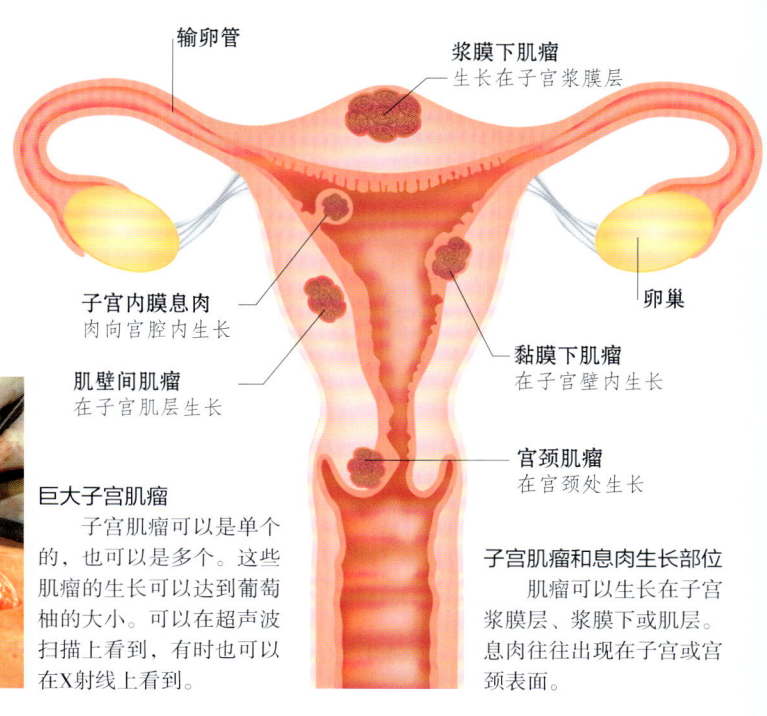

输卵管
浆膜下肌瘤
生长在子宫浆膜层
子宫内膜息肉
肉向宫腔内生长
卵巢
黏膜下肌瘤
在子宫壁内生长
肌壁间肌瘤
在子宫肌层生长
宫颈肌瘤
在宫颈处生长

**巨大子宫肌瘤**
子宫肌瘤可以是单个的，也可以是多个。这些肌瘤的生长可以达到葡萄柚的大小。可以在超声波扫描上看到，有时也可以在X射线上看到。

**子宫肌瘤和息肉生长部位**
肌瘤可以生长在子宫浆膜层、浆膜下或肌层。息肉往往出现在子宫或宫颈表面。

## 卵巢囊肿

卵巢囊肿内充满液体，可单发也可多发。囊肿不会影响生育能力，除非是多囊卵巢综合征。

卵巢囊肿有多种类型，有些来自成熟的卵泡，有些来自排卵后形成的黄体。皮样囊肿包含身体其他部位（如皮肤）的组织。卵巢囊肿可单发或多发，如多囊卵巢综合征（见右图）。卵巢囊肿患者往往没有症状，部分患者可能出现月经不调、腹部不适和

性交疼痛等。当囊肿破裂或蒂扭转可能会导致紧急情况。某些囊肿体积可能会很大，甚至填满腹腔。囊肿可以通过B超或腹腔镜进行诊断。囊肿可由机体自行吸收，也可以通过手术切除。切除的囊肿需要做病理检查，以排除卵巢癌的可能。

子宫　卵巢囊肿

浆液性卵巢囊肿

**囊肿发生部位**
囊肿可能出现在卵巢包膜下或实质内，也可以在一侧或两侧卵巢上单个出现或多个出现。

**卵巢囊肿特写**
卵巢囊肿可以变得非常大，甚至比上图所示的还要大。囊肿的外表面会被内部的大量液体撑大。

## 多囊卵巢综合征

多囊卵巢综合征的主要病因是性激素水平紊乱，其特征是卵巢上存在多个小的、液体状的囊肿，是导致不孕的常见原因。

在多囊卵巢综合征（PCOS）中，激素水平被破坏，垂体产生的睾酮和黄体生成素（LH）水平高于正常水平，导致无排卵、闭经或经期紊乱。PCOS的其他症状包括肥胖、痤疮和多毛。患者易出现胰岛素抵抗而患糖尿病。临床诊断包括血激素水平测定和卵巢超声。口服避孕药可用于治疗PCOS引起的月经不调和闭经，氯米芬可用于治疗不孕。

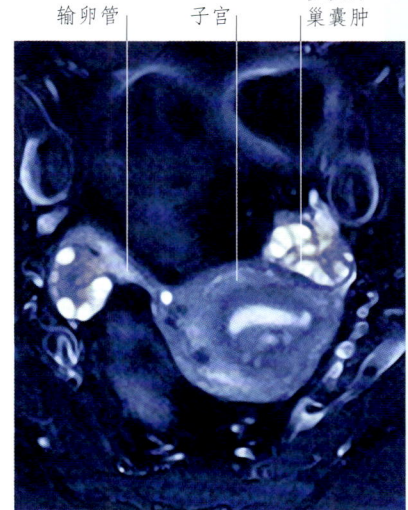

输卵管　子宫　多发卵巢囊肿

**卵巢多发囊肿**
上图是对子宫、输卵管和卵巢的磁共振成像扫描，清楚地显示了输卵管和卵巢内的多发囊肿（图中呈白色），尤其是左侧。

**临床表现**
PCOS的激素失衡有一些其他影响，包括体重增加、毛发增多和痤疮等。

## 外阴阴道炎

这种情况是外阴和阴道的炎症，可能会引起不适感、瘙痒和分泌物增多，病因为多种病原体感染。

病原体包括白念珠菌（鹅口疮）、滴虫或阴道内正常存在的细菌比例失调（见下文细菌性阴道病）。其他原因可能是刺激性物质，例如洗衣用品残留。诊断主要是依靠宫颈刮片检查，明确病因后开具抗生素。外阴阴道癌不常见，但需要进行病理组织学诊断以排除癌症。应避免任何可能的刺激。外阴阴道炎多可治愈，但可能会复发。

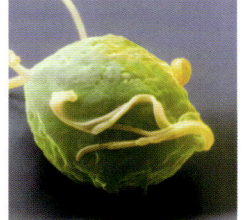

**阴道毛滴虫**
这张高倍放大的图像显示了一种可导致外阴阴道炎的寄生微生物。

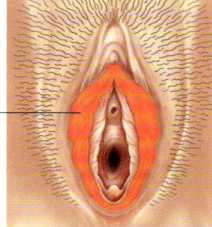

**感染外生殖器**
阴唇的内壁和阴道壁红肿感染。

感染的阴唇

## 细菌性阴道病

由阴道定植菌的过度增生引起。需要通过抗生素治疗。

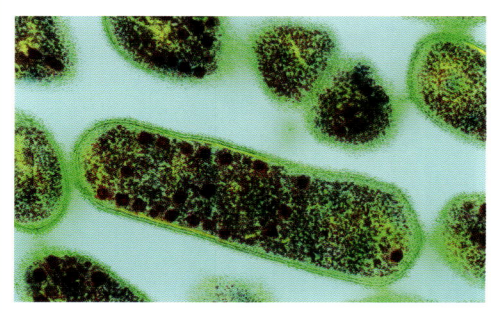

在健康的阴道中有一种微妙的细菌平衡，主要细菌是阴道加德纳菌和人型支原体。如果这种平衡被破坏，可能会出现外阴瘙痒或分泌物增多等症状，细菌性阴道病也可能无症状。造成失衡的原因不明，但性传播疾病可能会破坏平衡。细菌性阴道病可能引发盆腔炎症而导致不孕（见第218页）。阴道分泌物检查可以帮助明确诊断，治疗以抗生素为主。如果发现感染，患者的伴侣也应接受检测和治疗。

**阴道加德纳菌**
在这张电子显微照片中看到的细菌会导致阴道排出带有腥味的水样分泌物。

## 前庭大腺炎

开口于外阴的前庭大腺在性交时分泌润滑剂，发生于此的炎症为前庭大腺炎。

豌豆大小的前庭大腺分别通过一个小导管通向外阴区域的两侧。这些腺体可能因细菌感染而发炎。不良的卫生习惯或性传播感染，如淋病，可能是潜在原因。当前庭大腺通向外阴的导管受阻时，便会形成囊肿或脓肿。脓肿由感染引起，最常见的是由葡萄球菌或大肠埃希菌引起的，非常疼痛，需要及时治疗。抗生素可以缓解病情。同时，可能需要止痛药来缓解不适。囊肿通常无须治疗，除非体积较大或造成不适。脓肿应从腺壁切开引流，以避免日后再次脓肿。前庭大腺炎可能复发。

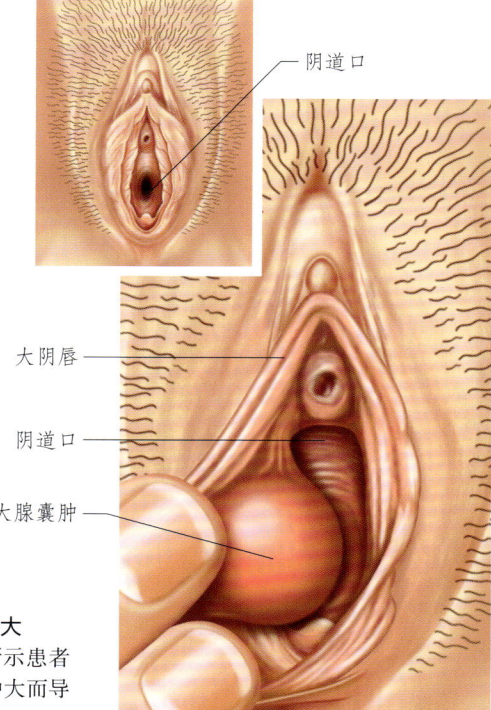

阴道口

大阴唇

阴道口

前庭大腺囊肿

**前庭大腺肿大**
如图所示患者右侧前庭肿大而导致囊肿产生。

## 月经期问题

月经周期紊乱和出血可能是受到多种因素的干扰，可能引起不孕。患者可能会有月经不规律、经量多、闭经或痛经。以上症状大部分可在治疗后消失或缓解。当受孕出现困难时，则需要进行不孕症治疗。

## 月经过多

表现为经量严重增多，卫生巾或卫生棉条无法有效控制或涉及排大量血块的情况。

经量多、经期长、痛经、贫血也可能成为问题所在。病因包括子宫肌瘤、子宫内膜息肉（见第219页）和使用宫内节育器等，但常常原因不明，极少数由恶性肿瘤引起。通过血液检查可发现是否贫血，其他检查包括子宫超声和宫腔镜检查，子宫内膜组织需进行病理学检验。治疗应针对病因进行，不明原因的月经过多可通过药物减少出血。

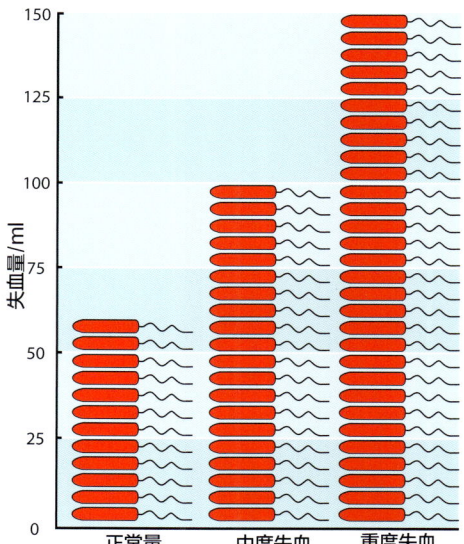

**孕激素的作用**
这张高度放大的图像显示了孕激素的晶体。孕激素水平下降是月经出血的触发因素。

失血量/ml

150

125

100

75

50

25

0

正常量　　中度失血　　重度失血

**月经间期出血**
这张图表代表了一个月经周期女性平均的失血量。正常失血量可达60 ml；中度月经过多失血为60～100 ml；重度月经过多，失血量超过100 ml。

## 月经失调

月经周期不规律，每个周期之间的间隔时间不定。

月经失调最常见原因是控制月经周期的激素水平紊乱。常见于孕后和产后，也可能伴随慢性疾病、紧张和焦虑出现。过度运动或体重急剧下降也可能影响激素平衡。月经失调可能是多囊卵巢综合征的表现之一（见第219页）。围绝经期的开始通常是以月经不规律为信号。然而很多患者经期紊乱的原因并不十分清楚。月经紊乱常常是一次性的，但激素水平检查和子宫及卵巢超声检查还是有必要的，有助于排查病症并及时治疗。无原因的月经失调可使用药物调节，如口服避孕药。

## 闭经

无月经周期被称为闭经。

原发性闭经是指女性16岁时仍未出现月经，这可能是青春期延迟，需要检查寻找原因。继发性闭经是指原有规律月经的女性月经停止3个月或更长时间，且这种停止无法用通常的原因来解释（例如，没有在哺乳期、刚生完孩子、刚停止服用复方口服避孕药，或未达到更年期）。通常是由于女性性激素的正常平衡被打乱，常见原因包括压力、过度运动或体重减轻，或是多囊卵巢综合征（见第219页）的一部分，有时也可能是由于垂体功能紊乱（如肿瘤）引起。诊断方法包括血液血激素水平测定、子宫和卵巢的超声检查以及垂体的CT扫描等。如上述病因无法治疗，也可以使用激素治疗来调节月经。

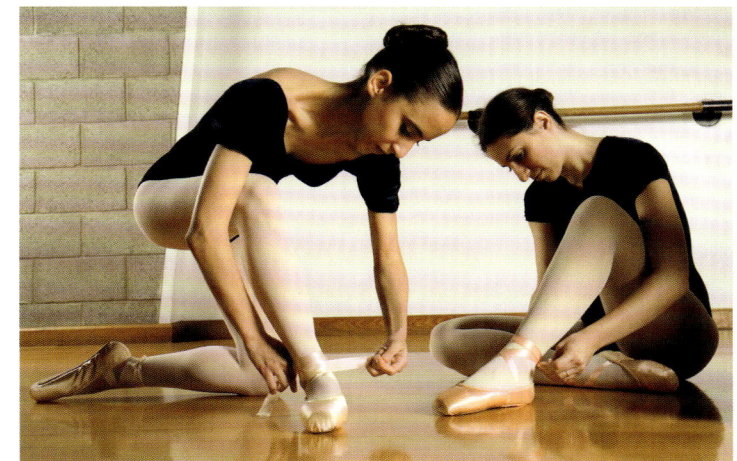

**剧烈运动**
频繁的剧烈运动会破坏激素，导致月经不调，这种情况对芭蕾舞演员来说容易发生。

**初潮年龄与体重的关系**
体重正常的女孩初潮一般在13岁左右。这一时间因肥胖、超重或体重过轻而有所不同。

图表：纵轴 月经初潮年龄/年，15 14 13 12 11 10 9；横轴 肥胖/超重　正常体重　低体重

**图例**
- 平均初潮年龄范围
- 50%女孩的初潮年龄范围
- 初潮波动的年龄范围

## 子宫畸形

子宫畸形一般是先天性的，因为子宫发育不正常，但通常只有在女性怀孕或不孕症治疗时才会被发现。子宫的异常形状很多（见下图）。通过超声波扫描可以识别异常，可能显示子宫部分或腔体被分成两个部分。子宫畸形可能导致习惯性流产或早产。

子宫底

"三角形"子宫腔

子宫颈

**正常子宫**
子宫通常有一个宫腔，形状呈对称性。

子宫的单个"角"

双角子宫

子宫腔异常

子宫纵隔

狭小的子宫腔

**单角子宫**
在这种异常情况下，子宫只有一侧，因此子宫腔非常狭窄。

**双角子宫**
子宫有两个角，形成狭长的两个宫腔，中间有较深的分隔。

**子宫纵隔**
子宫纵隔将子宫分成两个部分，因此限制了胎儿在子宫内的生长。

## 痛经

在月经前和月经期间，下腹疼痛是一个常见的问题，多达75%的女性都会受到这个问题的困扰。

痛经可以是原发性的（没有明确的原因），也可以是继发性的（由盆腔疾病引起）。原发性往往出现在青春期，并随着时间的推移而缓解。继发性痛经往往伴随疼痛剧烈，既往可能有轻微腹痛。盆腔感染和子宫内膜异位症（见第218页）是常见病因。阴道分泌物检查和盆腔B超可以帮助诊断。原发性痛经可以通过非类固醇类抗炎药和避孕药治疗。继发性痛经应针对病因治疗。

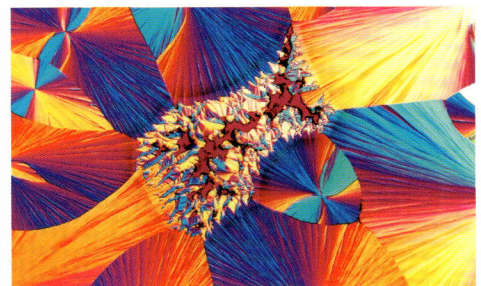

**前列腺素——疼痛介质**
排卵后不久，前列腺素水平迅速升高，引发子宫肌肉收缩，影响子宫血液供应，导致原发性痛经。

# 男性生殖系统疾病

男性生殖系统可能会受到各种疾病的影响，包括感染引起的问题和发育异常。某些情况可能会影响男性性生活；其他的感染性疾病，如腮腺炎引起的睾丸和附睾炎症，可能会导致男性不育。男性生殖系统的功能紊乱会损害产生健康精子的能力或使精子与卵子结合的能力，从而影响生育。

## 附睾囊肿

附睾囊肿指的是一些无痛性的生长于附睾的囊性增生（也称为精液囊肿），内含澄清液体。附睾负责储存和从睾丸输送精子，输精管负责储存和输送精子。

这些囊肿发生的原因尚不清楚，它们往往生长缓慢且没有症状，不易癌变。大多发生于双侧附睾，偶尔有单发的病例。如果发现阴囊肿胀，必须进行检查，以排除睾丸癌症。在临床检查中，可以将光源置于阴囊下方，囊肿的透光性很好，易显影，超声检查可以确认诊断。小囊肿很少需要治疗，当囊肿增大压迫周围组织造成不适时，可手术摘除。这种手术治疗不会影响生育能力。

**多发附睾囊肿**

附睾囊肿柔软呈球形，能单发于一侧，但通常两侧都有。感染时可能会感到疼痛。

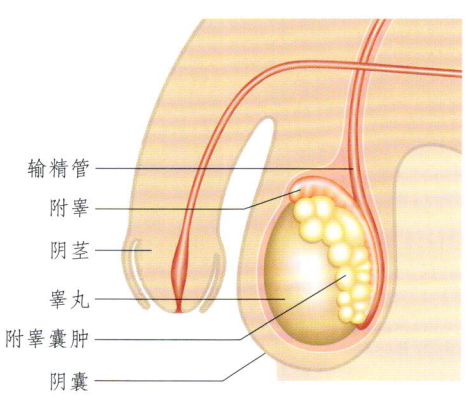

输精管
附睾
阴茎
睾丸
附睾囊肿
阴囊

## 附睾睾丸炎

当一侧睾丸及其附睾出现感染时，患者通常会感到剧烈疼痛和局部肿胀。

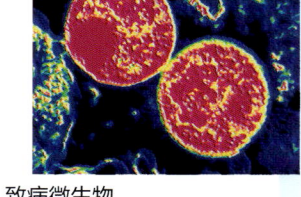

**致病微生物**

在这张彩色电子显微照片上显示为粉红色的衣原体细菌可以导致附睾睾丸炎。

这种炎症通常是由细菌感染引起的，细菌可能来自前列腺或尿道，也有可能是性传播感染（见第224~225页）。在腮腺炎疫苗被纳入常规儿童免疫接种之前，腮腺炎是常见的男孩和年轻男性附睾睾丸炎的病因。在某些情况下，它可能会影响生育。其症状包括感染侧疼痛、发红和肿胀，并常伴有高热。尿道分泌物涂片和尿液检查有助于找出病因。有时，会进行超声扫描来排除睾丸扭转。抗生素和止痛药都是针对细菌感染的处方药。局部冰敷也有助于缓解不适。疼痛会在治疗后48小时内好转，但肿胀可能持续数周。

**感染部位**

睾丸和附睾都发炎，触痛明显、局部肿胀和发红。在严重的情况下，可能会出现极度疼痛和发热。

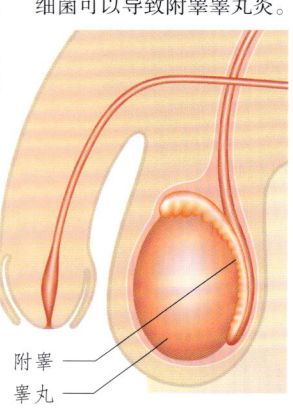

附睾
睾丸

## 精索静脉曲张

阴囊中曲张的精索静脉可能会导致患者不适和精子数量减少。左侧更易受影响，但原因未知。

精索静脉曲张是阴囊中的静脉曲张，是由于静脉内的瓣膜功能不全而导致的，这些瓣膜将血液从睾丸中带走回流到阴囊，血液积聚，使静脉扩张。症状可能包括局部不适、牵拉感和阴囊肿胀。通常可以在临床检查中确诊。在大多数情况下，精索静脉曲张病变可能性很小，不需要任何治疗。通常无危害，且有自愈性。紧身内裤有助于缓解不适，减少局部疼痛及牵拉感。当静脉曲张疼痛或影响生育能力时，则建议结扎曲张静脉来治疗。

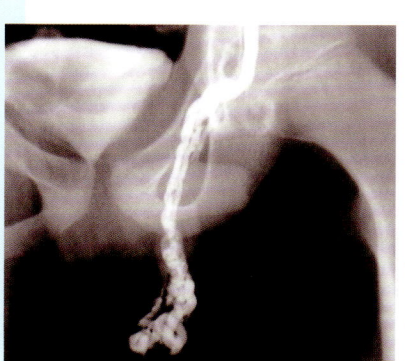

**精索静脉曲张的X线造影**

在进行X线检查之前，一种特殊的染料被注射到血液中，从而突出了精索静脉曲张。

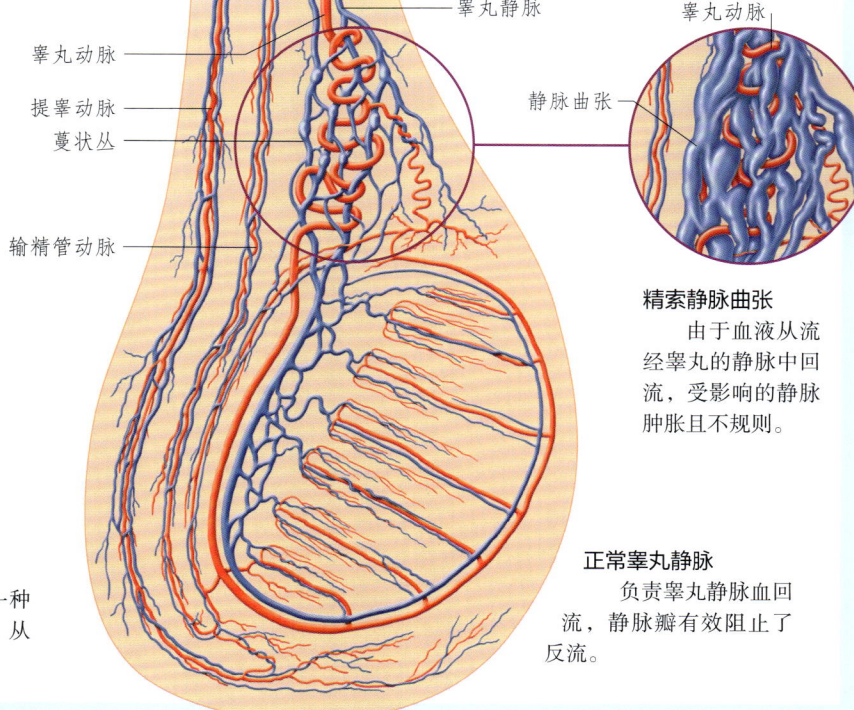

睾丸静脉
睾丸动脉
睾丸动脉
提睾动脉
蔓状丛
静脉曲张
输精管动脉

**精索静脉曲张**

由于血液从流经睾丸的静脉中回流，受影响的静脉肿胀且不规则。

**正常睾丸静脉**

负责睾丸静脉血回流，静脉瓣有效阻止了反流。

## 鞘膜积液

这种肿胀是睾丸周围的阴囊间质的液体异常积聚造成的。鞘膜积液很少引起疼痛，但过度肿大会引起不适。

鞘膜积液是阴囊间质出现异常多的液体潴留（见第29页）。大多是由感染和睾丸损伤引起的。鞘膜积液往往发生在幼年和老年男性。诊断时可利用其具有透光性的特点通过临床检查和超声波扫描来进行。治疗方法主要为局部抽液和抗生素治疗。

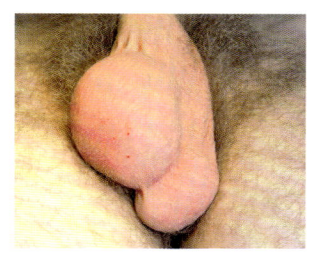

**睾丸肿胀**

鞘膜积液的特征是阴囊一侧无痛性肿胀；在这张图片中，男子的右侧睾丸肿胀，但左侧睾丸看起来正常。

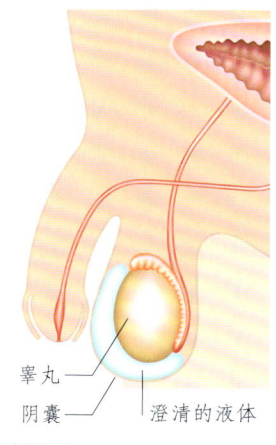

**阴囊内肿胀**

鞘膜积液是睾丸肿胀的原因之一；积液包裹睾丸，如果积液量大，可以改变阴囊的形状。

*标注：睾丸、阴囊、澄清的液体*

## 阴茎头炎

感染位于阴茎末端的炎症，患者可能感到疼痛和局部不适，易于治疗。

在这种情况下，阴茎末端（阴茎头）和包皮会发炎，造成局部疼痛、瘙痒和红肿。此外，尿道口可能会有分泌物。感染的种类主要包括细菌感染、鹅口疮（白念珠菌）和性传播疾病（见第224～225页）。某些阴茎头炎是由包皮过紧，阴茎末端难以正确清洁导致的。在对阴茎进行检查后，可以从尿道末端取拭子，测试是否存在可能的感染性生物，并进行相应的治疗。如果包皮过紧，建议进行包皮环切术（切除包皮）。有些阴茎头炎是由过敏反应引起的。有过敏因素的患者应找到并消除过敏原。阴茎末端应保持清洁和干燥。

## 睾丸扭转

睾丸扭转会出现剧烈疼痛，需在24小时内进行手术，否则睾丸可能出现坏死。

在一些不明原因下，含有输精管和睾丸血管的精索发生扭曲，阻断了睾丸的血液供应，如果不能及时纠正，可能会造成永久性损伤。症状发作迅速，包括阴囊、下腹和腹股沟疼痛，一侧阴囊红肿，超声可明确诊断。确诊后，应迅速进行手术来对精索和双侧睾丸复位。如果睾丸得不到及时救治，就会被切除。睾丸移植可改善外观。如果一侧睾丸在扭转中受损，另一侧未受影响的睾丸通常可以产生足够的精子，不会影响生育。

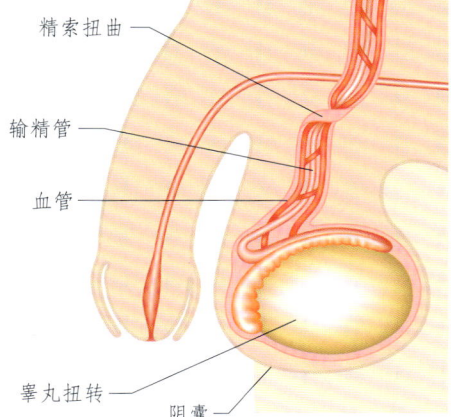

*标注：精索扭曲、输精管、血管、睾丸扭转、阴囊*

**睾丸扭转**

除了精索扭转外，睾丸也处于异常位置。阴囊的外观可能会改变。

## 前列腺炎

前列腺炎包括急性和慢性两种类型，两种都需要对因治疗。该病容易复发。

这种情况尤其影响性活跃期的男性。前列腺炎的病因常常找不到，但可能是性传播感染（见第224～225页）或细菌性尿路感染引起的。急性前列腺炎发病快速，包括高热、阴茎根部疼痛、红肿和下背部疼痛。慢性前列腺炎可能没有症状或只产生轻微症状，包括阴茎根部疼痛、睾丸疼痛、下背部疼痛、射精疼痛和精液带血。这两种类型都可能引起尿频和尿痛。医生通过肛指可检查前列腺。尿样、前列腺分泌物和尿道口分泌物涂片可检查感染源。超声或CT扫描可用于发现前列腺脓肿。感染可以通过抗感染药物治疗，但疗程可能需要数月。

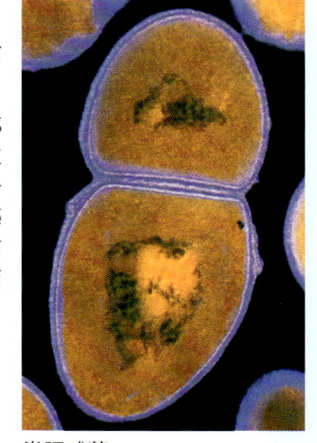

**粪肠球菌**

这张电子显微照片显示了肠道中通常存在的细菌，但可能导致前列腺炎和尿路感染。

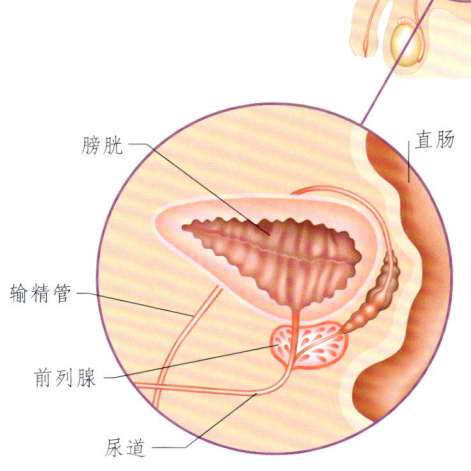

*标注：膀胱、直肠、输精管、前列腺、尿道*

**正常前列腺**

正常的前列腺为核桃大小，位于膀胱颈下缘，包裹尿道。排尿时，尿液从膀胱流入尿道，通过阴茎排出。

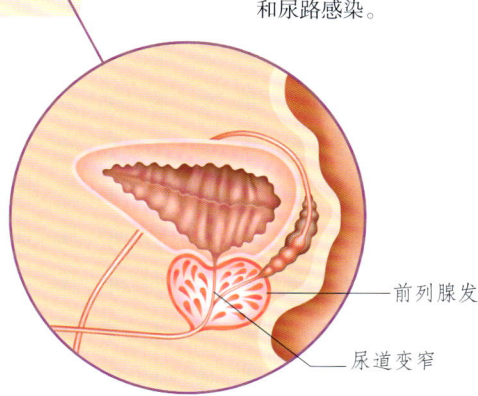

*标注：前列腺发炎、尿道变窄*

**前列腺肥大**

在前列腺炎中，腺体发炎并肿胀。肿胀的前列腺会压迫尿道，使尿液无法从膀胱中流出，造成尿频和尿不尽。

# 性传播疾病

大部分性病是在性交过程中造成人与人之间传播的。艾滋病毒和梅毒等还会通过胎盘传播给胎儿，而淋病和衣原体感染会对生育造成影响。在分娩过程中，某些性病也可以由母亲传染给孩子。

## 艾滋病

人类免疫缺陷病毒（HIV）主要攻击人类免疫系统，如果不加以治疗，会导致获得性免疫缺陷综合征（AIDS）和严重的免疫力受损。艾滋病毒可以传染给胎儿或通过母乳传播给婴儿。

HIV可通过阴道、肛门、口交、受污染的血液和血液制品以及受污染的针头等传播，也可以在怀孕期间（因为HIV颗粒可以穿过胎盘）、分娩期间或在分娩后由母乳传递给胎儿。病毒攻击人体白细胞表面的CD4细胞，并迅速复制。机体可以有一段抵御期，但最终，CD4细胞数量降至临界水平以下。大多数感染艾滋病毒的人最初没有症状。部分患者会患有普通病毒感染的一般症状，包括发热、肌肉和关节疼痛、淋巴结水肿和喉咙痛。通常会有一个无症状的间歇期，这可能会持续多年。还有部分患者可能会有更轻微的症状，如口腔溃疡、牙龈疾病和体重减轻。最终，当CD4细胞数量下降至某一水平以下或出现某些疾病，如特定的感染性疾病和某些癌症时，患者被确诊为艾滋病。艾滋病毒和艾滋病的治疗包括逆转录酶抑制剂和抗生素。使用避孕套可以降低HIV传播的风险。

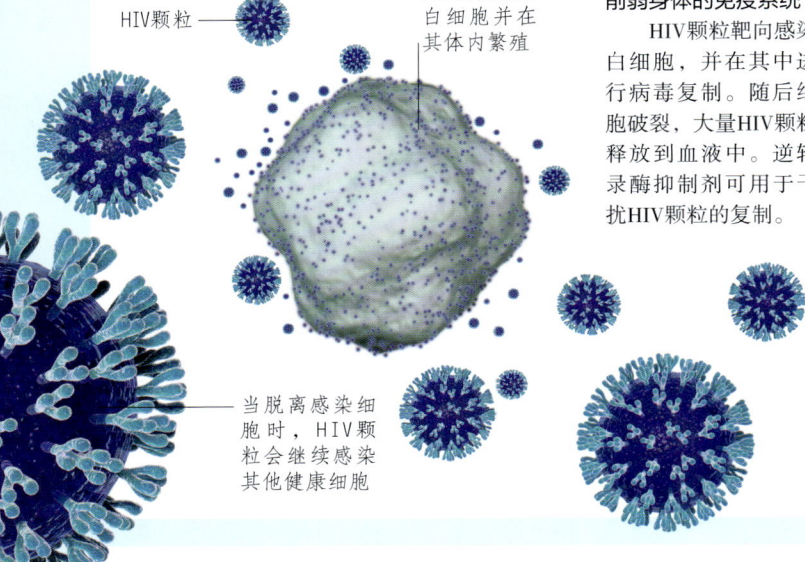

HIV颗粒

HIV颗粒感染白细胞并在其体内繁殖

当脱离感染细胞时，HIV颗粒会继续感染其他健康细胞

**削弱身体的免疫系统**

HIV颗粒靶向感染白细胞，并在其中进行病毒复制。随后细胞破裂，大量HIV颗粒释放到血液中。逆转录酶抑制剂可用于干扰HIV颗粒的复制。

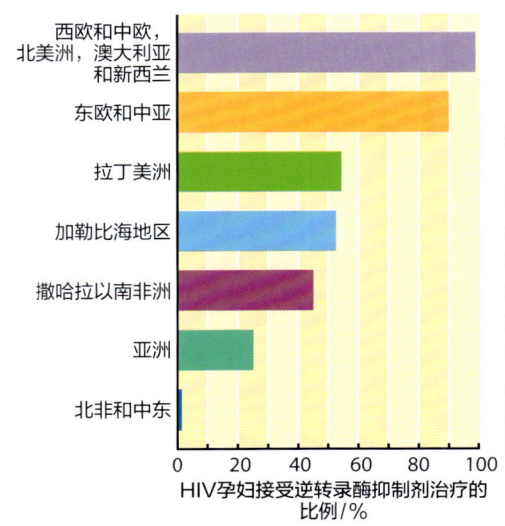

西欧和中欧，北美洲，澳大利亚和新西兰
东欧和中亚
拉丁美洲
加勒比海地区
撒哈拉以南非洲
亚洲
北非和中东

0    20    40    60    80    100
HIV孕妇接受逆转录酶抑制剂治疗的比例/%

**抑制艾滋病毒转录**

逆转录酶抑制剂被用于治疗艾滋病孕妇。受感染孕妇接受治疗的比例在发达国家最高，在发展中国家最低。对孕妇进行治疗以改善她们的预后并降低感染转移到婴儿身上的可能性，因而至关重要。

## 梅毒

这种疾病首先累及外生殖器官，但随后会影响其他身体器官。胎儿可在子宫内或分娩期间感染。

梅毒的病因是梅毒螺旋体感染，在性交过程中传播。疾病主要分为三期：前两期最长历时2年，具有传染性，最后一期为非传染性阶段。一期阶段梅毒没有得到治疗会发展为二期梅毒阶段。随后是一个潜伏阶段，最后是第三期阶段，由于抗生素的治疗，三期梅毒现在很少见。梅毒的诊断主要通过血液学来检查，治疗手段包括抗生素使用，妊娠期妇女也可使用。使用避孕套能降低梅毒的传播。青霉素的运用使梅毒的发病率明显下降。

### 症状分期

如果不加以治疗，梅毒感染会在相对明确的时间尺度上经过一系列明确的阶段（一期、二期、潜伏期和三期）

**一期梅毒**
表现为外生殖器无痛性硬下疳，一般在受感染后21天出现，持续2~3周。如不治疗会进展为二期梅毒。

**二期梅毒**
二期梅毒会出现全身性症状，包括发烧、喉咙痛、淋巴结肿胀、关节痛、红疹、口腔和外生殖器溃疡。如不治疗，会进展到潜伏期。

**潜伏期梅毒**
症状消失，但血液检测显示感染仍然存在。症状可能会在2年内复发，或者发展为三期梅毒。

**三期梅毒**
树胶样肿是此期梅毒的典型皮损，主要发生在皮肤和骨头，包括颅骨、腿骨和锁骨等，心血管和中枢神经系统也可能受到影响。

## 生殖器疱疹

由单纯疱疹病毒感染引起，导致生殖器区域的痛性溃疡。

有两种类型的单纯疱疹病毒（HSV）：HSV-1通常会导致口唇疱疹，而HSV-2会导致生殖器疱疹。HSV为接触性传播，可通过性交传播。如果在分娩期间传播，HSV可能会导致新生儿出现问题。这种病通常会复发，第一次症状最严重。水疱主要出现在生殖器上或周围部位，患者感觉局部刺痛和疼痛。其他临床症状包括排尿疼痛、阴道分泌物增多和发热。症状可持续3周，可以通过检查病变来做出诊断。治疗不能使症状消失，但可以起到缓解作用。

## 生殖器尖锐湿疣

由人乳头瘤病毒（HPV）引起的生殖器区域的病灶，是通过皮肤接触传播的。

生殖器尖锐湿疣在感染后可能需要20个月才会出现症状。它们无痛，生长迅速。口交会导致尖锐湿疣在口腔中出现。有多种治疗方法，包括抗病毒软膏等。女性感染HPV会增加其患宫颈癌的风险。避孕套不能完全防止HPV感染。HPV可在分娩时感染给婴儿。

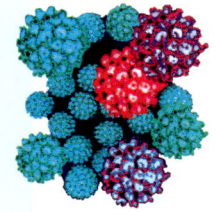

**人乳头瘤病毒**
这张高度放大的图像显示了人乳头瘤病毒，这是导致生殖器疣的病原体。

## 淋病

这种常见的性传播细菌感染会导致男性和女性生殖器区域的炎症和分泌物增多，也可无临床症状。

淋病的致病菌是淋病奈瑟球菌，通过阴道、口腔和肛交传播。通常症状在感染后2周内出现，也可能在数月内不会发病，但感染可能已在全身扩散。如果不治疗，感染可能会扩散到输卵管，导致不孕。诊断依靠感染部位的病原学检测，如果感染已经扩散，可以静脉注射抗生素治疗。性伴侣双方都应接受检查。受感染的妇女在分娩时会将病毒传给婴儿，导致眼部感染，并可能导致失明。

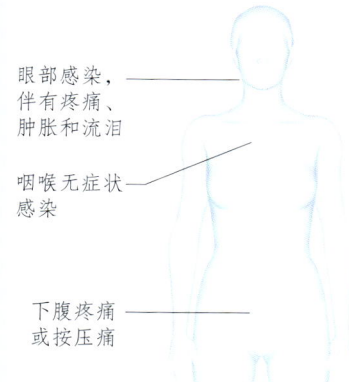

眼部感染，伴有疼痛、肿胀和流泪

咽喉无症状感染

下腹疼痛或按压痛

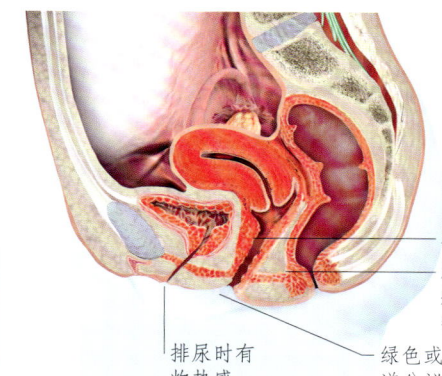

**男性和女性患淋病的症状**
男女的主要症状相似。但是，高达50%的女性和10%的男性可能没有任何症状。

不规则阴道出血

肛门处炎症，伴有疼痛、不适或分泌物增多

排尿时有灼热感

绿色或黄色阴道分泌物

## 衣原体感染

这种细菌感染通常没有症状，是女性不孕的主要原因。一半的受感染男性和80%的受感染女性没有症状，因此病情容易被忽视。

据估计，英国多达5%的性活跃女性感染衣原体。若出现临床症状，可能的表现包括男性尿痛和异常尿道分泌物，在女性身上表现为阴道分泌物增多、经期和性交后出血以及下腹疼痛。这种感染会传到输卵管，可能导致不孕。衣原体细菌可能在分娩过程中传播给新生儿，导致结膜炎和肺炎。诊断主要是通过取尿样、男性尿道口分泌物或女性宫颈分泌物进行病原学检查。治疗方法是使用抗生素，但某些抗生素不能在怀孕期间服用。避孕套可以防止这种感染的传播。

球形的衣原体（深粉红色）感染阴道上皮细胞（蓝色）

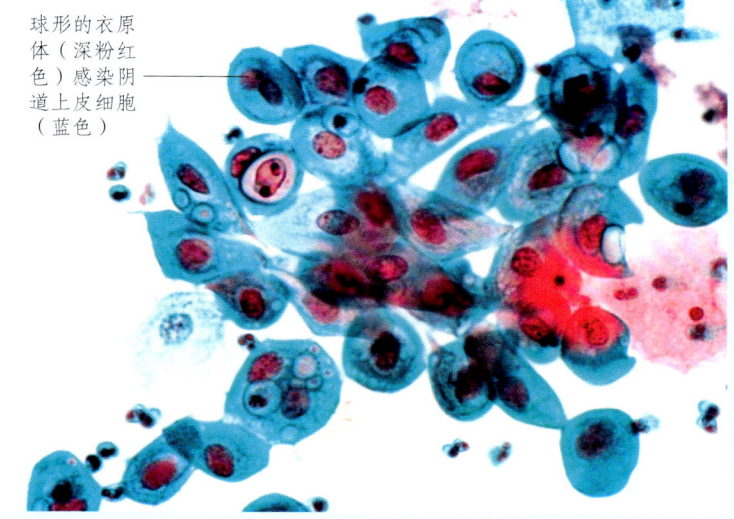

**阴道细胞中的衣原体**
这张宫颈涂片的高倍放大视图显示了内壁细胞（上皮细胞）内的衣原体细菌。这种感染很常见。

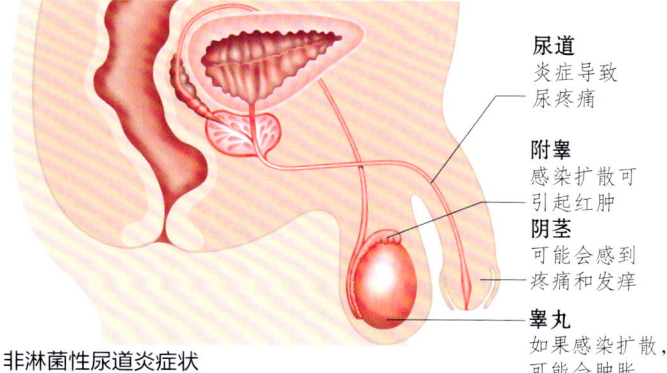

**非淋菌性尿道炎症状**
这些特征是典型的非淋菌性尿道炎特征，当然也可能没有症状。这意味着感染的男性患者可能在不知道自己感染的情况下传播感染。

**尿道**
炎症导致尿疼痛

**附睾**
感染扩散可引起红肿

**阴茎**
可能会感到疼痛和发痒

**睾丸**
如果感染扩散，可能会肿胀

## 非淋菌性尿道炎

男性尿道的这种炎症由淋病以外的感染引起，是一种常见的性传播疾病，会产生典型的症状，但大约有15%的患者没有症状。

其病因多种多样，包括衣原体、阴道滴虫、单纯疱疹病毒和念珠菌。近一半的非淋菌性尿道炎（NGU）是由衣原体引起的，这也是女性衣原体感染的原因（见上文），25%的患者病因不明。感染后，可能需要5周的时间才会出现症状，但平均时间是2~3周。主要症状包括阴茎末端尿道口红肿和尿道异常分泌物以及尿痛。感染可能扩散到附睾、睾丸和前列腺。此外，某些感染可能会在血液中传播，导致关节炎。诊断主要依靠尿道口取样和在尿道样品中找病原菌。使用避孕套可以减少感染的传播。

# 妊娠并发症

在绝大多数情况下，怀孕过程中不会发生重大问题。但是有时确实会因为出现问题而影响母亲、胎儿，例如，胚胎不能着床或正常发育，或者怀孕初期胎儿看起来正常，但在怀孕后期发现问题。怀孕中发生的问题可能来自胎儿，如遗传或染色体异常，也可能来自母体受到感染以及母体激素或生理结构问题。

## 流产

孕24周前终止的怀孕称为流产，大多数发生在前14周。

早期流产往往是胎儿染色体或基因异常引起的，晚期流产可能是子宫问题引起的，其他流产原因包括宫颈机能不全（见下文）和母体

感染等。一些因素会增加流产的风险，包括吸烟、饮酒和滥用药物。早期流产的风险约为20%，但随着年龄的增长，尤其是40岁以上的女性，流产的风险会增加。流产主要有三种类型：先兆流产指的是阴道出血，但胚胎仍存活，宫口保持闭合；难免流产指的是宫颈是扩张的，胚胎通常已经死亡；稽留流产

指的是胎儿已经死亡，但没有阴道出血。先兆流产得到控制后，怀孕可以继续直到足月；难免流产时，胚胎组织的排出可能是完全性的或不完全性的，这意味着一些组织仍留在子宫中；稽留流产或者不全流产可能需要清宫手术。

羊水
胎盘
12周大的胎儿
脐带
血凝块
血液从子宫穿过官颈管
阴道明显出血

**先兆流产**

如宫颈保持关闭状态，胎儿仍然活着，怀孕通常可以维持至足月。如果流产不可避免，宫颈会打开，以便排出死亡的胚胎组织。

### 流产原因

流产可能是由各种潜在问题造成的，可以是母体的因素，也可能是胚胎本身的因素。总体而言可分为五大类：遗传因素、内分泌因素、免疫因素、感染因素和解剖因素。但并不是所有流产都能找到原因。

| 原因 | 示例 |
|---|---|
| 遗传 | 胎儿遗传或染色体异常，例如染色体过多或过少 |
| 内分泌 | 甲状腺功能亢进或功能不足、糖尿病和孕酮水平异常低 |
| 免疫 | 流产可由罕见的免疫紊乱引起，如抗磷脂综合征（胎盘血栓形成减少了胎儿的血液供应） |
| 感染 | 影响母亲的几种感染可导致流产，包括风疹和弓形虫病（一种原生动物感染） |
| 解剖 | 如果子宫形状异常或有大的肌瘤，有时会发生流产，宫颈机能不全是另一个可能的原因 |

## 死胎

死胎是指胎儿24周后在子宫内死亡。

死胎的原因通常不明，但可能是由胎儿的结构异常、基因异常、胎盘问题、母体感染或疾病而引起的。如果胎儿在怀孕晚期死亡，可能需要引产，特别是在母亲的健康受到威胁的情况下，但有时也可以等待自然分娩产下。在任何情况下，死胎都会令人痛苦，母亲可以自主选择分娩方式。在发达国家，死胎的风险较小，大约每200次怀孕中就有1次。为了将风险降至最低，母亲应参加所有产前检查，并告诉助产士或医生胎儿的活动是否正常，是否出现腹痛、阴道出血或瘙痒等情况。其他措施包括戒烟、流感季节接种流感疫苗、侧睡、保持健康体重、避免酒精和药物。某些食物也应避免，包括软奶酪、未经高温消毒的奶制品、肉酱、未煮熟或生的肉以及未煮熟的贝类。

## 宫颈机能不全

当宫颈过于薄弱，生长中的胎儿和羊水的压力可能会导致宫颈过早扩张，从而导致流产。

宫颈机能不全的原因可能是各种宫颈手术和多次的扩宫操作。宫颈机能不全导致流产通常在怀孕第14周后发生，并且在流产之前没有症状。对于之前有过晚期流产史的孕妇，B超检查宫颈长度是有必要的。如果B超检查证实宫颈机能不全，可在下一次怀孕（以及任何后续怀孕）的第12～16周时在宫颈处缝合宫颈（宫颈环扎），然后在第37周时拆除环扎线，以准备分娩。如果临产早于37周，则应在产程发动时及时拆除环扎线。

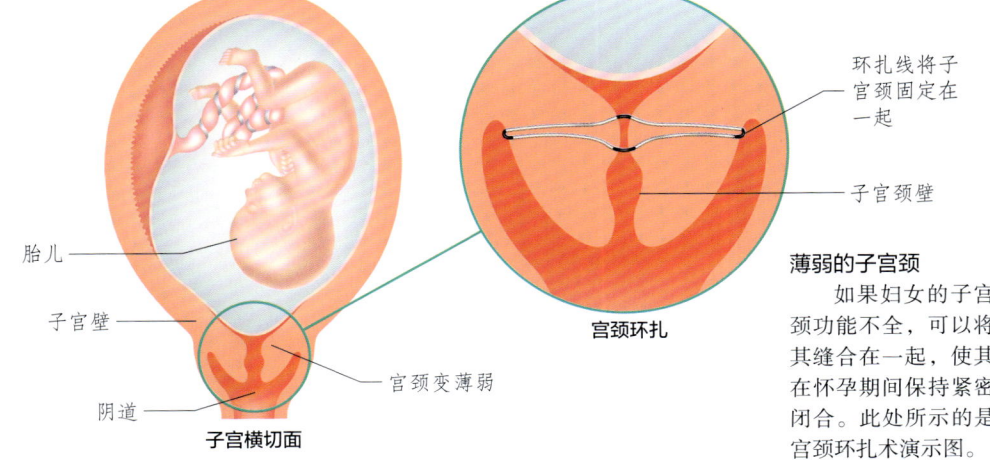

胎儿
子宫壁
宫颈变薄弱
阴道
**子宫横切面**

环扎线将子宫颈固定在一起
子宫颈壁
**宫颈环扎**

**薄弱的子宫颈**

如果妇女的子宫颈功能不全，可以将其缝合在一起，使其在怀孕期间保持紧密闭合。此处所示的是宫颈环扎术演示图。

## 异位妊娠

**是指受精卵着床于子宫以外的器官，胚胎无法正常发育。这种情况可能危及母亲的生命。**

在大多数异位妊娠中，胚胎着床于输卵管，但也可能罕见地着床于其他地方，如宫颈、卵巢或腹腔。导致异位妊娠的原因包括手术或盆腔炎症等感染（见第218页）导致输卵管损伤。使用避孕环或宫内节育器（IUD）也会增加异位妊娠发生率。临床症状有阴道出血和一侧下腹疼痛。诊断异位妊娠，可以先安排妊娠试验，如果测试结果为阳性，则进行超声检测。医生也可以进行腹腔镜（一种通过腹壁的可视装置）进行检查，发现妊娠灶。如果发现宫外孕，则可通过腹腔镜手术取出。如果异位妊娠导致输卵管破裂，会出现严重的腹痛和肩部疼痛。这种情况可能危及生命，需要紧急手术。

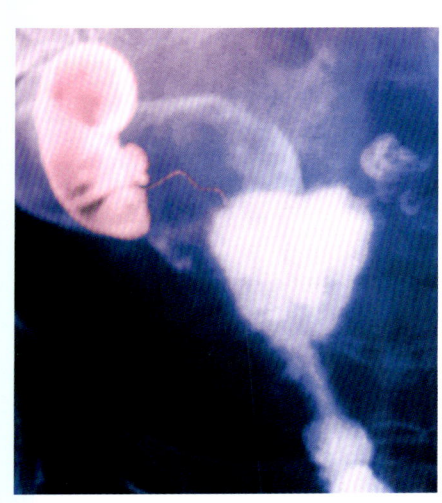

**异位妊娠的X线片**

这张X线片显示了大约10~12周的异位妊娠，胎儿在母亲的右输卵管中发育。如果不及时治疗，输卵管就会破裂，导致腹腔出血。

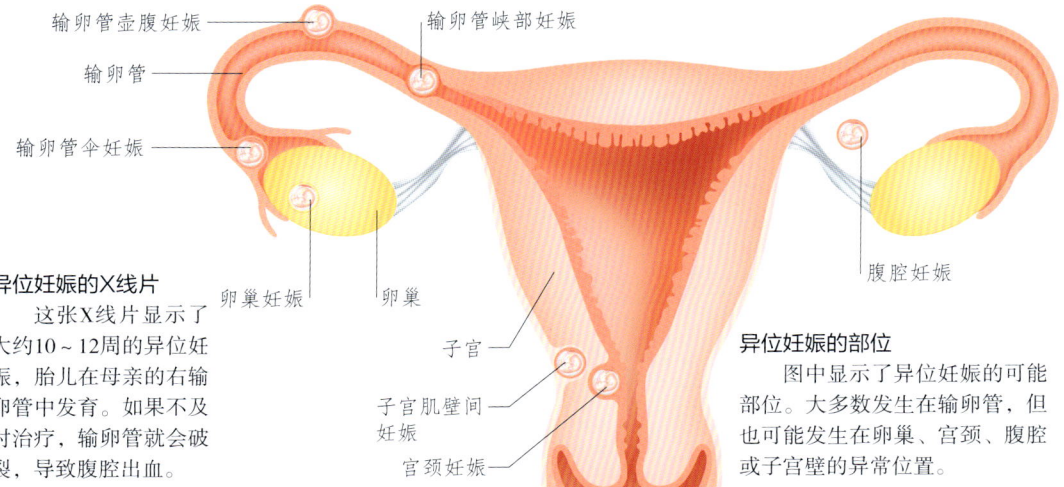

输卵管壶腹妊娠
输卵管
输卵管伞妊娠
输卵管峡部妊娠
腹腔妊娠
卵巢妊娠
卵巢
子宫
子宫肌壁间妊娠
宫颈妊娠

**异位妊娠的部位**

图中显示了异位妊娠的可能部位。大多数发生在输卵管，但也可能发生在卵巢、宫颈、腹腔或子宫壁的异常位置。

## 葡萄胎

**当受精卵发育过程中染色体发生变异时，就会发生这种情况。**

完全性的葡萄胎是在子宫内形成大量水泡状小囊肿。在部分性葡萄胎中，有部分胚胎和胎盘形成，但胚胎无法存活。主要症状有大约从怀孕第6周起开始阴道出血，以及严重的恶心和呕吐。葡萄胎的治疗方法是清宫（全身麻醉下），取出葡萄胎组织。某些葡萄胎可能会发生癌变，需要进一步治疗，如化疗。

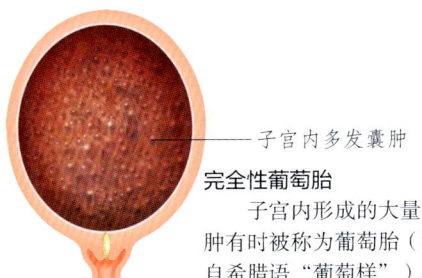

子宫内多发囊肿

**完全性葡萄胎**

子宫内形成的大量囊肿有时被称为葡萄胎（源自希腊语"葡萄样"）。

**正常胚胎发育**

通常，一个卵子和一个精子（各带23条染色体）在受精时结合，形成一个有46条染色体的正常胚胎。

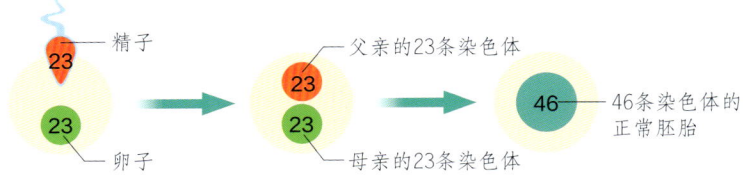

精子
23
卵子
23

父亲的23条染色体
23
23
母亲的23条染色体

46
46条染色体的正常胚胎

**完全性葡萄胎**

一个有23条染色体的精子使一个没有染色体的空卵子受精。来自精子的23条染色体通过自我复制的方式使受精卵得到46条染色体。

一条精子
23
空卵子

父亲的23条染色体
23
来自母亲的染色体数量为0

46
具有23对重复父系染色体的异常胚胎

**部分性葡萄胎**

两个各具有23条染色体的精子，同时与一个拥有23条染色体的卵子受精，形成了异常的具有69条染色体的异常胚胎。

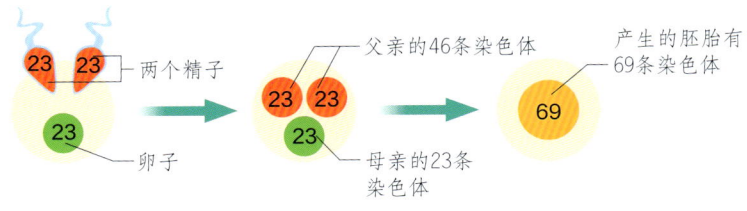

23  23  两个精子
23
卵子

父亲的46条染色体
23  23
23
母亲的23条染色体

69
产生的胚胎有69条染色体

## 怀孕期阴道出血

**出血可能在孕期的任何时候发生，并且可以由多种原因引起。任何阶段的出血都是潜在的危险信号，需要立即进行专业治疗。**

前14周的阴道出血通常是流产的前兆，或不太常见的异位妊娠（见上文）。某些孕妇会伴有腹痛，剧烈的腹痛往往是异位妊娠。少数孕妇会出现无明显原因的轻微出血，怀孕往往仍可以继续。在14到24周之间，出血可能意味着晚期流产，通常是因为宫颈机能不全（见上页）。24周后出血的原因包括胎盘早剥（见第228页），表现为腹痛；以及前置胎盘（见第228页），常为无痛性阴道流血。某些情况，如宫颈息肉（宫颈非恶性生长），也表现为阴道出血。寻找阴道流血原因常采用宫颈检查和B超，可针对病因进行治疗。

## 前置胎盘

如果胎盘位于子宫的较低位置，部分或全部覆盖了宫颈内口的状态，就会影响分娩。每200名孕妇中就有1人患有这种疾病。

前置胎盘是怀孕第24周后无痛性阴道出血的常见原因，大出血对胎儿和母亲都有潜在的生命危险。造成前置胎盘的危险因素包括以前的剖宫产，多胎怀孕和多次怀孕，诊断主要通过B超。通常情况下，胎盘会随着子宫的生长而逐渐向上移，但如果胎盘低置持续甚至发生出血，就必须入院治疗。对于完全性前置胎盘的孕妇，建议在第30周左右入院观察，并于怀孕第38周时通过剖宫产终止怀孕。如果出现严重出血，则需要紧急剖宫产。有时候部分性前置胎盘的女性也建议剖宫产。

### 胎盘位置

在前置胎盘中，胎盘的位置位于子宫的低位而不覆盖宫颈口，或部分覆盖宫颈口。

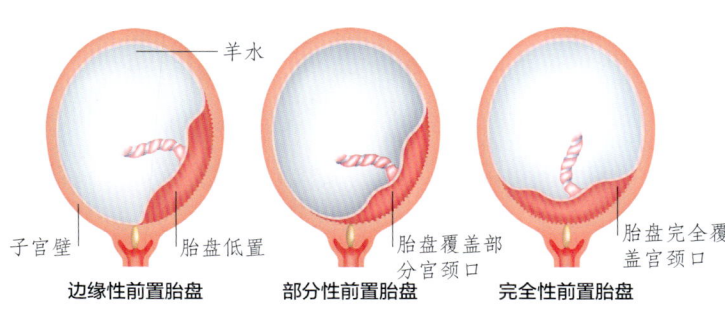

边缘性前置胎盘　　部分性前置胎盘　　完全性前置胎盘

（图注）羊水　子宫壁　胎盘低置　胎盘覆盖部分宫颈口　胎盘完全覆盖宫颈口

## 胎盘早剥

这是一种严重危及母亲和胎儿生命的产科并发症，是指在胎儿娩出前，部分或全部胎盘从子宫壁上剥离。

胎盘早剥有两种类型：显性早剥，是孕28周后阴道出血的常见原因；隐性早剥，由于出血滞留在子宫内，而临床上无阴道流血。危险因素包括长期高血压、有胎盘早剥史和多次怀孕。吸烟、酗酒和滥用药物也会增加患病风险。与前置胎盘出血相反，胎盘早剥常伴有疼痛并引起宫缩。怀疑早剥应立即进行B超并检查胎盘和胎心。轻型病例可进行引产，病情严重时，需要紧急剖宫产手术。

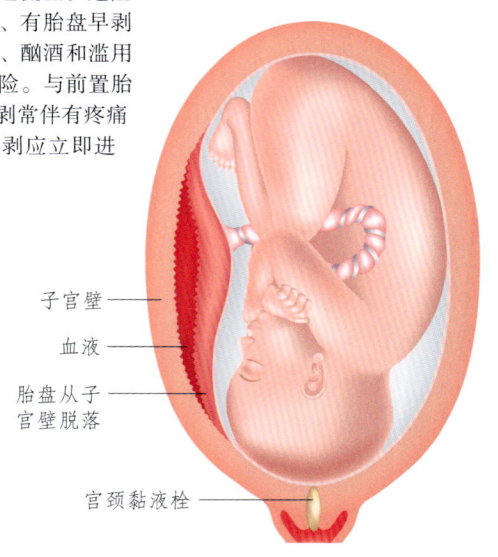

（图注）子宫壁　血液　胎盘从子宫壁脱落　宫颈黏液栓

### 胎盘剥离

在大部分病例中，胎盘部分剥离子宫，出血或经阴道流出，或滞留在胎盘和子宫壁之间。整个胎盘剥离的情况很少见。

## 羊水量异常

羊膜囊中所含的液体量可受多种原因的影响，导致羊水量过多或羊水量过少。

羊水过多可能会引起产妇不适，并导致胎膜早破或早产。羊水过多还会增加胎盘早剥（见上文）、产后出血（见第240页）、剖宫产和不稳定卧位（胎儿位置不断变化）的风险。临床治疗旨在设法延长孕周和避免母婴并发症，并及时对症治疗。羊水过少通常只在产前检查时被发现。这种情况是由胎膜早破引起的，与早产和胎儿宫内生长受限有关（见右表）。应定期监测胎儿生长情况。

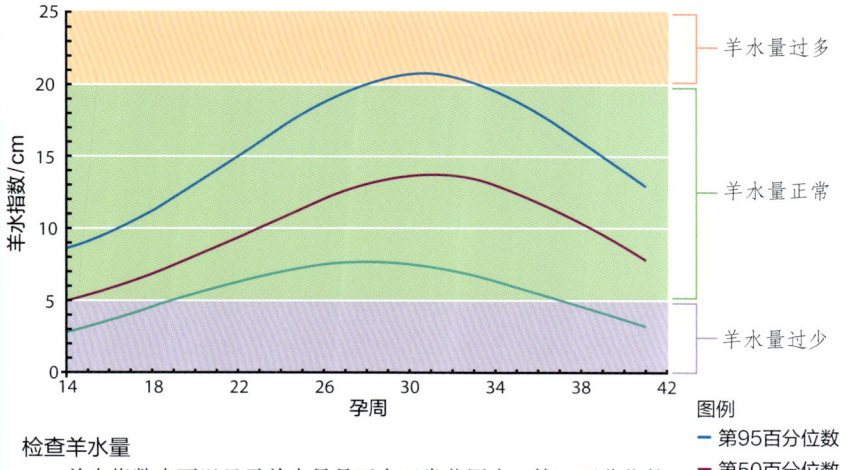

（纵轴）羊水指数/cm　（横轴）孕周

羊水量过多　羊水量正常　羊水量过少

### 检查羊水量

羊水指数表可以显示羊水量是否在正常范围内。第50百分位数线表示平均水平；第5和第95百分位数之间是正常范围。

图例
第95百分位数
第50百分位数
第5百分位数

### 造成羊水量异常的原因

羊水过多或过少可能与母亲或胎儿有关。一些常见的因素如下：

| 羊水过少的原因 | 羊水过多的原因 |
| --- | --- |
| 胎膜早破 | 糖尿病 |
| 胎儿生长受限，例如先兆子痫 | 胃肠梗阻 |
| 某些药物的使用，如非类固醇类抗炎药等 | 胎儿畸形而导致的胎儿吞咽障碍，如无脑畸形 |
| 胎儿泌尿系统畸形导致的尿量减少或尿路阻塞 | 先天性原因或贫血引起的心力衰竭 |
| 双胞胎输血综合征（双胞胎中的一个比另一个接受更多供血） | 胎儿尿量增加（如双胎输血综合征） |
| 感染 | 梅毒或细小病毒感染 |
| 染色体异常，如唐氏综合征 | 染色体异常，如唐氏综合征 |
| 过期妊娠 | 软骨发育不全症（一种导致身材矮小的骨骼疾病） |

# 胎儿生长受限

这种情况也被称为胎儿宫内发育迟缓，当胎儿在宫内不能充分生长，从而导致其瘦弱且出生体重较轻（小于2.5 kg）时，就会出现这种情况。

导致胎儿生长受限有许多可能的原因，包括长期高血压、先兆子痫（见下文）或孕期感染，如风疹病毒，也有可能是因为胎盘不能为胎儿提供足够的营养。遗传性疾病，如唐氏综合征也是可能的原因。如果母亲营养不良、吸烟、酗酒或滥用药物，胎儿生长受限的风险就会增加。反复B超和胎儿脐动脉血流检查是监测胎儿生长情况的有效手段。住院卧床休息和胎儿监测是必要的治疗手段，同时对任何潜在因素进行治疗。当胎儿的健康受到威胁时，可以提前分娩。

**测量股骨长度**
胎儿股骨（大腿骨）可以通过超声图像测量。通过股长结合腹围的测量可用于监测胎儿生长情况。

**胎儿生长监测**
该图显示了孕期胎儿体重增加曲线；第97百分位数和第3百分位数线表示正常范围的上限和下限。如果体重低于下限则表明胎儿生长受限。

# 妊娠期胆汁淤积症

妊娠期胆汁淤积症也被称为妊娠期肝内胆汁淤积症，是一种胆汁代谢异常缓慢导致的疾病，胆汁是肝脏产生的一种帮助消化的物质。

妊娠期胆汁淤积症会导致母亲血液中胆汁积聚，产生皮肤瘙痒和黄疸等症状。瘙痒通常在手和脚上最明显，但也可能影响全身，晚上症状常常更严重。妊娠期胆汁淤积症会增加早产或死胎的风险，因此及早识别和治疗是很重要的。这种疾病的形成原因尚不清楚，但可能与遗传有关，因为它在南美、南亚或斯堪的纳维亚裔女性中更为常见，有家族遗传倾向。它也常见于怀双胞胎或多胎的女性。为了诊断妊娠期胆汁淤积症，医生可能会询问母亲的家族病史，并可能会要求进行血液检查以评估肝功能和胆汁酸水平。母亲可以服用一种名为熊去氧胆酸的药物，以降低胆汁酸水平，帮助缓解瘙痒。在整个孕期，应监测母亲的肝功能和胆汁酸水平，胎儿也将受到监测以发现如胎儿心律异常等问题。严重的妊娠期胆汁淤积可能会干扰母亲的正常凝血，可以给予维生素K来改善。在一些严重的情况下，如果胎儿在36周以上，可通过引产以防止宫内死胎。

# 先兆子痫和子痫

这些情况是怀孕期间所特有的并发症，在分娩后会有所改善。

先兆子痫的主要特征为血压升高，水钠潴留和蛋白质在尿液中丢失。临床症状出现较晚，包括四肢和面部水肿、头痛、视力障碍和腹痛。如果不加以治疗，则可能导致子痫（抽搐）。因此，每位孕妇在每次产前检查时都会检查尿液中的蛋白质含量，并测量血压。治疗的目标是使血压恢复到正常范围内。若此类孕妇同时存在胎儿生长受限的问题，则需要住院治疗，胎儿往往需要提前分娩。孕妇一旦病情稳定，胎儿需要通过剖宫产的方式尽快娩出。

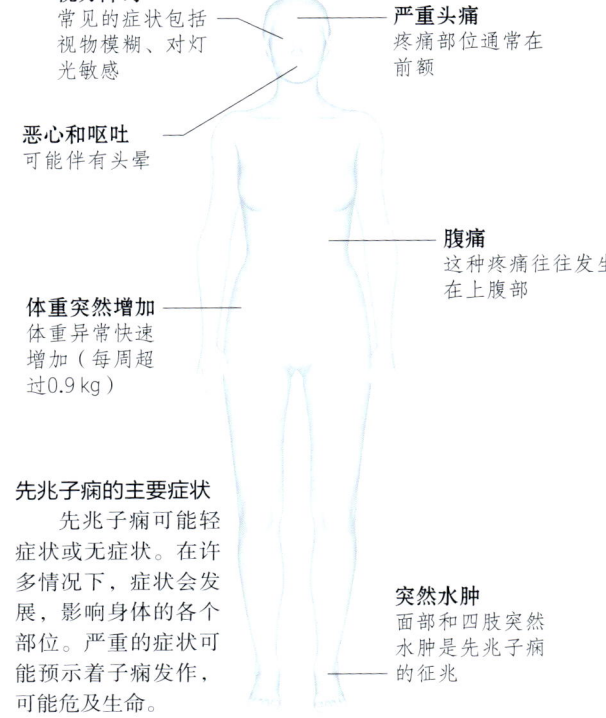

**视力障碍**
常见的症状包括视物模糊、对灯光敏感

**恶心和呕吐**
可能伴有头晕

**严重头痛**
疼痛部位通常在前额

**腹痛**
这种疼痛往往发生在上腹部

**体重突然增加**
体重异常快速增加（每周超过0.9 kg）

**突然水肿**
面部和四肢突然水肿是先兆子痫的征兆

**先兆子痫的主要症状**
先兆子痫可能轻症状或无症状。在许多情况下，症状会发展，影响身体的各个部位。严重的症状可能预示着子痫发作，可能危及生命。

## 先兆子痫的危险因素

先兆子痫的病因尚不完全清楚，可能与胎盘因素有关。然而，以下列出了部分因素，都被认为与其发病有关联

超重或肥胖

子痫家族或个人病史

多胎怀孕

首次怀孕或首次与新伴侣怀孕

距上次怀孕10年或以上

孕妇年龄35岁以上

既往肾脏疾病

既往高血压

既往糖尿病

某些自身免疫性疾病

## 怀孕期糖尿病

如果胰腺产生的胰岛素不能满足怀孕期增加的胰岛素需求量，就可能会发生糖尿病。

怀孕期糖尿病通常不会引起任何症状，但如果真的发生了，则可能会过度口渴、疲劳和尿液增多，通过血糖检测可诊断病症。治疗的关键是控制饮食，少数患者需要注射胰岛素。对胎儿的影响主要为巨大儿的产生，因此往往需要剖宫产。怀孕期糖尿病通常在分娩后痊愈，但可能复发。

### 怀孕期糖尿病的后果

最常见的是巨大儿。产妇的胰岛素和血糖水平通常在产后恢复正常。

怀孕期糖尿病患者的血糖水平控制不佳，血糖水平较高是因为胰岛素分泌不足。

↓

这种高血糖的血液通过胎盘传递给胎儿，血糖是胎儿的主要能量来源。

↓

胎儿增加胰岛素分泌来控制血糖水平，不能被利用的血糖转化为脂肪储存起来。因此，胎儿会比正常胎儿长得更大，这可能会在分娩过程中产生问题。

## 怀孕剧吐

怀孕早期的呕吐可能会非常严重，甚至无法进食、进水，营养大量流失。

怀孕剧吐的女性有严重的呕吐现象，体重会减轻，甚至可能会脱水。造成原因尚不完全清楚，但可能与怀孕期产生的高水平的人绒毛膜促性腺激素（hCG）有关。生双胞胎会使孕妇产生高水平的hCG并增加怀孕剧吐的风险。精神紧张和压力也可能使病情恶化。如果呕吐非常严重，建议入院，进行血液检查以评估孕妇的水电解质酸碱平衡，并用超声监测胎儿情况。可以通过静脉输液和止吐药治疗。这种情况通常在怀孕第14周左右就会好转，但在以后的怀孕中可能会复发。

| 晨吐什么时候会变成怀孕剧吐 | |
| --- | --- |
| 晨吐 | 怀孕剧吐 |
| 体重几乎没有减轻。事实上，体重通常会增加 | 2.2～9 kg或更多的体重减轻 |
| 恶心和呕吐不会影响饮食 | 恶心和呕吐会造成食欲不良和脱水 |
| 呕吐症状不经常发生，恶心症状往往是偶发性的和轻微的 | 呕吐频繁，呕吐物含有胆汁或血液，严重的恶心症状持续 |
| 饮食和生活方式的改变通常是为了适应怀孕状态 | 需要以改善脱水症状的水平衡液和止吐药来治疗 |
| 通常在孕早期后就出现改善，随着孕周的增加症状逐渐消失 | 在中孕期症状可能会减轻，但不能完全消失 |
| 正常的工作和家务不受影响 | 孕妇可能数周或数月无法工作，需要照顾 |

## Rh溶血

如果胎儿和母亲的Rh血型不匹配，那么在下一次怀孕中，如果再次发生同样的不匹配，可能会导致问题。

据红细胞表面有无Rh抗原，人类血液可被分为Rh阳性或阴性。当Rh阴性母亲和Rh阳性父亲结合后，可能会产生一个Rh阳性胎儿。胎儿的Rh阳性细胞可能会使母亲产生相应的抗体。这个抗体不会对这次怀孕造成问题，但如果孕妇再次孕育Rh阳性的胎儿时，她的抗体会穿过胎盘并破坏胎儿红细胞。这将导致胎儿贫血和出生后黄疸（见第235页）。对轻微的Rh血型不相容的患者，可在第37周时引产；严重病例应提前终止妊娠。如果胎儿不能耐受或不能提前分娩，可以给其输入Rh阴性血。每次怀孕期间，母亲都应注射抗体来消除上一胎留在母亲体内的红细胞，从而抑制抗体形成。

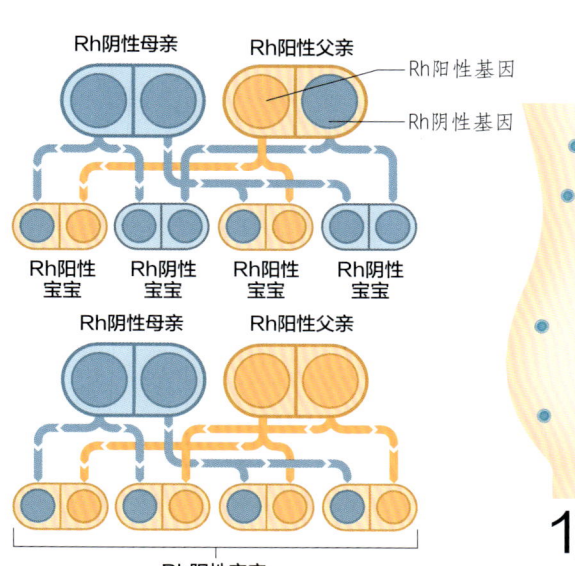

Rh阳性是如何遗传的

每个人都有一对Rh基因。如果其中一个是Rh阴性，另一个是Rh阳性，则Rh阳性将占上风。

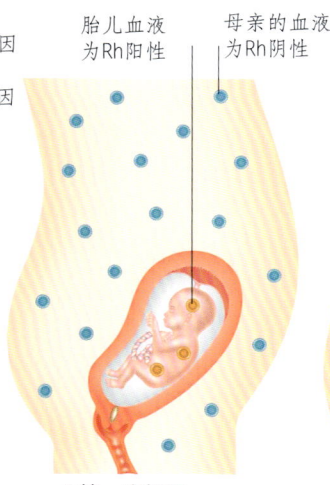

**1** 第一次怀孕
Rh阴性的母亲在首次怀孕时不会让Rh阳性的宝宝产生溶血问题。问题出现在第二次怀孕，当胎儿为Rh阳性时。

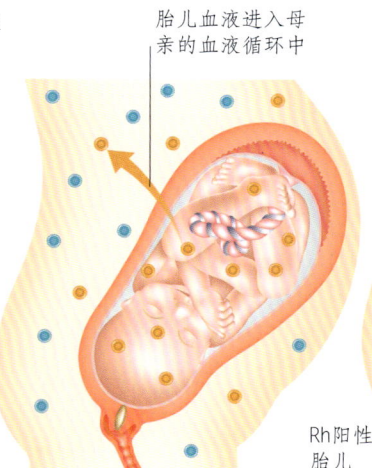

**2** 分娩期间
分娩时胎儿红细胞渗漏到母亲的血液循环中，会导致母亲产生抗体。这些抗体将在任何后续怀孕中对Rh阳性红细胞产生反应。

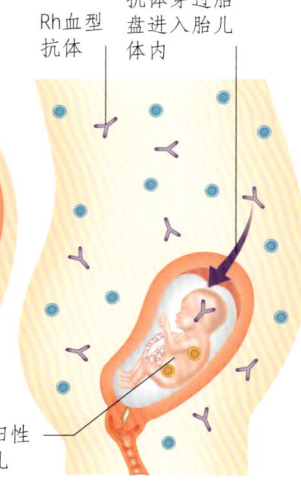

**3** 下一次怀孕
母体内的抗Rh阳性红细胞抗体通过胎盘进入胎儿体内，破坏Rh阳性胎儿的红细胞，导致胎儿贫血。

## 尿路感染

由于在孕期膀胱排空延迟，泌尿道细菌感染的情况很普遍。

孕期体内激素变化和增大的子宫压迫膀胱导致膀胱排空延迟，使得孕妇极易罹患尿路感染。其症状包括排尿时的灼烧感、尿频和下腹部、腰部或一侧疼痛。发热和肾区疼痛预示感染已经上行扩散。尿常规检查可以帮助诊断，治疗主要依靠抗菌药物。若不治疗，尿路感染可导致早产和新生儿低体重。

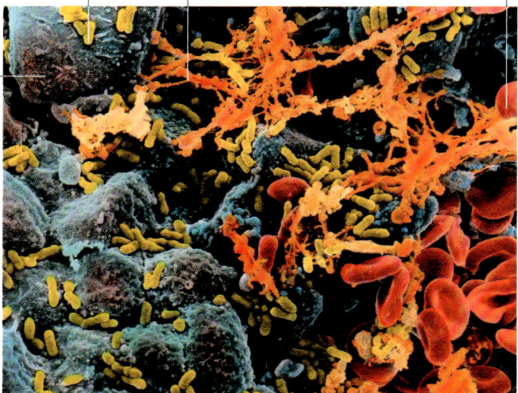

膀胱感染处被大肠杆菌所覆盖

上皮细胞分泌丝状黏液物质

感染导致膀胱出血

膀胱上皮细胞肿胀

**在膀胱内**

大肠杆菌是孕期尿路感染的常见致病菌，可导致膀胱上皮细胞肿胀和小便隐血发生。

## 腕管综合征

腕部神经受到压迫而导致的腕部疼痛、痉挛和麻木。

手部的神经在腕管（腕骨和周围韧带之间的狭小空间）中行走。在妊娠期，肿胀的组织使得腕管变得狭窄，从而压迫神经，手部感觉麻木、疼痛，有时甚至痉挛。通过对手腕和手指做屈曲—伸直运动可改善症状。通常症状会在分娩后消失，但某些患者需要进行手术治疗以减轻神经压力，缓解症状。

## 坐骨神经痛

当坐骨神经受压时会出现由臀部放射至腿部的疼痛。

孕期体位的变化会对坐骨神经造成压迫。坐骨神经由臀部沿大腿背侧行走，在膝关节处分叉于外侧及脚趾。除了疼痛外，坐骨神经受压可致产妇站立困难甚至行走困难。坐骨神经痛可间歇发作，通常在产后消失。此时，症状可通过向后打开肩膀、挺直脊柱、提臀收腹、放松膝盖的姿势得到改善。

坐骨神经从臀部一直延伸到大腿后部，并分叉于小腿一直至足底

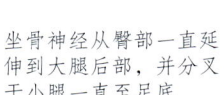

**坐骨神经痛的走行**

坐骨神经是人体内最粗的神经，由脊柱下端发出的许多细小神经汇合而成一根较粗的神经，该神经及其分支分布覆盖整个下肢。

## 静脉曲张

妊娠期增大的子宫压迫导致静脉水肿和原有的静脉曲张症状加重。

孕晚期，巨大的子宫对促进下肢血液回流的静脉造成压迫，静脉瓣出现反流。因此，浅表静脉出现血液淤滞，汇入深静脉受阻，浅表静脉曲张和水肿。缓解症状的方法有保持腿部运动、抬高腿部和穿弹力袜。必要时可于产后行注射和外科手术来缓解症状。

## 肿胀

妊娠期因积液而肿胀是常见的。脚、腿和手可能会受到影响。

液体潴留在怀孕的最后几个月尤为常见，影响80%的健康孕妇。

积聚的液体会导致肿胀，躺在床上后，肿胀会在夜间消失，然后在白天逐渐恶化。坐着的时候抬高腿，保持活动——例如，走路或游泳，紧身裤也很有用。液体潴留通常无须担心，只需排除先兆子痫即可（见第229页）。

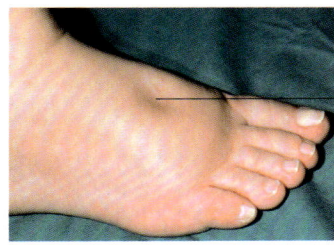

压力会导致皮肤凹陷，只有在压力消除后才会逐渐消失

**肿胀的脚**

液体通常首先积聚在脚上，如果严重，可能会向腿上延伸，手也可能受到影响。按压肿胀会导致凹陷。

### 多胎妊娠并发症

多胎妊娠会增加母亲和胎儿出现问题的风险。常见的症状如晨吐会因为增高的激素水平和快速增大的子宫而加重。其他并发症包括缺铁性贫血、高血压和先兆子痫（见第229页）、妊娠剧吐、前置胎盘（见第228页）、羊水过多（见第228页）和流产（见第226页）。胎儿通常偏小，很容易发生早产。多胎妊娠需要产前特别监护，通常结果良好。

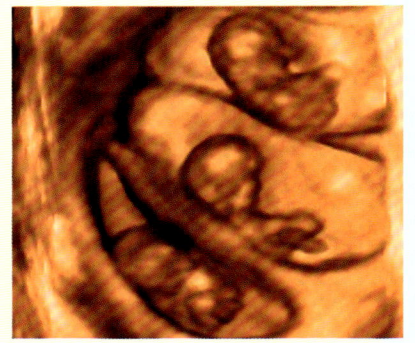

**三胎妊娠**

三胎妊娠的发生率为0.0125%。由于目前辅助生殖对胚胎植入量的严格控制，多胎妊娠的发生率已经减少。

# 分娩并发症

对许多妇女来说，分娩的过程毫无问题且充满喜悦，但对某些产妇来说，分娩中母婴双方可能会出现问题例如临产有时出现在足月之前，胎儿会出现宫内窘迫的症状而需要急诊剖宫产；对母亲来说，阴道分娩和器械助产术可造成阴道撕裂。

## 早产

指的是临产发生在第37周前，早产儿可能会有相关的并发症（见第234页）。

造成早产的原因包括多胎妊娠和妊娠期感染，但常常无原因可寻。增加早产风险的因素有吸烟、饮酒、精神压力和前次早产史。先兆早产症状包括无痛性的下腹紧缩感变为规律的腹痛、血性阴道分泌物和腰痛。若未足月，产科医生往往会通过给孕妇静脉注射药物来缓解和控制早产；若早产无法控制，则会给予产妇激素注射来助胎肺成熟。根据早产儿出生时胎龄的差异，早产儿通常需特殊监护，直到他们的内脏器官成熟。

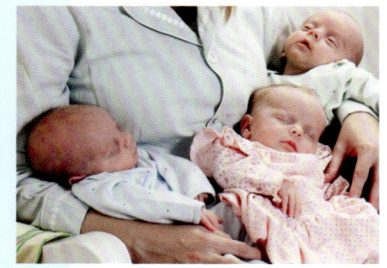

**早产三胞胎**

多胎怀孕的妇女更有可能提前分娩，其原因可能是子宫被过度牵张。

## 胎儿窘迫

特指在妊娠或临产时，胎儿情况不佳或没有正常预期的反应。

胎儿窘迫可表现为胎动减少或羊水被胎粪污染、胎心率出现异常，可高于正常（心动过速）、低于正常（心动过缓）或变异消失（胎心率通常随母亲子宫收缩而显著加速）。胎儿窘迫可能的原因包括胎盘早剥（见第228页），但常常找不到原因。如有必要，可通过阴道或剖宫产紧急分娩。

### 胎心监护

胎心监护是一种连续记录胎儿的心率和心律变异的手段。胎心率应在每次宫缩时有所增加，在走纸上会显示记录。

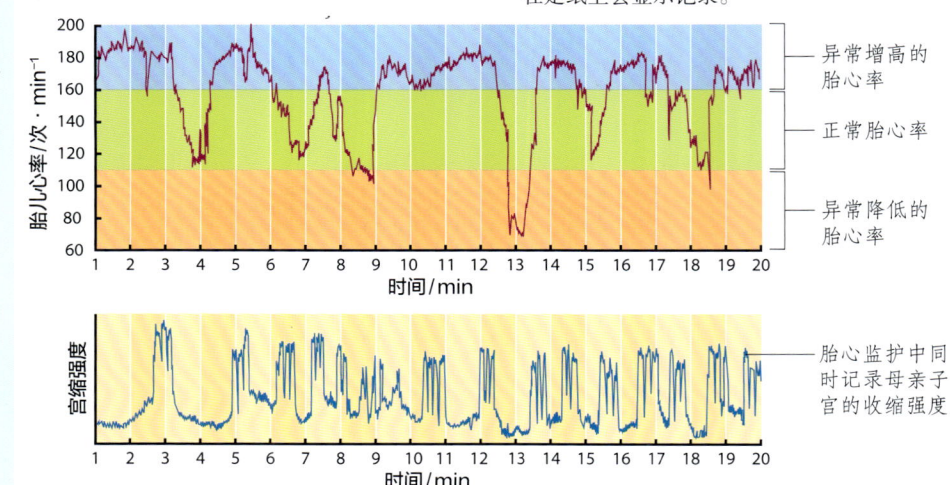

异常增高的胎心率

正常胎心率

异常降低的胎心率

胎心监护中同时记录母亲子宫的收缩强度

## 脐带脱垂

脐带先于胎先露部分脱出子宫颈，这属于急症，因为在此情况下胎儿的血供会被切断。

脐带脱垂通常发生在分娩期间，但也可见于胎膜早破。胎儿可能会压迫脐带，减少其血液供应。脐带脱垂通常发生在以下几种情况：胎儿未入盆（见第189页）、胎位不正（尤其是在横位时）、多胎妊娠、羊水过多（见第228页）。当出现脐带脱垂时，产妇应立即摆正体位（见下图）。若宫口已开全，胎儿应立即由阴道分娩（可使用产钳或胎头吸引辅助），否则应立即行剖宫产术。

**减轻脐带压力**

产妇胸膝卧位，医生或助产士将手伸入产妇阴道，上推胎儿来减轻对脐带的压迫。

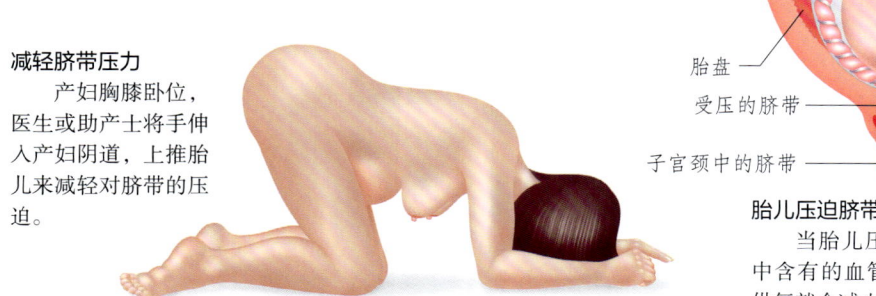

胎盘

受压的脐带

子宫颈中的脐带

子宫

**胎儿压迫脐带**

当胎儿压迫脐带时会挤压其中含有的血管，来自胎盘的供血供氧就会减少。

## 胎盘滞留

在胎儿娩出后，偶尔会有胎盘或胎膜没有自子宫壁剥离而滞留在子宫内。

造成胎盘滞留的原因有很多，包括宫缩乏力（子宫在娩出胎盘前停止收缩）或胎盘植入子宫壁，即部分胎盘深嵌入子宫壁无法自行剥离。当全部或部分胎盘或胎膜滞留于子宫时，子宫不能完全收缩，因此会造成大量持续出血。若胎盘胎膜严重植入，则需在局麻或全麻下徒手剥离（见第196～197页）。

## 肩难产

**分娩中有一种紧急情况，即在胎儿头部娩出后，胎肩嵌顿在产妇耻骨联合处。**

肩难产意外发生在正常阴道分娩或辅助分娩期间（运用产钳或胎头吸引，见第202页）。肩难产造成胎儿不能开始呼吸或是脐带受压，是产科中的急症。医护人员会立即要求产妇停止用力并让她改变体位来增加出口空间。医生可通过挤压下腹部的方式压迫胎肩，或将胎儿推回阴道内，会阴侧切可用于增加出口空间。肩难产有时会造成胎儿臂丛神经损伤。

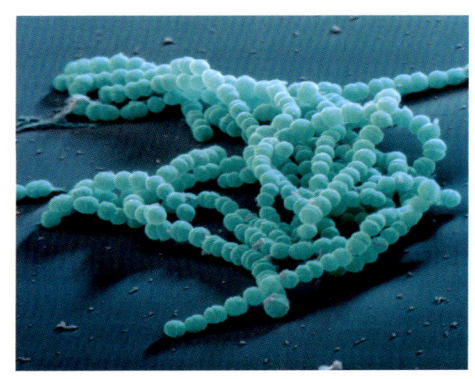

**耻骨联合**
耻骨联合在分娩时会稍有分开

**胎肩**
胎肩嵌顿在产妇耻骨联合后

**薄弱处**
支配手臂功能的臂丛神经可能在肩难产时受损

**胎头着冠**
当胎头娩出后，胎体应随之娩出，肩难产使分娩过程延长

**头盆不称**
有时胎儿不能通过阴道分娩，因为胎儿过大或产妇的骨盆太窄，或者两者兼有。

## B族溶血性链球菌传播

**母亲这种细菌感染会在妊娠或分娩时传染给新生儿，引起新生儿感染。**

B族溶血性链球菌通常存在于1/3产妇的肠道和阴道中。某些受感染的孕妇会将细菌通过子宫或分娩时传染给胎儿，某些情况会使新生儿感染的机会增大，例如早产（分娩早于37周）或由B族溶血性链球菌感染引起的尿道炎。受感染新生儿的症状包括发热、呼吸困难、喂养难和痉挛。诊断主要依靠血清学检测，抗生素可有效治疗。

**B族溶血性链球菌**
这种通常存在于成人肠道和身体其他部位的定植菌可给新生儿带来严重疾病。

## 会阴撕裂

**当胎儿通过产道时会因为过分牵张，使阴道口和肛门连接处发生撕裂。**

会阴撕裂可发生于阴道黏膜层，有时可深达肌层，并延伸至肛门。小范围撕裂亦可发生于阴道上壁，有时宫颈和阴唇也可累及。许多因素会增加产道撕裂的风险，包括首次阴道分娩、前次严重产道撕裂、器械助产分娩、巨大儿、枕后位而非枕前位分娩。有时，会阴侧切会进一步延伸（见第202页）。会阴撕裂需要进行手术缝合。

**会阴撕裂可能累及的组织**
撕裂可由阴道边缘延至肛门，若撕裂累及深部肌肉，则需要几周时间来愈合。

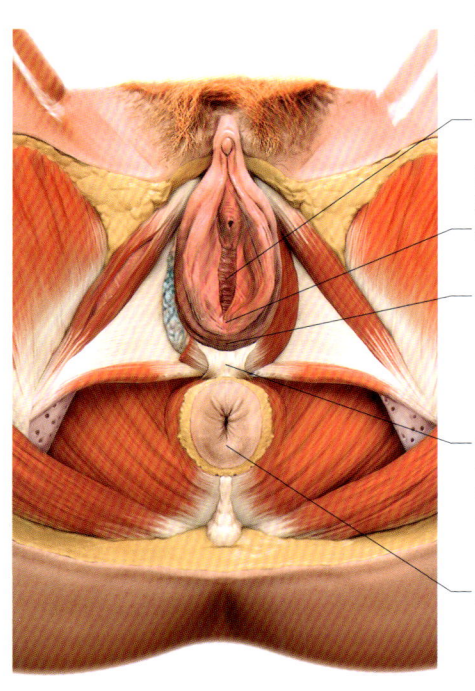

**阴道**
大部分的撕裂都位于阴道，原因是组织过分牵张

**阴唇系带**
连接两侧阴唇的褶皱组织可能会被撕裂

**阴唇**
有时，阴道口周围的软组织也会受累

**会阴**
撕裂严重时，阴道和肛门之间的会阴体会受到累及

**肛门**
围绕在肛周的肌肉严重撕裂时，肛门括约肌受累

| 会阴撕裂的分类 | |
| --- | --- |
| 程度 | 描述 |
| 一度 | 最常见的撕裂仅累及阴道皮肤及黏膜，没有累及肌层，通过缝合即可治愈 |
| 二度 | 阴道肌层受累，通常使用可吸收线来进行缝合，需要几周时间恢复 |
| 三度 | 撕裂累及阴道组织、会阴皮肤，以及肛周肌肉为三度撕裂，所有受累组织都需缝合 |
| 四度 | 若撕裂累及肛门括约肌，则为四度撕裂，需要进行大量缝合 |

# 新生儿疾病

新生儿面临着各种疾病的风险，例如通过胎盘感染新生儿或经产道感染。早产孕期或产时并发症或病因不明等均可增加新生儿患病的风险。新生儿科医生是处理这种情况的专家，有时疾病还需要新生儿重症监护病房的特殊护理。

## 早产并发症

早产儿易出现各种并发症，特别是分娩孕周小和极低出生体重的新生儿。这是因为胎儿成熟时间不足，最典型的是胎儿呼吸窘迫综合征（详见以下肺部疾病）。不断发展的新生儿医学使得早产儿存活率增加，但一些慢性疾病的发生率仍然很高，需要接受长期治疗。

## 肺部疾病

早产往往会给新生儿带来许多呼吸问题，包括呼吸窘迫和其他呼吸障碍，呼吸不正常减慢甚至暂停。

呼吸窘迫综合征一般发生于小于28周的新生儿，主要原因是缺少支撑肺泡的表面活性物质，因而导致新生儿呼吸困难和呼吸频率增加，多见于不可避免的早产，临床上往往提前给予孕妇糖皮质激素注射来促进胎儿肺成熟。也可以在早产儿出生后直接通过导管向肺部注射表面活性物质。X线胸片可用于诊断。有些早产儿仍需要吸氧甚至是呼吸机辅助通气，例如CPAP模式，即呼气末正压通气或完全机械通气。呼吸减慢或暂停在早产儿中发生也很普遍，可能的原因包括低氧血症和低血糖。但在很多病例中很难找到病因，在此情况下，需要应用呼吸刺激药物和机械通气。

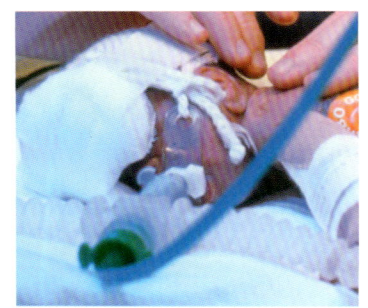

**呼吸辅助装置**
早产儿在肺成熟前，往往需要外界帮助呼吸，主要方式是帮助保持气道通畅和替代呼吸。

## 颅内出血

颅内出血是早产儿常见的并发症，通常发生在出生后的72小时内。颅内出血发生的部位和严重程度相关。

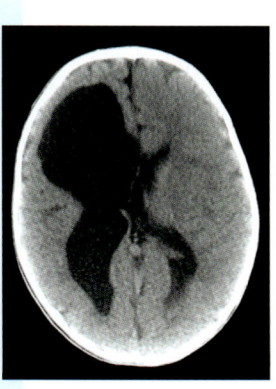

颅内血肿在患有呼吸窘迫综合征和出生时伴有缺氧的早产儿中发病率很高。某些颅内出血可造成脑神经损伤而引起脑瘫（见第235页）和脑积水。诊断和评价血肿大小往往使用CT和超声检查。脑积水发生时，可通过手术清除液体或植入永久性引流管将积液排入腹腔。

**颅内出血**
左图为一个学龄前儿童的脑部CT图像，血肿压迫大脑组织，使部分脑室消失。

## 早产儿视网膜病变

简称ROP，为视网膜血管发育不良。视网膜在眼睛最内层，含有感光细胞和神经细胞，这两种细胞将信号传递给大脑以形成图像。

视网膜病变往往影响在第31周前出生的极低体重新生儿，发病率为20%。病理学特征为视神经细胞在某些区域过度生长但彼此之间失去联系，异常的血管脆弱易断，损伤视网膜影响视力。对于严重的病例，视网膜可与底层组织粘连，导致失明。ROP的诊断主要依靠视网膜显像检查。轻症患者仍能自愈，严重病例需激光手术治疗来缓解视力损伤。

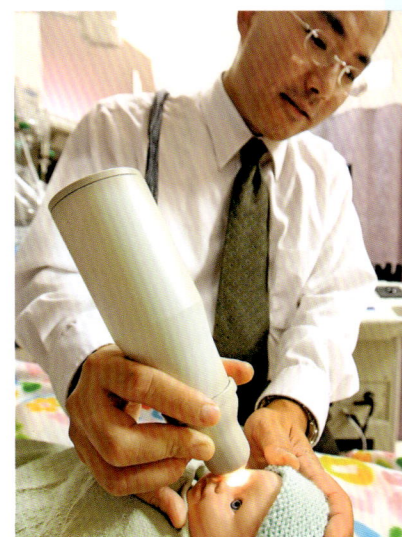

**视网膜成像**
早产儿的眼底可通过检影镜进行检查（如右图），以确定他是否患有视网膜病变。

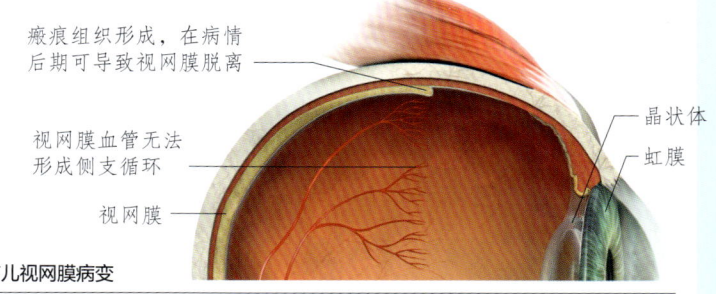

瘢痕组织形成，在病情后期可导致视网膜脱离

视网膜血管无法形成侧支循环

视网膜

晶状体

虹膜

**早产儿视网膜病变**

**正常眼球**

**血管的形成**
早产儿病变的视网膜由于没有血管形成而导致缺乏氧供及所需的营养物质。

视网膜血管

网膜血管形成血液循环

# 新生儿疾病

新生儿在孕期、分娩时和产后遭遇的一些情况会影响其健康。例如妊娠或分娩时，母体的感染会传染给新生儿，造成他们的健康问题，自然分娩时和母亲大量饮酒也会对新生儿造成损伤。分娩时的脑损伤可造成脑瘫。新生儿黄疸是另一个常见问题。

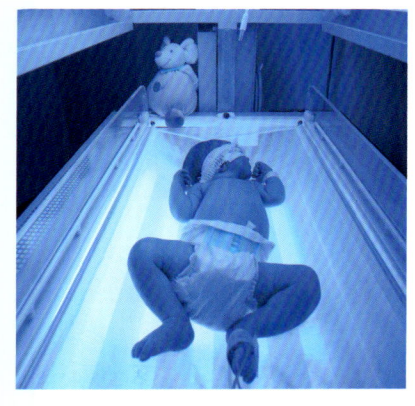

## 新生儿黄疸

是一种常见症状，主要表现为皮肤和巩膜的黄染，通常都是生理性的，会在几天内自行消失。

黄疸是体内天然形成的高水平胆红素所致。胆红素在肝脏代谢，新生儿肝功能尚不完备，导致胆红素水平升高，但多在几天后得到缓解，光疗可帮助缓解病情。有时，黄疸是某些疾病的症状之一，例如Rh溶血（见第230页）、感染或肝脏疾病。某些严重黄疸病例若不予治疗可能会影响听力和大脑功能。

光疗 如图一个新生儿接受光疗，紫外线能分解胆红素，缓解黄疸症状。

## 先天性感染

母亲在孕期或分娩时将感染传染给新生儿。

孕早期，胎儿发育会被某些感染性疾病干扰，例如风疹，会导致心脏疾病，感染还可导致流产。晚孕期的感染会导致早产和新生儿疾病的发生，可经产道传给新生儿的病原体包括链球菌和疱疹病毒。预防措施包括风疹免疫治疗和保持饮食清洁。对患有HIV或生殖器疱疹的孕妇来说，剖宫产为推荐的分娩方式。

## 胎儿酒精综合征

孕期大量饮酒会造成胎儿酒精综合征，症状包括心脏发育异常、学习障碍和面部发育异常。

胎儿酒精综合征（FAS）的临床表现各异，但是典型表现包括生长发育迟滞、心脏发育异常和面部异常。该病的诊断主要通过临床表现决定。患儿需要通过手术来治疗心脏疾病，并通过学校的特殊帮助来应对学习障碍。某些患儿还存在行为障碍。以上临床表现会伴随患儿终身，某些严重病例可能无法独立生活。

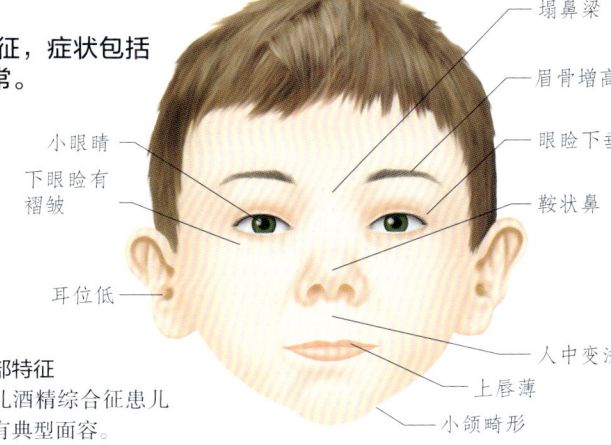

塌鼻梁
眉骨增高
小眼睛
眼睑下垂
下眼睑有褶皱
鞍状鼻
耳位低
人中变浅
上唇薄
小颌畸形

患儿面部特征
胎儿酒精综合征患儿往往具有典型面容。

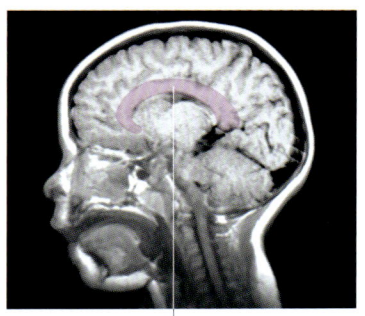

胼胝体

小儿磁共振扫描
连接大脑两个半球的胼胝体（紫色）通常是新生儿酒精综合征的受累及部位。

## 脑瘫

是一种产前、产时和产后数年内脑损伤导致的婴儿行为障碍。

脑瘫形成的原因可能是先天性感染（见上文）、出生时大脑缺血缺氧，而有些则发病原因不明，早产儿因易发生脑出血而有很高的脑瘫风险。新生儿时期的脑膜炎或头部外伤也是脑瘫发生的原因之一，临床表现通常出现在出生数月之后，包括肢体无力、行动控制力缺乏、吞咽困难、发育迟缓、视力和听力障碍等。大约1/4的脑瘫患儿存在学习障碍，脑瘫会伴随终身但并不发生恶化，治疗和支持应适应个体化需要。

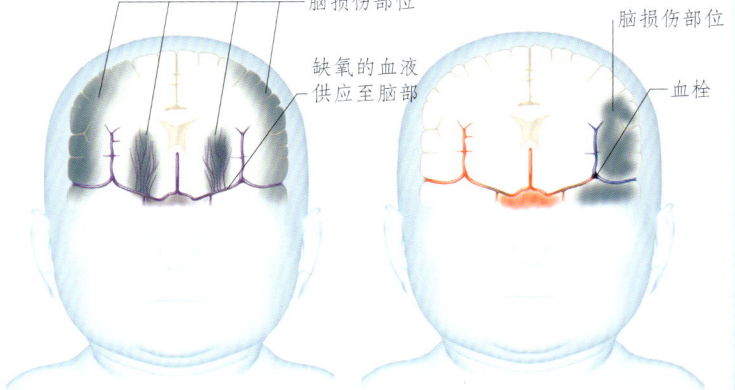

脑损伤部位
缺氧的血液供应至脑部
脑损伤部位
血栓

产时脑部缺氧
如果在分娩过程中大脑缺氧，就会出现广泛性脑损伤，引起一系列临床症状。

新生儿脑卒中
若新生儿大脑出现血栓，则脑损伤仅局限于该血管供应的部分大脑。

## 先天性甲状腺功能减退

即新生儿甲状腺功能不足，无法产生足够的甲状腺激素。

甲状腺激素控制着人体的新陈代谢。甲状腺功能不全的症状在儿童期才会显现，主要包括生长发育停滞、体重不增、喂养困难、长期黄疸、皮肤干燥斑驳、大舌头和哭声沙哑。同时，这些患儿往往还存在学习困难。目前，先天性甲状腺功能不全的筛查已经扩大到每一位新生儿，由此保证早发现早治疗。治疗主要是终身的激素替代疗法。大多数治疗及时的患儿都能同正常人一样生长发育和学习。

# 染色体和基因疾病

　　人体的发育、成长和各种功能的实现是由排列在23对染色体中的20 000~25 000对基因决定的。基因和染色体异常通常是隐性的，不会引起显著问题。但是这些异常也会导致多种先天性疾病的发生，每一种都很罕见，但会影响一个或多个系统。异常数量的染色体会导致唐氏综合征、特纳综合征等疾病，染色体缺陷会导致囊性纤维化等疾病。

## 神经纤维瘤

　　是一种基因异常导致的神经纤维良性肿瘤，可能生长在全身的神经纤维上。

　　神经纤维瘤通常在儿童时期发病，主要症状包括扁平褐色皮肤斑块和雀斑、皮下水肿性包块，包块体积增大可对周围组织造成压迫。其他症状包括学习障碍，一些孩子可发展为癫痫，恶变较罕见，病例很少为成年人。瘤体很少在皮下发展，但生长于内耳可出现听觉障碍，以上两种罕见病例需通过CT以及磁共振来进行明确诊断。神经纤维瘤目前缺乏治疗方法，巨大纤维瘤可通过手术切除，对于有学习障碍的儿童患者应提供相应的教育支持。

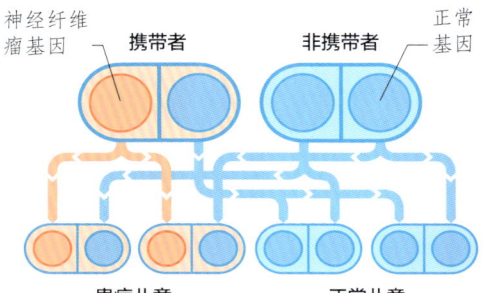

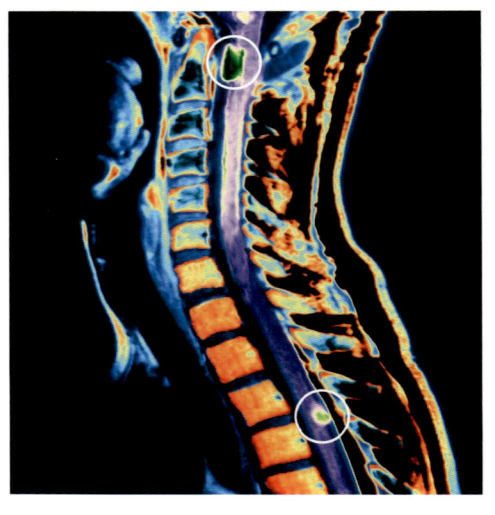

**常染色体显性遗传**
　　神经纤维瘤是常染色体显性遗传病。两条染色体中只要有一条带致病基因，即会发病。

**脊柱神经纤维瘤**
　　右图磁共振图片中显示了分别生长于胸髓和腰髓（紫色）中的巨大神经纤维瘤（绿色）。

## 苯丙酮尿症

　　这种遗传性疾病主要是体内缺乏分解蛋白质中的苯丙氨酸的酶而导致的脑损伤。

　　苯丙酮尿症（PKU）是一种罕见的常染色体隐性遗传病，即机体缺乏苯丙氨酸酶以分解含蛋白质食物中的苯丙氨酸，因而是将苯丙氨酸分解成有害的化学物质。患儿大多在6~12个月发病，症状包括发育迟滞、呕吐和痉挛。若不治疗则会出现脑损伤而造成学习障碍。治疗措施包括使用只含少量苯丙氨酸的食品进行喂养。得到及时治疗的儿童大多发育正常。所有新生儿在出生后都会接受PKU的筛查。

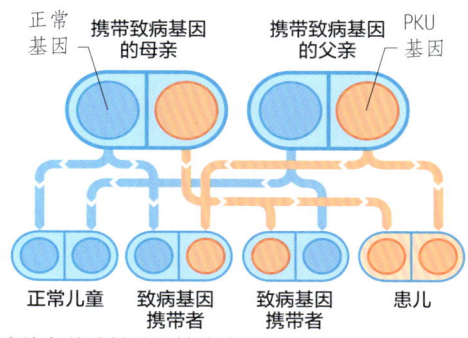

**常染色体隐性遗传性疾病**
　　只有当父母双方都带致病基因时，其子代才会发病；当一方为PKU患者而另一方为正常人时，子代只是携带者而不会发病。

## 囊性纤维化

　　是一种累及全身黏液腺的遗传性疾病，导致腺体分泌异常稠厚的黏液。

　　囊性纤维化（CF）是一种常见的遗传性疾病，发病率为0.04%，人群致病基因携带率为4%。CF是一种常染色体隐性遗传性疾病，子代须同时从父母遗传到致病基因才会发病。病变累及全身各个黏液腺体，其中肺部和胰腺受累最为严重，异常的黏液梗阻胰腺而使胰液排出不足。CF患儿在出生时腹部扩张，排便困难，患儿生长发育异常，体重不增，胸部感染，排泄物色浅黏腻。其他临床表现包括永久性的肺损伤、肝损伤和糖尿病，患儿汗液中盐分增高，这点可帮助诊断。定期理疗以清除呼吸道中的黏液并使用抗生素治疗胸部感染。其他治疗包括高热量饮食、维生素和酶来帮助消化，某些患者需进行心肺联合移植。CF筛查是新生儿常规检查。

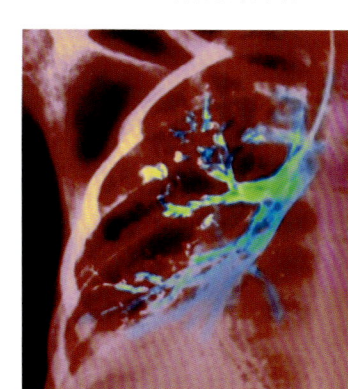

**充满黏液的肺部**
　　一名CF患者的彩色胸部X线片显示，部分气道内充满了黏液（绿色），会导致呼吸困难和持续咳嗽。

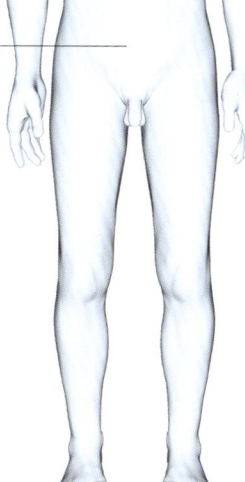

**囊性纤维化临床症状**
　　CF可累及全身各个脏器，尤其是肺部和分泌消化液的胰腺。

**鼻窦**
为头颅部的空腔

**肺部**
肺部黏液堆积会导致咳嗽、呼吸困难和感染

**胰腺**
因胰腺不能分泌足够的消化酶而使患儿出现消化功能障碍

**肠道**
主要问题在于营养物质吸收不良

# 唐氏综合征

**是一种21号染色体数目异常而造成的人体功能异常和智力低下。**

唐氏综合征是最常见的染色体疾病，其致病的最大危险因素是孕妇的年龄。临床表现和严重程度存在个体差异，但主要症状包括身材矮小、特征性面容和学习障碍。唐氏综合征患者伴发先天性心脏病的风险增高，还可伴有呼吸障碍、白血病、视力和听力障碍以及甲状腺功能低下等。此类患者40岁之后发生痴呆的风险增高。因此在孕期，孕妇应接受唐氏综合征相关筛查，必要时应行羊水或绒毛活检来进行染色体确诊检查。若在产前未进行诊断，可在产后进行染色体检查。患儿需要长时间的特殊护理和治疗，患儿家长也需要相应的社会心理支持。

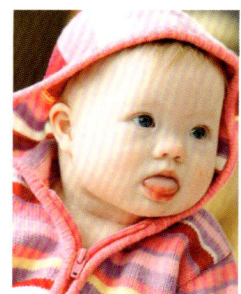

**唐氏综合征患儿**

见左图，此婴儿具有唐氏儿的典型面容：圆脸、杏眼、鼻梁塌陷、小颌畸形以及舌外伸。

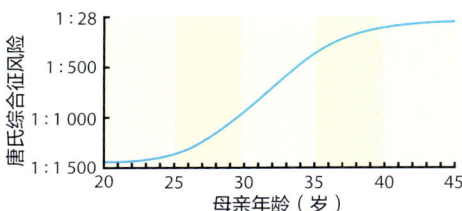

**患唐氏综合征的风险**

胎儿患唐氏综合征的最大危险因素为孕妇的年龄，其发生风险随孕妇年龄增大而升高，30岁发生比为1∶900，45岁为1∶28。

## 21三体

左图为一唐氏综合征患者的染色体图谱，其中出现三条21号染色体(21三体)。

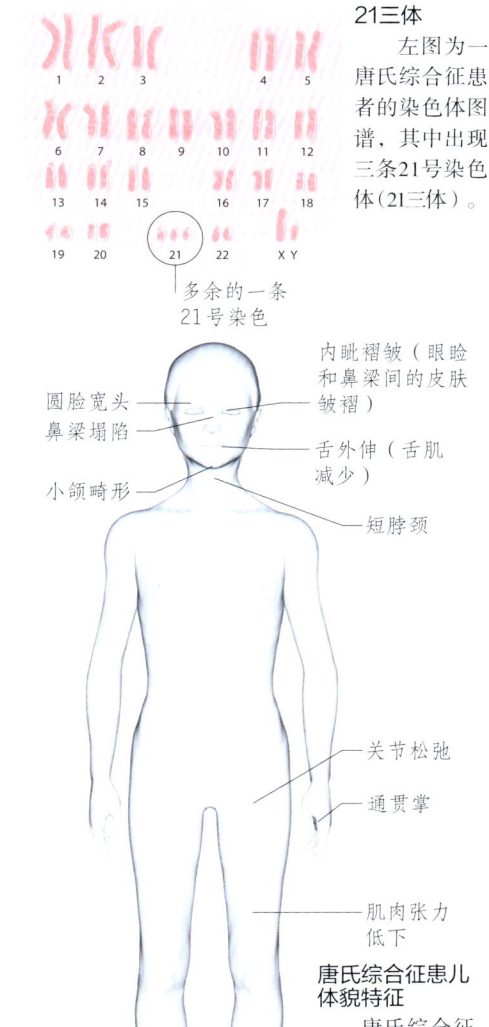

多余的一条21号染色

内眦褶皱（眼睑和鼻梁间的皮肤皱褶）
圆脸宽头
鼻梁塌陷
舌外伸（舌肌减少）
小颌畸形
短脖颈
关节松弛
通贯掌
肌肉张力低下
第一和第二趾间距增宽

**唐氏综合征患儿体貌特征**

唐氏综合征患儿具有一系列典型的体貌特征，当然这些特征并不一定同时出现。

# 特纳综合征

**是一种罕见的染色体疾病，患儿为女性，只存在一条X染色体而不是正常的两条。**

特纳综合征患儿的体貌特征包括足部水肿、宽胸阔乳、低位耳、蹼颈和喂养困难。然而，临床症状可在幼儿期才出现，例如身材矮小或青春期延迟，其他临床表现包括大动脉狭窄、肾脏异常、听力障碍以及之后发现的不孕。确诊需进行染色体检查。需给予患儿雌激素和生长激素来帮助其生长发育；患儿需终身摄入雌激素。对于其他的临床症状可对症治疗，例如手术消除大动脉狭窄问题等。

**X染色体单体**

如上图一女性染色体图谱中显示为X染色体单体，此患者患有特纳综合征。

X染色体缺失

## 新生儿筛查

### 体格检查

婴儿在出生后即刻及6周后都需要接受一系列体格检查来排除各种疾病，听力检查也是常规检查之一。体格检查包括：

| 项目 | 内容 |
|---|---|
| 外表异常 | 仔细的体表检查包括脊柱裂、腭裂和肌张力检查 |
| 先天性髋关节发育不良 | 检查股骨头与关节囊的关系，判断是否存在髋关节脱位 |
| 睾丸位置异常 | 检查男婴睾丸是否位于阴囊内 |
| 先天性白内障 | 光照射眼睛检查是否存在晶状体混浊 |
| 先天性心脏病 | 用听诊器听心脏杂音，检查心脏是否有结构异常 |

### 血液检查

出生1周之内，对新生儿进行足跟采血检查某些基因疾病。血样送实验室化验，检查结果在几天内出报告。这些检查包括：

| 项目 | 内容 |
|---|---|
| 囊性纤维瘤（CF） | 检测胰蛋白酶（由胰脏分泌的一种酶类）水平，囊性纤维化造成反复的胸腔感染、生长缓慢和消化问题 |
| 苯丙酮尿症（PKU） | 检测苯丙氨酸水平，苯丙酮尿症患者体内存在有害的苯丙氨酸代谢物，可造成脑损伤 |
| 先天性甲状腺功能减退 | 检查甲状腺激素水平。甲状腺激素缺乏会导致喂养困难、生长受限和发育迟缓 |
| 镰状细胞贫血 | 检测异常红细胞水平，镰状红细胞可造成贫血和生长迟缓 |
| 中链酰基辅酶A脱氢酶缺乏症（MCAD） | 检测中链酰基辅酶A脱氢酶水平，以确定体内是否有足够的酶来正确代谢脂肪。酶的缺乏可能导致有害毒素的积聚 |

# 解剖学异常

解剖结构上的发育异常可出现在胚胎发育的任何时期，累及身体一个或多个器官或部位。某些器官发育异常表现出外观的异常，可在出生后立即发现，例如唇腭裂；其他内脏器官异常，如心脏畸形，需通过临床表现或新生儿常规体检时才能被发现。大部分器官畸形是可治疗的。

## 心脏缺陷

各种心脏结构上的发育异常可在出生后被发现，有些可以自愈，但有些需要手术矫正。

因胎儿时期心脏的特殊结构而出现的心脏生理性异常，例如开放的卵圆孔和动脉导管，常常于出生后闭合。但胎儿心脏可在发育过程中出现各种器质性的异常，例如大动脉狭窄和瓣膜缺陷。有时，几种心脏畸形可同时出现。心脏缺陷可导致呼吸短促，造成喂养困难，影响生长发育。常规体检中可发现新生儿心脏杂音以及其他的临床症状，临床上若怀疑新生儿存在心脏畸形，则需进行心脏超声帮助诊断。许多心脏缺陷可自愈，但1/3的畸形需要手术矫正。

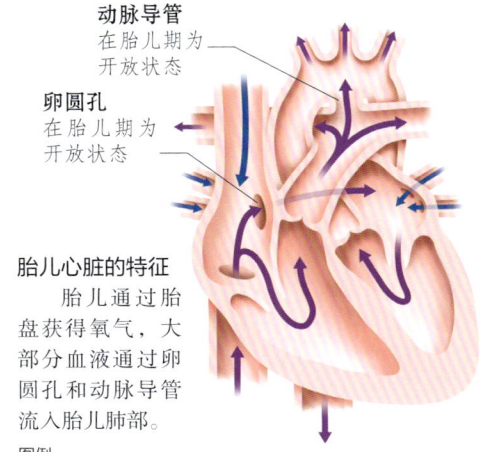

**动脉导管**
在胎儿期为开放状态

**卵圆孔**
在胎儿期为开放状态

**胎儿心脏的特征**
胎儿通过胎盘获得氧气，大部分血液通过卵圆孔和动脉导管流入胎儿肺部。

**图例**
→ 动脉血
← 静脉血
→ 动静脉混合血

**动脉导管**
应该关闭的动脉导管仍为开放状态

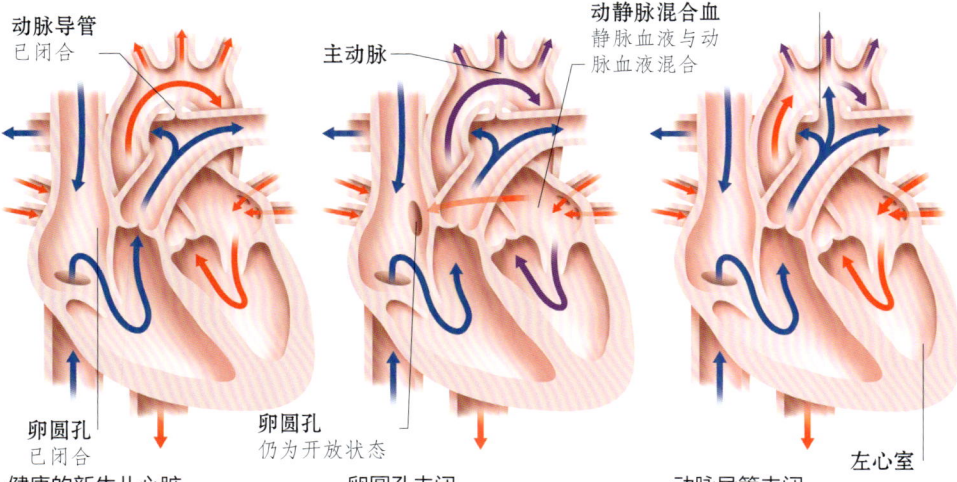

**动脉导管**
已闭合

**卵圆孔**
已闭合

**健康的新生儿心脏**
随着第一次呼吸，新生儿的肺部扩张，从而引发心脏出现一系列变化，使其能脱离胎盘独立工作。卵圆孔和动脉导管在此时闭合。

**主动脉**

**卵圆孔**
仍为开放状态

**卵圆孔未闭**
若出生后卵圆孔未闭，动脉血反流入右心室，进入肺部，造成循环不良。

**动静脉混合血**
静脉血液与动脉血液混合

**左心室**

**动脉导管未闭**
动脉导管开放导致静脉血进入主动脉，动静脉混合血进入左心室。

## 幽门狭窄

即胃出口狭窄，阻碍胃向小肠排空食物。

男性婴儿幽门狭窄的发病率为女性的5倍，其病因不明。临床症状在出生后3~8周出现。主要症状包括反复呕吐，可为喷射性呕吐，并随即引起饥饿。由于患儿易出现脱水，可能需要住院输液治疗。可通过对进食时婴儿腹部体检、B超和特殊的X线检查来进行诊断。通过手术扩大幽门可治愈。

## 神经管缺陷

早期胚胎神经管的异常发育，会导致脊柱裂和脑部畸形。

若神经管（见第99页）未闭合，出生时会出现脑部和脊柱畸形，轻度异常包括腰部少量毛发，重度畸形可表现为脊柱外露；罕见情况下，脑部也可受影响。严重病例表现为下肢运动和感觉异常、肠道和膀胱功能异常等。胎儿畸形筛查和血液学检查可于孕期对此类畸形进行排查。孕前和孕期补充叶酸可减少神经管畸形的发生率。

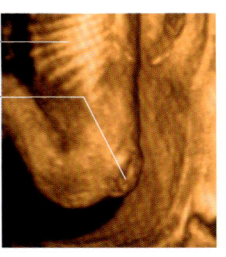

**肋骨**

**胎儿背部见脊髓突出**

**胎儿脊柱裂**
右图为一胎儿三维B超，显示了胎儿背部有一脊髓突出。

## 疝气

即部分脏器通过肌肉的薄弱处突出于皮下，以肠管多见。

疝气可出现在身体任何部位，但腹股沟疝气在婴儿中尤其常见，患者多为男性。临床症状表现为当婴儿哭泣时反复出现在腹股沟或阴囊的肿块。当疝气出现嵌顿时则表现为肿块不能回纳，伴随呕吐和不适。嵌顿疝是非常严重的，需要急诊治疗。因此，尽早手术进行疝修补可避免此类情况的发生。

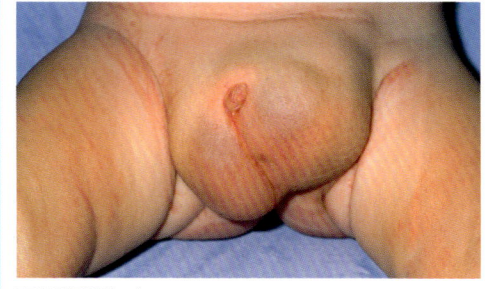

**双侧腹股沟疝**
上图为6个月大双侧腹股沟疝患儿，疝气突出部位伸入阴囊，累及外生殖器。

## 先天性髋关节发育不良

表现为股骨头与髋臼关节囊对合不良，若不治疗，则会对患儿行走产生不良影响。

轻度先天性髋关节发育不良表现为髋关节不稳定，中度为髋关节半脱位（股骨头脱出髋臼，但通过转动可复位），重度为完全性的髋关节脱位（全部股骨头完全脱出髋臼）。轻型病例发病原因为关节周围韧带过于松弛造成髋关节不稳定；重型病例发病原因为关节囊发育不良。及早发现病情可以防止其他合并症的发生，降低今后手术的发生率。先天性髋关节发育异常可在新生儿筛查（见第237页）中发现，有时需B超帮助诊断。

若不治疗，可造成患侧肢体行动困难、肢体短小和跛行。若怀疑存在此类情况，应咨询骨科医生。治疗可将婴儿置于夹板装置中数月，并将股骨头固定于关节囊中。治疗中可通过X线和超声进行检测。若保守治疗无效则需进行矫正手术。

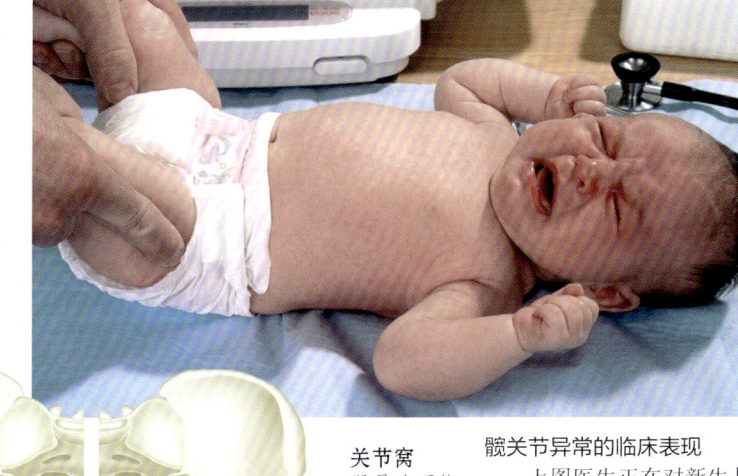

**髋关节异常的临床表现**
上图医生正在对新生儿进行体检，通过使下肢屈曲来观察髋关节的稳定性、股骨头是否会脱出于关节囊。

**骨盆**
包含髋臼，是髋关节囊的一部分

**股骨头**
股骨头完全嵌合在关节囊内

**正常髋关节**
球状的股骨头能完全嵌合进入袜状的关节囊内，这种关系能使髋关节成为全身活动度最大的关节。

**关节窝**
股骨头不能与关节囊完全嵌合

**髋关节的潜在问题**
若胎儿髋关节的关节囊在孕期未正常发育，则在出生后无法容纳股骨头。关节周围组织无法固定股骨头，则会造成各种并发症。

## 唇腭裂

即在胎儿发育时腭部和唇部未闭合完全。有时存在家族遗传性。

唇腭裂是最常见的出生畸形，唇裂和腭裂可单发或同时出现，可为单侧或双侧。发病的高危因素为孕期某些药物（特别是某些抗惊厥药）应用和酗酒。唇腭裂可造成喂养困难，治疗不及时可影响发音，还可出现中耳积液。手术治疗是最常用的治疗方式。唇腭裂手术先修补唇裂，后行腭裂修补术。在腭裂手术前，可在腭裂处放入补片来帮助喂养。成功的手术可以保证患儿语言能力的发育正常进行。

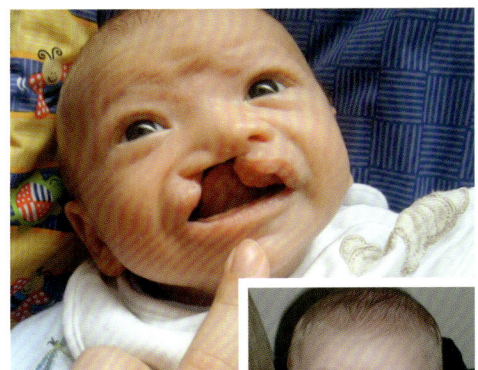

**矫正手术前**
上图为3个月大的唇裂患儿，唇裂累及一侧鼻孔和鼻中隔。

**术后2周**

## 指（趾）异常

多指（趾）畸形，表现为指（趾）数多于正常数量；并指（趾）畸形，表现为两个或两个以上指（趾）生长时并在一起，表现为蹼状指（趾）。

多指（趾）畸形可单发也可伴发基因异常，多指（趾）可发生在手和（或）足，多余的指（趾）通常发育不完全，偶尔可发育完整且功能健全，发育不完全的指（趾）通常通过手术去除。并指（趾）畸形、指（趾）之间的连接组织延长生长至指（趾）末端。当畸形发生于足部时最常累及第二和第三足趾，一般不需要治疗。当并指（趾）畸形阻碍正常运动时，需要手术治疗。

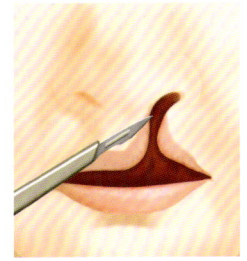

**1 修整**
由唇部延伸至鼻部的唇裂边缘被仔细修整。

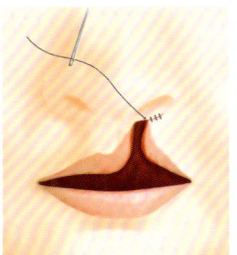

**2 修复鼻孔**
缝合一侧鼻孔，尽可能使两侧大小一致。

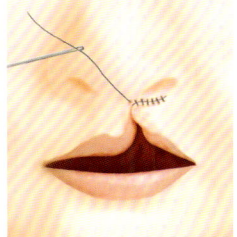

**3 缝合唇裂**
用多针将唇部边缘仔细缝合，形成上唇。

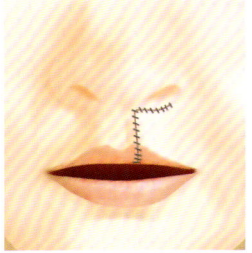

**4 完成手术**
缝合所有开裂部位。裂口完全愈合需几周时间。

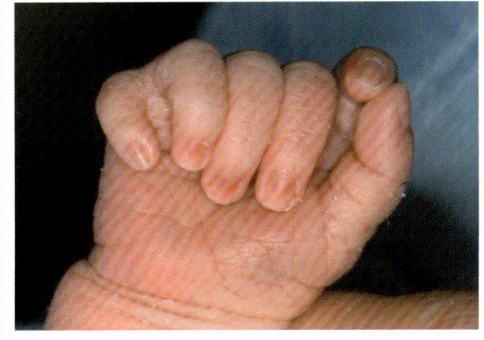

**多余的手指**
上图患儿手部可见一多余手指，即多指畸形，具有或不具有家族遗传性。

# 产后常见并发症

大部分妇女生产过程顺利，但产后可能出现一系列并发症。分娩时出现的一些特殊情况以及其他因素，例如身体已有的病症会增加产后并发症出现的风险，大部分产后并发症不严重，可治愈。然而，某些情况如深静脉血栓形成，可能危及生命，需要立即进行治疗；其他情况例如大小便失禁，虽无生命危险，但很难治愈。

## 产后出血

为产后24小时或6周内出血超过500 ml。这种出血可能危及生命，需要紧急治疗。

产后出血（PPH）可为早期产后出血（产后24小时内）或晚期产后出血（产后24小时后至6周）。原发性产后出血最常见的原因是子宫收缩乏力（子宫不能有力收缩）和胎盘滞留。大量出血导致失血性休克，可危及生命。如果发生早期产后出血，需要仔细检查，密切监测出血量和血压。宫缩剂的应用和输血是必要的治疗手段，必要时应进行手术治疗。晚期产后出血的两个常见原因是子宫内膜感染和胎盘滞留。以上病因一经发现都需立即治疗。

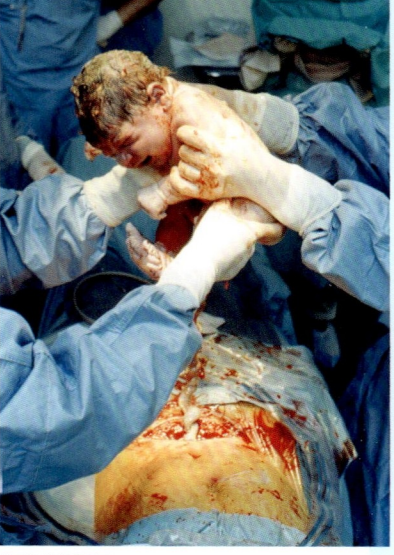
**紧急剖宫产**
紧急剖宫产增加了产后出血的概率。

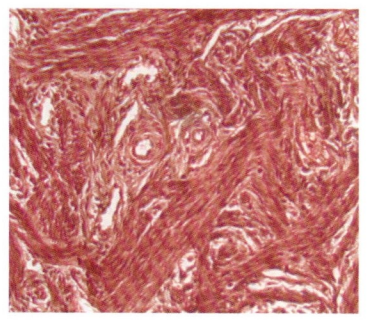
**子宫肌**
这张显微照片显示了子宫肌组织。子宫肌收缩乏力是产后出血的一大原因。

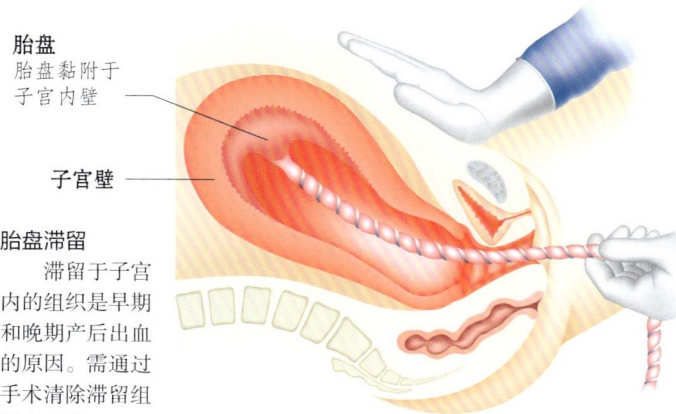
**胎盘**
胎盘黏附于子宫内壁

**子宫壁**

**胎盘滞留**
滞留于子宫内的组织是早期和晚期产后出血的原因。需通过手术清除滞留组织来止血。

## 子宫和阴道脱垂

当盆底肌肉和韧带出现松弛，无法支撑子宫和阴道，使得以上器官发生移位，导致脱垂。

生产和其他的一些原因（见右表）使得盆底组织松弛薄弱，脱垂的严重程度可由子宫阴道轻度移位至子宫完全脱出阴道。临床症状可表现为排便或排尿障碍，或尿频。患者可有阴道异物感，重者可感到阴道下有肿块。当腹压增大，例如大笑时可出现压力性尿失禁，这和膀胱膨出有关，是常见的产后并发症。轻度患者可通过盆底肌肉运动来改善症状。更年期后，雌激素替代疗法可有助于加强盆底组织，可放置阴道环来使子宫复位。对于老年妇女，可考虑进行手术治疗。

| 导致子宫和阴道脱垂的危险因素 |
| --- |
| 年龄增长（每10年发病率增加1倍） |
| 阴道分娩 |
| 多次阴道分娩（次数增加风险） |
| 超重或肥胖 |
| 有脱垂家族史 |
| 孕期怀巨大儿 |
| 产时屏气用力时间过长（第二产程延长） |
| 会阴侧切 |
| 助产分娩，例如使用产钳 |
| 分娩时使用催产素 |
| 更年期后雌激素水平降低 |
| 患有慢性咳嗽或顽固性便秘 |

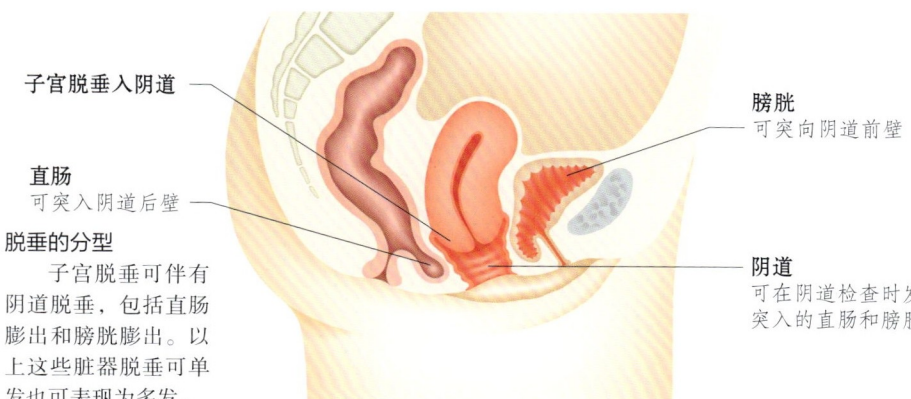
**子宫脱垂入阴道**

**直肠**
可突入阴道后壁

**脱垂的分型**
子宫脱垂可伴有阴道脱垂，包括直肠膨出和膀胱膨出。以上这些脏器脱垂可单发也可表现为多发。

**膀胱**
可突向阴道前壁

**阴道**
可在阴道检查时发现突入的直肠和膀胱

## 尿失禁

分娩后咳嗽或大笑时，腹部压力升高而导致尿失禁是生产后常见的并发症。

孕间尿失禁会增加产后压力性尿失禁的可能性。盆底肌肉在孕期和分娩时承受了巨大压力（孕期激素急速变化也使肌肉变得松弛）。膀胱脱垂（又称为膀胱膨出）是尿失禁的一个特殊原因。压力性尿失禁可能是暂时的，也可能持续数周，或持续更久。盆底肌肉锻炼可帮助改善症状，但某些严重病例需要进行手术治疗来收紧膀胱周围组织，使膀胱复位。

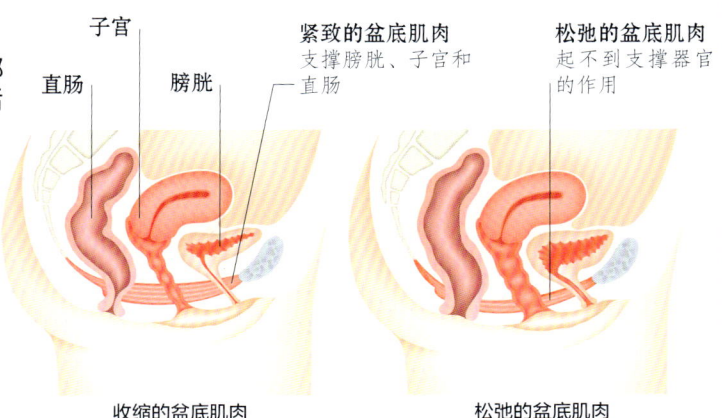

子宫
直肠
膀胱
紧致的盆底肌肉
支撑膀胱、子宫和直肠
松弛的盆底肌肉
起不到支撑器官的作用

收缩的盆底肌肉　　　　松弛的盆底肌肉

**盆底肌肉和尿失禁**
支撑子宫和膀胱的盆底肌若松弛，则会造成尿失禁。孕期和产后针对这一肌群的运动能预防或改善尿失禁。

## 大便失禁

在产后控制排便排气可能比产前困难。

产后盆底肌肉松弛可导致大便失禁、直肠膨出或肛门括约肌损伤，顺产时会阴撕裂（见第233页）可能是括约肌损伤的原因。顺产巨大儿，第二产程延长和枕后位分娩时易出现会阴撕裂，大便失禁可持续几个月，也可迅速消失，某些妇女的症状可持续。盆底肌肉锻炼可改善症状，大便失禁持续存在时需手术治疗。

## 伤口感染

如果剖宫产手术伤口、会阴侧切和会阴撕裂伤口发生感染，则需抗生素治疗。

任何因分娩而产生的伤口一旦感染即会在伤口周围出现红肿热痛的临床症状。若局部出现渗出，渗出物需送实验室进行相关病原微生物检查，并针对性地给予抗生素治疗。检验结果出来后可依照实验室结果修改治疗方案。应使用抗生素清洗伤口，以便伤口愈合。

## 宫腔感染

也被称为子宫内膜炎，产后的子宫内膜炎并不少见，临床症状包括腹痛。

产程延长或胎膜早破时间过长会增加宫腔感染的风险。另外，剖宫产，特别是胎膜早破后或临产后的剖宫产也会增加宫腔感染风险。子宫内膜炎表现为下腹痛，患者可有发热、寒战，恶露也可能有难闻的气味，根据恶露样本中病原学检查结果给予相应抗生素治疗可消除感染。

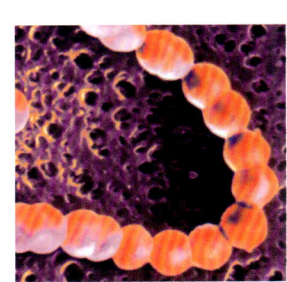

**A族链球菌**
这张扫描电子显微镜（SEM）图像显示了A族链球菌细菌链。这种细菌会导致子宫内膜发炎，也会导致伤口感染。这类感染通常用抗生素治疗。

## 深静脉血栓形成

当血栓在腿部深静脉中形成，血栓碎片会随血流进入肺部。

由于孕期血液处于高凝状态，产妇是深静脉血栓（DVT）产生的高危人群。剖宫产后的产妇发病率增高，因此需要在术后1~2天穿特殊的弹力袜来预防血栓形成。血栓形成后，患肢可有疼痛和灼热感，局部可有红肿，患者可有轻度体温升高。当栓子运行到肺部导致肺栓塞（PE），可危及生命，临床症状包括呼吸短促和胸部疼痛。当临床怀疑出现DVT，应立即进行相关检查，如采用多普勒扫描以检查腿部深静脉的血流。抗血栓药的应用可防止PE的发生。

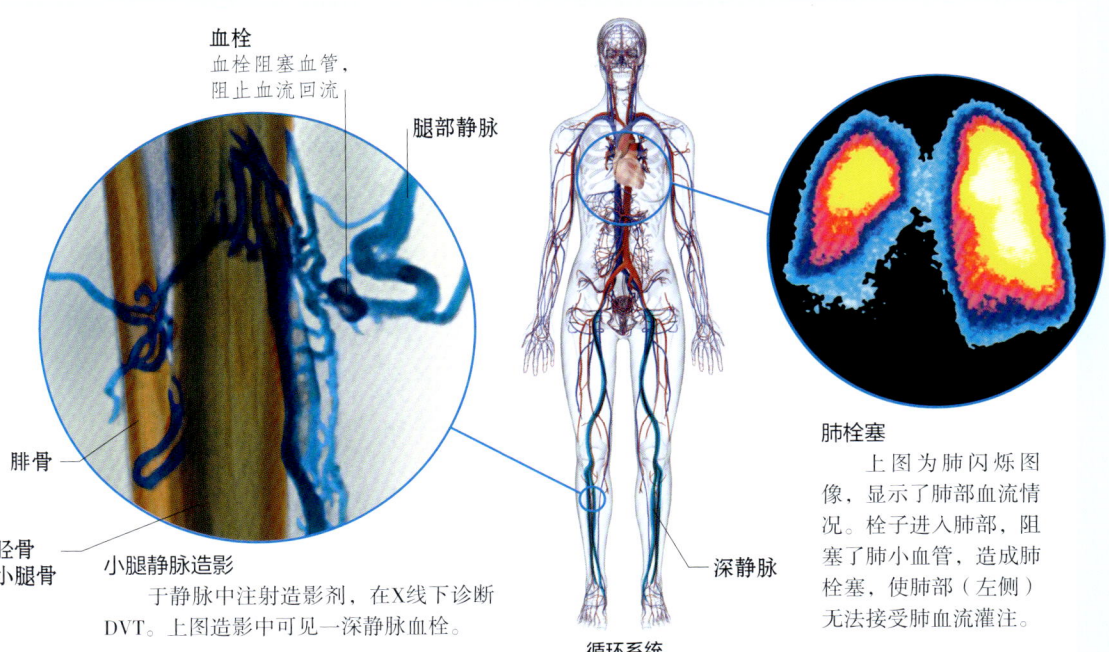

血栓
血栓阻塞血管，阻止血流回流
腿部静脉
腓骨
胫骨
小腿骨

**小腿静脉造影**
于静脉中注射造影剂，在X线下诊断DVT。上图造影中可见一深静脉血栓。

深静脉

循环系统

**肺栓塞**
上图为肺闪烁图像，显示了肺部血流情况。栓子进入肺部，阻塞了肺小血管，造成肺栓塞，使肺部（左侧）无法接受肺血流灌注。

# 产后抑郁

产后激素水平和生活方式的变化可导致产妇情绪低落及流泪。来自家庭和医疗专业人员的产后支持对于帮助产妇度过这个阶段至关重要。

产后情绪变化及其严重程度因人而异。多数病例症状较轻，持续时间短，但也有少数病例病情严重，造成身体虚弱。产后抑郁应早发现早干预。

## 产后忧郁

产后忧郁，指生产数日后产妇感到情绪低落，易哭泣，可表现为悲伤和喜悦快速交替出现。由于激素变化和缺少睡眠，产妇可出现烦躁和疲倦。产后忧郁通常在几周后消失。

## 产后抑郁症

与产后忧郁相似，造成产后抑郁的主要原因是孕激素和雌激素水平下降。有家族史的产妇发病率增高。其他引起抑郁症的因素包括缺少睡眠、家庭矛盾和难产。产后抑郁通常在产后6个月内发生，临床症状包括极度疲劳、对宝宝关注减少、自责、食欲减低、焦虑和睡眠障碍。服用抗抑郁药，症状可在几周后缓解。

## 产褥期精神病

具有精神疾病家族史的产妇是产褥期精神病的高危人群，临床症状在产后3周后出现，主要包括幻觉、睡眠障碍、躁狂和抑郁交替出现。这一严重的精神疾病需要入院治疗。

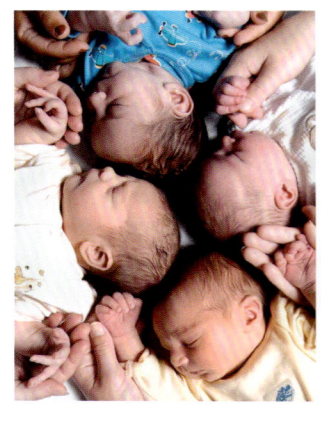
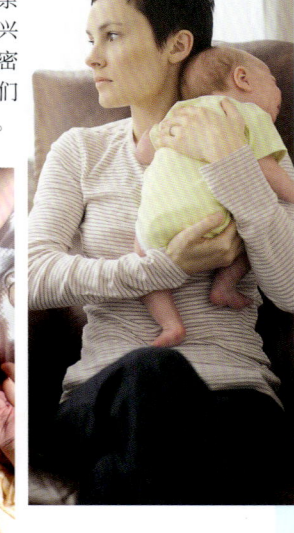

**无法与婴儿建立亲密关系**
患有抑郁症的母亲对自己的宝宝缺乏兴趣，感觉无法形成亲密的关系。这会加重他们已有的悲伤和内疚感。

**产后抑郁症**
这一严重的精神疾病的发病率为10%

**产褥期精神病**
很少见，发病率为0.1%

**产后忧郁**
几乎所有的产妇均有不同程度的产后忧郁情绪

**产后抑郁症的发病率**
产后忧郁非常普遍，可影响大多数新妈妈。产后抑郁症较少见；产褥期精神病的发病率更低。

### 治疗手段

| | |
|---|---|
| 有些方法可以帮助新妈妈们尽快走出情绪低谷，产后孤独的情绪很常见，新妈妈们可以 | 同能够给予情感帮助的人多接触，向助产士以及医生咨询也很有帮助 |
| 应鼓励产妇接受外界的帮助，可多花时间倾诉，也不要拒绝他人帮助照料宝宝 | 身体允许的情况下，外出并与他人交流可有助于对生活保持积极的态度，使做母亲的感觉更愉悦 |
| 寻找属于"自己的时间"以及抓住一切机会睡眠可缓解情绪。按照古话所说"宝宝睡，你也睡"，可增加睡眠时间 | 保持乐观和每一次进步的成就感，不论进步的大小，要知道抚养宝宝的过程不是平坦的，尤其第一胎 |
| 朋友和家庭的支持对保持心情愉悦尤为重要。产妇应保持正常的社会联系，避免独处 | 新妈妈们应避免常常抱有一些不切实际的期望，例如应学会接受还有很多家务没有完成 |

---

## 乳房肿胀

哺乳建立前，由于乳汁迅速充盈，导致乳房疼痛和肿胀。

如果产妇不得不停止哺乳，也可能会发生乳房胀痛。这种情况容易引发乳腺炎。穿一件支撑力好的文胸十分重要。对乙酰氨基酚可以帮助缓解疼痛。当婴儿学会吮吸后，这种情况会逐步得到改善。当停止哺乳时，应在1~2周内减少喂养次数。这样，乳房会相应地减少乳汁分泌。

## 乳头皲裂

尤其在母乳喂养早期，较易发生乳头皲裂。

婴儿吮吸姿势不正确是发生乳头皲裂的最主要原因，特别是在每次哺乳开始和结束时。因此保证宝宝以正确的姿势吮吸非常重要（见第207页）。滋润的乳霜能帮助缓解症状，但在哺乳前需洗去。通常随着母亲和宝宝之间相互配合日益默契，乳头皲裂会得到改善，但如果疼痛等情况持续存在则需要及时就诊，若发现有炎症存在则需用抗生素进行治疗。

## 乳腺管堵塞

哺乳期运送乳汁的乳腺管可能发生阻塞，使局部乳房疼痛水肿，这一情况相对普遍。

乳汁在阻塞局部淤积，造成疼痛和肿胀，某些患者的阻塞局部发生感染，造成乳腺炎。通常来说，阻塞的乳腺管在1~2天内复通。宝宝以正确的姿势吸吮可帮助解决乳腺管阻塞问题，在疼痛时也要保证正常哺乳。

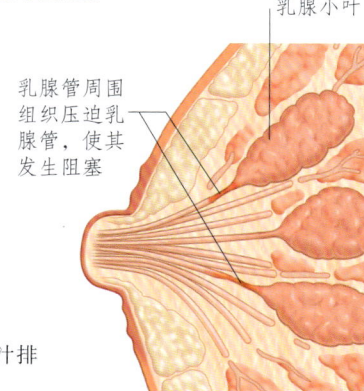

乳腺小叶

乳腺管周围组织压迫乳腺管，使其发生阻塞

**乳汁流出受阻**
当某一支乳腺管阻塞时，乳汁排出受阻在局部淤积。

# 乳腺炎

乳腺炎是哺乳最初6周内常见的疾病，局部乳腺组织发生感染，通常累及一侧乳房，双侧少见。

乳腺炎的发病率为哺乳期妇女的10%，起因为乳腺组织感染，最常见的病原菌是链球菌。感染区域表现为红、肿、热、痛，患者还可能表现为感冒症状，如发热、寒战等。对感染局部进行热敷可帮助乳汁排出和缓解疼痛。治疗手段以抗生素为主，感染在治疗2~3天后会得到控制。不及时治疗，则会形成乳腺脓肿，即在患侧可触及一饱满的肿块，触之疼痛。现在临床上乳腺脓肿已很少见。

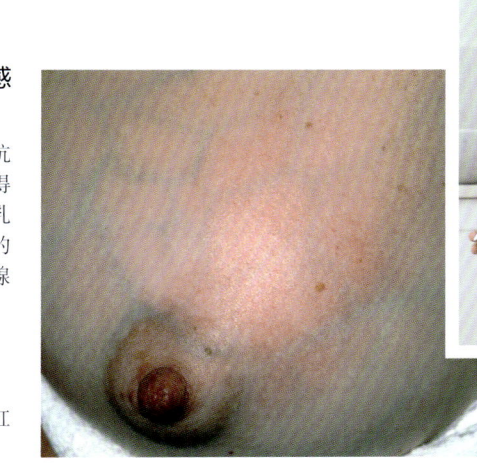

**吸奶**
为了防止乳汁积聚，应该坚持母乳喂养。多余的乳汁应用吸奶器吸出。

**局部乳房红肿**
右图可见乳头周围乳腺炎区域红肿疼痛，并沿乳头区域向外蔓延。

## 如何缓解产后常见问题

在产后早期，新手妈妈们会面临各种问题，而这段时间是产后正常康复过程的一部分。产后6周，产妇将接受一系列检查，包括子宫复旧情况等。情绪变化，包括产后忧郁（见前页）是新手妈妈们最明显的问题。解决产后相关问题的方法有很多种，咨询助产士或与其他妈妈交流会很有帮助。若产妇怀疑自己患有尿路感染等问题时，则需要及时就诊治疗。

### 阴道疼痛
阴道或会阴（阴道和肛门之间的区域）的微小撕裂和擦伤会导致疼痛。然而，这些区域愈合很快，不适感会很快消失。缝合后的伤口可能会在几周内引起压痛，温水浴可以缓解疼痛。

### 排尿困难
产后尿失禁的情况很普遍，特别是大笑、咳嗽引起的压力性尿失禁。盆底肌肉运动能使症状逐渐缓解。若尿失禁持续存在，则需要就医治疗。

### 便秘
便秘是一个常见的问题。保持运动、大量饮水和健康饮食可以改善症状。若分娩时进行了会阴侧切或存在会阴撕裂，产妇可能会因此不愿意排便，但事实上排便并不会对会阴伤口造成影响。

### 恶露
分娩后，阴道会有血性分泌物（称为恶露）排出。最初几天恶露量和颜色如同月经，之后的6周内会慢慢减少。若恶露出现异味或混有脓液，则需要及时就医来排除宫腔感染。

### 痔疮
痔疮多在孕期形成，缓解便秘的一些手段有利于痔疮的恢复，例如热水盆浴和便后清洁等。应用局部的霜剂或栓剂也可用于治疗，但用力排便会使情况变糟。

### 皮肤变化
产后，产妇皮肤会出现毛囊炎或感到皮肤干燥。孕期皮肤出现的深色斑点会在产后逐渐变淡，应减少日晒来防止斑点颜色进一步加深。

### 宫缩痛
产后宫缩痛是子宫复旧的开始。由于哺乳时身体释放催产素，使得宫缩痛尤为明显，这一轻微的宫缩疼痛会逐渐消失。

### 乳房疼痛和溢乳
乳房疼痛和溢乳在哺乳开始前很常见。穿戴合适的哺乳文胸，按需哺乳，按摩乳房，大量饮水和保证新生儿以正确的方式吮吸，这几种方法都可以缓解以上情况。

### 体重减轻
在分娩后的头几天，由于胎儿娩出和多余水分的排出，产妇体重会迅速下降。在这之后，体重下降将减缓。合理的运动和健康的饮食有助于恢复体形。

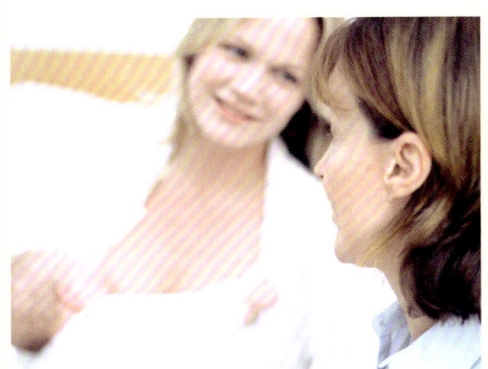

**产后护理计划**
产后最初几日，助产士会进行随访，产后6周产妇需进行常规检查。产后出现的任何问题都应及时向医务人员进行咨询。

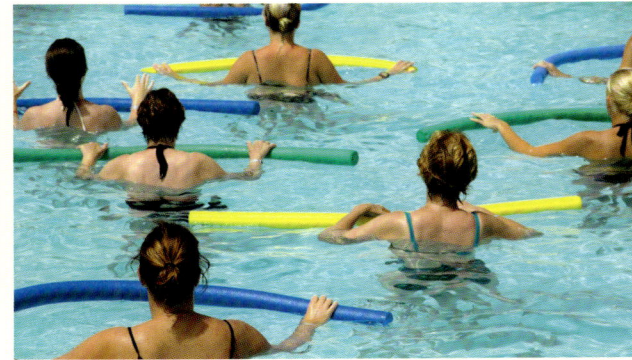

**恢复锻炼**
适量的产后恢复运动对产妇的身心健康大有益处。但在产后6周检查之前，应避免任何形式的剧烈运动。

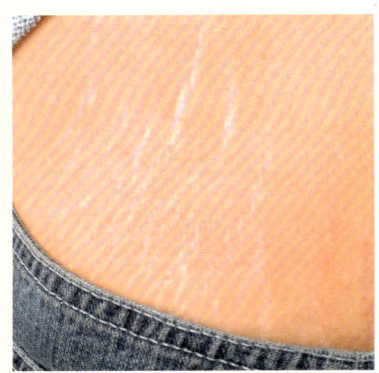

**妊娠纹**
因牵张和激素作用而形成的妊娠纹会永久性存在，但颜色会慢慢变浅。

# 名词解释

（以汉语拼音排序）

## A

**Apgar 评分**

评价新生儿出生后5分钟内健康状态的一种评分方式。包括脉搏、肌张力、呼吸、反射运动和皮肤颜色，分别评0分、1分或2分，相加得到总体的 Apgar 评分。

**氨基酸**

是构成蛋白质的20种小分子物质，一个单一的蛋白质分子可能由几百或几千种氨基酸结合而成。

## B

**杯状细胞**

在一些组织的表面例如输卵管发现的黏液分泌细胞。

**表面活性物质**

降低水表面张力的物质，使得湿润的表面不容易和彼此粘连。肺泡表面活性物质对呼吸有重要的作用，因其使气囊易于膨胀和塌陷。

## C

**产程**

分娩过程。第一产程，规律宫缩拉伸宫颈并使其扩张，直至足够胎头通过；第二产程，胎儿娩出；第三产程，胎盘及其他物质排出。

**产后**

分娩后的时期。

**产前**

形容胎儿出生前的阶段。

**产钳**

一种器械，在产程中必要时其顶端可放在胎头部，柔和地牵拉产钳以帮助胎儿从产道娩出。

**超声**

频率很高的声波，人耳无法听见，是超声成像的基础。高频声波被人体组织反弹通过电子转换成动态或静态的图像。一种类似的技术名为多普勒超声，可以将液体的流速视觉化，如血管内的血液。超声图像方便而副作用少，因此成为常见的检查胎儿的方式，有时也用来辅助外科手术。

**初潮**

女性首次月经来临，提示机体到达性成熟期。

**初乳**

婴儿出生后短期内乳房产生的乳汁，其外观和成分与随后产生的乳汁不同。

**雌激素**

任何一种天然的或合成的女性激素。天然雌激素由青春期后卵巢的卵细胞产生。其促进女性性征如乳房发育，也是月经周期和女性怀孕的基础。

## D

**DNA**

脱氧核糖核酸的简称，由小个体核苷酸碱基组成的长链。DNA被发现存在于活细胞的染色体内，这些小单位的序列形成指令，以决定生物的特性。

**单倍体**

某个染色体仅有一个复制而非两个复制。生殖细胞（性细胞）是单倍体，在其受精后可以再生成一个正常的二倍体。

**等位基因**

一个基因的某一特定位点。通常同一基因不同的等位基因彼此之间有不同的影响。

## E

**恶露**

产后子宫经阴道排出的液体。

**二倍体**

每条染色体具有两个复制。几乎所有的体细胞，除了配子（性细胞），都是双倍体。

## F

**附睾**

精子离开睾丸后进入这个长长的高度迂曲的管道，精子只有在附睾中存活几天后才能成熟并具备授精的能力。

**腹腔镜**

通过经腹壁置入的器械（腹腔镜）以观察腹腔脏器的技术。腹腔镜器械包括小型摄像机、光源和外部成像。

## G

**干细胞**

具有分裂和分化成许多特殊细胞能力的一种细胞。早期胚囊的干细胞具有形成任何一种机体细胞的能力，然而晚期干细胞，包括在成人体内的细胞，仅能形成有限范围内的特殊细胞。

**睾酮**

男性体内主要的性激素，在女性体内浓度较低。在男胎中，睾丸产生的睾酮促进男性生殖器官的发育。而在青春期，睾酮浓度的增加会导致胡须生长等特征，对精子生成也至关重要。

**睾丸**

男性形成精子的成对器官，位于体外的阴囊内。睾丸也分泌激素，尤其是睾酮。

**隔膜**

人体内分开各个组织的结构。胎盘隔是胎盘绒毛小叶的分隔。

**更年期**

女性生命中月经完全停止的阶段（通常在45～55岁）。

**宫底部**

子宫的顶部，在妊娠晚期可以在每一体表面感觉其位置，通常也是胎盘的附着点。

**宫颈**

子宫位置的最低部分，主要包括一个结缔组织环围绕一个狭窄的肌性管道，以连接子宫的其他部分和阴道。产程中这个管道伸展扩张以使胎儿通过。

**宫缩**

子宫肌规律的收缩，预示着产程的开始。随着时间推移宫缩变得越来越强烈、越来越频繁。其作用开始是使宫颈展平扩张，随后将胎儿从子宫内娩出。

**管腔**

管状结构的内部空间，例如血管或腺体导管。

**过渡期**

第一产程的最后阶段，包括强有力的宫缩以及宫口开全。

## H

**合体滋养层**

滋养层的最外层，其成分连接形成合体，有利于着床。

**黑线**

纵行的色素沉着，通常在孕期妇女的腹部形成。

**黄体**

卵巢内的结构，由排卵后成熟卵泡的剩余部分形成。它产生孕激素使子宫维持可受孕状态，如果没有受精卵着床，黄体几天后萎缩，这就是正常月经周期的一部分。

**黄体生成素（LH）**

垂体分泌的激素，作用于卵巢和睾丸。对于两性而言，黄体水平升高对于青春期是必需的。在男性中，LH促进雄激素形成；在女性中，LH在月经周期中起不同的作用。

**会阴**

外生殖器与肛门之间的皮肤及皮下组织。分娩时，母体的会阴受到充分的扩张。

**会阴侧切**

在分娩时剪开会阴以扩大阴道出口，使胎头不至于撕裂母体组织的一种手术。

# J

**基因**

包含特殊基因结构的DNA分子长度。许多基因是特定蛋白质分子的模型，另一些对控制其他基因有重要作用。尽管不同的基因在不同的细胞内启动，但几乎人体内所有的细胞都含有一套完整的基因（基因组）。

**基因组**

在人类或其他生物种群的细胞中发现的完整一组基因。

**脊索**

沿早期胚囊的后背形成的一条坚硬的组织，大部分在后期消失，但为未来的脊柱的形成标明位置。

**假性宫缩**

妊娠期子宫不规则收缩，不代表产程即将开始。

**减数分裂**

一种特别的细胞分裂方式（严格来说，指核分裂），通过这种方式，单倍体性细胞由二倍体前体细胞产生。这比正常的细胞分裂（有丝分裂）复杂，发生在两个阶段。

**精母细胞**

精细胞产生的中间阶段。精母细胞经过有丝分裂的第一阶段称为初级精母细胞，随后经过有丝分裂的第二阶段形成次级精母细胞。

**精细胞**

精子细胞的前体。当次级精母细胞完成有丝分裂，变成早期精子。这些小的、圆形的细胞伸长变形形成晚期精子，经此成为成熟精细胞。

**精液**

男性射精时通过阴茎释放的含有精子的液体。其液体成分由多种腺体分泌形成，包括前列腺。

**精原细胞**

出现在精细胞产生的早期，由睾丸内的干细胞衍化而成，随后形成精母细胞。

**精子**

男性性细胞，也称为精细胞。每个细胞有一条长的活动的尾巴，可以游向女性体内使卵细胞受精。在非专业语境中也可指精液。

**精子发生**

精子形成的整个过程，从精原细胞到成熟精子。

**颈项透明层**

使用超声测定胎儿颈后皮下液区厚度的技术。超过正常厚度，提示染色体异常，如唐氏综合征。

# L

**流产**

自发的胚胎或胎儿从母体流失，发生在孕早期，胎儿没有存活可能，一般在孕24周之前。在此之后，称为早产。流产可以是完全的或不完全的（一些组织残留在子宫内，这种状态需要医疗干预）。引起流产的原因有很多，而有些流产原因不明。

**卵巢**

女性体内卵细胞成熟并被排出的成对结构。卵巢也产生重要的激素，包括雌孕激素。

**卵黄囊**

包裹早期胚囊的膜状囊腔，是胚囊最初血细胞产生的部位（在人类卵黄囊不储存卵黄）。

**卵裂**

受精卵的早期分裂，形成许多不同大小的小细胞。

**卵裂球**

早期胚胎卵裂过程中产生的早期细胞之一。

**卵母细胞**

一种不成熟的卵细胞。卵母细胞在卵巢内含有卵泡。

**卵泡**

内衬细胞的小囊。在生殖领域，这个术语指卵泡、卵巢内被其他特异细胞包围的卵子（成熟的卵细胞）。小的原始卵泡出生前在胎儿卵巢内形成，但直到青春期才有活性。青春期后一些卵泡每个月开始发育初级卵母细胞以及次级卵母细胞，但一般仅有一个发育成三级或囊状卵泡（含有液体的结构，排卵时释放成熟的卵子）。

**卵泡刺激素（FSH）**

垂体分泌的激素影响卵巢和睾丸。对两性而言，FSH水平的增加对垂体是必需的，对于女性，这个激素同时也在月经周期中刺激卵泡发育。

**卵泡生成**

初级卵泡完全成熟的发育过程。

**卵细胞**

特指卵巢释放等待受精的卵细胞，也可以指受精卵。

**卵子**

对于人类，这个独特含卵黄的细胞具有潜在受精的能力以形成一个新的个体。

**螺旋动脉**

许多小的螺旋状动脉，向子宫供血。在孕期，这些动脉扩张以维持母体血液循环对胎盘的血供。

# M

**MRI**

磁共振成像的简称，当人体内有强磁场时，通过原子吸收和释放高频电波以获得内在器官或结构图像的技术。与超声相比，MRI需要更多的时间和注意事项以及更精密的仪器。常用以对超声检查中发现的问题进行进一步检查，尤其对中枢神经系统显像特别有用。

**泌乳**

乳房产生乳汁的过程。

# N

**囊胚**

桑葚胚期之后的胚胎发育阶段。囊胚包括一个空心的细胞外层（滋养层细胞），将发育成胚胎周围的保护膜；滋养层内的一群细胞被称为囊胚细胞，会形成囊胚。

**脑垂体**

大脑基底部复杂的豆状结构，有时被誉为人体的"主导腺体"。在生殖中，其直接作用包括分泌LH和FSH，也产生催产素。

**内胚层**

胚盘分裂成三层组织的最内一层，是内脏和相关器官的起源部位。

**黏液栓**

妊娠期堵塞宫颈口以起到保护作用的黏稠组织，从阴道脱落形成所谓的"见红"，提示产程即将开始。

**尿道**

将尿液从膀胱排出体外的管道，男性尿道在射精时运送精子。

# P

**排卵**

从卵巢释放成熟的卵子。

**胚层**

囊胚分化的基底细胞层。

**胚盘**

出现在植入后囊胚期的一个盘状组织，将发育成胚胎。

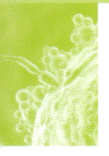

**胚胎**

人类发育最早期的阶段，覆盖卵子受精后最初的8周时间（有时候最早期的阶段被称为前期胚胎）。

**配子**

一个单倍体性细胞，例如一个精子或一个未受精的卵细胞。

**盆底**

从底部支持腹腔脏器的一组肌肉。

**剖宫产**

通过切开腹壁和子宫壁将胎儿从子宫内取出的外科手术。通常在正常分娩存在或预期可能发生并发症时实施。

# Q

**脐带**

有弹性的条索状物，连接发育中的胎儿和胎盘。胎儿血与胎盘血通过脐血管交换，以保证营养物质和其他物质与母体的交换。

**前列腺**

围绕着男性尿道的腺体，通过输精管与睾丸连接。其分泌物形成精液。

**前列腺素**

许多组织产生的激素样物质。在邻近组织中产生不同的作用，一些前列腺素有促进子宫收缩的作用，被用于人工引产。

**前置胎盘**

胎盘位于子宫下段，有时覆盖宫颈口。这意味着必须通过剖宫产分娩。

**青春期**

获得性成熟和成人性征的整个过程。在男孩和女孩中都需要几年时间。

# R

**Rh因子**

大部分人类血细胞表面发现的分子（大部分为Rh阳性），但有小部分缺失（Rh阴性）。如果Rh阴性母亲怀有Rh阳性胎儿，在第二胎或更多孕次，其免疫系统会损伤胎儿。

**染色体**

存在于每个细胞的细胞核内的结构，含有生物基因。人类有23对46条染色体，几乎存在于人体每个细胞中。每条染色体含有一个由多种蛋白质结合而成的DNA长分子链。第23对染色体为性染色体，有X和Y两种。女性有两条X染色体，男性有一条X染色体、一条Y染色体。

**人绒毛膜促性腺激素**

胎盘产生的一种激素，使得卵巢黄体持续产生孕激素，确保妊娠得以维持。

**绒毛**

某些组织表面的皱褶突起。胎盘形成绒毛，具有分支结构，包括绒毛干、次级绒毛和三级绒毛。绒毛含有胎血管以维持与母体血供之间有效的物质交换。

**绒毛间隙**

胎盘绒毛间的空间，母体血液在此循环，母胎血液在此进行气体交换。

**绒毛膜**

发育中的胎儿和胚胎胎膜的最外层，部分（丛密绒毛膜）形成胎盘。

**绒毛膜板**

绒毛伸入子宫壁的部分，是胎盘的一部分。

**绒毛取样（CVS）**

活体采集小部分胎盘绒毛的一项技术，这些组织源于胎儿，可用于检测胎儿遗传异常。CVS可早于羊水穿刺进行。

**乳腺**

母体产生乳汁的腺体，在女性，乳房的大部分由乳腺组织形成。

**乳腺管**

把乳汁从乳腺产乳组织送到乳头的管道。每个乳头表面分别有15～20根乳腺管。

**乳晕**

乳头周围色素沉着的皮肤。

# S

**伞端**

输卵管末端的几个手指样的突起，帮助收集卵巢释放的卵子并运送到子宫。

**桑葚胚**

受精卵形成囊胚的早期，含有单个球形细胞，继续发育成囊胚期。

**神经管**

在早期胚囊由细胞形成的空心管道，大脑和脊髓由此发育而来。

**神经元**

一个神经细胞。

**生殖细胞**

配子起源的干细胞，也指未成熟或成熟的配子。

**受精卵**

由两个配子结合而成的双倍体受精细胞。

**输精管**

连接尿道和附睾的两条狭窄的肌性管道，储存和传递精子为射精做准备。

**输卵管**

排卵后卵子从卵巢到达子宫的通道。

**输尿管**

将尿液从肾脏传送到膀胱的管道。

**双胎**

指同一时期同一子宫内同时有两个个体。异卵双胎发生在两个独立的受精卵同时种植在子宫内。同卵双胎（有一致的基因）由一个受精卵卵裂后形成两部分，每一部分发育成一个独立的胚囊。

**松弛素**

卵巢和其他组织产生的激素，在妊娠期由胎盘产生。其功能包括柔软和松弛组织及韧带，为分娩做准备。

**髓鞘**

许多神经细胞外层的绝缘层，其存在使神经冲动传导得更快。

# T

**胎位**

胎儿在子宫内与母体轴形成的角度。大多数情况下，胎儿脊柱与母体脊柱平行。

**胎儿**

子宫内未出生的胎儿，一般在受精后8周或母亲末次月经后10周左右初具人形。

**胎儿皮脂**

覆盖保护未出生胎儿皮肤的油腻物质。

**胎发**

覆盖胎儿皮肤的毛发。

**胎粪**

新生儿初次排便时排出的绿褐色物质。

**胎盘**

附着妊娠子宫壁形成的盘状器官，传递母胎间的成长物质。胎儿血液循环通过胎盘进入母体，保证营养物质交换，排出废气和代谢废物。胎盘也产生激素。

**胎盘小叶**

胎盘分为15～20叶，伸入子宫壁内。

**胎吸**

也称为真空吸引。产程中紧急时将吸引器置于胎头，将胎儿牵拉出产道。

## 体节

怀孕第5周在中胚层形成的成对的结构。体节最终分化成脊髓、脊柱、躯体肌和皮肤。

## 体外受精（IVF）

一种辅助生殖技术，包括获得女性卵巢内未受精的卵子，在实验室内受精并培养至囊胚阶段，然后移植入子宫。这项技术可以用于诸如输卵管堵塞的患者。

## 透明带

卵子外的透明保护层，植入前由胚囊排出。

## 突变

形成细胞的基因变化，例如细胞分裂前DNA复制的错误。突变发生在性细胞或早期胚囊，会导致下一代出现其父母不具备的基因特征。

## 蜕膜

妊娠子宫的内膜组织，其中一部分形成胎盘，分娩后排出。

## 臀位

指当接近产程开始时，胎臀或胎足靠近宫颈，而非胎头向下。臀位分娩的处理会比常见的头位分娩困难得多。

# W

## 外胚层

胚盘分裂成三层组织，这是最外一层，是皮肤和神经系统的起源。

## 围产期

胎儿出生前后一段时间，包括产前和产后的几周。

# X

## 细胞核

细胞内含有染色体的结构。

## 细胞滋养层

形成滋养层内层的一群细胞，在植入中起重要的作用。

## 细精管

睾丸内的曲折管道，精细胞在其中形成。

## 下丘脑

位于大脑基底部的一个控制中心，靠近垂体。它有很多功能，包括刺激垂体产生促黄体激素和卵泡刺激素。

## 纤毛

某些组织细胞表面微小的摆动的毛发，例如有些内衬在输卵管壁上。

## 先兆子痫

有些妇女在妊娠晚期发生的状态，以高血压和蛋白尿为特征。其需要紧急医疗关注（通常包括引产），以免发展成子痫，一种危及生命的状况。

## 小叶

器官的一小叶或一小段，例如乳腺。

## 囟门

胎儿头部颅骨未融合的柔软部分。

## 血体

刚排卵后还未发育成黄体的成熟卵泡。

# Y

## 羊膜

从胚胎囊胚生长而成的包膜，延伸并包裹在子宫内发育的胎儿的表面。

## 羊膜腔穿刺术

一项使用空心细针避开胎儿及胎盘，穿刺腹壁及子宫壁，以获得羊水标本的技术。孕15周以上可以进行。

## 羊水

由羊膜包裹，包围并保护发育中的胚胎和胎儿。

## 异位妊娠

受精卵种植在子宫以外的部位，通常在输卵管。这种妊娠不可能成功，需要医疗干预。

## 阴唇

女性外阴的两对皱褶（外生殖器）形成大阴唇（外侧阴唇）和小阴唇（内侧阴唇）。

## 阴蒂

女性生殖器的一部分，结构为勃起组织，在性交中产生快感。它的头部看似一个小的突起，但它延伸至阴道壁内。它与阴茎有同样的胚胎来源。

## 引产

当自然产程过期时，使用多种方法人工诱发产程的过程。

## 硬膜外

硬膜外麻醉的简称，这是一项在椎管内硬膜外给予麻醉剂以使部分身体麻木的技术，一般在后背区域进行。可以使母亲在潜在痛苦的分娩过程中或可能发生的手术过程中保持清醒。

## 有丝分裂

正常细胞分裂中染色体平均分裂的过程。由原始细胞形成的两个细胞具有相同数目的染色体。

## 原条

发育中的胚囊表面的线形细胞，形成胚囊未来的头端和尾端。

## 月经

在月经周期，每个月内膜的血液和组织排出期称为月经期。

## 月经周期

发生在生育年龄的妇女非孕期生殖系统每个月的周期性变化。周期（接近28天）从月经第一天开始，中期发生卵巢排卵称为排卵期。通常，每个月只有一个卵泡成熟，在周期中期从卵巢排出（这个过程称为排卵），此后空的卵泡形成黄体，标志着黄体期的开始。子宫的内衬（子宫内膜）增厚，为可能的妊娠做准备。如果排卵后未受孕，黄体破裂，其产生的激素（孕激素）不足导致内膜脱落，形成月经。周期重新开始。

## 孕激素

主要由卵巢的黄体产生的激素，其作用是使子宫内膜更适合维持妊娠。

## 孕期

孕期分为三个阶段，每3个月为一个阶段。第一阶段从女性孕前末次月经开始。

# Z

## 中胚层

胚囊分裂形成三层组织的中层。此后形成许多人体组织，包括肌肉、骨骼和血管。

## 着床

早期胚胎(在囊胚阶段)附着并融入子宫内膜的过程。

## 子宫

孕期胎儿发育成长的部位，是肌性器官。

## 子宫肌层

是指形成大部分子宫组织的肌肉组织。

## 子宫内膜

子宫的内层，在每个月经周期增厚，如未受孕则脱落，其中的一些组织和血液在月经期排出。早期的胚囊种植在内膜上，此后的胎盘也从这里发育。

## 子宫外膜

子宫的外层。

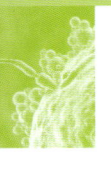

# 译后记

　　《DK怀孕大百科》是一本集科学性和实用性于一体的经典著作，专为准父母、医学生和助产士精心打造。从人体的解剖学基础到孕期每个月母体和胎儿的变化，从遗传学的核心概念到生殖健康相关的疾病预防，每一章都展现出作者对孕期生命现象的细致观察和深入研究。这些详尽而深入的描述，让读者仿佛置身于一个奇妙的生命世界，使他们能全面了解怀孕过程中的每一个细节。

　　在翻译过程中，我们深刻体会到这本书不仅是一本满载知识的孕产百科全书，更是一本充满人文关怀的孕产指南。它不仅仅关注于生理层面的变化，更在字里行间透露出对准妈妈情感需求的细腻关怀。为了确保译文的准确性和权威性，我们与医学专家进行了多次深入交流，针对书中的专业术语、彩超图片以及图表数据进行了严格审核，力争将最前沿的医学研究成果与实用知识相结合，为读者提供最为权威的孕产科普知识。

　　《DK怀孕大百科》的中文版，是我们翻译团队共同努力的结晶，它凝聚了我们对生命的敬畏、对科学的尊重以及对读者的深切关怀。我们相信，这本书将成为每一位准父母孕期生活的得力助手，陪伴他们度过这段既充满期待又略带不安的旅程。同时，它也将成为医学教育和临床实践中不可或缺的参考资料，为提升我国母婴健康水平贡献一份力量。愿本书能像一盏明灯，照亮每一位准父母迎接新生命的道路，让爱与希望伴随每一个家庭的成长。

主任医师、教授、博士研究生导师

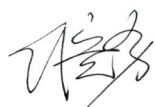

# 致谢



For their work on this revised second edition, **Dorling Kindersley** would like to thank Dr Melissa Whitten and Dr Paul Moran for consultancy, and Katie John for additional writing.

For their work on the previous first edition, Dorling Kindersley would like to thank Dr Paul Moran of the Royal Victoria Infirmary, Newcastle, for providing ultrasound scans, as well as the women who gave permission for their scans to be used – Emma Barnett, Paula Binney, Sophie Lomax, and Katie Marshall. Sarah Smithies and Jenny Baskaya carried out additional picture research, and Laura Wheadon provided editorial assistance.

**Picture credits**

The publisher would like to thank the following for their kind permission to reproduce their photographs:

(Key: a-above; b-below/bottom; c-centre; f-far; l-left; r-right; t-top)

**4–5 Science Photo Library:** Susumu Nishinaga (b). **6 Alamy Images:** Steve Bloom Images (bl). **FLPA:** Ingo Arndt/Minden Pictures (bc). **naturepl.com:** Doug Perrine (br). **Science Photo Library:** Dr Yorgos Nikas (tl); Edelmann (tc, tr). **7 Ardea:** John Cancalosi (bc). **Auscape:** Shinji Kusano (bl). **Getty Images:** Photolibrary/Derek Bromhall (tl). **naturepl.com:** Yukihiro Fukuda (br). **Science Photo Library:** Custom Medical Stock Photo (tr); Dr Najeeb Layyous (tc). **8 Science Photo Library:** Simon Fraser (tl). **8–9 Science Photo Library:** Susumu Nishinaga (t). **9 Science Photo Library:** Miriam Maslo (tr). **10 Science Photo Library:** Ian Hooton (tl); Zephyr (tc); Aubert (tr). **11 Alamy Images:** Janine Wiedel Photolibrary (tc); David R. Gee (tr). **Getty Images:** David Joel (tl). **12 Courtesy of the British Medical Ultrasound Society Historical Collection:** (bl). **Photograph courtesy of Doncaster & Bassetlaw Hospitals NHS Foundation Trust. :** (tc). **13 Science Photo Library:** ISM (fbr); CNRI (bc); Edelmann (br); Bernard Benoit (cb). **14–15 Dept of Fetal Medicine, Royal Victoria Infirmary. 15 Science Photo Library:** Dr Najeeb Layyous (br). **16 Dept of Fetal Medicine, Royal Victoria Infirmary:** (cl, br). **Science Photo Library:** Dr Najeeb Layyous (bl); Thierry Berrod, Mona Lisa Production (tl). **17 Science Photo Library:** Tissuepix (t); Dr Najeeb Layyous (bl, br). **18 Dept of Fetal Medicine, Royal Victoria Infirmary:** (bl). **Science Photo Library:** Edelmann (t, br). **19 Science Photo Library:** Edelmann (cl); GE Medical Systems (bl); Dr Najeeb Layyous (tr, br, cr, tl). **20 Dept of Fetal Medicine, Royal Victoria Infirmary:** (bc, br). **Science Photo Library. 21 Dept of Fetal Medicine, Royal Victoria Infirmary:** (b/all). **Science Photo Library. 22 Dept of Fetal Medicine, Royal Victoria Infirmary:** (c, cr, bl). **Science Photo Library:** Dr Najeeb Layyous (cl); CIMN, ISM (bc, br). **23 Dept of Fetal Medicine, Royal Victoria Infirmary:** (l). **Science Photo Library:** BSIP, Kretz Technik (cr). **24–25 Science Photo Library:** Susumu Nishinaga. **25 Science Photo Library:** Susumu Nishinaga (r). **26–45 Science Photo Library:** Susumu Nishinaga (sidebars). **28 Corbis:** Dennis Kunkel Microscopy, Inc./Visuals Unlimited (cr). **Science Photo Library:** Pasieka (bl). **30 Boston University School of Medicine. :** Deborah W. Vaughan, PhD (cl). **Corbis:** Steve Gschmeissner/Science Photo Library (bc). **31 Getty Images:** Stephen Mallon (bl). **32 Science Photo Library:** Susumu Nishinaga (bl). **34 Corbis:** Image Source (cr). **Science Photo Library:** Pasieka (bl). **36 Science Photo Library:** (tl). **37 Science Photo Library:** Professor P.M. Motta & E. Vizza (tr); Steve Gschmeissner (br). **38–39 Lennart Nilsson Image Bank. 41 Alamy Images:** Biodisc/Visuals Unlimited (c). **The Beautiful Cervix Project, www.beautifulcervix.com:** (tr). **Science Photo Library:** Steve Gschmeissner (bc). **43 Fertility and Sterility, Reprinted from:** Vol 90, No 3, September 2008, (doi:10.1016/j.fertnstert.2007.12.049) Jean-Christophe Lousse, MD, and Jacques Donnez, MD, PhD, Department of Gynecology, Université Catholique de Louvain, 1200 Brussels, Belgium, Laparoscopic observation of spontaneous human ovulation; © 2008 American Society for Reproductive Medicine, Published by Elsevier Inc with permission from Elsevier. (bl). **46–47 Science Photo Library:** Pasieka. **47 Science Photo Library:** Pasieka (cr). **48 Science Photo Library:** JJP / Philippe Plailly / Eurelios (ca). **48–55 Science Photo Library:** Pasieka (sidebars). **49 Science Photo Library:** Dr Tony Brain (cr). **52–53 Getty Images:** Marc Romanelli (tc); Vladimir Godnik (c); Emma Thaler (ca). **52 Alamy Images:** Custom Medical Stock Photo (clb). **Corbis:** Photosindia (cr). **Getty Images:** Paul Vozdic (tr); Karen Moskowitz (cra). **53 Corbis:** Bernd Vogel (cla). **Getty Images:** JGI (cl); Steve Allen (cra); IMAGEMORE Co.,Ltd. (tl). **Science Photo Library:** Richard Hutchings (crb). **55 Press Association Images:** John Giles/PA Archive (br). **Science Photo Library:** BSIP, Laurent H.americain (bl). **56–57 Science Photo Library:** Susumu Nishinaga. **57 Science Photo Library:** Susumu Nishinaga (cr). **58 Getty Images:** Priscilla Gragg (cl). **Wellcome Images:** BSIP (b). **58–59 Getty Images:** DEA / G. Dagli Orti. **58–69 Science Photo Library:** Susumu Nishinaga. **59 Getty Images:** Darrell Gulin (bl). **Science Photo Library:** Ken M. Highfill (cra). **60–61 Getty Images:** Yorgos Nikas. **62 Getty Images:** Jupiterimages, Brand X Pictures (cr); PHOTO 24 (c); Beth Davidow (cl). **Science Photo Library:** Professors P.M. Motta & J. Van Blerkom (bl); Gustoimages (tl). **63 Getty Images:** Image Source (bl). **© 2008 Little et al. This is an open-access article distributed under the terms of the Creative Commons Attribution License, which permits unrestricted use, distribution, and reproduction in any medium, provided the original author and source are credited (see http://creativecommons.org/licenses/by/2.5/):** Little AC, Jones BC, Waitt C, Tiddeman BP, Feinberg DR, et al. (2008) Symmetry Is Related to Sexual Dimorphism in Faces: Data Across Culture and Species. PLoS ONE 3(5): e2106. doi:10.1371/journal.pone.0002106 (cr). **Science Photo Library:** Steve Gschmeissner (tr). **64 Corbis:** Marco Cristofori (bc). **Science Photo Library:** Manfred Kage (tl). **66 Science Photo Library:** Zephyr (br); W. W. Schultz / British Medical Journal (cl). **67 Science Photo Library:** Professors P.M. Motta & J. Van Blerkom (br). **68 Getty Images:** Dimitri Vervitsiotis (cla). **68–69 Science Photo Library:** ISM (t). **69 Science Photo Library:** Pasieka (cra). **70–71 Science Photo Library:** Hybrid Medical Animation. **71 Science Photo Library:** Hybrid Medical Animation (r). **72–185 Science Photo Library:** Hybrid Medical Animation (sidebars). "**72 Science Photo Library:** Cavallini James (tc); Science Pictures Ltd (tl); Dopamine (tr). **74 Science Photo Library:** Steve Gschmeissner (bl); Dr Isabelle Cartier, ISM (cra); Gustoimages (cla). **75 Science Photo Library:** Anatomical Travelogue (br); Dr Yorgos Nikas (bl). **78 Alamy Images:** Dick Makin (bl). **Science Photo Library:** Professor P.M. Motta & E. Vizza (br); Steve Gschmeissner (cl). **79 Wikipedia, The Free Encyclopedia:** Acaparadora (bl). **82–83 PhototakeUSA.com:** Last Refuge, Ltd. **88 Alamy Images:** PHOTOTAKE Inc. (cb); MG photo studio (ca). **Corbis:** Jean-Pierre Lescourret (br). **Science Photo Library:** Lowell Georgia (cla). **89 Alamy Images:** Elizabeth Czitronyi (clb); Bubbles Photolibrary (tr). **Corbis:** Mango Productions (cr). **Getty Images:** Image Source (cl). **Science Photo Library:** Gustoimages (bc). **92 Science Photo Library:** Anatomical Travelogue (bl); Edelmann (br). **93 Science Photo Library:** Steve Gschmeissner (br). **96 Getty Images. Science Photo Library:** Edelmann (bl). **97 Getty Images:** B2M Productions (cra). **98 Prof. J.E. Jirásek MD, DSc.:** (bl). **99 Rex Features:** Quirky China News (br). **Science Photo Library:** Professor Miodrag Stojkovic (cl); Anatomical Travelogue (c). **100–101 Science Photo Library:** Edelmann. **102 Science Photo Library:** Edelmann (cl). **103 Science Photo Library:** Steve Gschmeissner (crb); Edelmann (tr). **104 Ed Uthman, MD:** (cl). **106 Getty Images:** Jim Craigmyle (cla). **Science Photo Library:** Edelmann (bl). **107 Getty Images:** Katrina Wittkamp (cr); Jerome Tisne (bl). **Science Photo Library:** Dr Najeeb Layyous (cl). **110 Alamy Images:** MBI (cla). **Getty Images:** Stockbyte (bl). **111 Science Photo Library:** Dr Klaus Boller (cl); Susumu Nishinaga (bc). **112–113 Science Photo Library:** Zephyr. **114 Science Photo Library:** Edelmann (tc). **115 Science Photo Library:** Dr G. Moscoso (tr). **116–117 Prof. J.E. Jirásek MD, DSc.. 117 Science Photo Library:** Steve Gschmeissner (tr). **119 Virginia M. Diewert:** (tc). **120 Virginia M. Diewert. 121 Virginia M. Diewert. 122 Corbis:** Frans Lanting (tr). **124 Getty Images:** Chad Ehlers – Stock Connection (tr). **Dept of Fetal Medicine, Royal Victoria Infirmary:** (tl). **Science Photo Library:** Neil Bromhall (tr). **126 Dept of Fetal Medicine, Royal Victoria Infirmary:** (cl). **Science Photo Library:** Edelmann (cr); Tissuepix (bc); Sovereign, ISM (bl). **127 Science Photo Library:** Saturn Stills (br); Astier (cr); Susumu Nishinaga (bl); Innerspace Imaging (cl). **130 Alamy Images:** Picture Partners (tl). **131 Science Photo Library:** Mendil (tl). **132 Science Photo Library:** Sovereign, ISM (cl); Ph. Saada / Eurelios (bl). **133 Getty Images:** Steve Allen (tl). **Science Photo Library:** Edelmann (cr). **134 Science Photo Library:** Neil Bromhall (cr); BSIP, Margaux (cl); Edelmann (bl). **135 Alamy Images:** Oleksiy Maksymenko Photography (bl). **Science Photo Library:** P. Saada / Eurelios (br). **138 Alamy Images:** Science Photo Library (fcr); Chris Rout (tr); Picture Partners (bc, br). **Science Photo Library:** Gustoimages (tc); (cr). **139 Corbis:** Ian Hooton/ Science Photo Library (bc). **Science Photo Library:** (cl); Living Art Enterprises, Llc (ca). **140–141 Science Photo Library:** Neil Bromhall. **142 Alamy Images:** Nic Cleave Photography (b). **Science Photo Library:** Edelmann (tl). **143 Getty Images:** Photolibrary/ Derek Bromhall (tr). **Science Photo Library:** (tl); Thomas Deerinck, NCMIR (br). **144 Getty Images:** Tom Grill (bl). **Science Photo Library:** Steve Gschmeissner (cra); Edelmann (cla, br). **145 Dept of Fetal Medicine, Royal Victoria Infirmary:** (br). **Science Photo Library:** Steve Gschmeissner (bl); CIMN, ISM (cl). **148 Science Photo Library:** Dr P. Marazzi (ca); BSIP, Cavallini James (crb). **149 Science Photo Library:** Edelmann (tl); Ralph Hutchings, Visuals Unlimited (cra); Astier (crb); Anatomical Travelogue (bc). **150 Corbis:** (tr). **Science Photo Library:** Edelmann (t); CIMN, ISM (bl). **151 Science Photo Library:** Penny Tweedie (b). **152 PhototakeUSA.com:** LookatSciences (tr). **154 Dept of Fetal Medicine, Royal Victoria Infirmary:** (tr). **Science Photo Library:** ISM (tc); Ramare (tl). **156 Getty Images:** Ian Hooton (cr). **Science Photo Library:** Simon Fraser / Royal Victoria Infirmary, Newcastle Upon Tyne (bl); Dr Najeeb Layyous (cl). **157 Alamy Images:** Glow Wellness (cr). **Getty Images:** Science Photo Library RF (bl). **Science Photo Library:** (cl); Dr Najeeb Layyous (br/correct). **160 Getty Images:** Jose Luis Pelaez Inc (cra); Science Photo Library RF (crb). **161 Science Photo Library:** Neil Bromhall (cla); Dr Najeeb Layyous (bl). **162–163 Science Photo Library:** Simon Fraser / Royal Victoria Infirmary, Newcastle Upon Tyne. **162 PhototakeUSA.com:** Medicimage (br). **Science Photo Library:** Steve Gschmeissner (cl). **164 Getty Images:** Buena Vista Images (cr). **Science Photo Library:** Simon Fraser (cl); Dr Najeeb Layyous (br); GE Medical Systems (bc). **165 PhototakeUSA.com:** LookatSciences (bl). **Science Photo Library:** P. Saada / Eurelios (cr); Susumu Nishinaga (cl). **168 Getty Images:** Jose Luis Pelaez Inc (br). **169 Science Photo Library:** Thierry Berrod, Mona Lisa Production (cl); BSIP, Marigaux (br). **170 Science Photo Library:** AJ Photo (cl); Du Cane Medical Imaging Ltd (bl); Steve Gschmeissner (cr). **171 Dept of Fetal Medicine, Royal Victoria Infirmary:** (cl). **Science Photo Library:** Ian Hooton (br); Matt Meadows (cr). **174 Getty Images:** David Clerihew (bl). **Science Photo Library:** CNRI (cl). **176 Science Photo Library:** Steve Gschmeissner (tr); Sovereign, ISM (br). **178 Science Photo Library:** Sovereign, ISM. **179 Science Photo Library:** Sovereign, ISM. **180 Alamy Images:** Oleksiy Maksymenko (br). **Science Photo Library:** Dr Najeeb Layyous (cl); Steve Gschmeissner (bl). **181 Science Photo Library:** Thierry Berrod, Mona Lisa Production (b/left & right); Du Cane Medical Imaging Ltd (tr). **186–187 Science Photo Library:** Pasieka. **188–189 Science Photo Library:** Simon Fraser. **188–203 Science Photo Library:** Pasieka (sidebars). **190 Corbis:** Radius Images (tr). **191 Science Photo Library:** BSIP, Laurent (cr). **194–195 Science Photo Library:** Custom Medical Stock Photo. **196 Alamy Images:** Angela Hampton Picture Library (b). **Science Photo Library:** Eddie Lawrence (cl). **198 Alamy Images:** Peter Noyce (cl). **198–199 Corbis:** Floris Leeuwenberg/The Cover Story. **200 Corbis:** Juergen Effner/dpa (cl); Rune Hellestad (bc). **Science Photo Library:** Professor P.M. Motta & E. Vizza (br). **201 Corbis:** Jennie Woodcock; Reflections Photolibrary (bl). **202 Alamy Images:** Chloe Johnson (br). **Science Photo Library:** Pasieka (cla). **203 Getty Images:** Vince Michaels (tl). **204–205 Science Photo Library:** Innerspace Imaging. **205 Science Photo Library:** Innerspace Imaging (cr). **206–207 Corbis:** Douglas Kirkland. **206 Getty Images:** Marcy Maloy (br). **206–213 Science Photo Library:** Innerspace Imaging (sidebars). **208 Science Photo Library:** Edelmann (bc). **209 Getty Images:** Lisa Spindler Photography Inc. (tl). **Photolibrary:** Comstock (br). **210 Corbis:** Howard Sochurek (cl). **211 Getty Images:** Jose Luis Pelaez Inc (clb); National Geographic (br). **Science Photo Library:** Ian Hooton (bc). **213 Alamy Images:** Christina Kennedy (tr). **214–215 Science Photo Library:** Professors P.M. Motta & S. Makabe. **215 Science Photo Library:** Professors P.M. Motta & S. Makabe (cr). **216 Getty Images:** Mike Powell (bl). **Science Photo Library:** (ca). **217 Corbis:** MedicalRF.com (crb). **Science Photo Library:** Dr. Arthur Tucker (cl). **218 Science Photo Library:** CNRI (tr, cl); Sovereign, ISM (b). **219 Photolibrary:** Medicimage (ca). **Science Photo Library:** Gustoimages (crb); Dr Najeeb Layyous (bl/ photo); John Radcliffe Hospital (br). **220 Science Photo Library:** Eye of Science (tc); Moredun Scientific Ltd (cl); Pasieka (cr). **221 Alamy Images:** Gabe Palmer (tr). **Science Photo Library:** Michael W. Davidson (br). **222 eMedicine.com:** Image reprinted with permission from eMedicine.com, 2010. Available at: http://emedicine.medscape.com/ article/382288–overview (bl). **Science Photo Library:** Pasieka (tr). **223 Science Photo Library:** CNRI (cr); Dr P. Marazzi (tl). **225 Science Photo Library:** Dr Linda Stannard, UCT (cla); (cr). **227 Science Photo Library:** Zephyr (tl). **229 Science Photo Library:** BSIP DR LR (cl). **231 Science Photo Library:** Dr Najeeb Layyous (br); Dr P. Marazzi (cr); Professor P.M. Motta et al (t). **232 Corbis:** Nicole Hill/ Rubberball (cl). **233 Science Photo Library:** Eye of Science (cr). **234 Children's Memorial Hospital, Chicago:** (bl). **Jamie Lusch / Mail Tribune photo. . :** (cr). **Science Photo Library:** Penny Tweedie (cl). **235 Science Photo Library:** Astier (tl); Du Cane Medical Imaging Ltd (cr). **236 Science Photo Library:** Zephyr (tr); BSIP VEM (bc). **237 Corbis:** Leah Warkentin/Design Pics (cl). **Wellcome Images. 238 Dept of Fetal Medicine, Royal Victoria Infirmary:** (cr). **Science Photo Library:** Dr P. Marazzi (br). **239 CLAPA:** Martin & Claire Bostock (cb/before & after). **Science Photo Library:** Saturn Stills (tr); (br). **240 Science Photo Library:** Biodisc (cl); BSIP, Boucharlat (tr). **241 Science Photo Library:** (bc); BSIP VEM (cr); Sovereign, ISM (br). **242 Alamy Images:** Roger Bamber (cra). **Getty Images:** Alexandra Grablewski (tr). **243 Fotolia:** Lars Christensen (bc). **Science Photo Library:** Dr P. Marazzi (tc); Ian Hooton (bl); Severine Humbert (br).

*Endpapers:* **Getty Images:** Yorgos Nikas

All other images © Dorling Kindersley
For further information see: www.dkimages.com

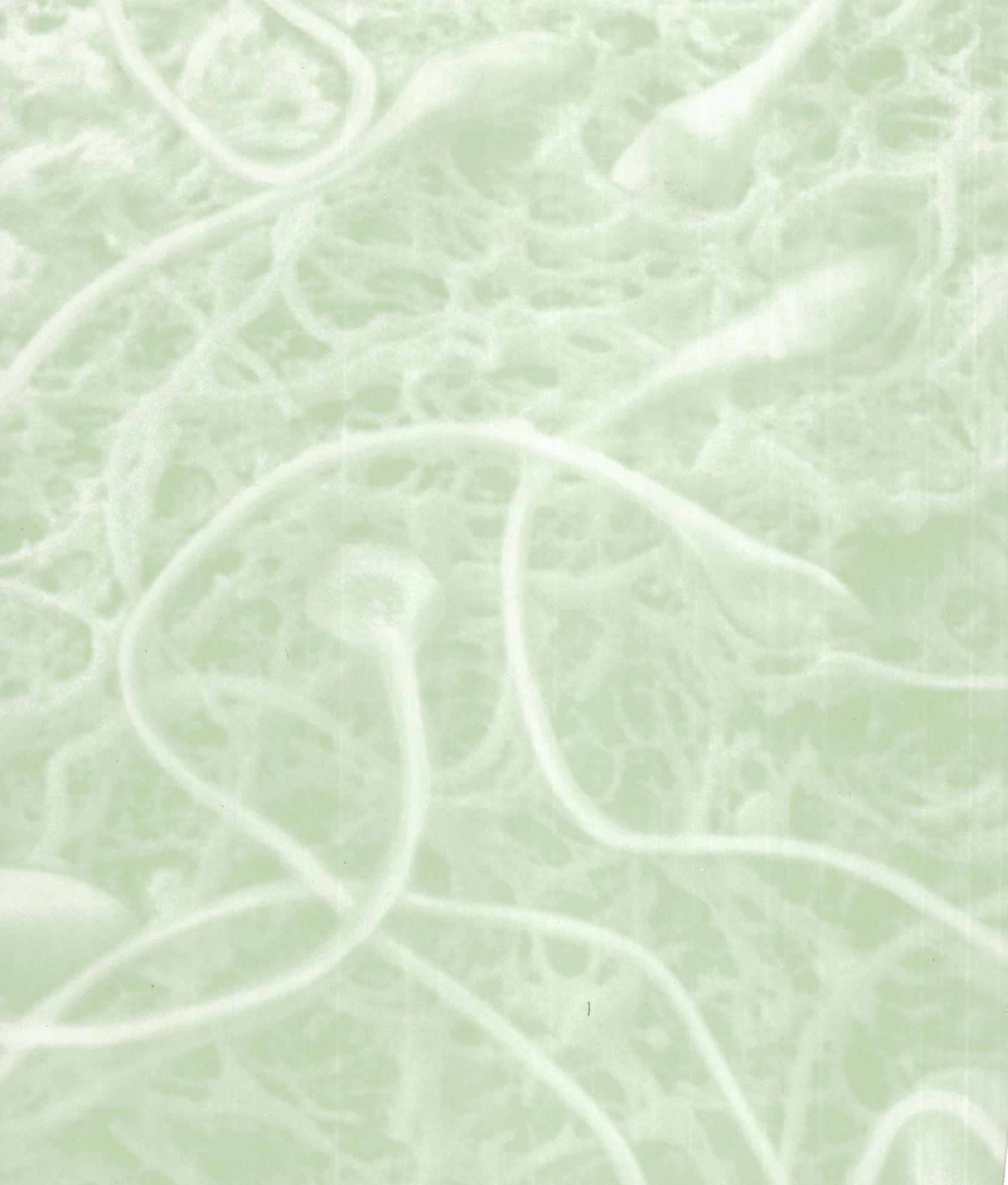